はじめに

　このたびは、本書をお手に取っていただき、本当にありがとうございます！よく「てんちゃんの名前の由来ってなんですか？」と聞かれるのですが、てんちゃんの名前の由来は「テンパる」という言葉からきています。これには私自身の新人時代の経験が関係しています。

　新人のころは、自信満々とはほど遠い不器用な作業療法士でした。日々の仕事に不安と戸惑いを感じながら「これでいいのだろうか」「何をすればいいのだろう」と常に自問自答していた時期があります。そんな私が、昔の自分のように悩める作業療法士が楽しく知識を学べる（なんならイラスト盛りだくさんの）書籍をつくってみたいと思い、本書を書くにいたりました。

　本書は、臨床現場ですぐに実践できる知識と技術を中心に取り上げています。作業療法において治療技術を前面に出したコンテンツは、作業療法の本質から離れていると考えられがちです。しかし、実際の臨床現場では、さまざまなアプローチを通じて、少しずつ方向性や希望がみえてくる患者さんも多いように感じています。患者さん一人ひとりの状況と可能性をていねいに見極め、寄り添いながらその人生の方向性を共に探っていくことが、作業療法の意義なのではないかと私は考えています。

　本書が、悩める作業療法士の皆さんが自信をもって臨床に向き合えるきっかけになれば、とても嬉しいです。

　最後に、本書の執筆にあたりヒューマン・プレスの濱田亮宏氏には、執筆の過程で温かく、かつ的確なご指導とアドバイスを賜りました。また、長い執筆期間を支えてくれた夫や息子をはじめとする家族の存在がなければ、この書籍を完成させることはできなかったと感じています。本書に関わってくださったすべての方々に、心より感謝申し上げます。

執筆協力
太田雄大、徳乃風太郎
戸張利昭、林真梨絵
三浦あずき、三浦茶々丸
リハスト

2025年1月吉日
中田綾香

ありがとうございました！

目次

ステージⅠ 絶対に押さえたい基本事項

1. めっちゃ重要！事前の情報収集 …………… 6
   - ★情報収集の流れ ………………………… 7
   - ★カルテからの情報収集 ………………… 8
   - ★画像からの情報収集 …………………… 10
2. バイタルサインの基準を押さえよう …… 14
   - ★バイタルサインの基準値 ……………… 15
3. ショック症状！対応はどうする？ ……… 24
   - ★ショックってどういう状態？ ………… 25
   - ★ショックはどう判断する？ …………… 26
   - ★ショックを発見‼どうする⁉ ………… 27
   - ★救命処置の手順を確認！ ……………… 28
4. 意識レベルはどう評価する？ …………… 30
   - ★意識レベルの代表的な評価 …………… 30
   - ★ジャパン・コーマ・スケール（JCS）… 31
   - ★グラスゴー・コーマ・スケール（GCS）
     ………………………………………………… 33
5. 元気がないけど どこに注意する？ …… 36
   - ★各疾患の確認事項 ……………………… 37
6. 皮膚トラブル 様子見でいいの⁉ ……… 42
   - ★そもそも褥瘡ってなに？ ……………… 42
   - ★褥瘡の基本知識 ………………………… 43
   - ★褥瘡の対策について …………………… 45

【てんちゃんのワンポイント講座】
- ★他職種とコミュニケーションをとろう
  ……………………………………………… 46

ステージⅡ リハビリ前にチェック！評価・測定

1. 初回介入！何に気をつける？ …………… 50
   - ★患者さんに好感をもたれる特徴 ……… 51
   - ★患者さんとの会話のコツ ……………… 52
   - ★作業療法の説明 ………………………… 53
2. 関節可動域測定
   〜まずはみる！そして測る！ …………… 54
   - ★スクリーニングの方法 ………………… 55
   - ★関節可動域制限を分析 ………………… 56
3. 特徴を押さえよう！運動麻痺の評価 …… 58
   - ★運動麻痺のキホン ……………………… 59
   - ★脳による運動麻痺の評価 ……………… 60
   - ★脊髄による運動麻痺の評価 …………… 65
   - ★末梢神経による運動麻痺の評価 ……… 67
4. 意外と簡単⁉感覚麻痺の評価 …………… 68
   - ★感覚の種類について …………………… 68
   - ★感覚麻痺の程度と表現 ………………… 69
   - ★感覚検査の方法 ………………………… 70
   - ★脳による感覚麻痺 ……………………… 73
   - ★脊髄による感覚麻痺 …………………… 74
   - ★末梢神経による感覚麻痺 ……………… 75
5. もう悩まない！筋緊張の評価 …………… 76
   - ★筋緊張の基礎知識 ……………………… 76
   - ★筋緊張検査の種類 ……………………… 78
6. 身体が揺れる⁉運動失調を評価しよう
   ………………………………………………… 82
   - ★運動失調とは？ ………………………… 82
   - ★運動失調の代表的な症状 ……………… 83
   - ★運動失調の評価方法 …………………… 84

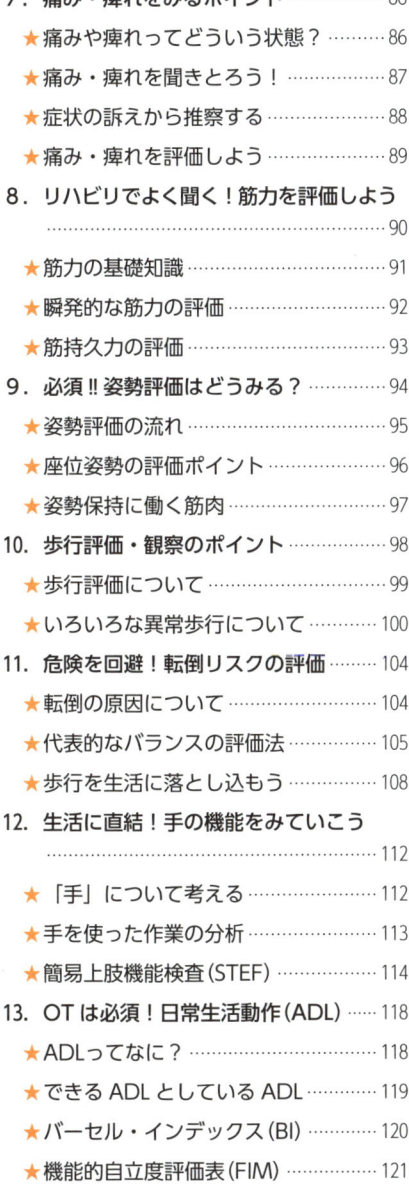

- 7. 痛み・痺れをみるポイント ……………… 86
  - ★ 痛みや痺れってどういう状態？ ………… 86
  - ★ 痛み・痺れを聞きとろう！ ……………… 87
  - ★ 症状の訴えから推察する ………………… 88
  - ★ 痛み・痺れを評価しよう ………………… 89
- 8. リハビリでよく聞く！筋力を評価しよう
  - ……………………………………………… 90
  - ★ 筋力の基礎知識 …………………………… 91
  - ★ 瞬発的な筋力の評価 ……………………… 92
  - ★ 筋持久力の評価 …………………………… 93
- 9. 必須!! 姿勢評価はどうみる？ …………… 94
  - ★ 姿勢評価の流れ …………………………… 95
  - ★ 座位姿勢の評価ポイント ………………… 96
  - ★ 姿勢保持に働く筋 ………………………… 97
- 10. 歩行評価・観察のポイント …………… 98
  - ★ 歩行評価について ………………………… 99
  - ★ いろいろな異常歩行について …………… 100
- 11. 危険を回避！転倒リスクの評価 ……… 104
  - ★ 転倒の原因について ……………………… 104
  - ★ 代表的なバランスの評価法 ……………… 105
  - ★ 歩行を生活に落とし込もう ……………… 108
- 12. 生活に直結！手の機能をみていこう
  - ……………………………………………… 112
  - ★ 「手」について考える …………………… 112
  - ★ 手を使った作業の分析 …………………… 113
  - ★ 簡易上肢機能検査（STEF） ……………… 114
- 13. OTは必須！日常生活動作（ADL） …… 118
  - ★ ADLってなに？ …………………………… 118
  - ★ できるADLとしているADL ……………… 119
  - ★ バーセル・インデックス（BI） ………… 120
  - ★ 機能的自立度評価表（FIM） …………… 121
- 14. どーする!? 体力の評価 ………………… 122
  - ★ いろいろな体力の評価 …………………… 122
  - ★ 歩行が可能な場合の持久力の評価！6分間歩行 ……………………………… 123
  - ★ 歩行が難しい場合の持久力の評価 ……… 124
  - ★ 疲労感を数値化！ボルグ・スケール …… 125
- 15. 超難解をクリア！高次脳機能障害の評価 …… 126
  - ★ 高次脳機能障害の基礎知識 ……………… 126
  - ★ 注意機能の評価 …………………………… 128
  - ★ 認知機能全般の評価 ……………………… 131
  - ★ 記憶の評価 ………………………………… 134
  - ★ 半側空間無視の評価 ……………………… 136
  - ★ 失行の評価 ………………………………… 138
  - ★ 遂行機能の評価 …………………………… 139
- 16. ゴール設定に活かす！作業を評価しよう
  - ……………………………………………… 140
  - ★ カナダ作業遂行測定（COPM） ………… 141
- 17. 近年のトピック！栄養状態の評価 …… 142
  - ★ 低栄養の原因 ……………………………… 142
  - ★ 栄養状態の評価法 ………………………… 143
- 18. 家屋調査ってどこをみるの？ ………… 146
  - ★ 家屋調査の持ち物チェックリスト ……… 146
  - ★ 家屋調査の流れ …………………………… 147
  - ★ 家屋調査でみるポイント ………………… 148
  - ★ 提案することの多い福祉用具 …………… 149

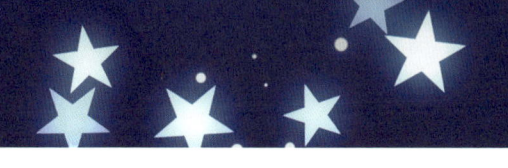

【てんちゃんのワンポイント講座】

- ★ 連合反応と共同運動ってなに？ ……… 64
- ★ 歩行についての基礎知識 …………… 102
- ★ バランス評価ではどんな反応をみる？ ……………………………………… 107
- ★ 座位バランスの評価をしよう ……… 110
- ★ 動作分析はビデオ撮影がオススメ … 117
- ★ エネルギー消費量の計算と比較 …… 144

ステージⅢ 各分野に使える治療手技を知ろう

1. 何から始める？意識障害の考え方 …… 152
   - ★ 離床の進め方 ………………………… 152
   - ★ 離床後の意識障害に対する訓練 …… 153
2. 関節可動域制限へのアプローチ方法 … 154
   - ★ 関節可動域制限維持・改善の原則 … 154
   - ★ 関節可動域制限のモビライゼーション ……………………………………… 155
   - ★ その他の関節可動域改善の方法 …… 159
3. 実践！効果的な筋力訓練 …………… 162
   - ★ 筋力訓練の原理 ……………………… 163
   - ★ 負荷強度と回数設定について ……… 164
   - ★ MMTに応じた筋力訓練 …………… 165
   - ★ いろいろな負荷をかけた筋力訓練 … 166
4. 能力を引き出そう！基本動作のアプローチ方法 ……… 168
   - ★ 基本動作とは？ ……………………… 168
   - ★ 寝返り動作の流れと訓練 …………… 169
   - ★ 起き上がり動作の流れと訓練 ……… 170
   - ★ 立ち上がり動作の流れと訓練 ……… 172
5. バランス機能を高めるには何をする？ ……………………………………… 175
   - ★ 日常生活動作能力とバランス能力の関係 ……………………………… 175
   - ★ 座位のバランス訓練 ………………… 176
   - ★ 立位のバランス訓練 ………………… 177
6. OTだって歩行は必要！歩行へのアプローチ ……………… 179
   - ★ ADLに必要な歩行 …………………… 179
   - ★ 日常生活を想定した歩行の訓練 …… 180
7. 持久力を高める方法！ ……………… 184
   - ★ 有酸素運動について ………………… 184
   - ★ 持久力向上のためのプログラム …… 185
8. 浮腫へのアプローチ方法と禁忌事項 ……………………………………… 186
   - ★ 浮腫はなぜ対処しないとダメ？ …… 186
   - ★ 原因別の浮腫への対応 ……………… 187
9. ポジショニングのポイントを押さえよう ……………………………………… 196
   - ★ ポジショニングってなに？ ………… 197
   - ★ 臥位のポジショニングのポイント … 197
   - ★ その他のポジショニング …………… 201
10. 車いすシーティングの基礎を知ろう - 204
    - ★ 車いすのシーティングってなに？ … 204
    - ★ バックサポートについて …………… 205
    - ★ 座面について ………………………… 206
11. 自分と患者さんを守る！介助のポイント ……………………………………… 208
    - ★ 押さえておきたい介助の基本ポイント ……………………………………… 209

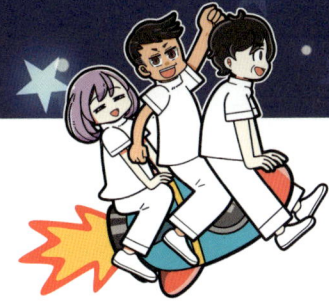

- ★ 起き上がりの介助方法 …………… 210
- ★ 移乗介助フローチャート ………… 211
- ★ 車いす移乗の介助方法 …………… 212
- ★ 階段昇降の介助について ………… 213
- ★ いろいろな福祉機器・用具 ……… 215

【てんちゃんのワンポイント講座】

- ★ ADLに必要な関節可動域を知ろう！
  ……………………………………… 160
- ★ 臨床でよく使う反射について …… 161
- ★ 介助内容から推測される問題点 … 174
- ★ 歩行補助具の選び方 ……………… 182
- ★ 3動作歩行と2動作歩行の使い分け
  ……………………………………… 183
- ★ 手指の浮腫に対するアプローチ … 193
- ★ 深部静脈血栓症には注意しよう … 194
- ★ 目的別のベッドアップ角度 ……… 203
- ★ 車いす各部の寸法の目安 ………… 207

ステージⅣ 疾患別の作業療法アプローチと禁忌

1. 臨床では必須！脳卒中の作業療法 … 219
   - ★ 脳卒中の症状分類フローチャート … 220
   - ★ ステージ別の上肢機能訓練 ……… 221
   - ★ 感覚障害に対する訓練 …………… 238
   - ★ 運動失調に対する訓練 …………… 241
   - ★ 高次脳機能障害に対する訓練 …… 246
   - ★ 在宅復帰や就労に向けた訓練 …… 257

2. 神経難病の代表格!!
   パーキンソン病の作業療法 ………… 260
   - ★ パーキンソン病とは？ …………… 260
   - ★ パーキンソン病の分類 …………… 261
   - ★ ステージ別!! パーキンソン病の訓練 … 262

3. 安心感が大事！認知症の作業療法 … 270
   - ★ 認知症ってなに？ ………………… 270
   - ★ 認知症の分類 ……………………… 271
   - ★ 認知症に対する訓練 ……………… 272
   - ★ 認知症患者さんとのコミュニケーション
     ……………………………………… 274

4. 意外と担当する！
   大腿骨近位部骨折の作業療法 ……… 276
   - ★ 大腿骨近位部骨折の基礎知識 …… 276
   - ★ 大腿骨近位部骨折の治療 ………… 277
   - ★ 大腿骨近位部骨折の訓練 ………… 280

5. どう進める!?腰椎圧迫骨折の作業療法
   ……………………………………… 291
   - ★ 腰椎圧迫骨折の基礎知識 ………… 291
   - ★ 腰椎圧迫骨折の治療方法 ………… 292
   - ★ 腰椎圧迫骨折の訓練 ……………… 293

6. 何をすればいい!?上腕骨近位端骨折の
   作業療法 ……………………………… 304
   - ★ 上腕骨近位端骨折の基礎知識 …… 304
   - ★ 上腕骨近位端骨折の治療 ………… 305
   - ★ 上腕骨近位端骨折の訓練 ………… 306

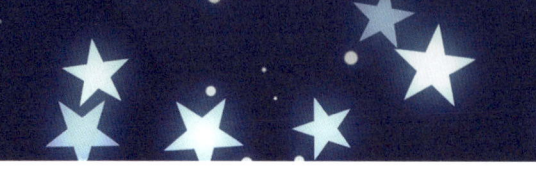

7. 負荷調整が悩ましい！
   橈骨遠位端骨折の作業療法 ……… 311
   ★ 橈骨遠位端骨折の基礎知識 ……… 311
   ★ 橈骨遠位端骨折の治療 …………… 312
   ★ 橈骨遠位端骨折の訓練 …………… 313
8. リスク管理が大切！心不全の作業療法
   ……………………………………… 317
   ★ 心不全の基礎知識 ………………… 317
   ★ 心不全で確認するポイント ……… 319
   ★ 作業療法の中止基準 ……………… 320
   ★ 心不全の訓練 ……………………… 322
9. 知っておきたい！
   慢性閉塞性肺疾患の作業療法 …… 330
   ★ 慢性閉塞性肺疾患の基礎知識 …… 330
   ★ 慢性閉塞性肺疾患の訓練 ………… 331

【てんちゃんのワンポイント講座】

★ 錯覚を利用！ミラーセラピーについて
   ……………………………………… 224
★ 亜脱臼の評価とアプローチ ……… 235
★ プッシャー症候群への訓練 ……… 244
★ パーキンソン病のすくみ足について
   ……………………………………… 265
★ 便秘に対するアプローチ ………… 269
★ どうやる!? オムツ交換の介助 …… 275
★ 人工骨頭置換術後の脱臼肢位について
   ……………………………………… 279
★ 人工骨頭置換術後のADL訓練 …… 283
★ 合併症に多い！変形性膝関節症を知ろう
   ……………………………………… 287

★ 腰椎の安定化に欠かせない！
   体幹の筋肉について ……………… 295
★ その他の腰椎変性疾患について … 299
★ この腰痛って圧迫骨折？ ………… 301
★ 発生頻度が高い！鎖骨骨折を知ろう
   ……………………………………… 302
★ 複合性局所疼痛症候群ってなに？ - 314
★ 絶対的と相対的はどう違う？ …… 321
★ 一見難しそう!? 心電図の基礎知識 .. 329
★ 排痰療法について ………………… 334
★ 痰の吸引について ………………… 338

ステージⅤ
書類業務を円滑に進めるテクニック

1. まずはここから!! 効率的なメモの取り方
   ……………………………………… 343
   ★ リハビリ中にメモはとっていい? …… 344
   ★ メモはどうやってとる？ ………… 345
2. どうやって書けばいい!? カルテの
   書き方！ …………………………… 346
   ★ カルテは実際どう書く？ ………… 347
3. リハビリ代行!! 申し送りのポイント
   ……………………………………… 350
   ★ 申し送りの例文 …………………… 351
4. 流れが大切!! 報告書・計画書を書こう
   ……………………………………… 352
   ★ リハビリ報告書の書き方 ………… 352
   ★ リハビリ計画書の書き方 ………… 354

5．発表内容をまとめよう！レジュメの書き方 357
　★基本的な書き方 357
　★レジュメは実際どう書く？ 358
6．意外と多い！臨床以外の業務を効率化 361
　★報告・連絡・相談のポイント 362
　★伝言メモはここを押さえよう‼ 363
　★ドキドキ‼どうする⁉電話対応 364

【てんちゃんのワンポイント講座】
★読みやすい文章のポイント 356
★ケースレポートの書き方 360

【索引】 368

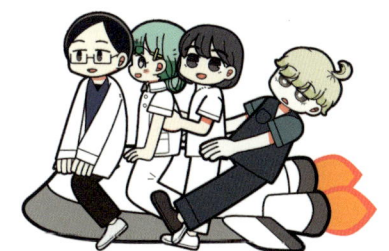

解説アニメ(Web 動画)の視聴方法

本書では,専用サイトで各項目に関連した解説アニメ(以下,Web 動画)を視聴できます. PC (Windows/Macintosh),iPad/iPhone,Android 端末からご覧いただけます. 以下の手順にて専用サイトにアクセスしてご覧ください.

利用手順

1 ヒューマン・プレスのホームページにアクセス

https://human-press.jp ヒューマン・プレス 検索

2 ホームページ内の「Web 動画」バナーをクリック

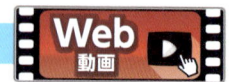

3 ユーザ登録

▶「ユーザ登録説明・利用同意」に同意していただき,お名前・メールアドレス・パスワードをご入力ください.

▶ご入力後,登録いただきましたメールアドレスに「ユーザ登録のご確認」のメールが届きます.メール内の URL にアクセスしていただけると,ユーザ登録完了となります.

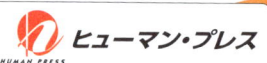  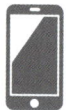 

4 Web 動画を視聴する

▶ご登録いただきましたメールアドレスとパスワードでログインしてください.

▶ログインしていただくと「Web 動画付き書籍一覧」の画面となりますので,ご購入いただきました書籍の「動画閲覧ページへ」をクリックしてください.

▶ユーザ ID とパスワードは,表紙裏のシール(銀色部分)を削ると記載されています.入力画面にユーザ ID とパスワードを入力し,「動画を閲覧する」をクリックすると,動画の目次が立ち上がりますので,項目を選んで視聴してください.

※ユーザ ID・パスワードにつきましては,1 度入力しますとログイン中のユーザ情報を使用履歴として保持いたしますので,別のユーザ情報でログインした場合には動画の閲覧はできなくなります.入力の際には十分ご注意ください.

※Web 動画閲覧の際の通信料についてはユーザ負担となりますので,予めご了承ください(Wi-Fi 環境を推奨いたします).

※配信される動画は予告なしに変更・修正が行われることがあります.また,予告なしに配信を停止することもありますのでご了承ください.なお,動画は書籍の付録のためユーザサポートの対象外とさせていただいております.

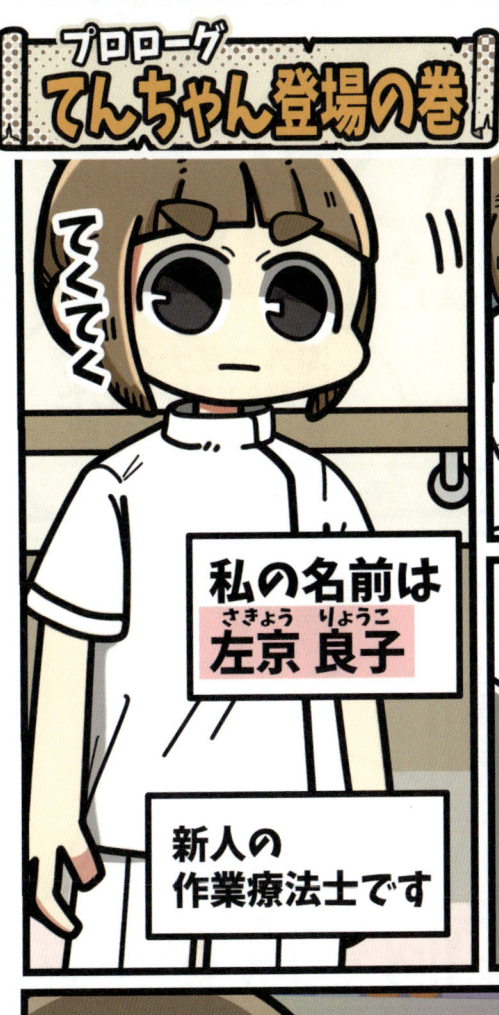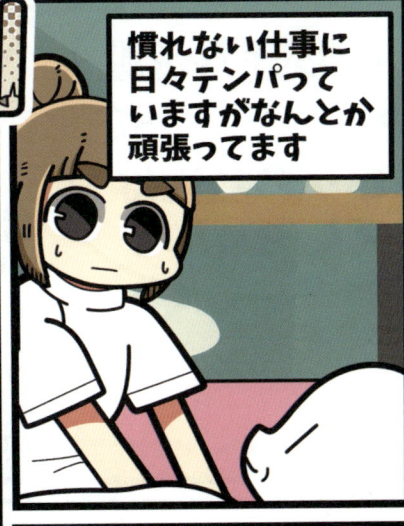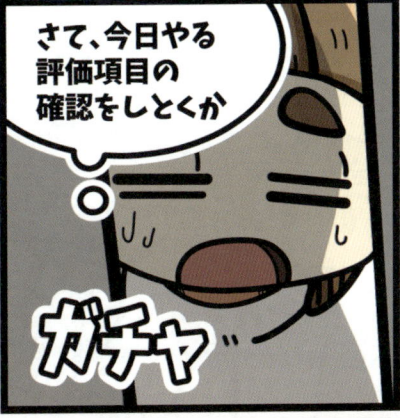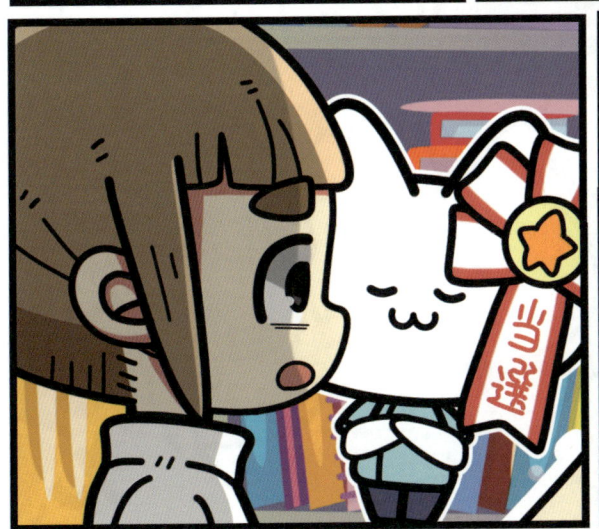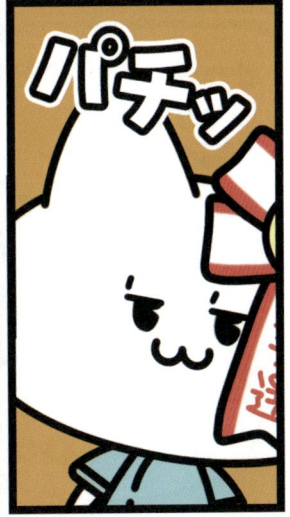

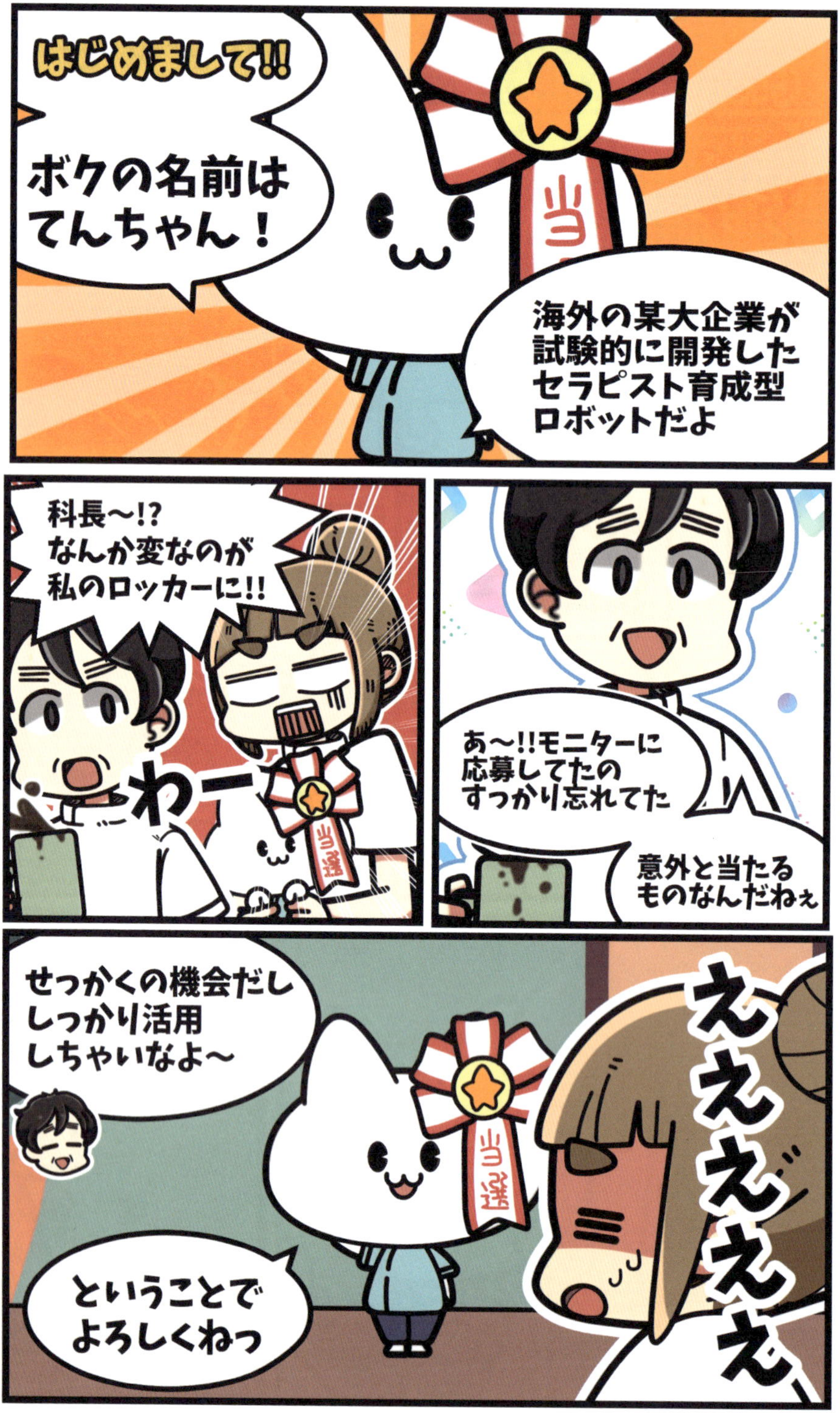

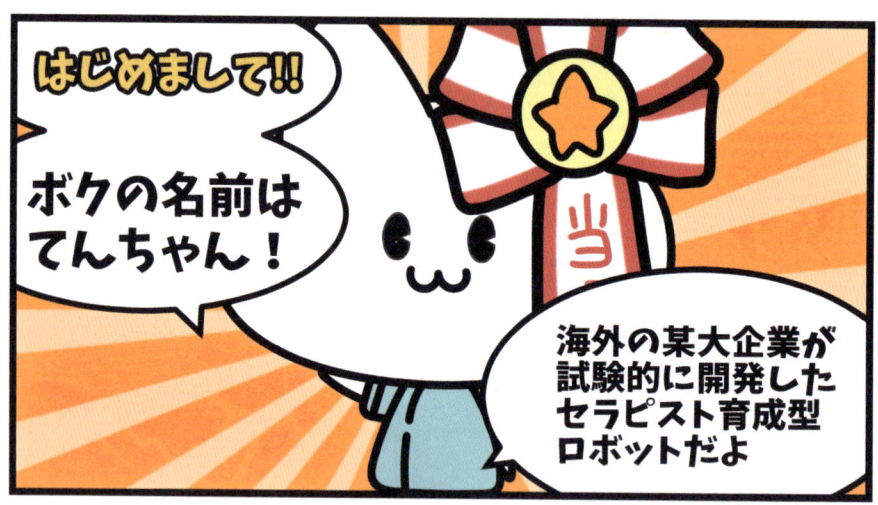

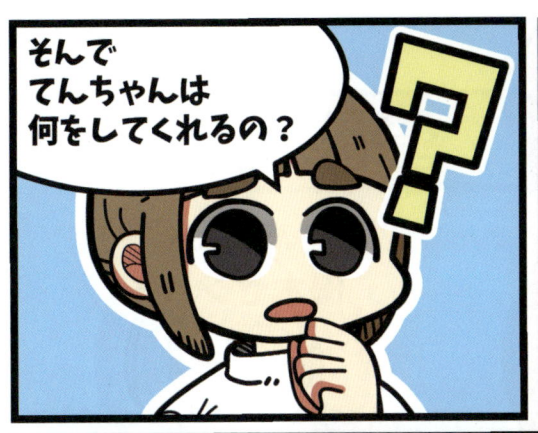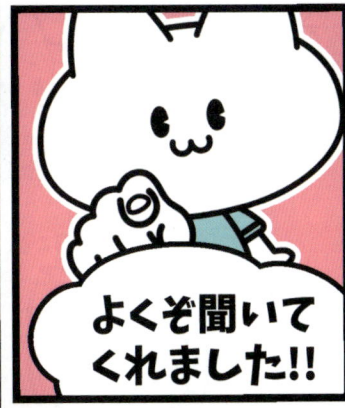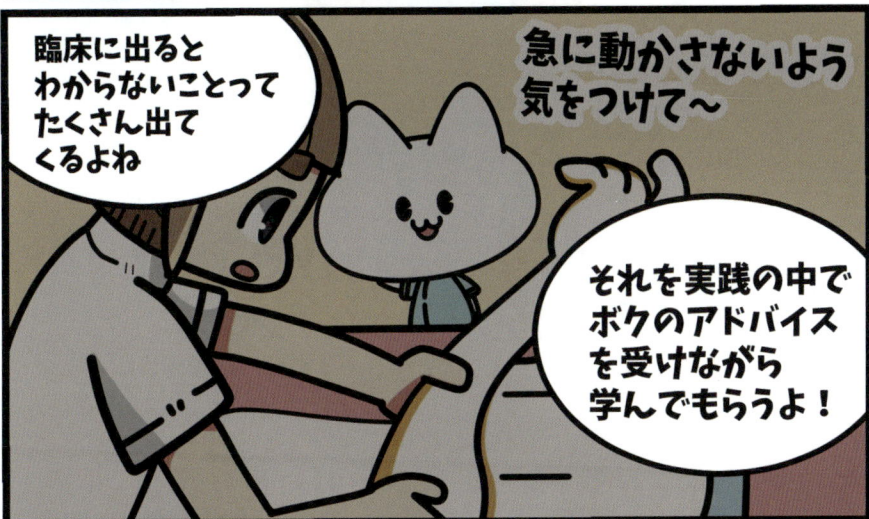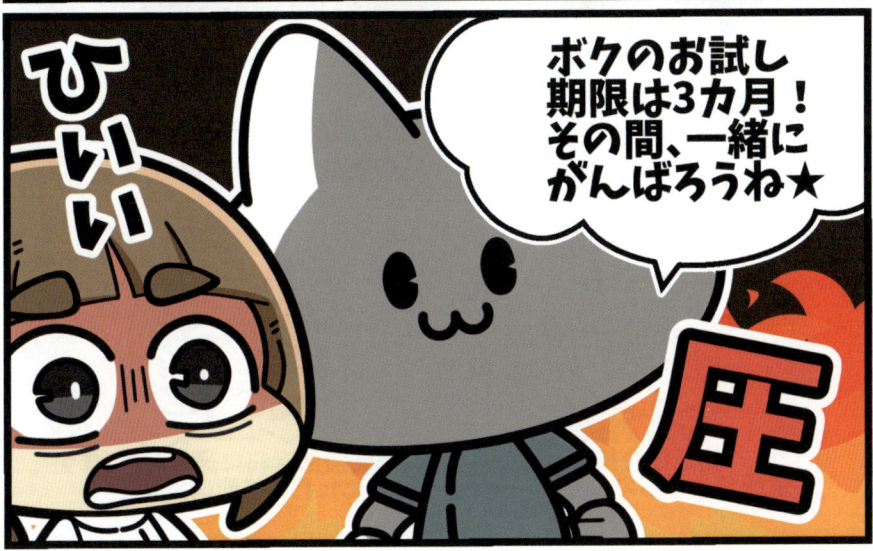

てんちゃん
超高性能の
セラピスト
育成型ロボット

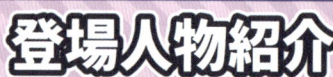

登場人物紹介

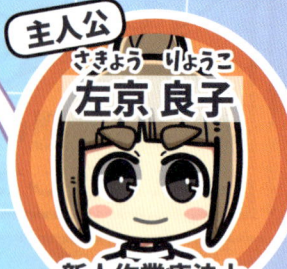

主人公
左京 良子（さきょう りょうこ）
新人作業療法士
好物はオムライス

優木センパイ（ゆうき）
6年目 作業療法士
趣味は山登り

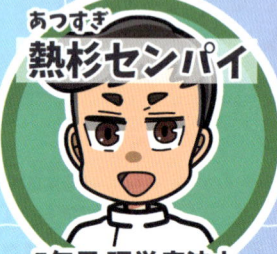

熱杉センパイ（あつすぎ）
5年目 理学療法士
サッカーが好き

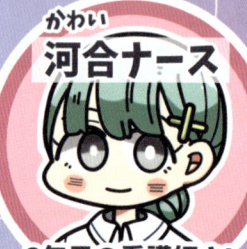

河合ナース（かわい）
3年目の看護師さん
毎日お弁当を持参している

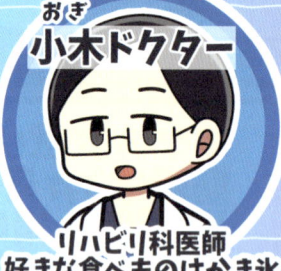

小木ドクター（おぎ）
リハビリ科医師
好きな食べものはかき氷

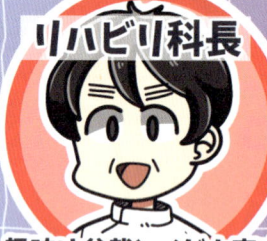

リハビリ科長
趣味は盆栽とメダカ育成

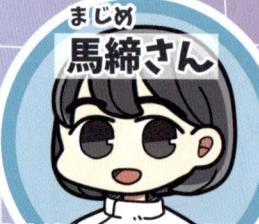

田中さん（たなか）
臨床検査技師
定時で上がるのがモットー

馬締さん（まじめ）
作業療法学科に通う大学4年生
ただいま臨床実習中

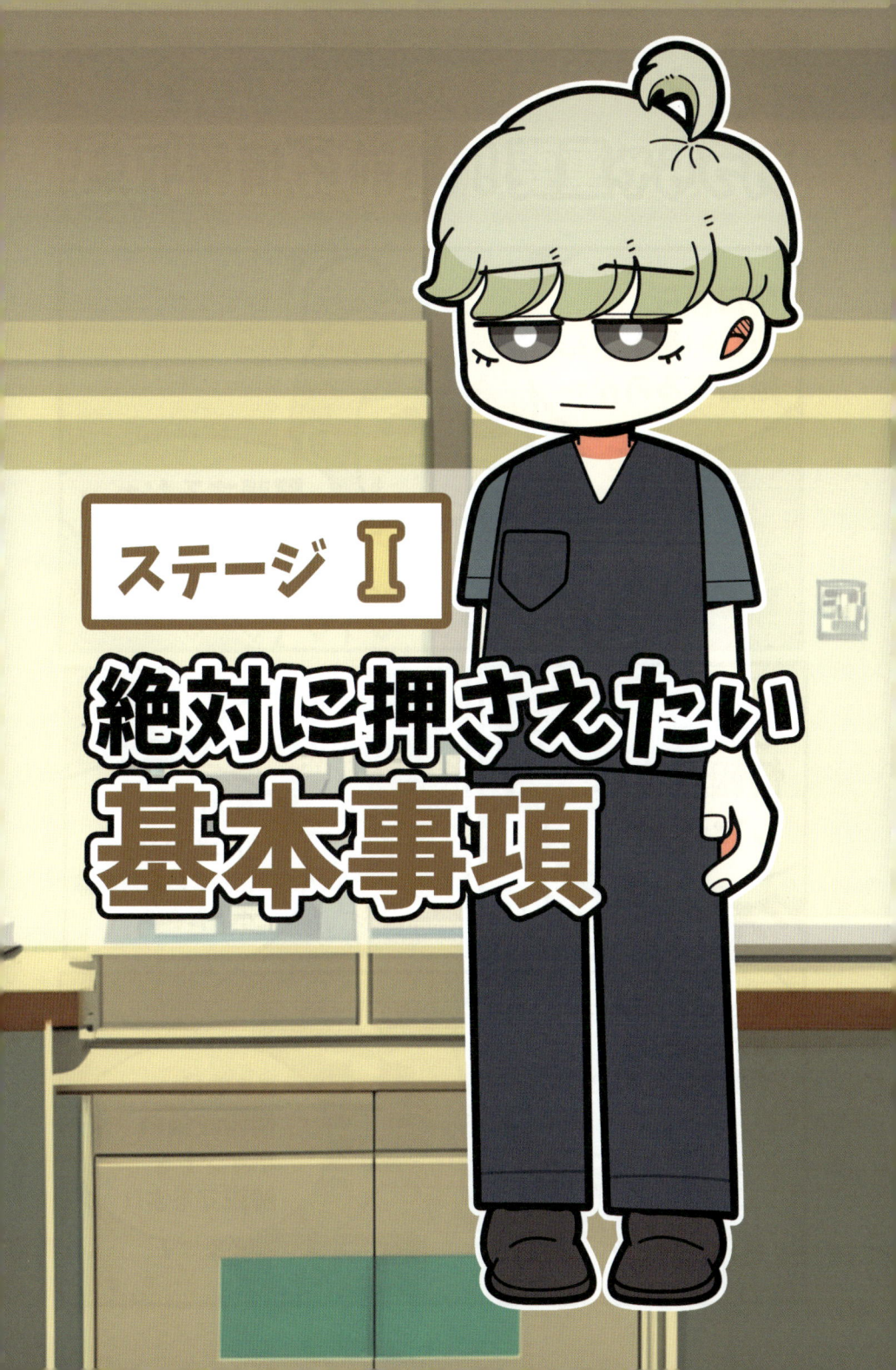

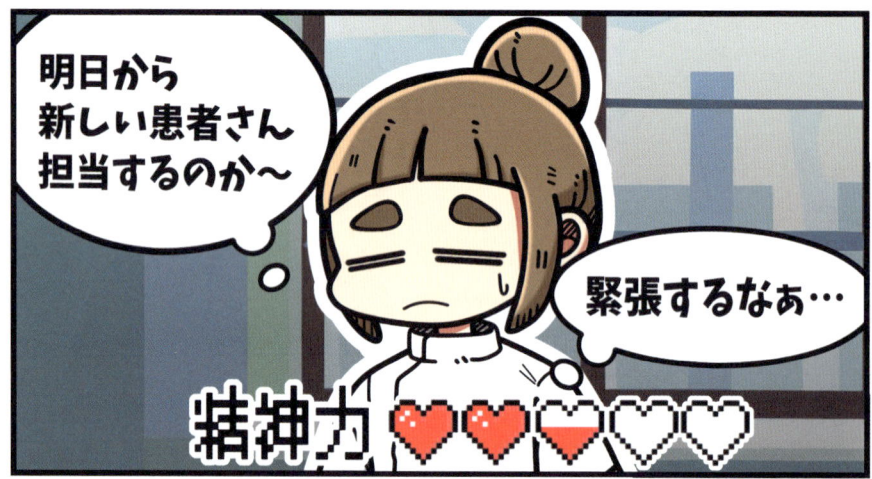
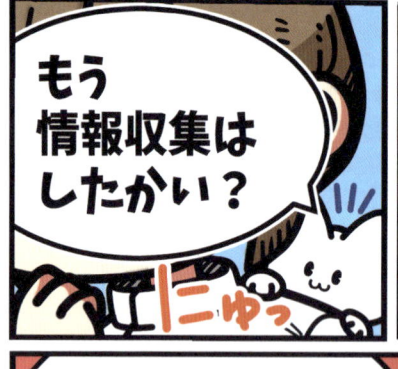
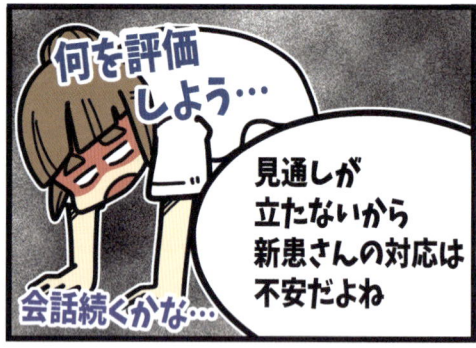
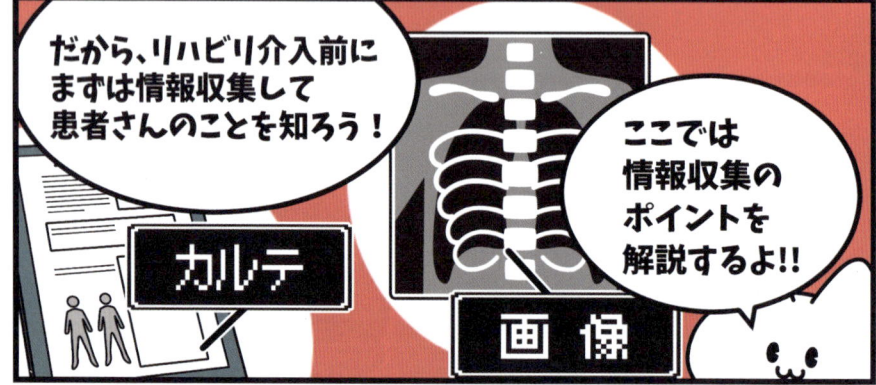

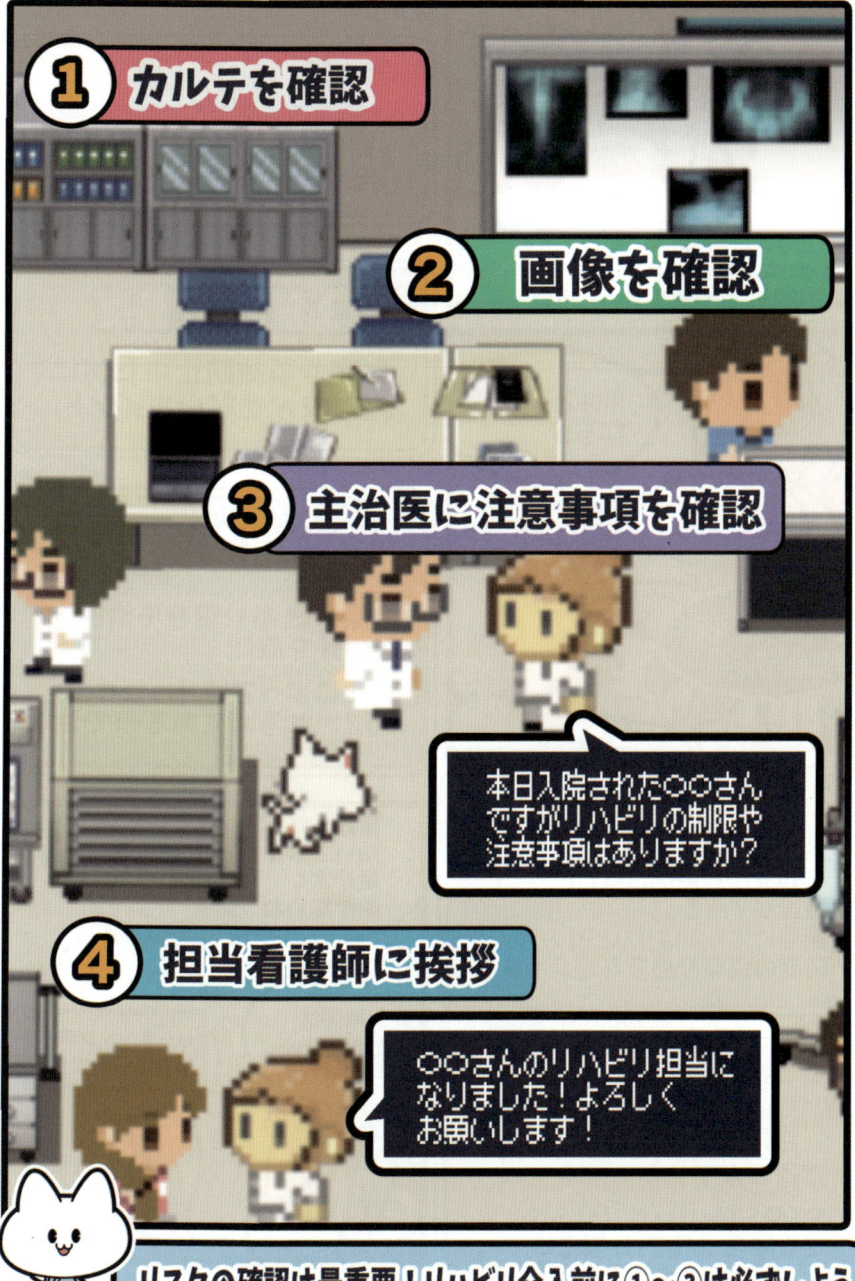

カルテからの情報収集

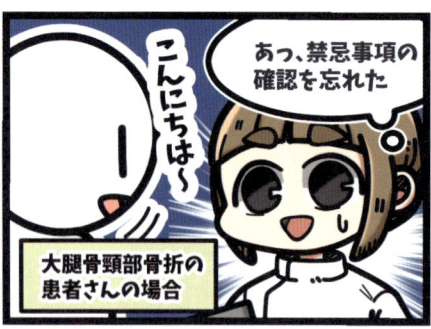

❶ 現病歴
- 発症から現在までの流れ 治療経過、期間も重要

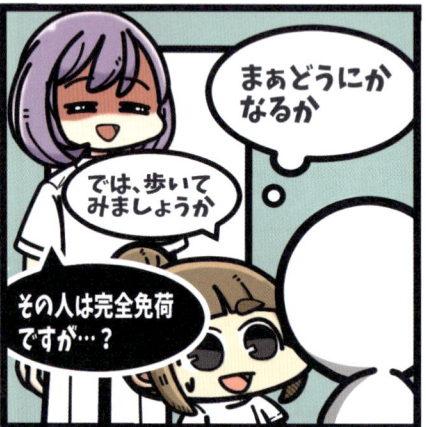

❷ 禁忌・安静度
- 急変や事故防止のために絶対欠かせないポイント

❸ 合併症と既往歴
- 治療の経過や現在も治療中なのかを確認
- 状態によってはリハビリが制限される時もあるので注意

❹ 服薬状況
- 薬効や持続時間、副作用を確認しておこう
- 疾患によってはリハビリの介入時間の調整が必要な場合もある

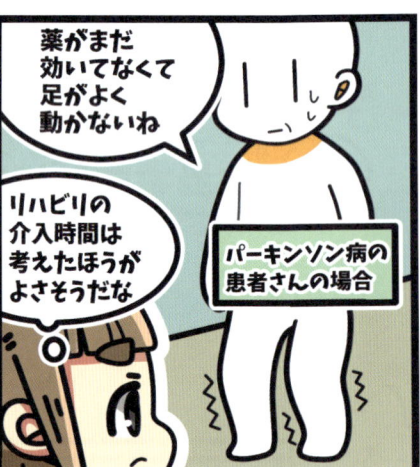

❺ 処方内容
- リハビリテーション指示書を確認しよう！
- PTやSTとリハビリ介入をする場合は役割分担もしておけると◎

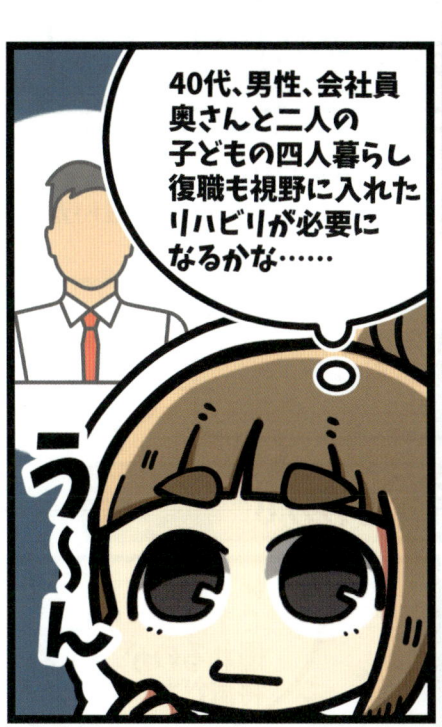

⑥ 年齢・性別
- 患者さんのイメージをつかむためにまず確認！
- 予後や再発率に関与することもある

⑦ 身長・体重
- 介助量の予想をするために確認しておいたほうがよい
- 歩行補助具の高さを合わせる際にも必要！

⑧ 家族構成
- 家族図には目をとおす
- 家族関係が複雑な場合は対応に注意が必要なこともある
- 退院後の介助力の目安にもなる

⑨ 受傷前の生活
- 目標設定をするうえで必須の情報
- 日中の過ごし方、外出頻度、食事、睡眠、運動習慣などを把握する

⑩ 経済状況
- サービスや福祉用具を利用したくても金銭的に困難な場合もあるので確認しておくとよい

ステージⅠ

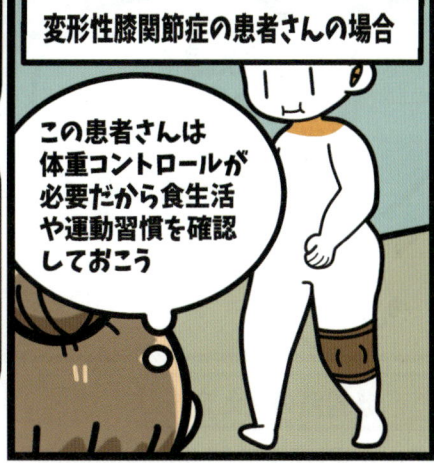

情報収集チェックシートはWeb動画サイトで配布中

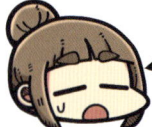 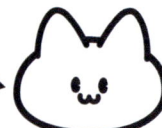 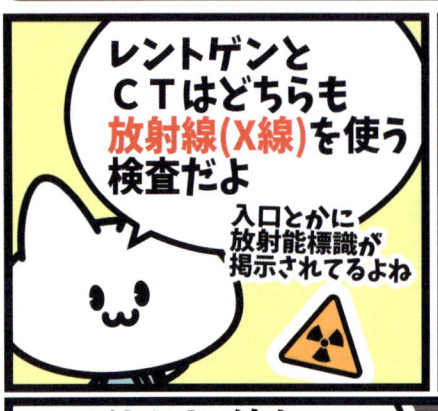 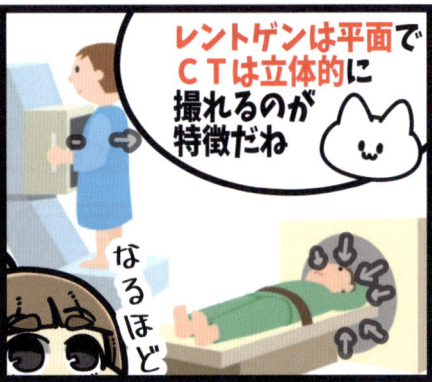 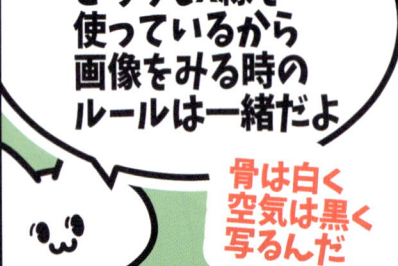 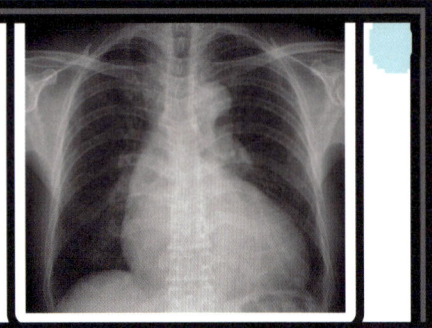 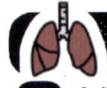 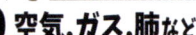   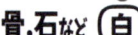

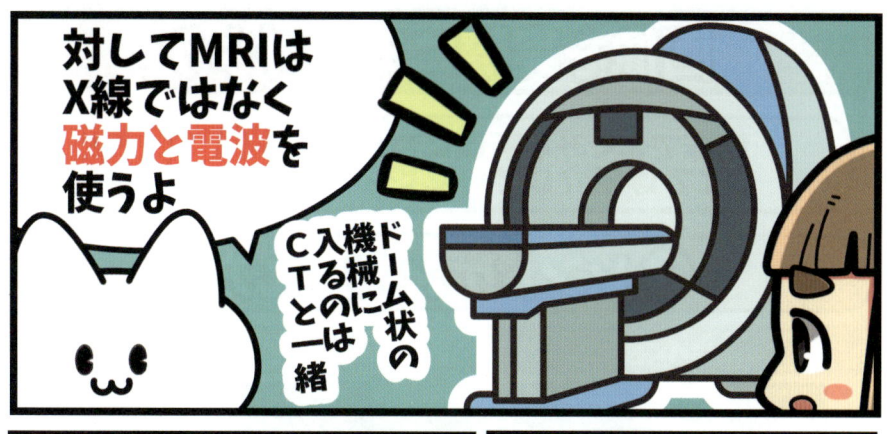

対してMRIはX線ではなく**磁力と電波を**使うよ

ドーム状の機械に入るのはCTと一緒

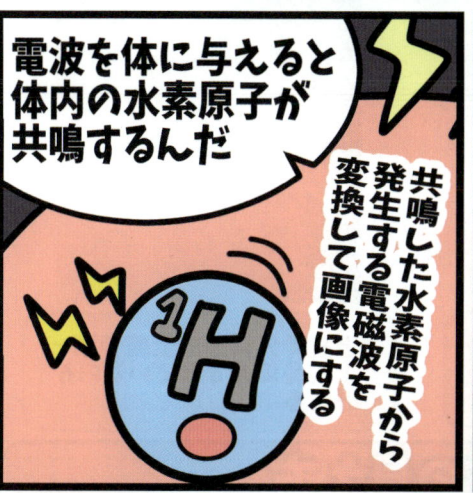

電波を体に与えると体内の水素原子が共鳴するんだ

共鳴した水素原子から発生する電磁波を変換して画像にする

CTは造影剤を使わないと血管の撮影はできないけどMRIは造影剤を使わなくても血管などを撮影できるのさ！だから、**神経、軟骨、靭帯などの撮影も得意**だよ！

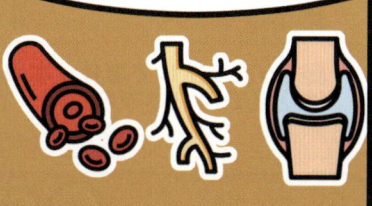

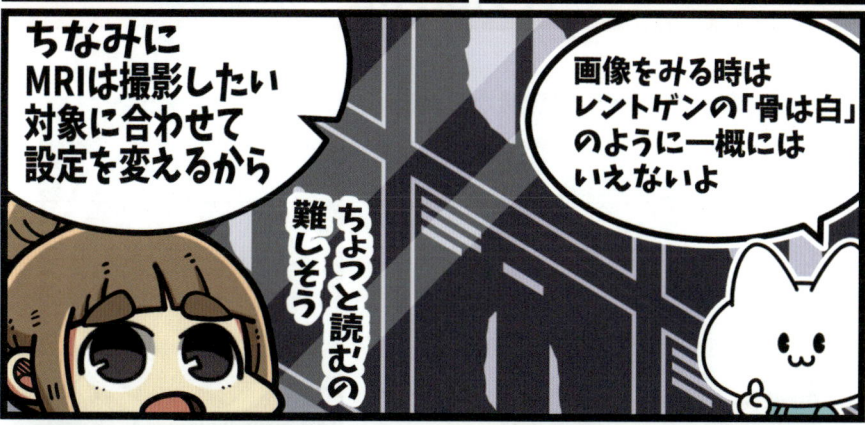

ちなみにMRIは撮影したい対象に合わせて設定を変えるから

ちょっと読むの難しそう

画像をみる時はレントゲンの「骨は白」のように一概にはいえないよ

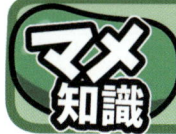

マメ知識 MRIは**ペースメーカ**が入っている人には基本的にできないので**要注意!!**

画像を実際にみてみよう

臨床でよくみる画像について
ここでは紹介していくよ〜

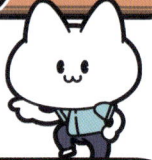

❶ レントゲンの見え方

心不全

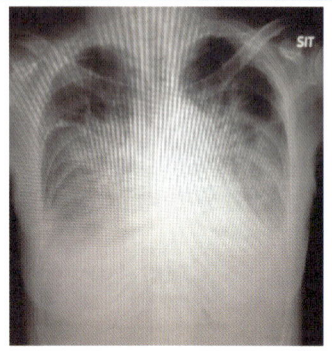

肺うっ血を生じており、本来は空気で黒いはずの肺野に水分が貯留し白くみえる

上腕骨の骨折

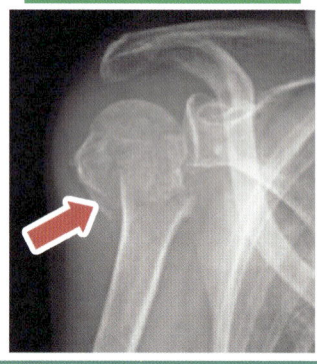

上腕骨外科頸で上腕骨頭と上腕骨体がずれているのがみえる

❷ CTの見え方

脳出血のCT

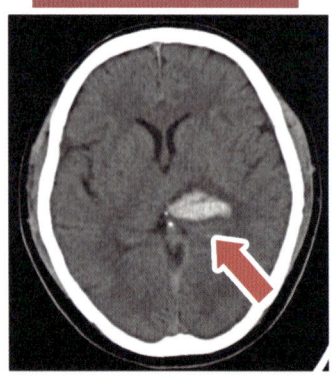

出血部位が白く描出されてみえる

脳梗塞のCT

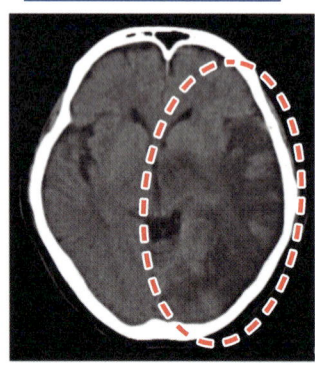

血流が途絶えている部分が黒くみえる

❸ MRIの見え方

T1強調画像

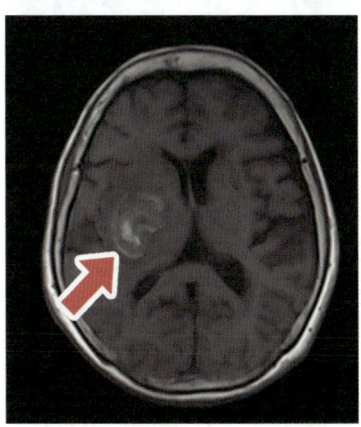

CTとほぼ同様の見え方であり解剖的な構造がわかりやすいことが特徴である

T2強調画像

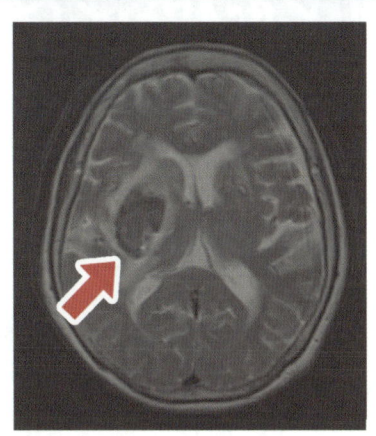

T1強調画像と逆の関係を描出し、例えばT1強調画像で白く映るものはT2強調画像では黒くなる。なお、脳梗塞・脳浮腫の評価に有用である

拡散強調画像(DWI像)

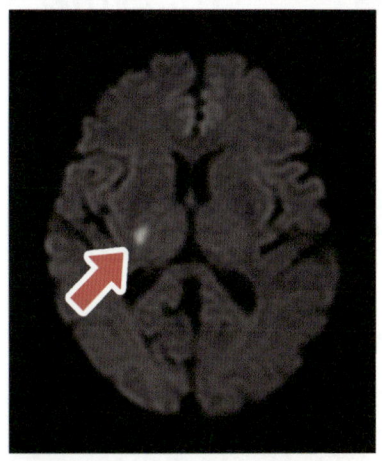

水分子の拡散程度を検出してその密度が高いところが白で描出される。特に急性期の脳梗塞の鑑別に有用である

水抑制画像(FRAIR)

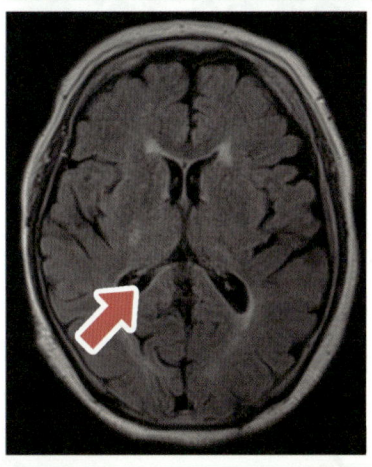

T2強調画像での増強法で急性期のクモ膜下出血病変の検出に有用である

ステージⅠ

ステージ I-2 バイタルサインの基準を押さえよう

よく使うレベル ★★★★★

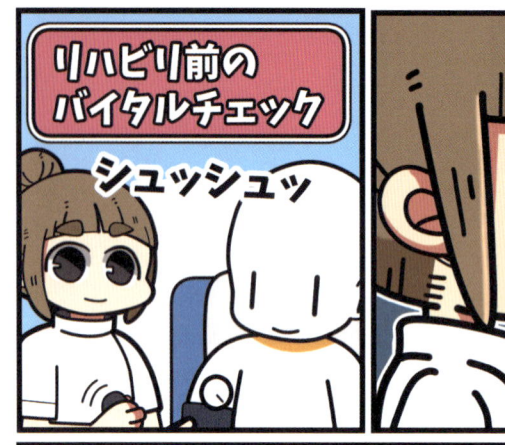

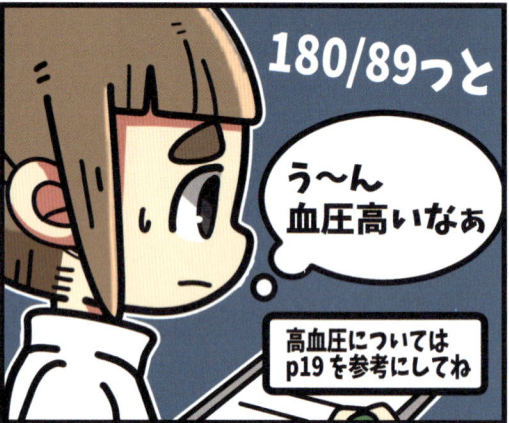

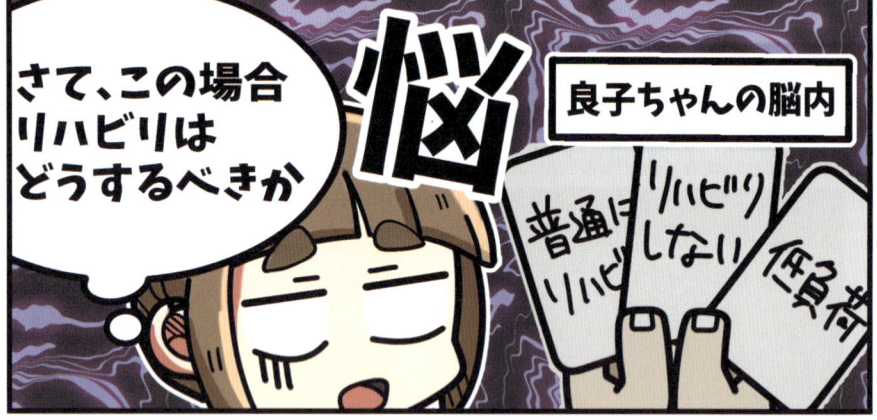

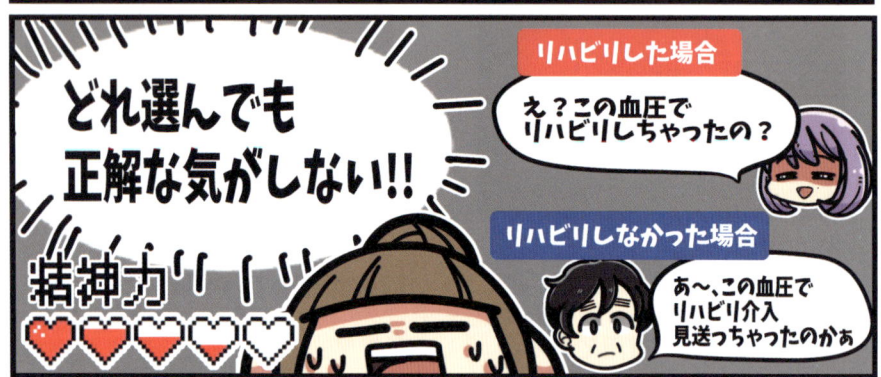

バイタルサインの基準値

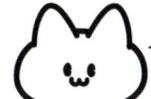

まずは各基準値について確認しよう！

① 体温 35〜37°C

② 脈拍 60〜100 回/分

③ 血圧
収縮期 140 mmHg 未満
拡張期 90 mmHg 未満

④ 呼吸 12〜20 回/分

⑤ 血中酸素飽和度(SpO$_2$) 96％以上

ステージⅠ

報告はこんな感じ

脈拍は60回パーミニットです

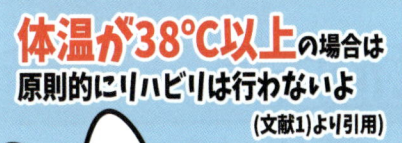

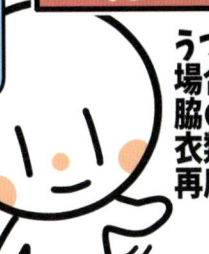

① 体温について

体温が38℃以上の場合は原則的にリハビリは行わないよ
(文献1)より引用

ちょっと熱が高い時は
うつ熱(こもり熱)の場合もあるので脇の通気をよくしたり衣類を調整して再度測ってみよう

パタパタ

熱がある場合は、血圧・呼吸・意識状態の変化なども注意！

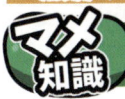

マメ知識　うつ熱とは、発汗などの体温調節機能が低下することによって体温が上昇すること

❷ 脈拍について

リハビリ中止の重要ポイント

❶ 安静時では脈拍40回/分以下または120回/分以上の場合
❷ 心房細動のある人で著しい徐脈または頻脈がある場合
❸ 著しい不整脈がある場合
❹ リハビリの途中で脈拍が140回/分を超えた場合

いったん休憩して回復を待って再開する場合

❶ 脈拍数が運動前より30％以上増加した場合
（ただし、2分間の安静で10％以下に戻らない時は以後のリハビリを中止するか、またはきわめて軽労作のものに切り替える）
❷ 脈拍が120回/分を超えた場合
❸ 1分間で10回以上の期外収縮が出現した場合
❹ 徐脈が出現した場合

(文献1)より改変引用)

脈拍とは？

左心室から血液を送り出す時に血管内圧は変動する

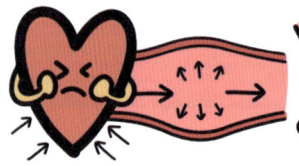
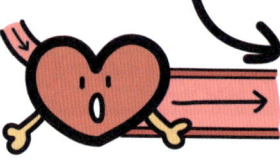

脈拍は その圧力の変動が末梢の動脈で触知されるもの

心拍数と脈拍数は違うの？

心拍数は実際に心臓が動いた回数

脈拍は末梢で測定する脈のこと

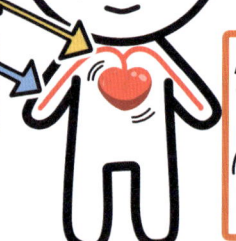

心拍数と脈拍はズレることがある

心臓は拍動してるけど → 血液が少ししか送り出されないため → 脈拍が触知できない

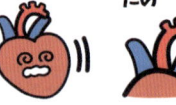
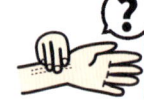

【問題】この脈拍は何ていう？

脈を触れた時にリズムに異常があったら、どの不整脈(頻脈、徐脈、結滞、期外性収縮、絶対性不整脈)や原因が疑われるかをみる

 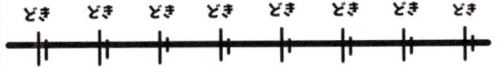

頻脈 — 脈が早い (100回/分以上)

原因：発熱、貧血、洞頻脈、心房期外収縮、心房頻拍、心房細動、心室頻拍、心室細動など

 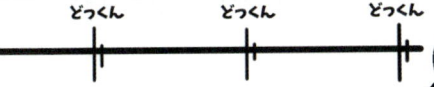

徐脈 — 脈が遅い (50回/分以下)

原因：房室ブロック、洞不全症候群など

 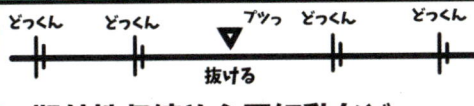

結滞 — ときどき抜ける

原因：期外性収縮や心房細動など

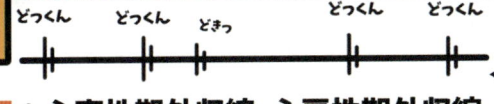

期外性収縮 — ときどき早まる

原因：心室性期外収縮、心房性期外収縮

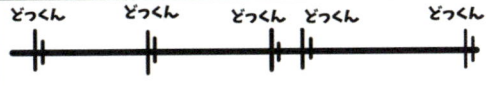

絶対性不整脈 — リズムがまるで一定しない

原因：たぶん心房細動

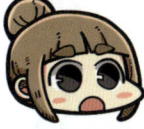 原因がどの不整脈かは、どうしたらわかるかな？

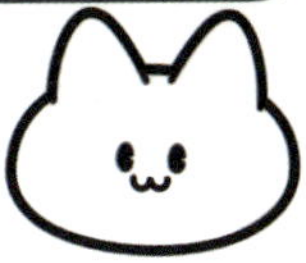

なんの不整脈か確定するには心電図をとらないとわからないよ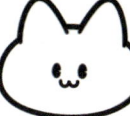

ステージⅠ

緊急性の高い脈拍について

異常な脈を発見した際は、ほかにどのような症状があるかを確認することが大切であり、焦らずに観察する

普段より多い脈拍数の原因と緊急性

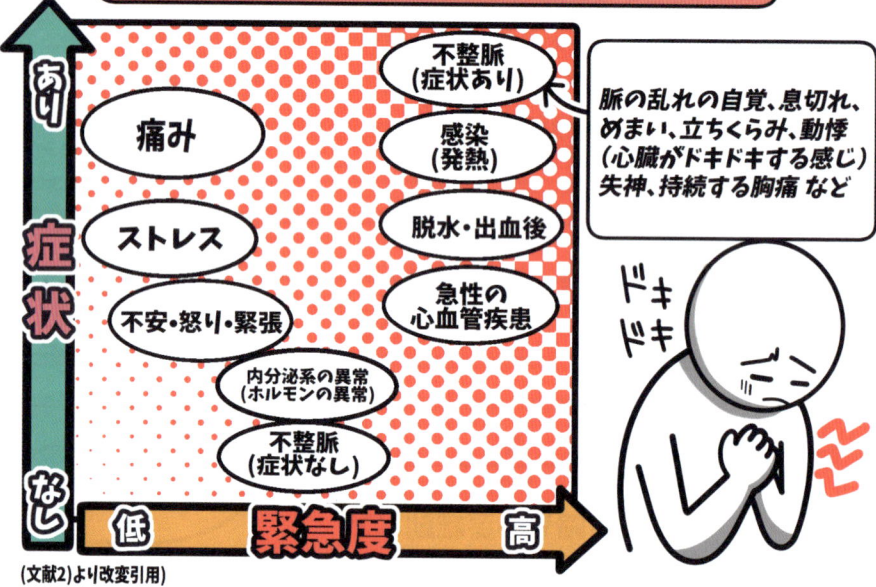

脈の乱れの自覚、息切れ、めまい、立ちくらみ、動悸（心臓がドキドキする感じ）失神、持続する胸痛 など

（文献2）より改変引用）

普段より少ない脈拍数の原因と緊急性

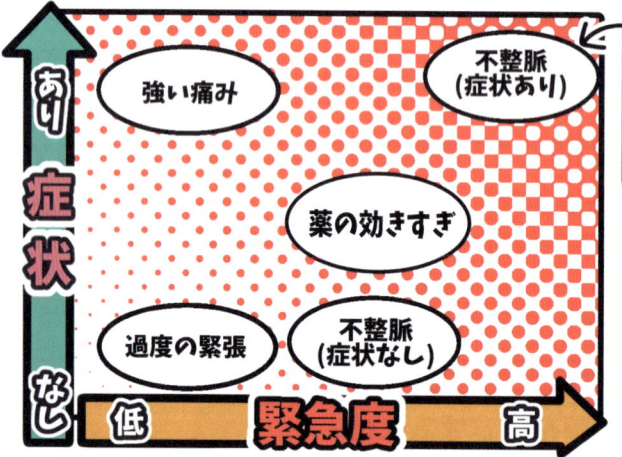

胸部不快感、胸痛、息切れ、脱力、疲労、意識レベルの低下、立ちくらみ、めまい、失神・失神前状態 など

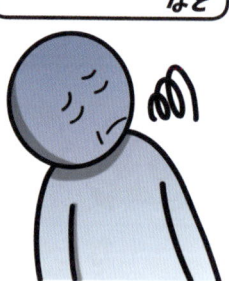

（文献2）より改変引用）

③ 血圧について

血圧とは、心臓から送り出された血流が**動脈の内壁を押す力(圧力)**を呼ぶ。血圧には収縮期血圧と拡張期血圧の2種類がある

収縮期血圧(最高血圧)

心臓がギュッと縮んでいる時の血圧

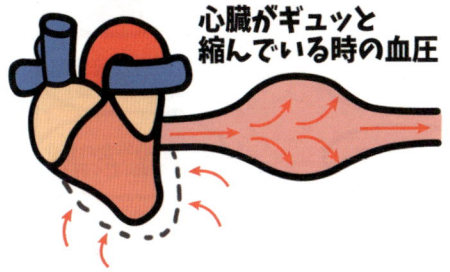

拡張期血圧(最低血圧)

心臓が弛緩している時の血圧

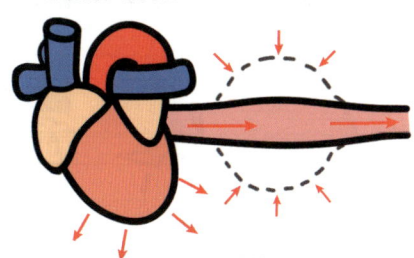

ステージⅠ

重要ポイント

① 安静時の**収縮期血圧 70mmHg以下**または**200mmHg以上**
安静時の**拡張期血圧 120mmHg以上**ならリハビリをしない

② 運動時の**収縮期血圧が40mmHg以上**、または**拡張期血圧が20mmHg以上 上昇**なら途中で**リハビリを中止する**

③ 運動強度を漸増しているにもかかわらず、**収縮期血圧が20mmHg以上低下**する場合は、運動負荷量が過大なため**リハビリ中止**もしくは**負荷量を下げる**必要がある

(文献1、3)より改変引用)

血圧の基準値

血圧の詳細区分を以下に示す。高血圧では、脳卒中や心筋梗塞、腎不全のリスクが高くなる

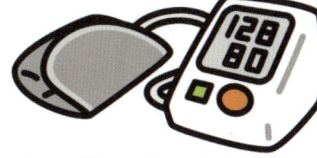

血圧が低くなりすぎると全身に十分な血液が供給されにくくなる

	収縮期血圧	拡張期血圧
正常血圧	130以下	85以下
高血圧	140以上	90以上
低血圧	100以下	60以下

緊急性の高い血圧を知っておこう

血圧の異常がみられた際には、その他の症状の有無を確認し、緊急性を判断する

普段より高い血圧の原因と緊急性

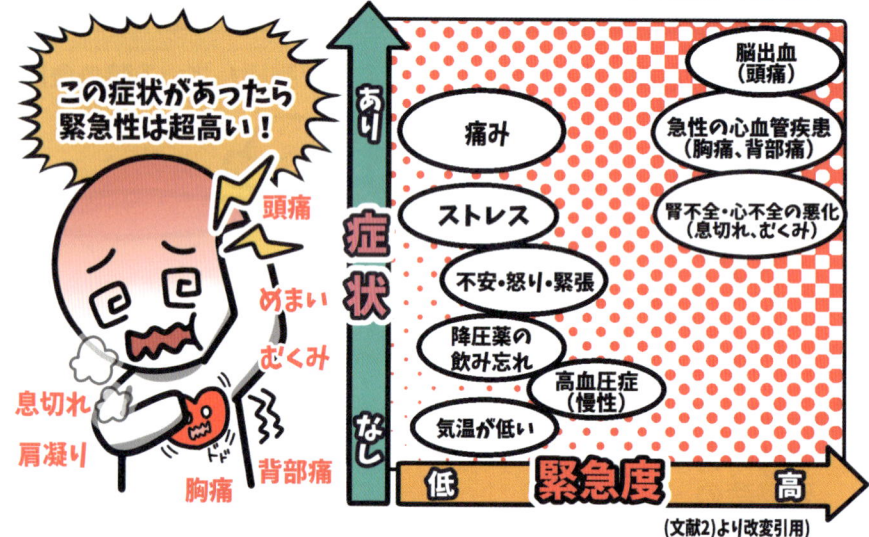

普段より低い血圧の原因と緊急性

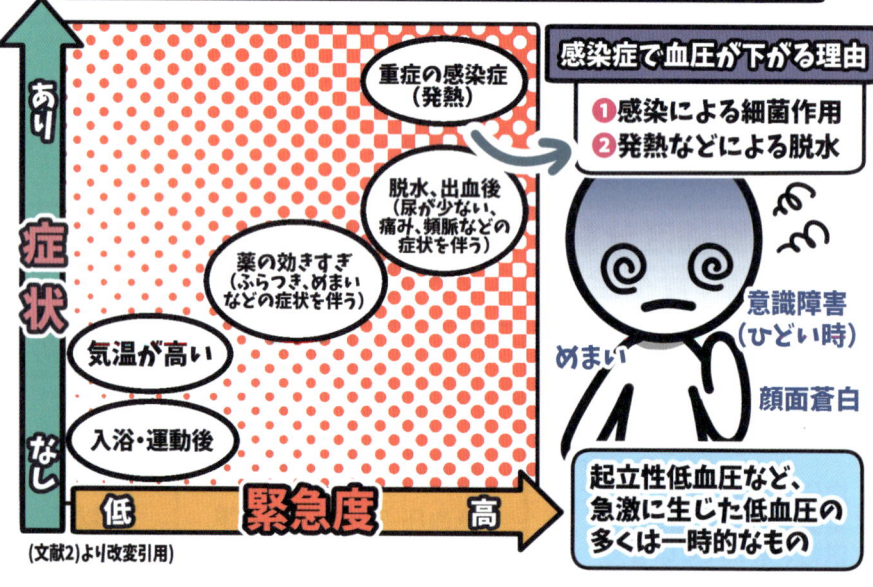

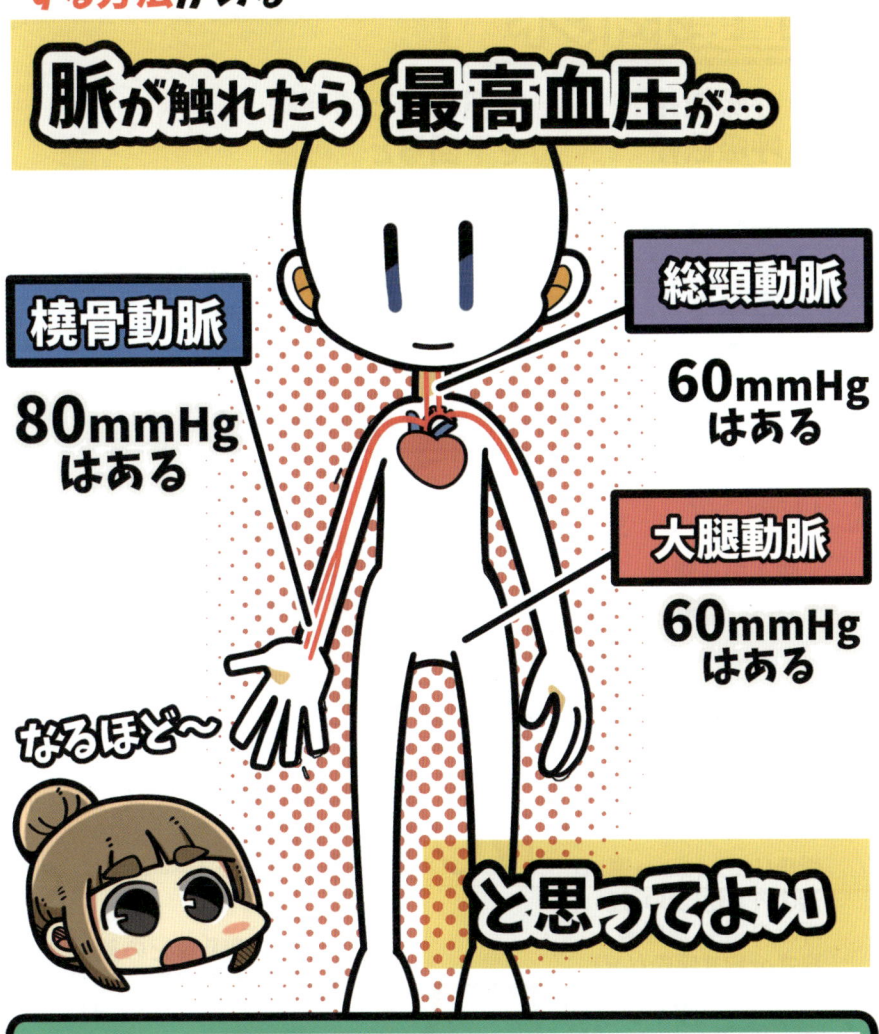

④ 呼吸について

呼吸は呼吸数で状態を評価することが基本である。
加えて呼吸パターンや呼吸音なども確認するとよい

重要ポイント

1. 呼吸数が**25回/分**を超えると**頻呼吸**
2. 呼吸数が**11回/分**を下回ると**徐呼吸**
3. リハビリ実施前に**息切れ**のある場合は**リハビリを実施しない**
4. **呼吸数が30回/分**や**息切れ**がしたら途中で**リハビリを中止する**

(文献1)より改変引用)

> だいたい 2〜3秒に1回以上の呼吸ペース

> だいたい 5〜6秒に1回以下の呼吸ペース

呼吸のチェックポイント

☑ **呼吸数**
・成人の正常は 15〜20回/分

☑ **変色や変形**
・手指・口唇が青くないか (チアノーゼ)の確認
・ばち状指の確認

☑ **咳・痰**
・湿性または乾性咳嗽
・痰の性状、粘液性
(透明や膿・血が混ざるなど✕)

☑ **呼吸の状態**
・呼吸リズム(早い・遅い)
・深さの変化(深い・浅い)
・呼吸の様子(肩呼吸、腹式or胸式呼吸など)

☑ **呼吸音**
・左右差
・正常呼吸音との差
・複雑音の有無

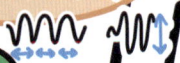

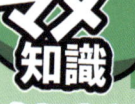

マメ知識 息切れってどんな状態?

息切れとは、呼吸をするのに**努力を必要**としたり、**不快感を自覚**することである

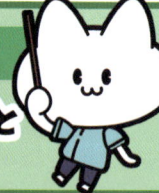

❺ 血中酸素飽和度(SpO2)

血中酸素飽和度(SpO2)とは、赤血球に含まれるヘモグロビンに対して酸素が何％結合しているか皮膚をとおして調べた値である

測定する機械はパルスオキシメータという

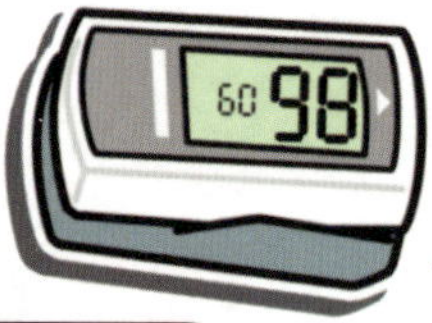

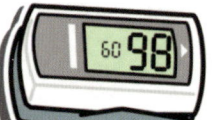

肺や心臓の病気で体内に酸素を取り込む力が落ちていると低下する

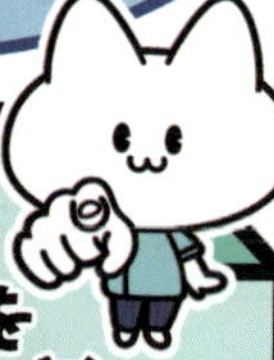

ステージⅠ

重要ポイント

❶ SpO2の正常値は96％以上
❷ 安静時のSpO2が90％以下なら十分な酸素を全身に送れなくなった状態(呼吸器不全)のためリハビリしない
❸ SpO2が普段の値から3〜4％低下した場合は何かしらの問題が発生した可能性がある
　→看護師さんに報告して経過をみてもらおう

パルスオキシメータの仕組み

- プローブの受光部が拍動する動脈の血流を検知する
- 光の吸収値からSpO2を計算し表示する

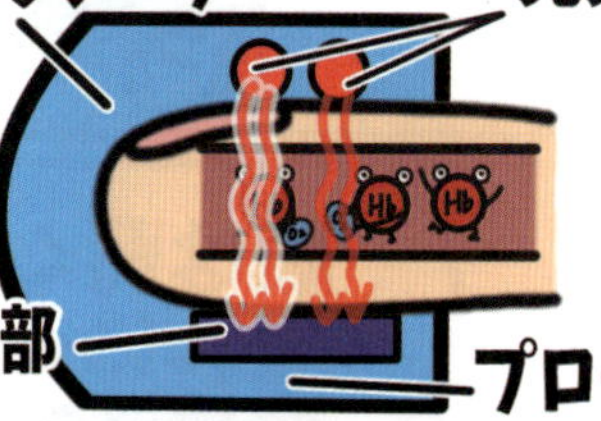

パルスオキシメータ / 発光部 / 受光部 / プローブ

色で光の吸収率は変わるよ

マニキュアやネイルは落としてもらおう！

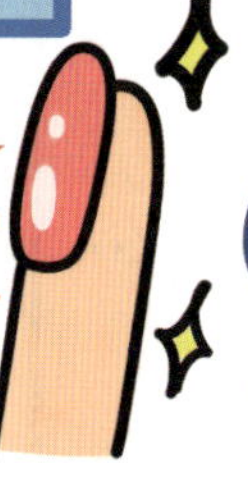

血流が悪いと検知しにくい

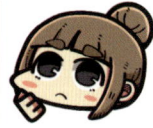

末梢部が冷たいと測定が難しい！手を温めてから測定しよう！

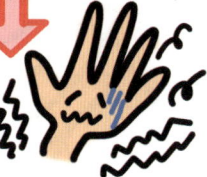

ステージ I-3 よく使うレベル ★★☆☆☆
ショック症状！対応はどうする？

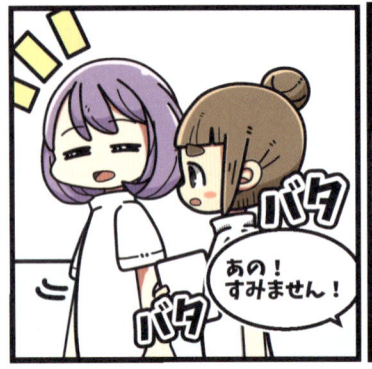
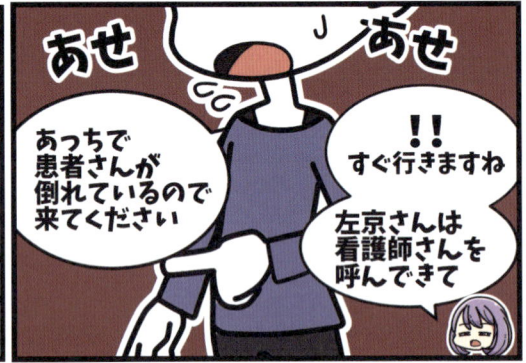
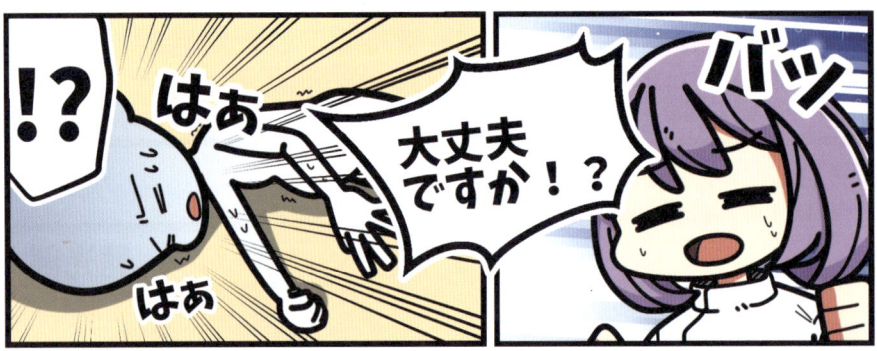
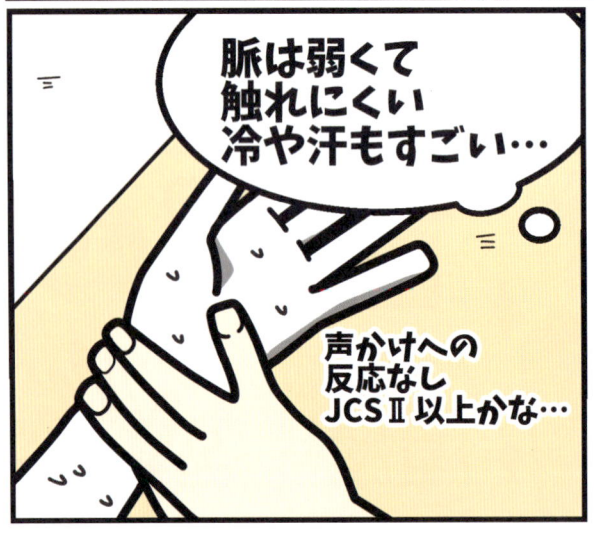
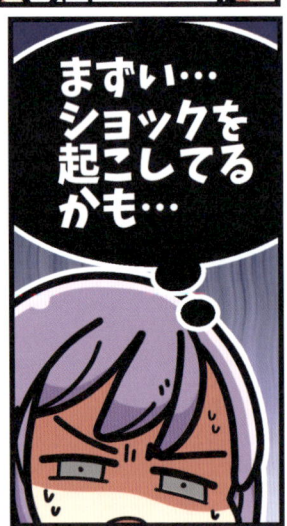

ショックってどういう状態？

結局、さっきの人は心原性ショックを起こしていたそうよ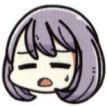

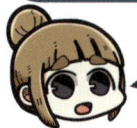 もし自分しかいなかったら対応できる自信なかったです…

いざという時のためにショックとは何なのかとどう対処すれば良いのかを確認しておこう！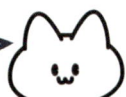

ステージⅠ

ショックとは？

ショックとは、**急激に生じた末梢循環不全**であり、臓器に必要な血流が得られず機能不全に陥った状態をいう

ショックのおおまかな分類

循環血液量減少性ショック

出血や脱水で体内の血液量が減っちゃうショック

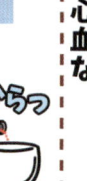

主な原因：出血、脱水、熱傷

心原性ショック

心臓が働かなくなり血液を送り出せなくなるショック

主な原因：心筋梗塞、心不全など

血液分布異常性ショック

細菌感染またはアレルギー反応などが原因のショック

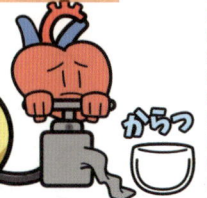

主な原因：アナフィラキシーなど

心外閉塞・拘束性ショック

心臓は元気だけどそれ以外に問題が起きるショック

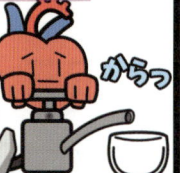

主な原因：心タンポナーデ、肺血栓塞栓症、緊張性気胸など

ショックはどう判断する？

患者さんをパッとみた時に、ショックかどうかを気づけることが、迅速な初期対応には重要である

ショックの5徴候

ショックの5徴候とは、**ショック状態になった時に現れる特徴的な症状**のことを指す

皮膚蒼白
心拍出量が低下している状態である

虚脱
ぐったりしている状態をいい、**脳循環の低下**を意味する

冷汗
交感神経の緊張により汗が出る状態である

呼吸不全
頻呼吸やチアノーゼは**低酸素血症**が疑われる

脈拍触知不能
脈拍が微弱で早い時は**心拍出量の低下**が疑われる

上記の症状が一つでもあったらショックに至る可能性があるよ

ショックを発見!!どうする!?

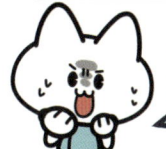

ショックは、人命に関わる超ヤバい状況なのでためらわず**周囲に声かけをしよう!**

ステージⅠ

① 周囲のスタッフの協力を求め、院内緊急コールを発信

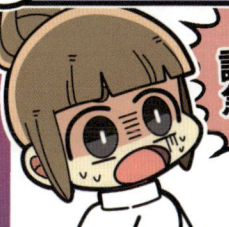

「誰か来てください!急変です!」

できる限り人数を集める

意識・脈拍の消失、無呼吸の場合は心肺停止と捉え、救命処置(p28)を開始

② 症状はあるが意識はある場合、バイタルサインの監視を開始

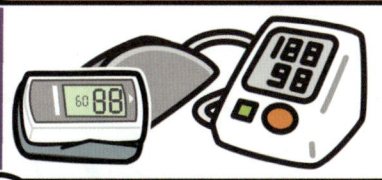

- 呼吸
- 脈拍
- 血中酸素飽和度(SpO_2)
- 血圧 など

③ 医師・看護師へ引き継ぐ

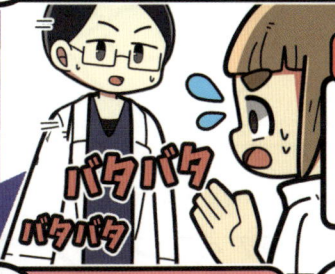

この順で報告してくと伝わりやすい

- S:状況、状態(Situation)
- B:背景、経過(Background)
- A:評価(Assessment)
- R:依頼、要請(Recommendation)

④ 上司への報告

⑤ 発生時の状況などを記録

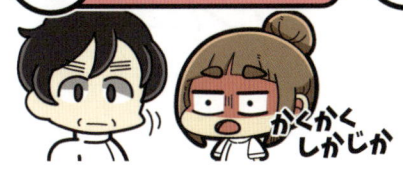

救命処置の手順を確認！

急変は予測が難しいことも多く、いつでも起こりうる事態である

> 突然の事態にも冷静に対応できるよう定期的に手順を確認するといいね！

① 声をかける

ポンポンッ
「〇〇さん！大丈夫ですか!?」

→ **すぐに人を呼ぶ**
ナースコールでも電話でも、叫んでも何でもいい！

② 息をしているかを確認

気道確保
❶ おでこを押す
❷ 顎先を上げる
❸ 口の中に親指を突っ込み下に押す

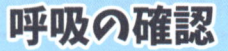

呼吸の確認
❶ 見て：胸の上がり下りをみる
❷ 聞いて：耳で呼吸の音を聞く
❸ 感じて：頬に息がかかる感じる

反応も呼吸もなければAEDを要請し胸骨圧迫を開始

③ 胸骨圧迫をしていく

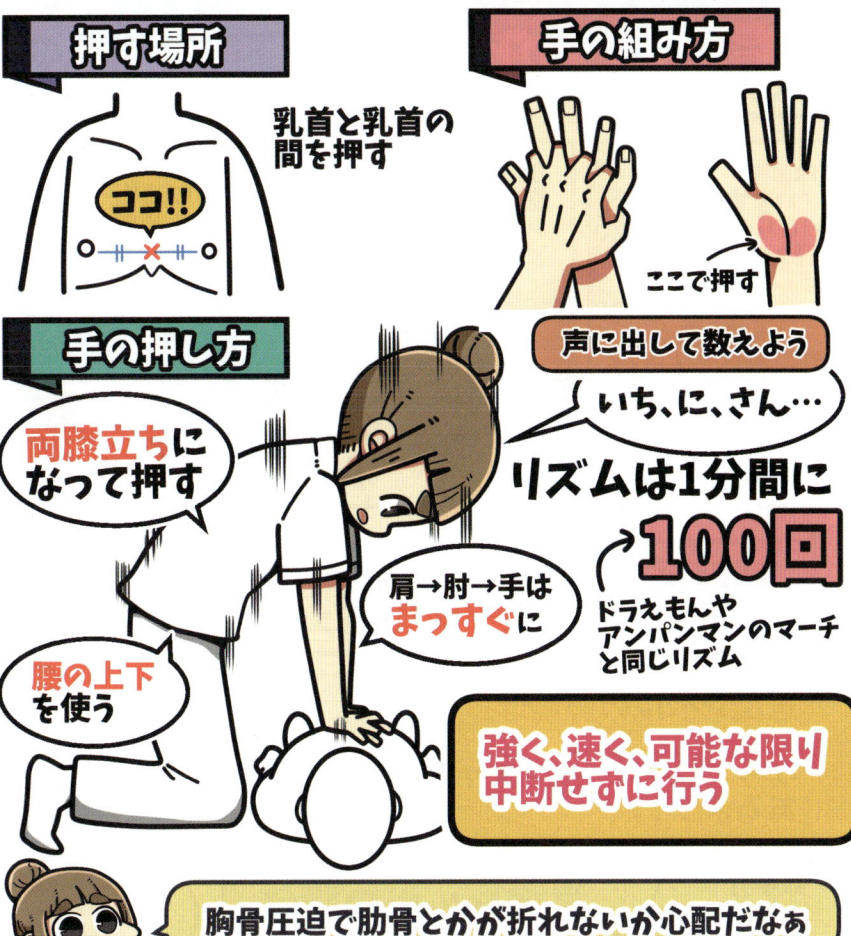

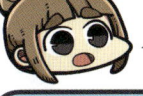

押す場所
乳首と乳首の間を押す
ココ!!

手の組み方
ここで押す

手の押し方
- 両膝立ちになって押す
- 肩→肘→手はまっすぐに
- 腰の上下を使う

声に出して数えよう
いち、に、さん…

リズムは1分間に **100回**

ドラえもんやアンパンマンのマーチと同じリズム

強く、速く、可能な限り中断せずに行う

胸骨圧迫で肋骨とかが折れないか心配だなぁ

胸骨圧迫で**骨が折れる**よりも**心臓が止まっている**ほうが超まずい状態！ためらわず胸を押そう

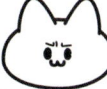

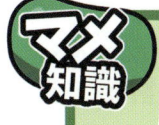

マメ知識　胸骨圧迫の心拍出量について

胸骨圧迫は、普段の心臓と比べると
- 心拍出量は1/3〜1/4程度
- 血圧は上60〜80mmHg
- 　　　下20〜40mmHg

しか出ない

それでも脳死を防ぐためには十分！

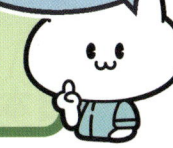

ステージⅠ

ステージ I-4　よく使うレベル ★★☆☆☆

意識レベルはどう評価する？

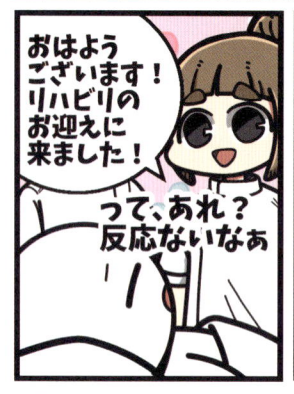

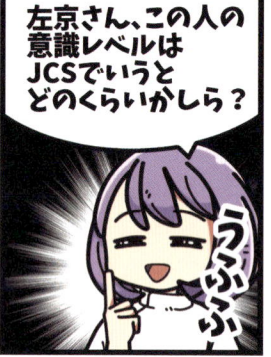

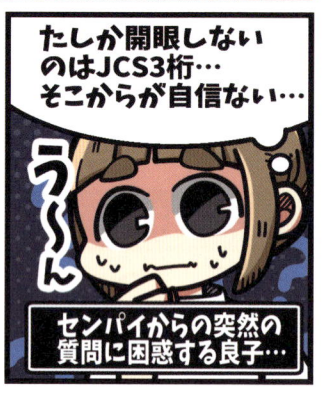

コマ1: おはようございます！リハビリのお迎えに来ました！って、あれ？反応ないなぁ

コマ2: 左京さん、この人の意識レベルはJCSでいうとどのくらいかしら？　うふふ

コマ3: たしか開眼しないのはJCS3桁…そこからが自信ない…　う〜ん
センパイからの突然の質問に困惑する良子…

意識レベルの代表的な評価

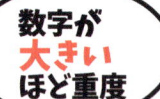

意識レベルの評価は**ジャパン・コーマ・スケール(JCS)**と**グラスゴー・コーマ・スケール(GCS)**があるよ！

意識レベルの評価

数字が**大きい**ほど重度 → ジャパン・コーマ・スケール
JCSは**開眼**に重点をおいた評価である

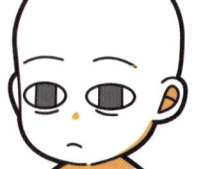

数字が**小さい**ほど重度 → グラスゴー・コーマ・スケール
GCSは**認知**および**覚醒反応**をより具体的に知ることができる評価である

日本ではJCSが使用されることが多い

ジャパン・コーマ・スケール(JCS)

JCSは、意識レベルを大きくⅠ～Ⅲの群に分け さらにそれを三段階の状態に区分して評価する。なお、臨床では最もよく使用されている

JCSの備考

Ⅰ～Ⅲの群に属していても、以下の状態では末尾にそれぞれのアルファベットを記載する
R：不穏　Ⅰ：便失禁　A：自発性喪失

意識レベルの代表的な評価をイラストで暗記しよう！

Ⅰ 刺激しないでも覚醒している状態

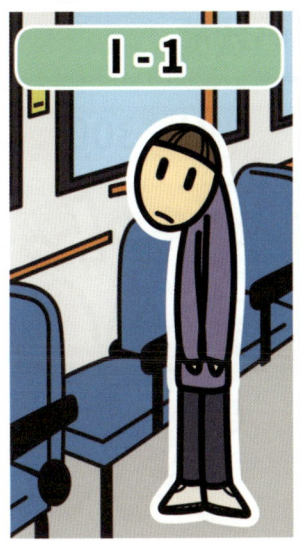

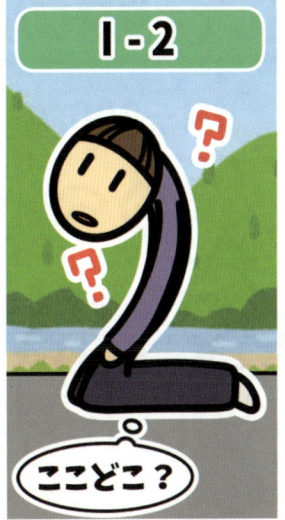

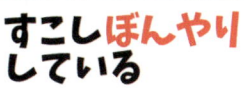

Ⅰ-1
すこしぼんやりしている

Ⅰ-2
ここどこ？
時間や場所など自分がいる状況が理解できない

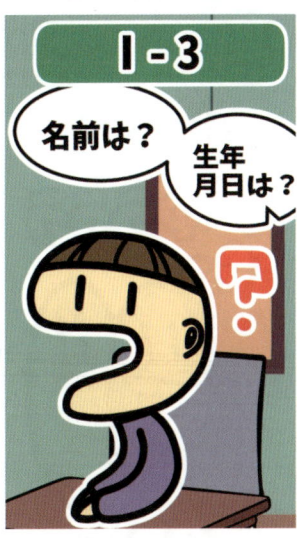

Ⅰ-3
名前は？　生年月日は？
名前や生年月日がいえない

意識清明は「0と表記する」

ステージⅠ

Ⅱ 刺激すると覚醒する状態

Ⅱ-10
おーい

普通の呼びかけで容易に開眼する

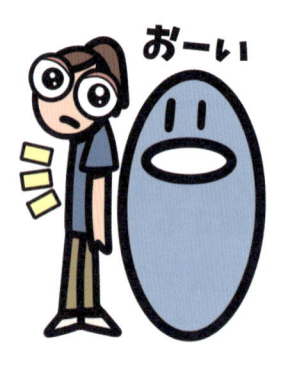

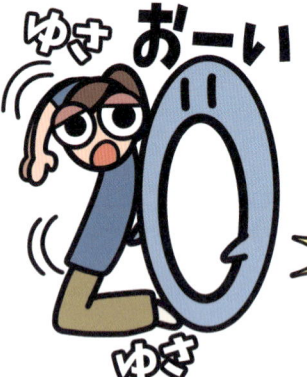

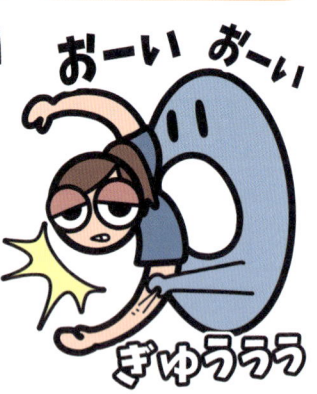

Ⅱ-20
ゆさ おーい ゆさ

大きな声or身体をゆさぶると開眼

Ⅱ-30
おーい おーい ぎゅうううう

痛み刺激を加えつつ呼びかけを繰り返すと、かろうじて開眼

Ⅲ 刺激しても覚醒しない状態

Ⅲ-300
ぎゅうううう ぐいー

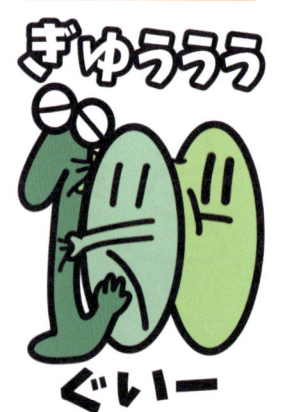

痛み刺激に対して払いのける動作をする

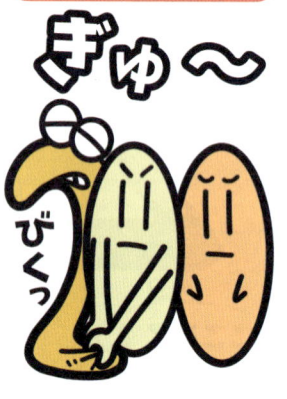

Ⅲ-200
ぎゅ～ びくっ

痛み刺激で少し手足を動かしたり顔をしかめる

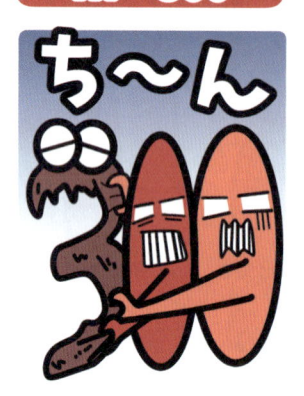

Ⅲ-300
ち～ん

痛み刺激に反応しない

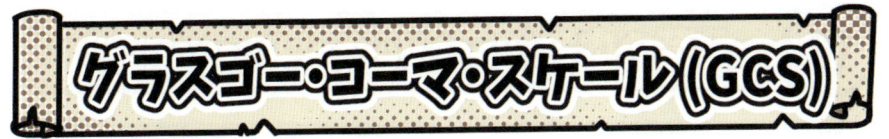

グラスゴー・コーマ・スケール (GCS)

GCSは世界的に広く使用されており、開眼(E)、発語(V)、運動(M)の合計点で判断する評価である

> 1コマ漫画でイメージしながら覚えよう！

ステージⅠ

E 開眼 (Eye Opening)

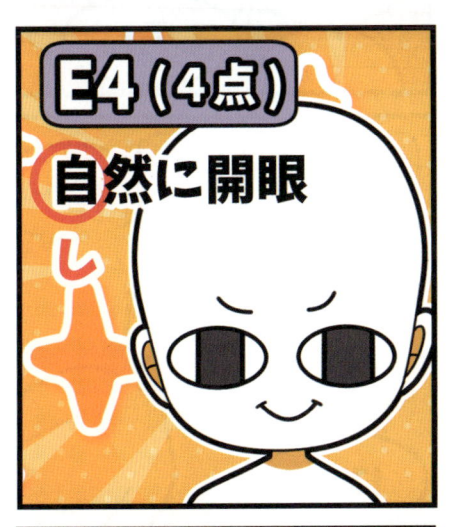

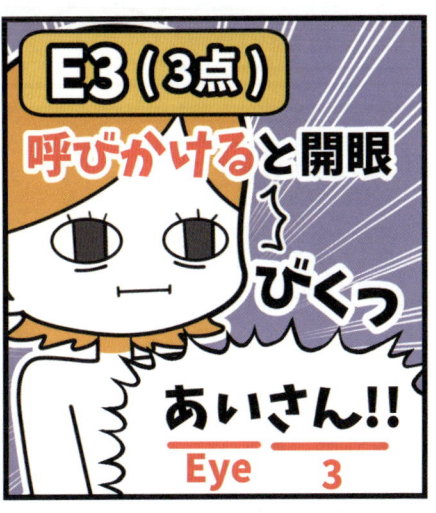

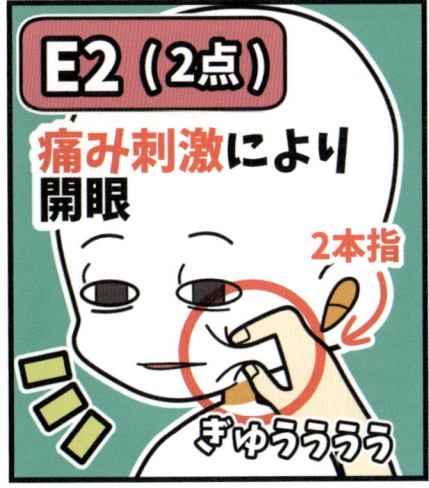

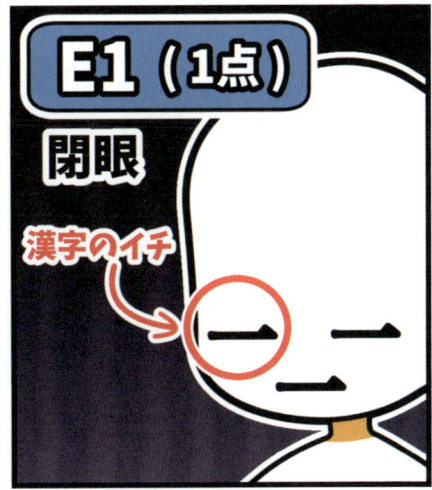

E4（4点） 自然に開眼

E3（3点） 呼びかけると開眼
びくっ
あいさん!!
Eye 3

E2（2点） 痛み刺激により開眼
2本指
ぎゅううううう

E1（1点） 閉眼
漢字のイチ
一 一

V 言葉の応答（Best Verbal Response）

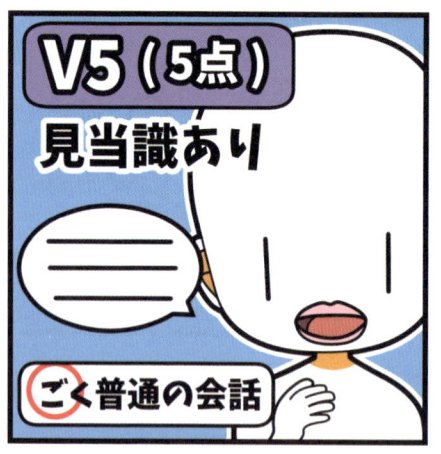

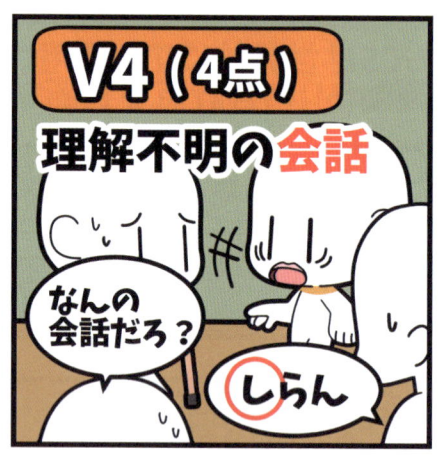

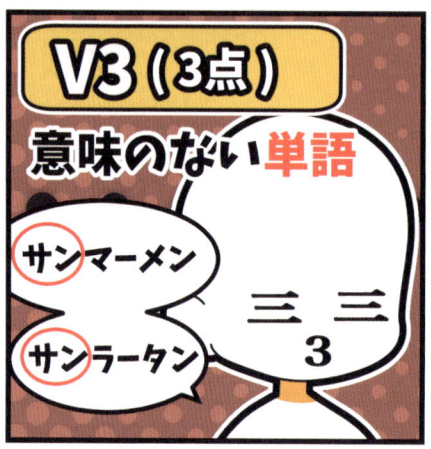

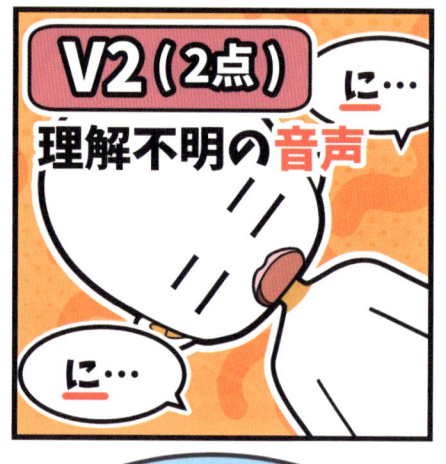

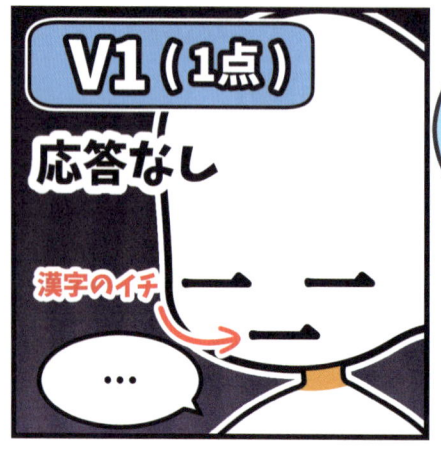

V5（5点）見当識あり
ごく普通の会話

V4（4点）理解不明の会話
なんの会話だろ？
しらん

V3（3点）意味のない単語
サンマーメン
サンラータン

V2（2点）理解不明の音声
に…
に…

V1（1点）応答なし
漢字のイチ
…

各項目の合計点が**8点以下**の場合は緊急性が高い状態と判断するよ！

すぐに医師や看護師に対応をお願いしよう!!

M 運動機能（Best Motor Response）

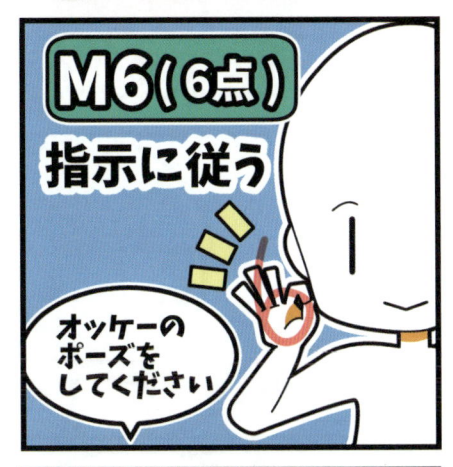

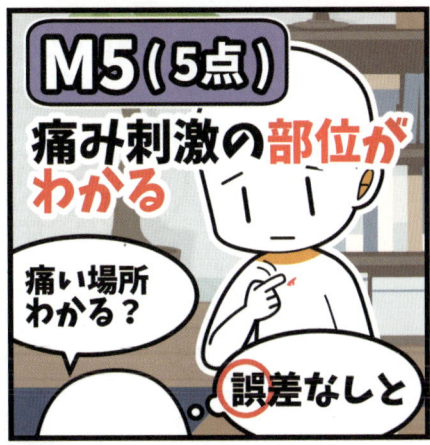

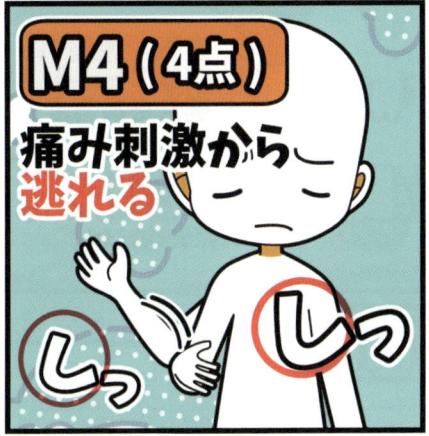

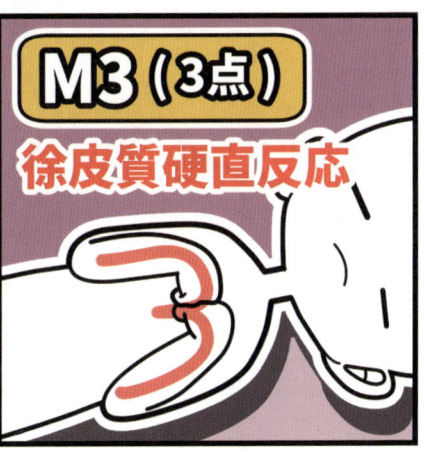

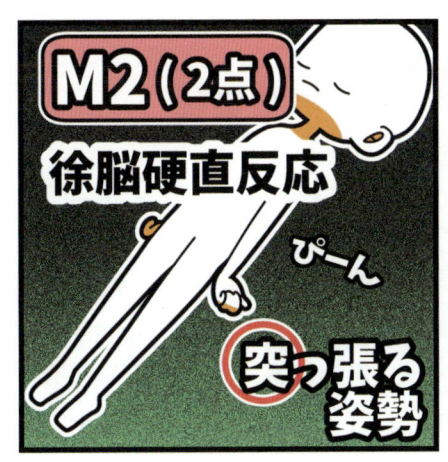

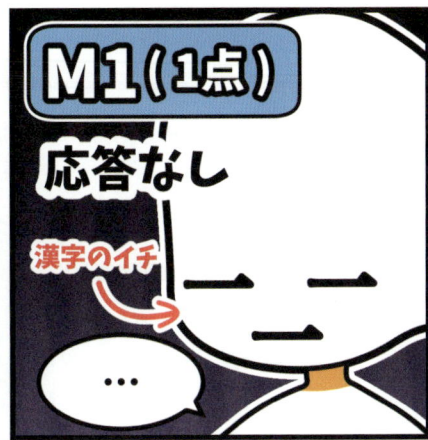

M6（6点）指示に従う
「オッケーのポーズをしてください」

M5（5点）痛み刺激の部位がわかる
「痛い場所わかる？」
誤差なしと

M4（4点）痛み刺激から逃れる
しっ
しっ

M3（3点）徐皮質硬直反応

M2（2点）徐脳硬直反応
ぴーん
突っ張る姿勢

M1（1点）応答なし
漢字のイチ
…

ステージI

ステージ I-5 　よく使うレベル ★★★★☆☆

元気がないけど どこに注意する？

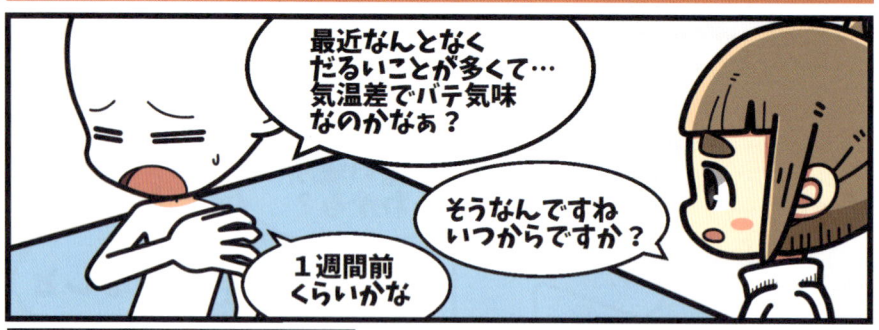

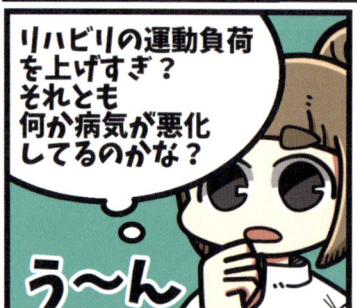

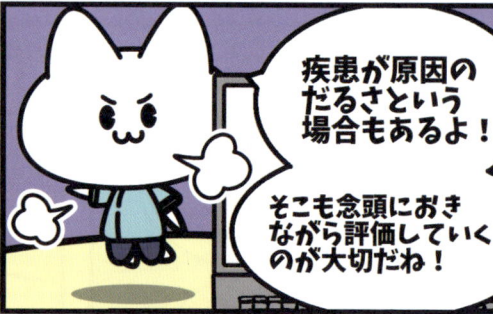

「最近なんとなくだるいことが多くて…気温差でバテ気味なのかなぁ？」

「そうなんですね いつからですか？」

「1週間前くらいかな」

「リハビリの運動負荷を上げすぎ？それとも何か病気が悪化してるのかな？」

う〜ん

「疾患が原因のだるさという場合もあるよ！そこも念頭におきながら評価していくのが大切だね！」

元気がないの原因例

救急疾患
- 心疾患（急性心筋梗塞、心不全など）
- 脳血管疾患（脳梗塞、脳出血など）
- 感染症（肺炎、腎盂腎炎、蜂窩織炎など）
- 消化管出血
- 血糖異常 など

その他の原因
- 脱水・低栄養
- 便秘
- うつ
- 痛み
- 認知症 など

「いろいろあるなぁ。」

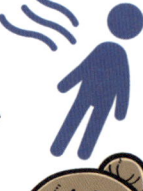

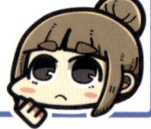

各疾患の確認事項

> なんとなく元気がない状態の背景には、重篤な疾患が隠れている場合があるから、要チェック！

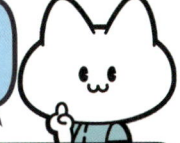

ステージⅠ

心疾患が怪しい時の確認事項

以下の6つの症状がみられた場合、心疾患が疑われるため、全身を観察する

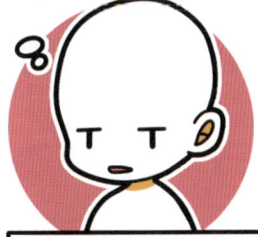

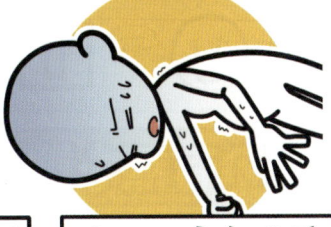

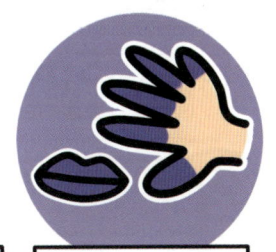

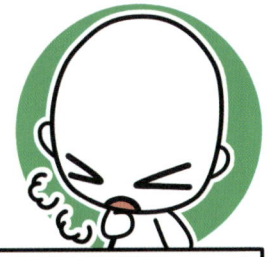

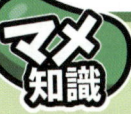

- 意識レベル(p30)
- ショック(p24)
- チアノーゼ
- 浮腫(p186) 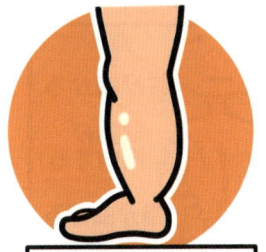
- 頸動脈怒張 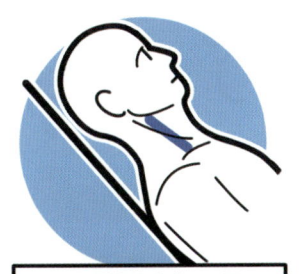
- 呼吸状態(p22)

マメ知識　頸動脈怒張とは？

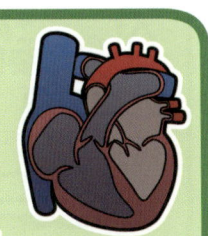

頸動脈がぱんぱんに張っている状態で**右心不全に**みられる症状である。
観察方法は、背臥位からベッドを徐々に上げベッドアップ角度が45°に達しても怒張が消失しない場合は「頸動脈怒張」と判断する

脳血管障害が怪しい時の確認事項

突然、呂律が回らなくなった、動きがぎこちなくなったなどの状態がみられた場合は脳血管障害が疑われるため、以下の評価を実施する

① 脳血管障害の兆候（FAST）を調べる

FASTは脳血管障害の初期症状を確認する方法である

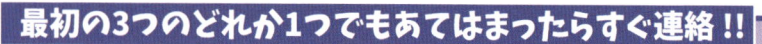

最初の3つのどれか1つでもあてはまったらすぐ連絡!!

- **F** Face 顔が歪む
- **A** Arm 腕をあげたままキープできない
- **S** Speech 言葉がもつれる
- **T** Time （初期対応の時間が大事）

② 麻痺の有無を調べる

手足に軽い麻痺がないか、以下のテストで確認する

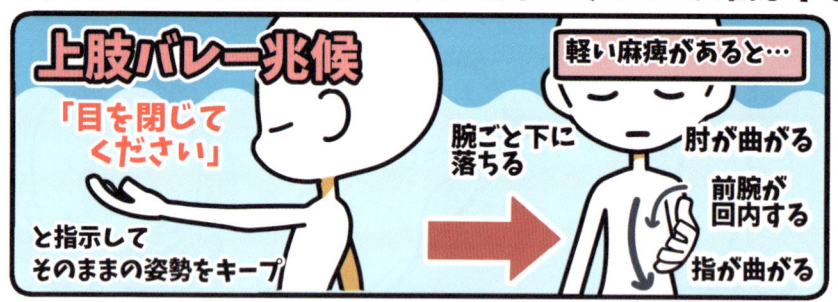

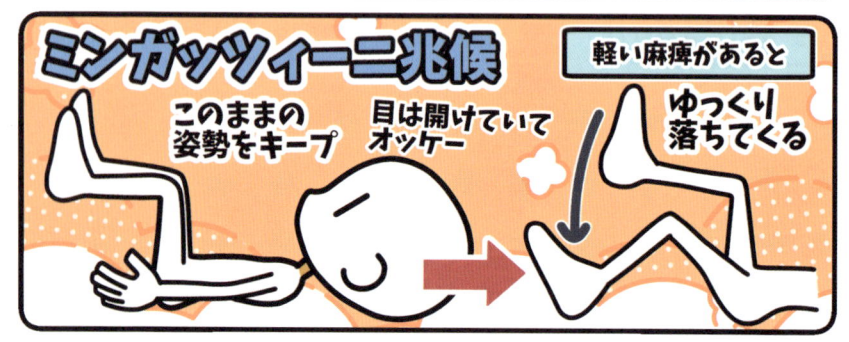

上肢バレー兆候

「目を閉じてください」と指示してそのままの姿勢をキープ

軽い麻痺があると…
- 腕ごと下に落ちる
- 肘が曲がる
- 前腕が回内する
- 指が曲がる

ミンガッツィーニ兆候

このままの姿勢をキープ　目は開けていてオッケー

軽い麻痺があると
- ゆっくり落ちてくる

麻痺がありそうな場合は「〇〇兆候 陽性」とカルテに記載する

感染症が怪しい時の確認事項

qSOFAスコアで引っ掛かったら重度感染症の可能性が高いよ

qSOFA スコア
1. 収縮期血圧 100mmHg 以下
2. 呼吸数 22回/分以上
3. 意識レベルの低下

感染症が疑われる患者で**3項目中2項目以上**を満たすと重度感染症の可能性が高い

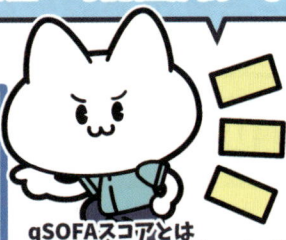

qSOFAスコアとは重度感染症をスクリーニングするためのツールである

ステージⅠ

肺炎

細菌やウイルスに感染し、肺胞が炎症を起こす疾患

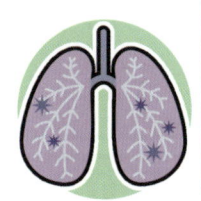

- ☑ 呼吸数（1分間に26回以上で可能性が高い）
- ☑ 咳・痰（ないこともあるので注意する）
- ☑ 血中酸素飽和度(SpO_2)の低下

尿路感染

尿路（膀胱、尿道など）が細菌感染して炎症が起こる疾患

- ☑ 頻尿
- ☑ 尿の変化
- ☑ 腰背部叩打痛
  （尿道カテーテル留置の場合は特に注意）

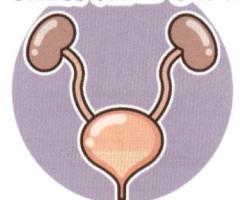

皮膚や筋肉の感染（蜂窩織炎など）

代表的なものでは、蜂窩織炎や褥瘡(p42)などがある

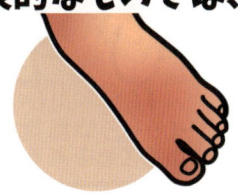

- ☑ 局所の発赤・腫脹・熱感・疼痛
- ☑ 褥瘡があれば、周囲の発赤や痛みの増強を確認

消化管出血が怪しい時の確認事項

消化管出血では、吐血や下血といった症状のほかに全身倦怠感などの症状が出現する場合がある

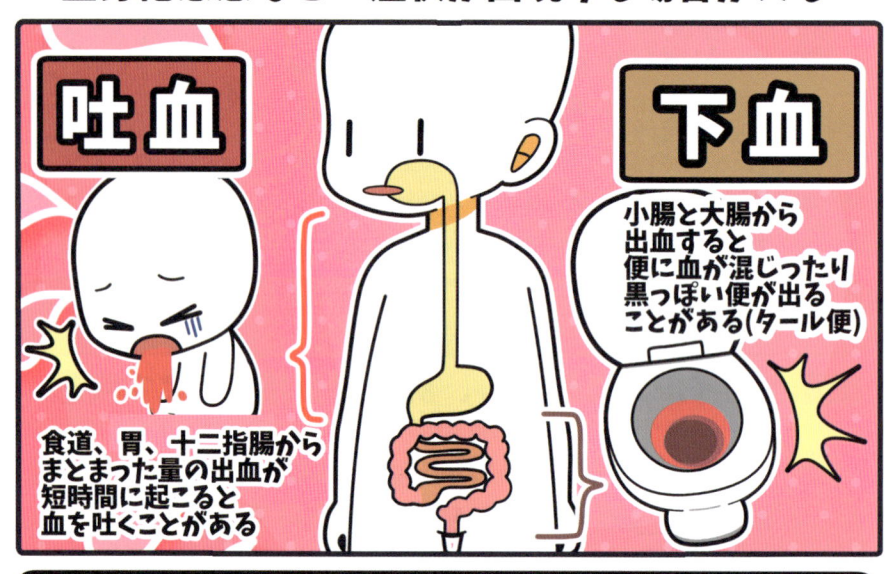

吐血

食道、胃、十二指腸からまとまった量の出血が短時間に起こると血を吐くことがある

下血

小腸と大腸から出血すると便に血が混じったり黒っぽい便が出ることがある(タール便)

血糖値の異常が怪しい時の確認事項

低血糖・高血糖ともに倦怠感が生じることがあり特に運動時は低血糖症状に注意が必要である

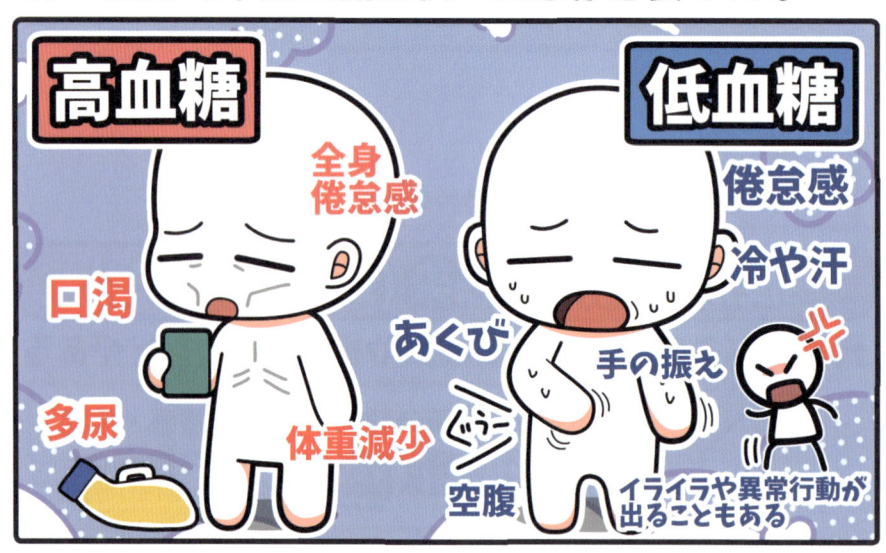

高血糖
- 全身倦怠感
- 口渇
- 多尿
- 体重減少

低血糖
- 倦怠感
- 冷や汗
- あくび
- 手の振え
- 空腹
- イライラや異常行動が出ることもある

てんちゃんの一口メモ

作業療法士が不安な顔をしていると患者さんも心配になる

余裕がある
フリをするのも
けっこう
大切だよ！

ステージI

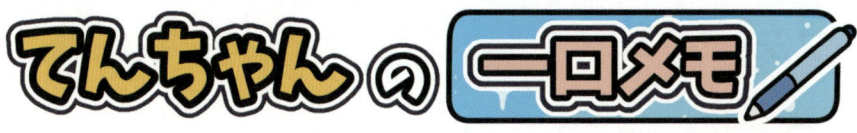

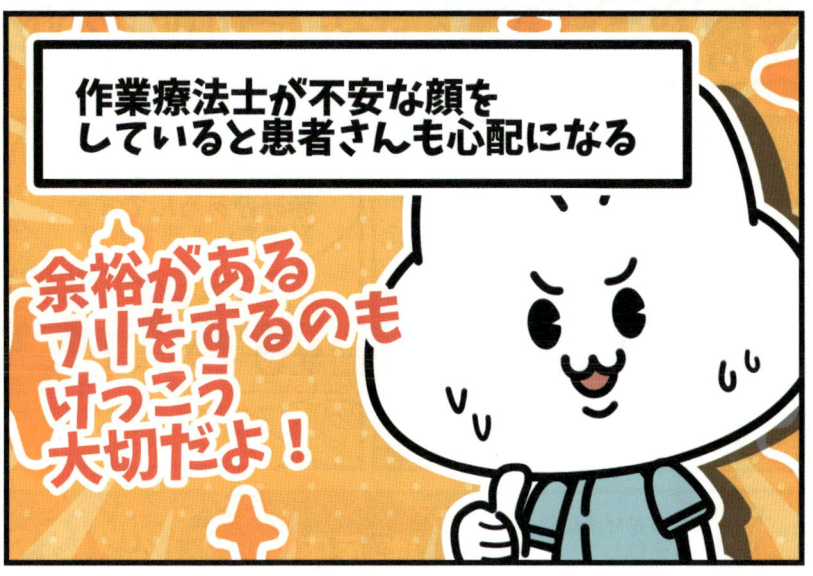

明日も
がんばろ〜！

ステージ I-6　よく使うレベル ★★★☆☆

皮膚トラブル 様子見でいいの!?

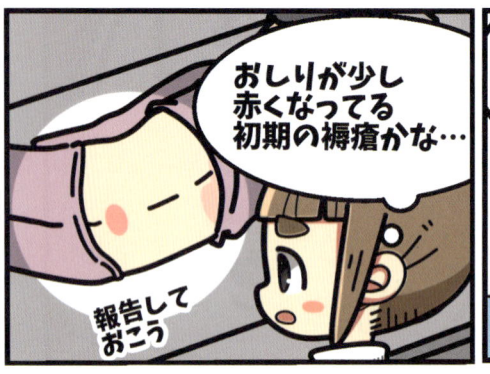

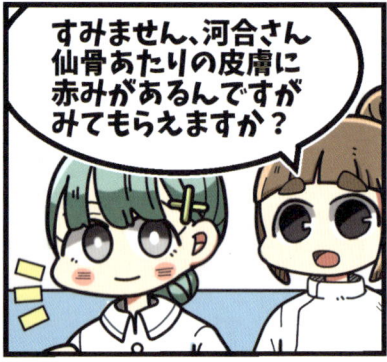

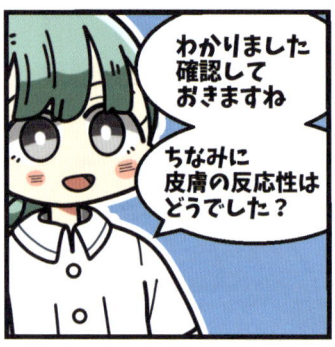

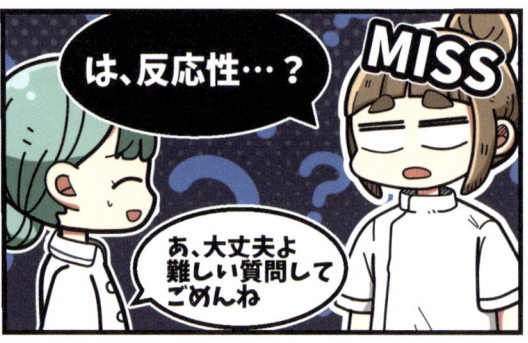

コマ1:
- すみません、河合さん 仙骨あたりの皮膚に赤みがあるんですがみてもらえますか？

コマ2:
- おしりが少し赤くなってる 初期の褥瘡かな…
- 報告しておこう

コマ3:
- わかりました確認しておきますね
- ちなみに皮膚の反応性はどうでした？

コマ4:
- は、反応性…？
- あ、大丈夫よ 難しい質問してごめんね
- MISS

そもそも褥瘡ってなに？

寝たきりなどで圧迫された場所の血流が滞り、皮膚の一部が赤くなったり、傷ができてしまうことをいう

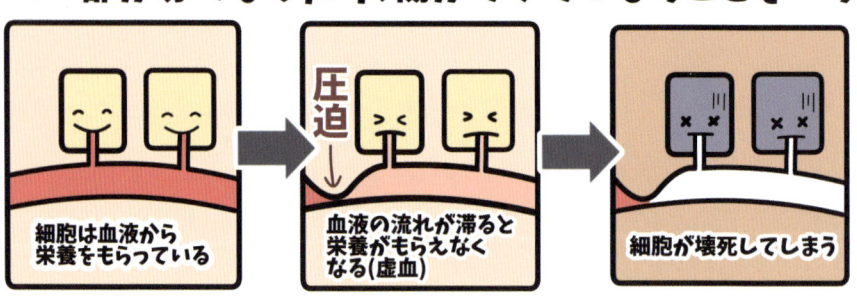

- 細胞は血液から栄養をもらっている
- 圧迫 → 血液の流れが滞ると栄養がもらえなくなる(虚血)
- 細胞が壊死してしまう

褥瘡の基本知識

褥瘡の重症度分類もみてみよう！

NPUAP分類

NPUAP分類は**褥瘡の深さ**から重症度を分類する評価である

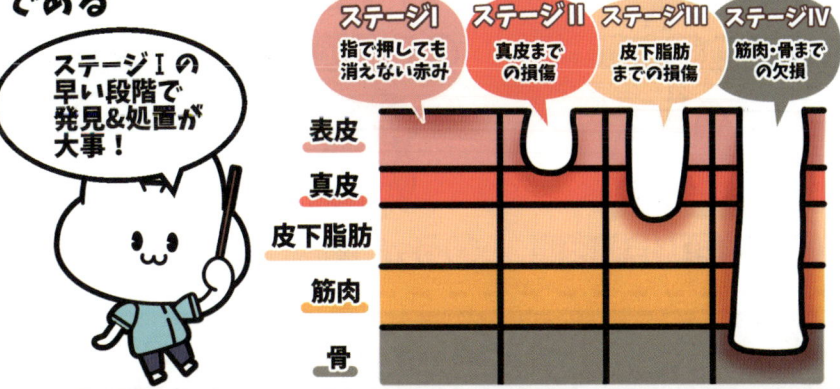

- ステージI：指で押しても消えない赤み
- ステージII：真皮までの損傷
- ステージIII：皮下脂肪までの損傷
- ステージIV：筋肉・骨までの欠損

表皮／真皮／皮下脂肪／筋肉／骨

ステージIの早い段階で発見&処置が大事！

褥瘡の原因ってなんなの？

皮膚組織の虚血に加え、皮膚の損傷を起こしやすくする要因などが絡み合うことで、褥瘡は発生する

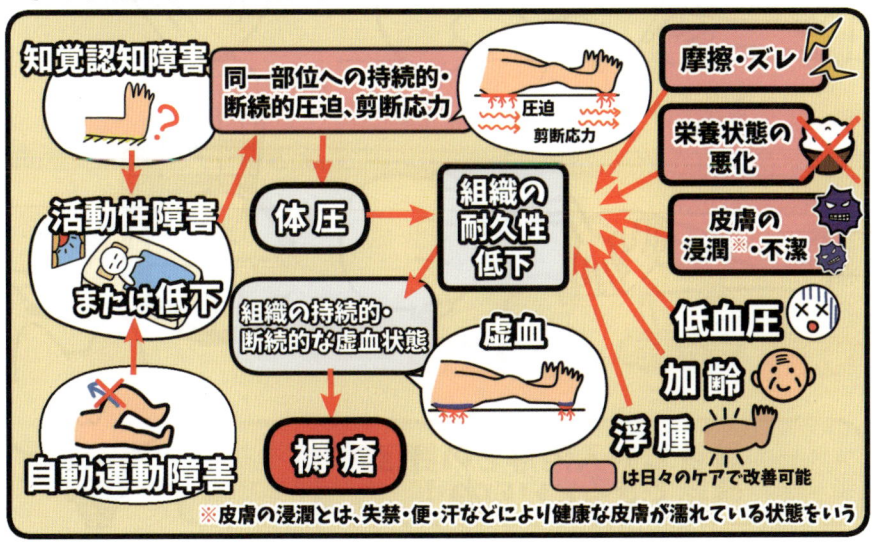

- 知覚認知障害
- 同一部位への持続的・断続的圧迫、剪断応力（圧迫／剪断応力）
- 活動性障害または低下
- 体圧
- 組織の持続的・断続的な虚血状態（虚血）
- 組織の耐久性低下
- 自動運動障害
- 摩擦・ズレ
- 栄養状態の悪化
- 皮膚の浸潤※・不潔
- 低血圧
- 加齢
- 浮腫

→ 褥瘡

■は日々のケアで改善可能

※皮膚の浸潤とは、失禁・便・汗などにより健康な皮膚が濡れている状態をいう

褥瘡ができやすいのはどんな人？

自分で**体位変換ができない**、長期間寝たきりで**栄養状態が悪い**人、**皮膚が弱い**人は褥瘡になりやすい

褥瘡ができやすい疾患

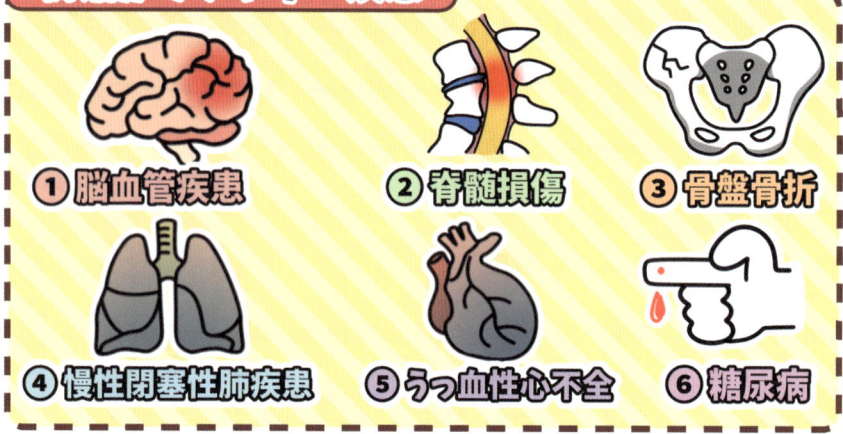

① 脳血管疾患
② 脊髄損傷
③ 骨盤骨折
④ 慢性閉塞性肺疾患
⑤ うっ血性心不全
⑥ 糖尿病

褥瘡はどこにできやすい？

褥瘡は外的な力が加わり続けることで生じるため体勢によって起こりやすい場所が変化する

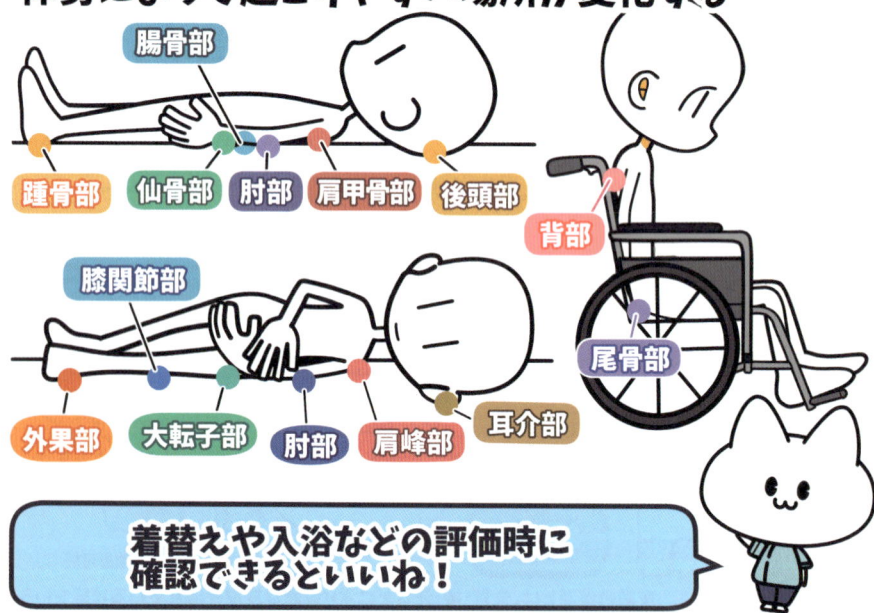

仰臥位： 踵骨部・仙骨部・腸骨部・肘部・肩甲骨部・後頭部

側臥位： 外果部・膝関節部・大転子部・肘部・肩峰部・耳介部

車椅子座位： 背部・尾骨部

着替えや入浴などの評価時に確認できるといいね！

褥瘡の対策について

臨床でOTが行える褥瘡の評価と対策を解説する

ステージⅠ

褥瘡かどうかを見極める

褥瘡ではない発赤または褥瘡の初期症状は、患部を**圧迫した後の反応**で見分ける

ぎゅ〜

発赤部分を示指で3秒圧迫 → 指を離して変化を確認

- 白くなったら**反応性充血**
- **赤いままなら褥瘡と判断**

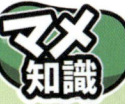

マメ知識　反応性充血とは？

動脈を数秒から数分圧迫した後に、血流を再開させると圧迫前のレベルより**血流が増加する反応**のことである

褥瘡の予防や治療はどうする？

福祉用具の選定やポジショニング、生活リズムの確立などは、OTも関わることができる

❶ 2時間以内の体位変換が推奨

❷ 円座は接触部分が圧迫されてしまい逆に褥瘡を誘発

❸ 30°側臥位と90°側臥位が褥瘡予防に有効

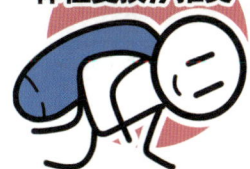

❹ 骨突出部へのマッサージは禁止

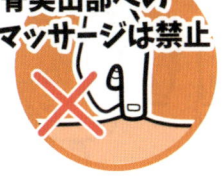

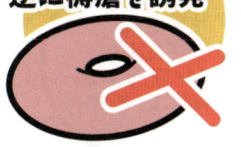

❺ 体圧分散マットレスやクッションの使用も有効

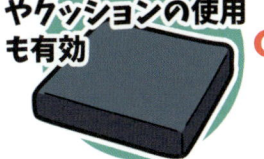

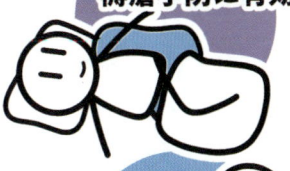

❻ 自分で座位姿勢の変換ができない場合は座位時間の長さを要確認

てんちゃんのワンポイント講座
他職種とコミュニケーションをとろう

他職種とどうコミュニケーションをとれば良いかわからない人も多いよね！そんな人のために他職種とのコミュニケーションのポイントを解説していくよ！

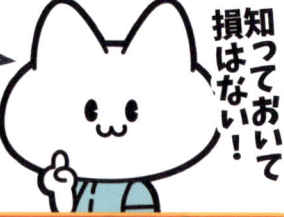

知っておいて損はない！

てんちゃんが他職種とのコミュニケーションで意識している9つのポイント

① まず相手に関心をもとう

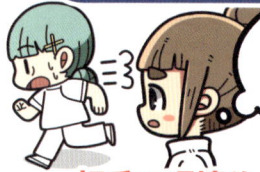

今日は急遽お休みのスタッフさんがいて忙しそうだ 相談は後にしとこう

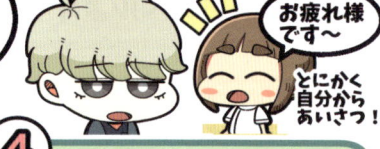

相手の環境や考え方を知るのが大事だよ

② こちらからアクションを起こしていく

お疲れ様です〜

とにかく自分からあいさつ！

③ 話しかける時は結論からいう

\ 相手も忙しいから簡潔に！ /

すみません ○○さんのトイレプランの相談なんですが

④ 交渉する時は折衷案も用意する

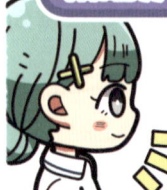

夜間は人が少なくて見守りが難しい場合は日中だけ始めてみるのはどうでしょうか？

自分の要求だけをとおそうとするとマジで嫌がられます

⑤ 自分の担当患者さんの話をしていたらさりげなく話に入る

すす…

○○さんの件ですかね…？

⑥ 困っていたら声をかけてみる！

「何かお手伝いしましょうか？」
「ほんと〜？助かるー！」

⑦ 他職種の都合もできるだけ配慮する

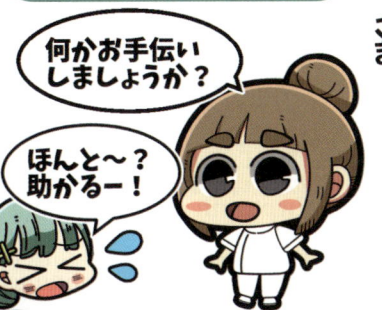

「さっ、リハビリにまいりましょう！」
「あ、まだ朝の排泄介助が終わってない…」

みんないろいろな都合があるから声かけ＆確認が大事だよ！

ステージI

⑧ こちらも困ったことがあったら相談

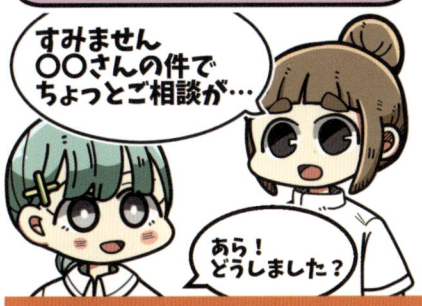

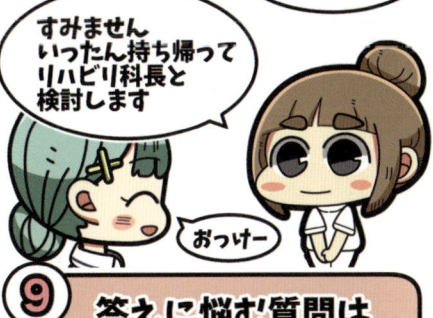

「すみません ○○さんの件でちょっとご相談が…」
「あら！どうしました？」
「すみません いったん持ち帰ってリハビリ科長と検討します」
「おっけー」

⑨ 答えに悩む質問はいったん持ち帰る

声かけタイミング難易度

大丈夫ゾーン
- すぐに返答
- 笑顔
- 会話多め

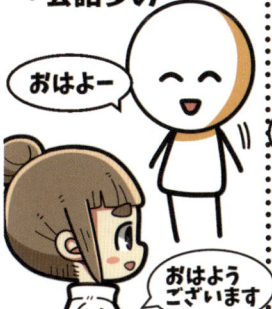

「おはよー」
「おはようございます」

恐る恐るゾーン
- 声のトーン低め
- 表情固い
- 会話少ない

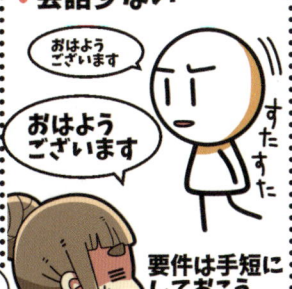

「おはようございます」
「おはようございます」
すたすた
要件は手短にしておこう

危険ゾーン
- 挨拶なし
- 語気が荒い
- 顔をみない など

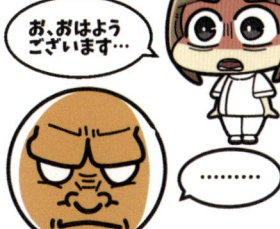

「お、おはようございます…」
「………」
緊急の要件じゃなければ話しかけないほうがいい

文献

1）日本リハビリテーション医学会安全管理のためのガイドライン策定委員会（編）：リハビリテーション医療における安全管理・推進のためのガイドライン第2版．診断と治療社，2018
2）家　研也：この熱「様子見」で大丈夫？在宅で出会う「なんとなく変」への対応法．医学書院，2017
3）聖マリアンナ医科大学病院リハビリテーションセンター(編):疾患別リハビリテーションリスク管理マニュアル第2版．ヒューマン・プレス，2022
4）山村　恵，他（監），三木貴弘（編）：こんなときどうする!?　整形外科術後リハビリテーションのすすめかた．医学書院，2021
5）日本褥瘡学会教育委員会ガイドライン改訂委員会：褥瘡予防・管理ガイドライン第4版（https://minds.jcqhc.or.jp/common/wp-content/plugins/pdfjs-viewer-shortcode/pdfjs/web/viewer.php?file=https://minds.jcqhc.or.jp/common/summary/pdf/c00350.pdf&dButton=false&pButton=false&oButton=false&sButton=true#zoom=auto&pagemode=none&_wpnonce=3b871a512b）2024年9月2日閲覧

ステージ II

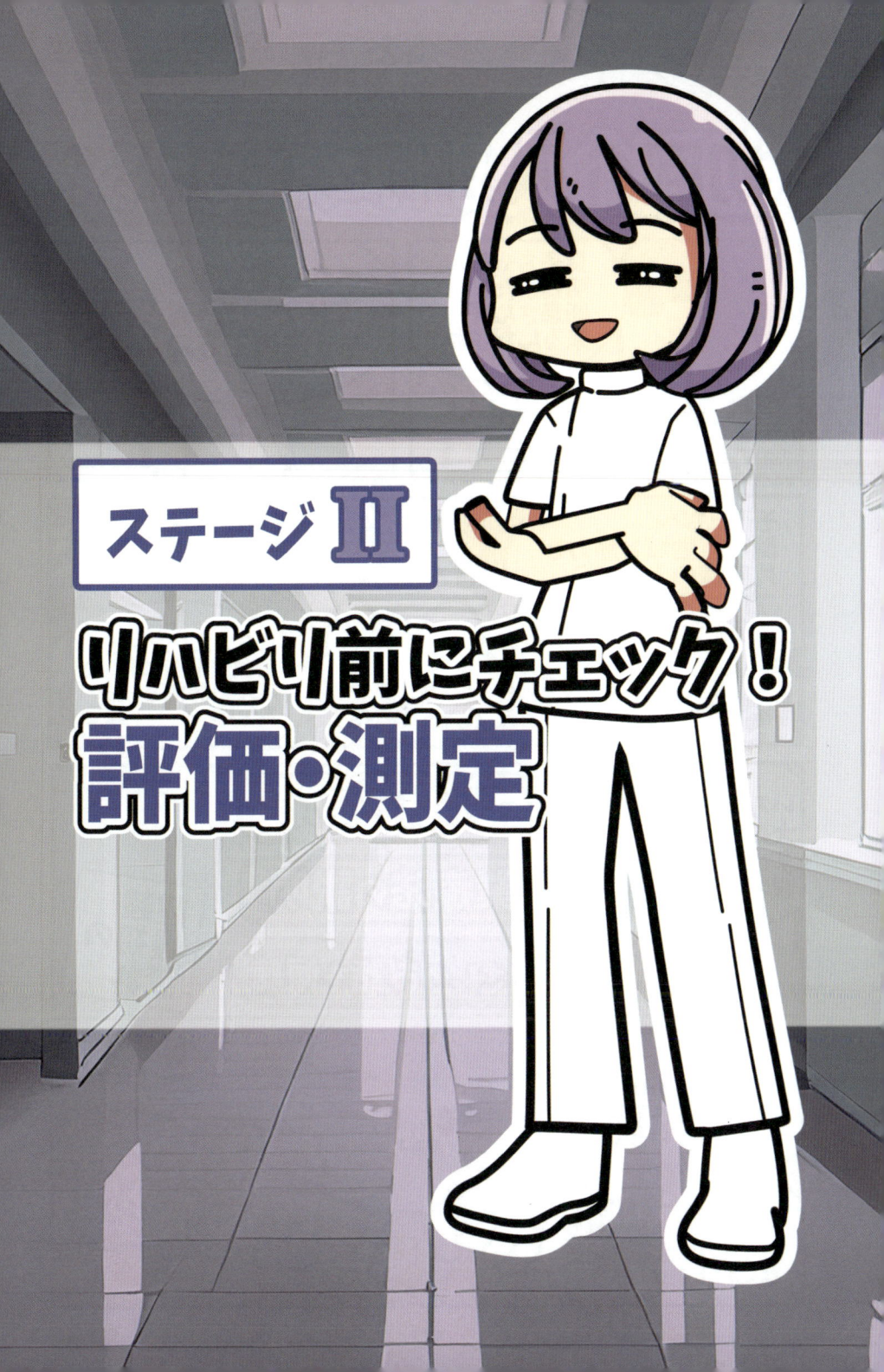

リハビリ前にチェック！
評価・測定

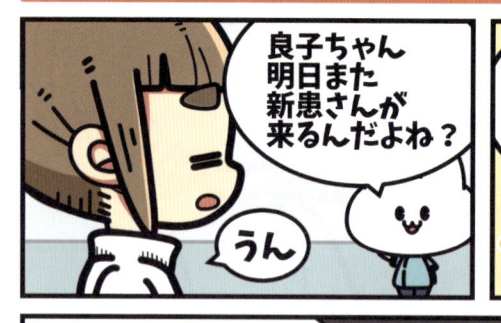

ステージ II-1　よく使うレベル ★★★★☆
初回介入！何に気をつける？

良子ちゃん明日また新患さんが来るんだよね？

うん

最初はどんな流れでいこうかもう決めてるの？

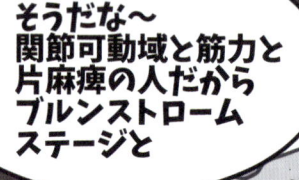

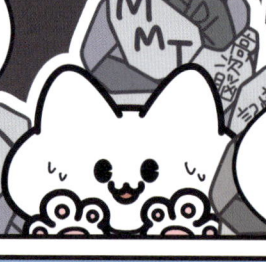

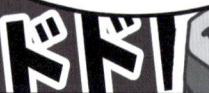

そうだな〜
関節可動域と筋力と片麻痺の人だからブルンストロームステージと

ドドドドド
ROM MMT ADL

バランステストと高次脳機能の評価とADLの評価とあとは〜

いろんな評価も大事だけどまずは挨拶と説明からだよね

挨拶＆自己紹介
作業療法の説明
患者さんのお話を傾聴

超超最初の流れ

ちなみに人の印象は出会って数秒で決まるといわれているんだ

だから、第一印象は患者さんとの関係性をつくるのに大切な場面なんだよ！

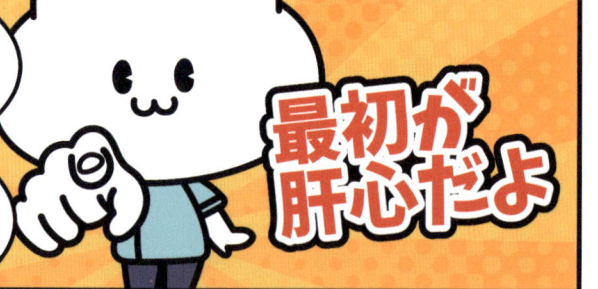

最初が肝心だよ

患者さんに好感をもたれる特徴

ヒトは他者のパーソナリティを認知する際に「**個人的親しみやすさ**」「**社会的望ましさ**」「**力本性**」の三次元を用いているといわれているよ

ステージⅡ

個人的親しみやすさ
やさしさ、温かさ明朗さが感じられるとヒトは好感をもちます

社会的望ましさ
誠実さや良心堅実さが感じられると信頼や尊敬の気持ちが高まります

力本性
冷静で揺らぎのない安定した態度に患者さんは信頼感を感じます

患者さんとの会話のコツ

> コミュニケーションを円滑に進めるテクニックを紹介していくね！

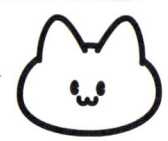

視線
患者さんと視線を合わせる
ただし、凝視すると緊張するので自然に合わせるようにしよう

うなずき・あいづち
「うんうん」とうなずいたり「なるほど」などの言葉を挟んだりすると会話が進むよ

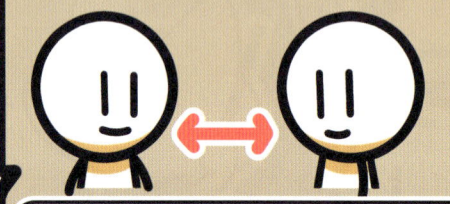

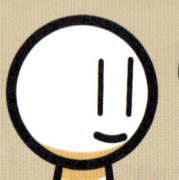

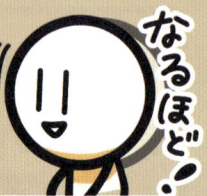

質問 (状況によって質問を使い分けると円滑に情報が得られるよ)

❶ 開かれた質問
自由に回答できる質問をする

- 普段のスケジュールを教えていただけますか？
- 普段は6時に起きてまして､､

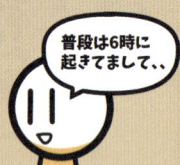

❷ 閉ざされた質問
相手が短く答えられるような質問をする

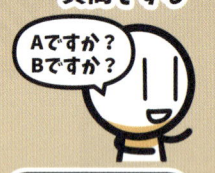

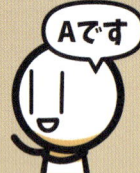

- Aですか？Bですか？
- Aです

姿勢
やや前傾姿勢になって身を乗り出すことで患者さんの話に興味をもっていることを示せるよ

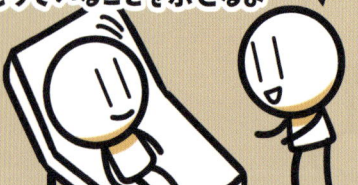

口調
声のトーンは相手の声より低めにし話のスピードは緩めで言葉を返すようにするとよいよ

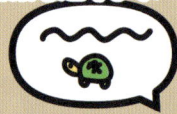

低めのトーンでゆっくり

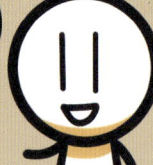

作業療法の説明

作業療法について、よく知らない患者さんも多いから最初にしっかり説明しておこう！

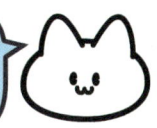

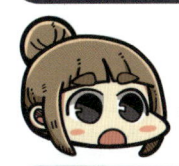

初回介入の時に説明しないとダメかな？

あいまいな状態で進めてしまうとその後のリハビリに影響することが多いから説明は大事だよ！

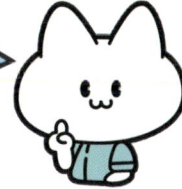

例 作業療法と理学療法の違いがわからないや
作業の聞きとりのつもりが世間話をしていると思われてしまうなど

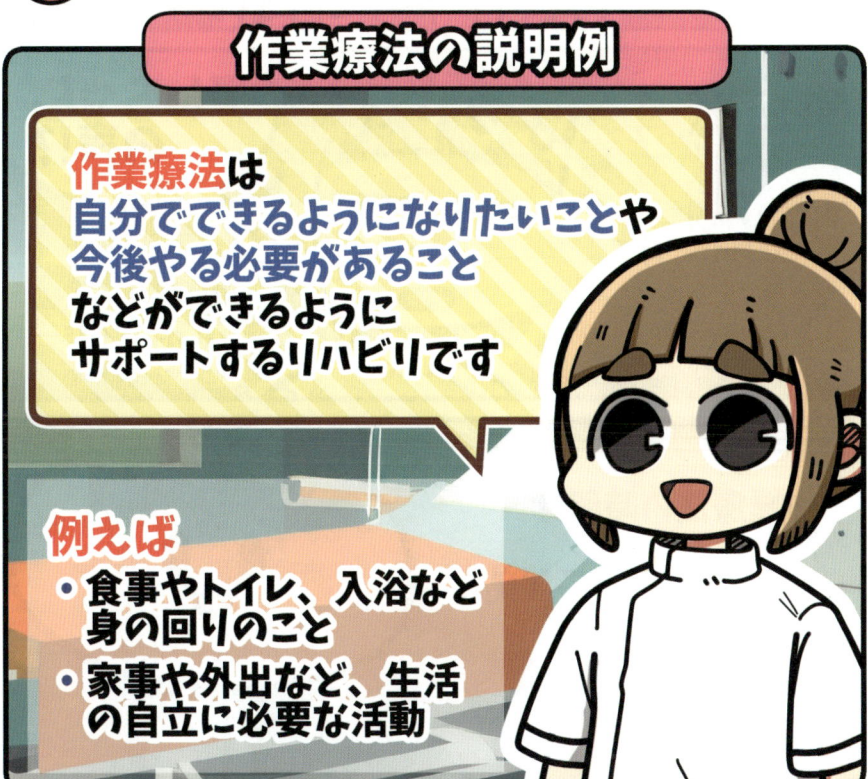

作業療法の説明例

作業療法は自分でできるようになりたいことや今後やる必要があることなどができるようにサポートするリハビリです

例えば
- 食事やトイレ、入浴など身の回りのこと
- 家事や外出など、生活の自立に必要な活動

ステージⅡ

ステージ II-2
関節可動域測定

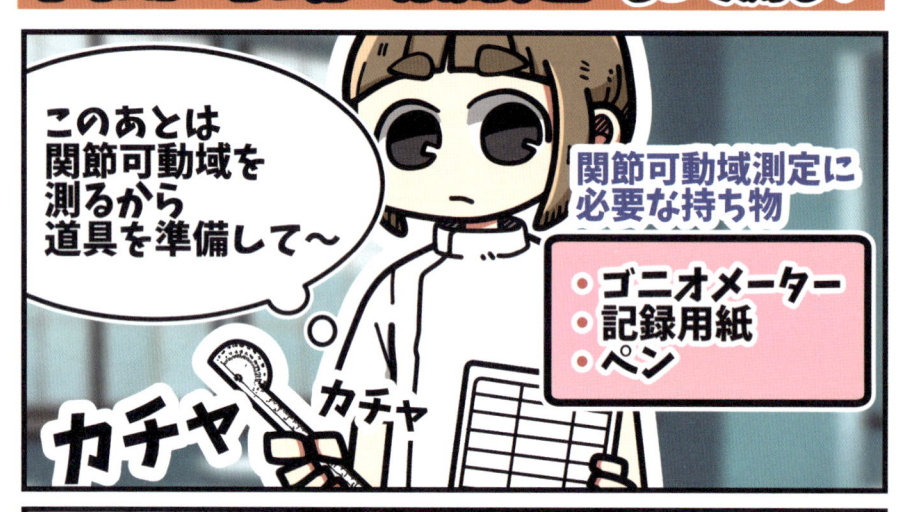

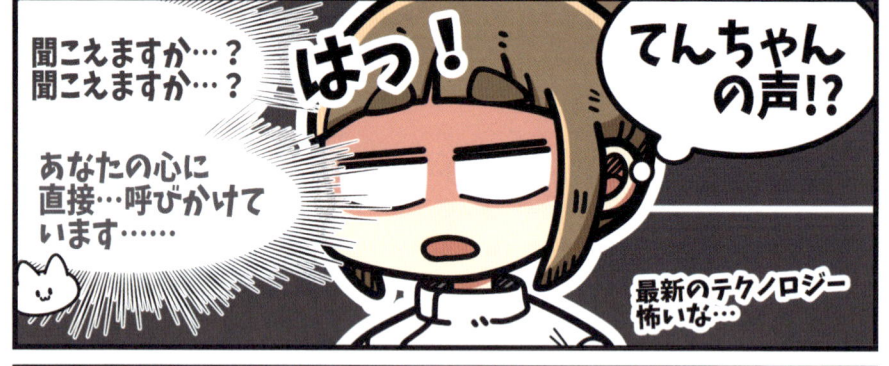

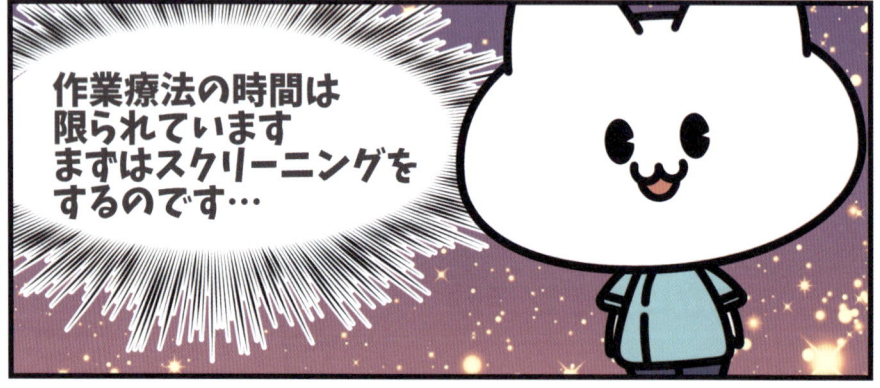

よく使うレベル ★★★★★

まずはみる！そして測る！

このあとは関節可動域を測るから道具を準備して〜

関節可動域測定に必要な持ち物
- ゴニオメーター
- 記録用紙
- ペン

カチャカチャ

聞こえますか…？
聞こえますか…？

あなたの心に直接…呼びかけています……

はっ！

てんちゃんの声!?

最新のテクノロジー怖いな…

作業療法の時間は限られています
まずはスクリーニングをするのです…

スクリーニングの方法

作業療法のスクリーニングとは、簡単な評価を行いどこに問題が生じているか検討をつける行為をいう

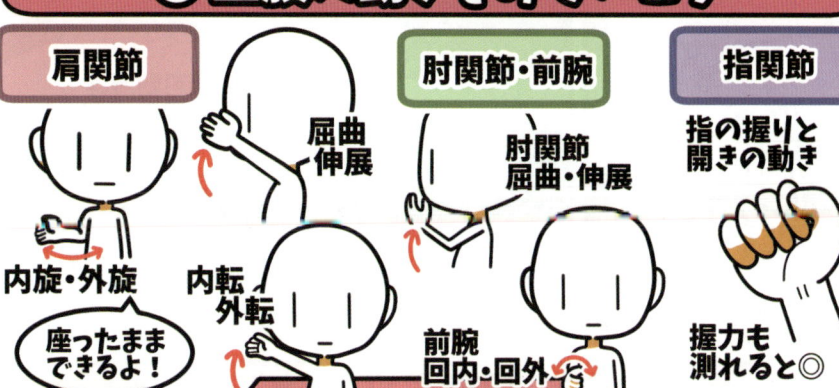

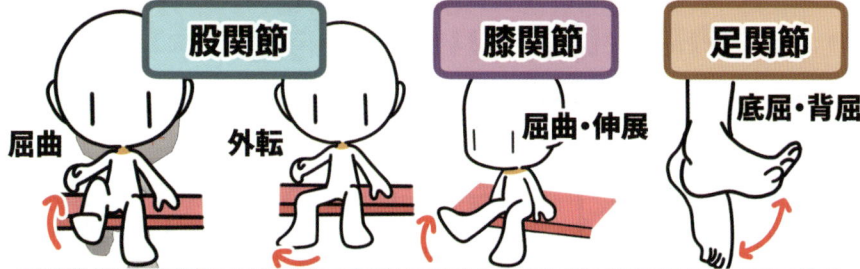

① 上肢の動きをみていこう

肩関節
- 屈曲伸展
- 内旋・外旋
- 内転・外転

座ったままできるよ！

肘関節・前腕
- 肘関節 屈曲・伸展
- 前腕 回内・回外

指関節
- 指の握りと開きの動き
- 握力も測れると◎

ステージⅡ

② 下肢の動きをみていこう

股関節
- 屈曲
- 外転

膝関節
- 屈曲・伸展

足関節
- 底屈・背屈

③ 結果に応じて詳細な評価へ

患側と健側の動作能力を比較して大きく違いがある箇所には問題があるよ
次は、その問題について精査してみよう

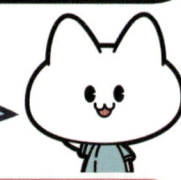

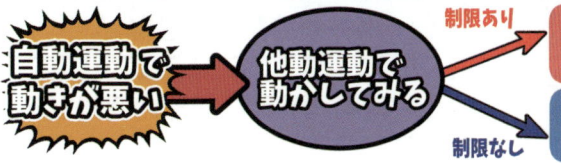

自動運動で動きが悪い → 他動運動で動かしてみる
- 制限あり → 関節可動域制限の原因を精査（次項へ）
- 制限なし → 筋力低下(p90)や麻痺(p58)の可能性あり、原因を精査

関節可動域制限を分析

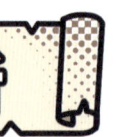

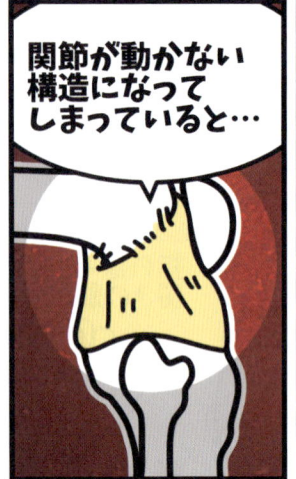

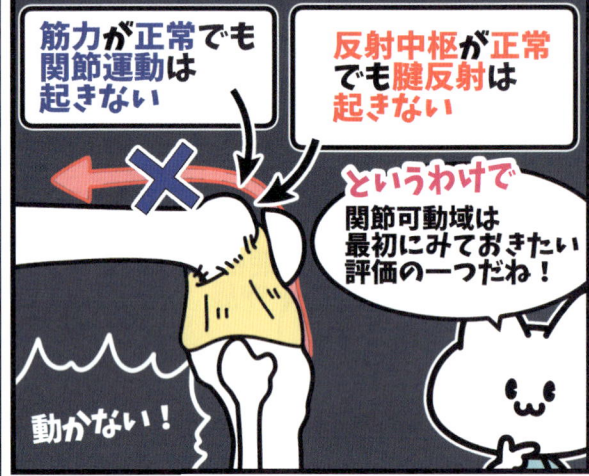

関節が動かない構造になってしまっていると…

筋力が正常でも関節運動は起きない

反射中枢が正常でも腱反射は起きない

動かない！

というわけで関節可動域は最初にみておきたい評価の一つだね！

関節可動域制限の種類

- 関節可動域制限には、**強直**と**拘縮**がある
- **強直**の場合は、リハビリで対処できない

関節可動域制限

- 強直
  - 完全強直
  - 部分的強直

　→ 骨と骨がくっついて固まってしまうなどの原因で関節が動かなくなること

- 拘縮
  - 皮膚性 …皮膚、皮下組織など
  - 結合組織性 …靭帯・腱・腱膜など
  - 筋性 …骨格筋の短縮や萎縮など
  - 神経性 …痛みや筋緊張亢進など
  - 関節性 …滑膜・関節包・関節内靭帯など

関節可動域制限を見極める！

患者さんの訴え（主観的感覚）や最終域感から関節可動域制限の原因を推測してみよう！

制限因子	最終域感	主観的感覚	その他の判定
強直	急に硬く弾性なし	衝突感	レントゲンを確認
皮膚	徐々に硬く弾性あり	つっぱる	皮膚の可動性を確認
腫脹浮腫	急に硬く弾性なし	緊満感	周径が太いかを確認
腱や筋	徐々に硬く弾性あり	伸びてる	測定姿位で変化するかを確認
痛み	無抵抗感	痛い	運動が急激に止まるかを確認
筋緊張	急に硬く抵抗感	疼痛恐怖感	急性炎症でないかを確認
関節内運動	さまざま	痛みなし	関節の遊びがないかを確認
関節包	急に硬く弾性あり	硬い	最終域でのみ硬いかを確認

ステージⅡ

ステージ II-3

よく使うレベル ★★★★☆

特徴を押さえよう！ 運動麻痺の評価

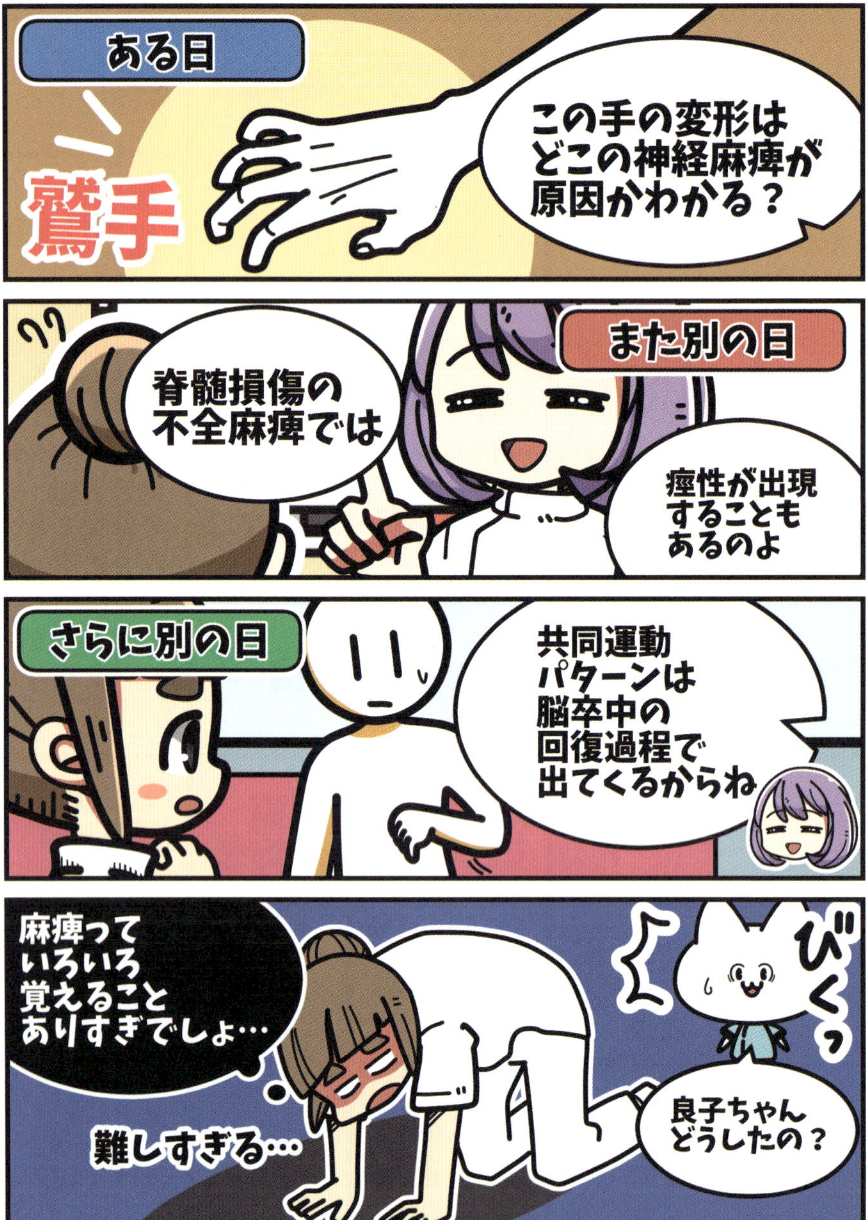

運動麻痺のキホン

運動麻痺は、中枢神経(脳・脊髄)によるものと末梢神経によるものに大きく分けられる。そのため、それぞれから生じる運動麻痺について評価する

運動麻痺の原因

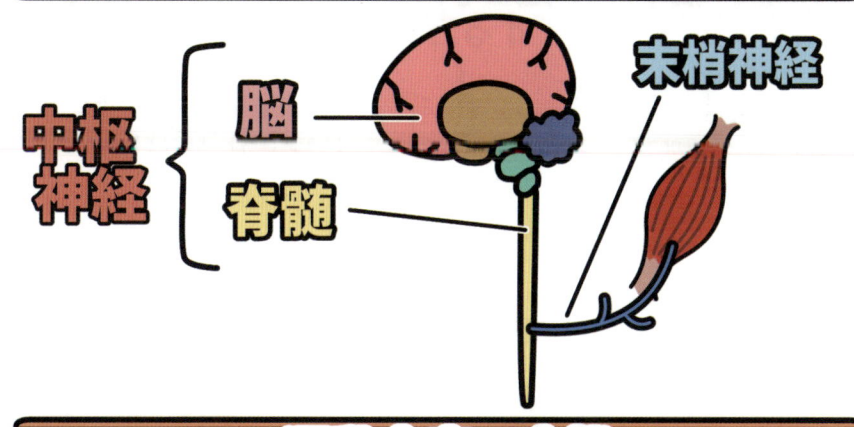

中枢神経 { 脳 / 脊髄 }
末梢神経

ステージⅡ

運動麻痺の症状

運動麻痺の症状は痙性麻痺と弛緩性麻痺に分けられる

痙性麻痺

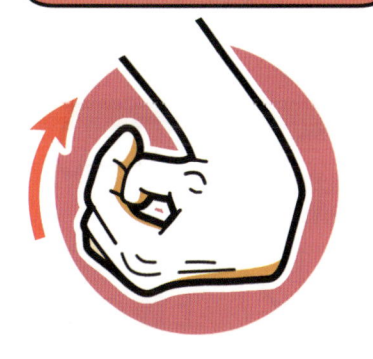

筋緊張(p76)の亢進により痙縮を伴った運動麻痺

弛緩性麻痺

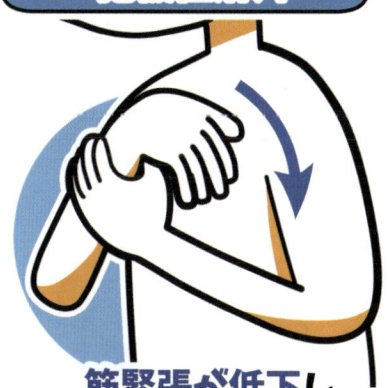

筋緊張が低下し筋の弛緩が生じる運動麻痺

脳による運動麻痺の評価

脳による運動麻痺は、主に脳卒中から生じ、これはブルンストローム・リカバリー・ステージで評価する

ブルンストローム・リカバリー・ステージ(BRS)

BRSは、脳卒中で起こる**片麻痺の運動機能**の回復過程を**6段階で評価**する方法である

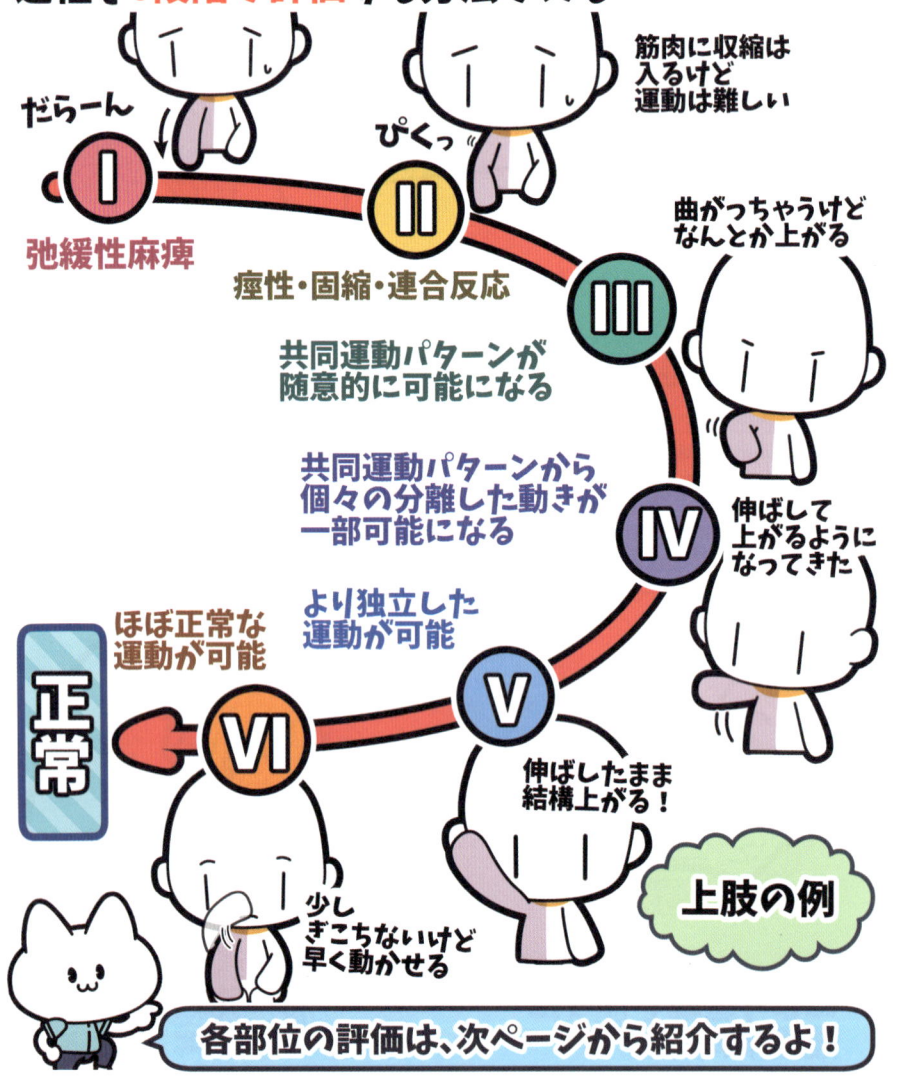

- **I** だらーん — 弛緩性麻痺
- **II** ぴくっ — 痙性・固縮・連合反応 / 筋肉に収縮は入るけど運動は難しい
- **III** 共同運動パターンが随意的に可能になる / 曲がっちゃうけどなんとか上がる
- **IV** 共同運動パターンから個々の分離した動きが一部可能になる / 伸ばして上がるようになってきた
- **V** より独立した運動が可能 / 伸ばしたまま結構上がる！
- **VI** ほぼ正常な運動が可能 / 少しぎこちないけど早く動かせる
- **正常**

上肢の例

各部位の評価は、次ページから紹介するよ！

BRSの評価方法 ① — 上肢の場合

ここからスタート

まずはバンザイの動きで確認

ステージII

① 肘伸展位で肩屈曲90°以上可能

① 肘伸展位で肩屈曲90°まで可能

ステージIII

自分で動かせない

上がるが肘が曲がったり肩の外転を伴う

できたら → ② 肘屈曲90°で前腕回内外

1つもできない ↓

② 肘伸展位で肩外転
③ 肘伸展位で前腕回内外

1つでもできたら → **ステージV**

③ 手を腰の後ろに回す

1つもできない ↓

ステージIV

ステージV

できない ↑

ステージVI

顎と膝を交互に触る動きを反復

5秒間の回数を評価
目安は健側の1.5倍以内

1つでもできたら →

筋の収縮や随意運動を観察する

「手を落とさないように止めてください」

収縮が確認できたら → **ステージII**

収縮が確認できない → **ステージI**

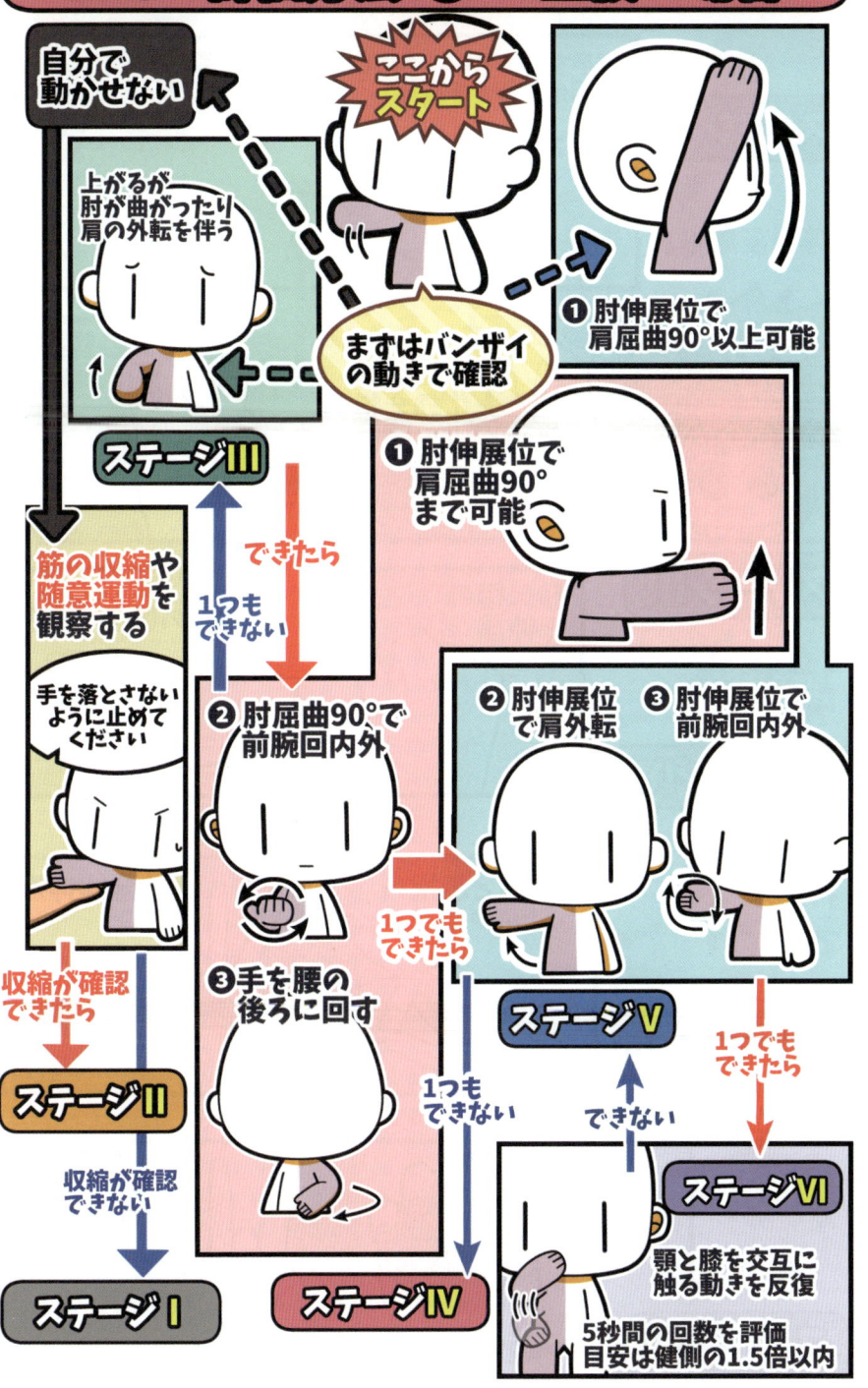

BRSの評価方法❷ — 手指の場合

ステージI ← 連合反応なし

握手をしてもらい手指にわずかな収縮が入るかを確認

ステージII 連合反応あり

↑ 1つもできない

ここからスタート

❶ 全指の同時屈曲
❷ 鉤握り

↓ 1つでもできたら

ステージIII

❶ 母指の伸展
❷ 母指の側腹つまみ

← 1つもできない

ステージIV

↓ 1つでもできたら

❶ 母指と示指の対向つまみ
❷ 全指伸展

← 1つもできない

ステージV

↓ 1つでもできたら

例)玉握り
例)母指〜第4指の対立

← 1つもできない

ステージVI すべての手指の握り&つまみが可能

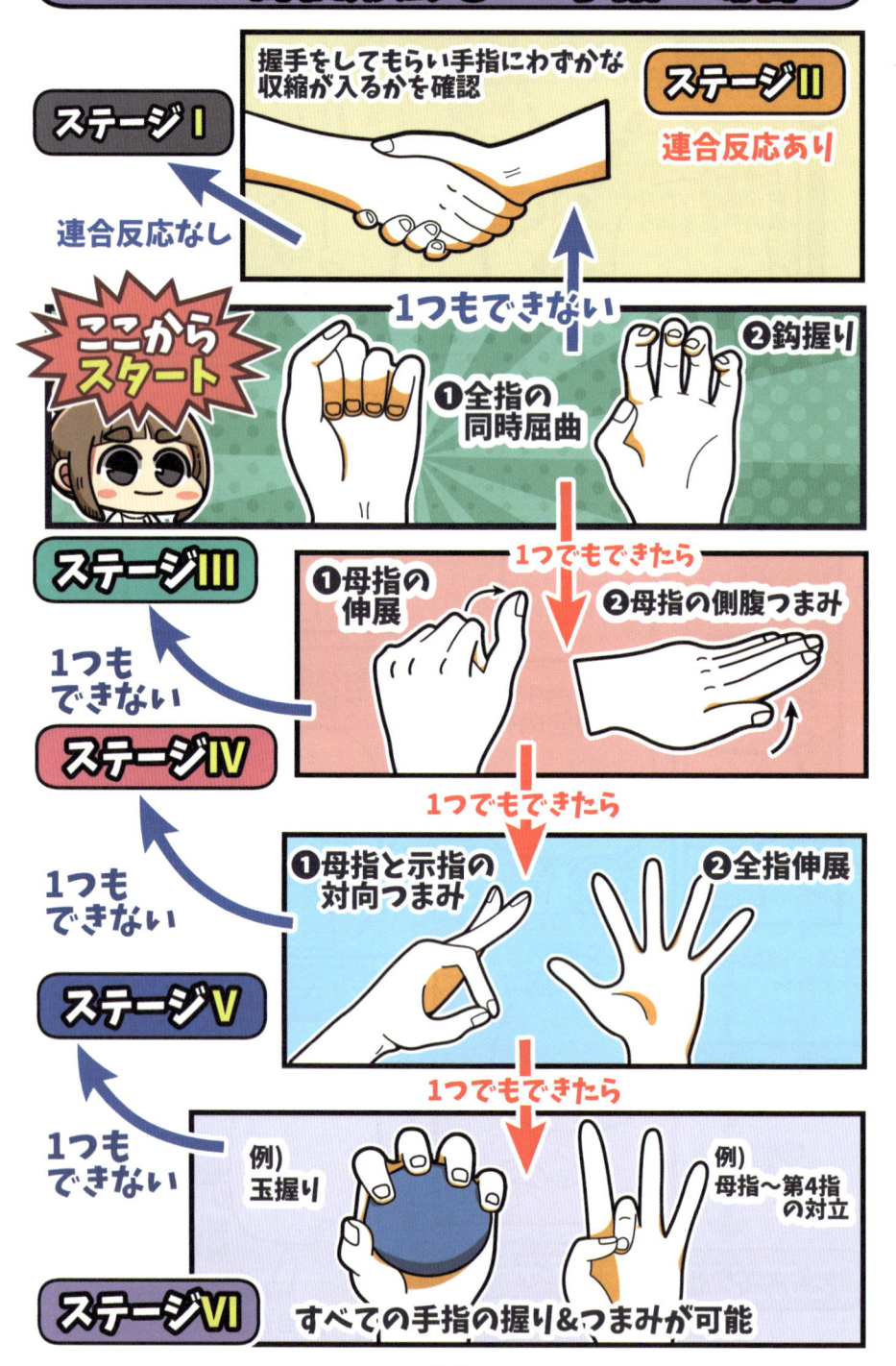

BRSの評価方法 ❸ — 下肢の場合

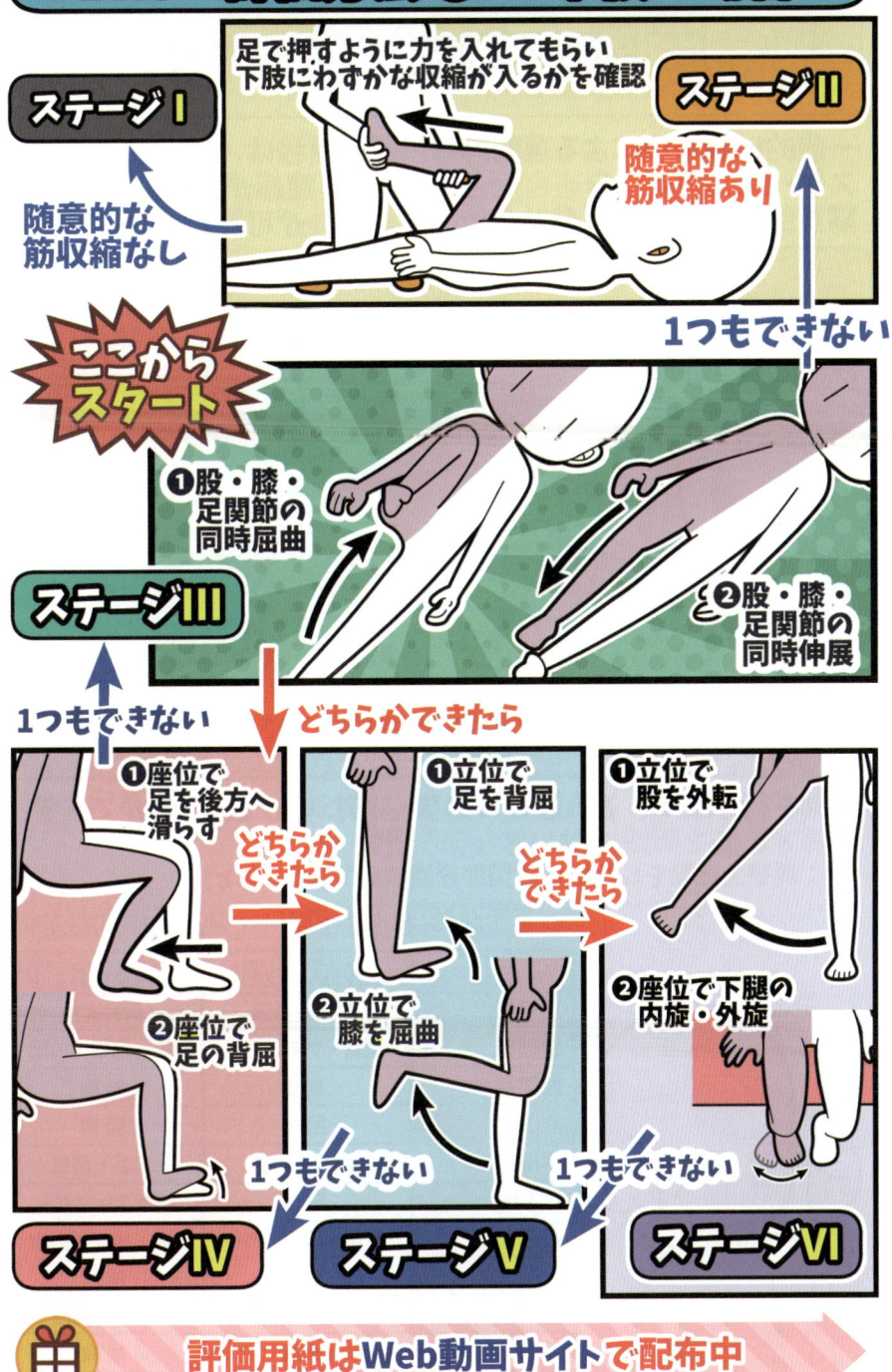

ステージI
随意的な筋収縮なし

ステージII
足で押すように力を入れてもらい下肢にわずかな収縮が入るかを確認
随意的な筋収縮あり

1つもできない

ここからスタート

ステージIII
❶ 股・膝・足関節の同時屈曲
❷ 股・膝・足関節の同時伸展

1つもできない ← / どちらかできたら →

ステージIV
❶ 座位で足を後方へ滑らす
❷ 座位で足の背屈

どちらかできたら →

ステージV
❶ 立位で足を背屈
❷ 立位で膝を屈曲

どちらかできたら →

ステージVI
❶ 立位で股を外転
❷ 座位で下腿の内旋・外旋

1つもできない ↓ 1つもできない ↓

評価用紙はWeb動画サイトで配布中

てんちゃんのワンポイント講座
連合反応 と 共同運動 ってなに？

一般的に脳卒中による運動麻痺の回復過程は、❶ **完全麻痺** をスタートとすると、❷ **連合反応** などにより痙縮が生じ、❸徐々に随意的な **共同運動**、❹その後は **分離運動** が可能となる

連合反応

健側に対して運動をさせた時に、**麻痺側の同じ部位に筋の収縮がみられる** 現象

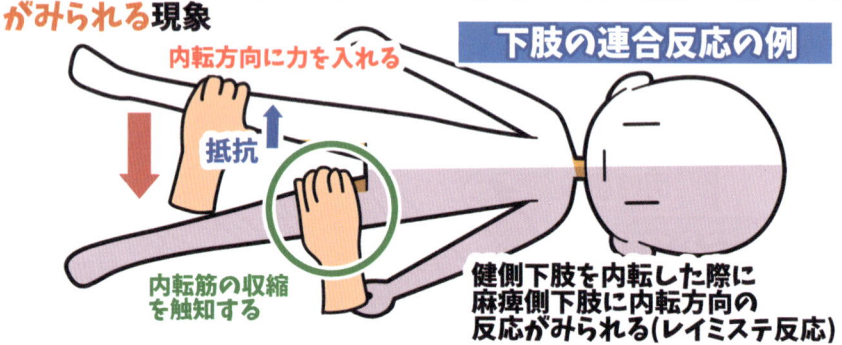

下肢の連合反応の例

- 内転方向に力を入れる
- 抵抗
- 内転筋の収縮を触知する

健側下肢を内転した際に麻痺側下肢に内転方向の反応がみられる(レイミステ反応)

共同運動

運動を行う際に、その運動に必要な筋だけが働くことができず **関係する筋も同時に働いてしまう** 現象
(例：肩挙上運動をした際に肘関節が屈曲してしまうなど)

基本的な共同運動パターン(上肢・下肢)

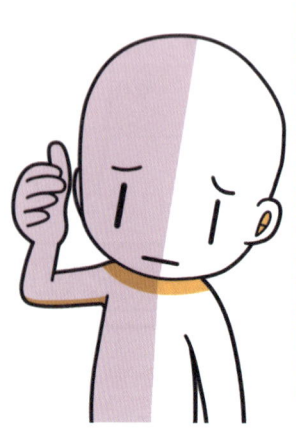

部位	屈曲共同運動	伸筋共同運動
肩甲帯	挙上・後退	前方突出
肩関節	屈曲・外転・外旋	伸展・内転・内旋
肘関節	屈曲	伸展
前腕	回外	回内
手関節	掌屈・尺屈	背屈・橈屈
手指	屈曲	伸展または屈曲
股関節	屈曲・外転・外旋	伸展・内転・内旋
膝関節	屈曲	伸展
足関節・足部	背屈・内反	底屈・内反
足趾	伸展	屈曲

脊髄による運動麻痺の評価

脊髄が損傷された場合、障害された部位より下に脳からの指令が伝わらなくなると運動麻痺が生じる

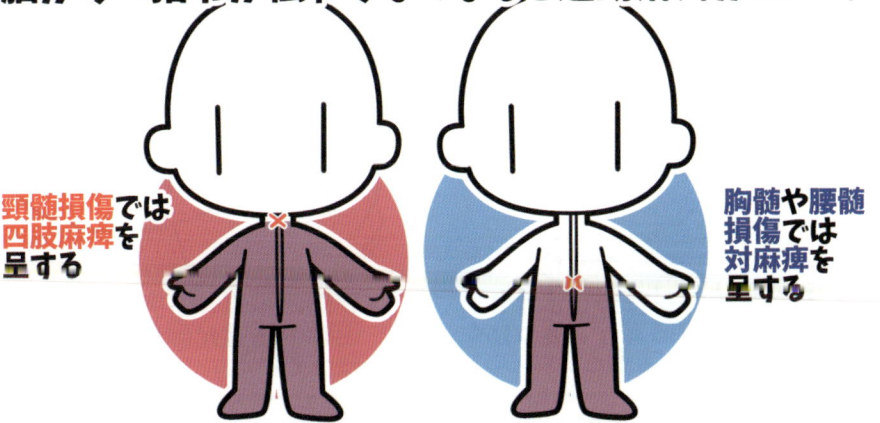

頸髄損傷では四肢麻痺を呈する

胸髄や腰髄損傷では対麻痺を呈する

ステージⅡ

脊髄損傷による運動への影響

損傷部位が上に向かうほど症状が重く、損傷部位によって全介助レベルから自力で動けるレベルがある

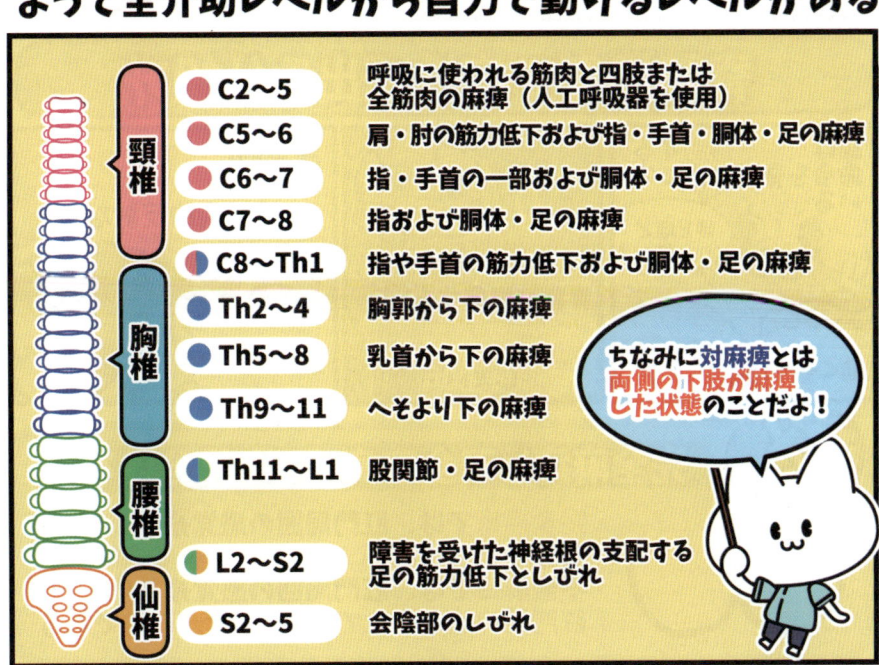

部位	レベル	症状
頸椎	C2〜5	呼吸に使われる筋肉と四肢または全筋肉の麻痺（人工呼吸器を使用）
頸椎	C5〜6	肩・肘の筋力低下および指・手首・胴体・足の麻痺
頸椎	C6〜7	指・手首の一部および胴体・足の麻痺
頸椎	C7〜8	指および胴体・足の麻痺
頸椎	C8〜Th1	指や手首の筋力低下および胴体・足の麻痺
胸椎	Th2〜4	胸郭から下の麻痺
胸椎	Th5〜8	乳首から下の麻痺
胸椎	Th9〜11	へそより下の麻痺
腰椎	Th11〜L1	股関節・足の麻痺
仙椎	L2〜S2	障害を受けた神経根の支配する足の筋力低下としびれ
仙椎	S2〜5	会陰部のしびれ

ちなみに対麻痺とは両側の下肢が麻痺した状態のことだよ！

運動麻痺の程度によって症状は異なる

脊髄損傷による運動麻痺は、その程度により**完全麻痺**と**不完全麻痺**に分かれる

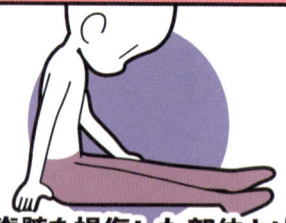

完全麻痺
脊髄を損傷した部位よりも下の運動や感覚が、まったくなくなってしまう

不完全麻痺
完全麻痺に比べ体の痛みや痺れが強い場合もある

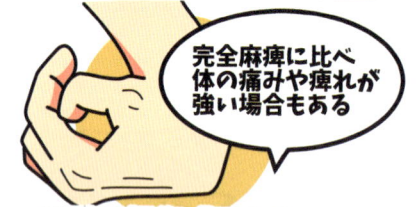

脊髄の損傷が不完全で運動や感覚が部分的に残っている

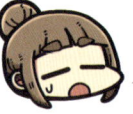

> なんで脊髄損傷で痙性が出るんだろう？

> 脊髄が損傷されると脳からくる**抑制系の信号が伝わりにくくなる**ことが原因だね

脊髄損傷で痙性が出る仕組み

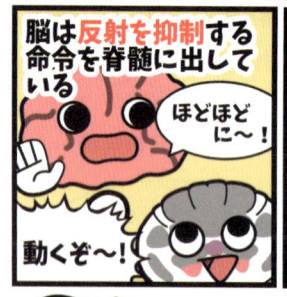

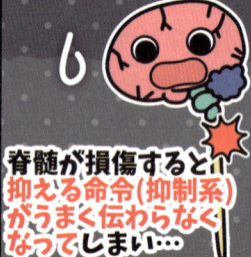

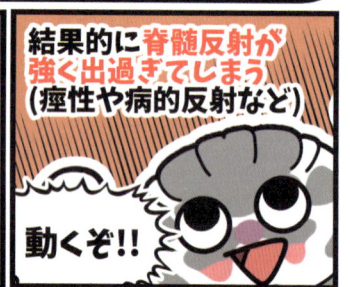

- 脳は**反射を抑制する**命令を脊髄に出している
  - ほどほどに〜！
  - 動くぞ〜！

- 脊髄が損傷すると抑える命令(抑制系)がうまく伝わらなくなってしまい…

- 結果的に**脊髄反射が強く出過ぎてしまう**（痙性や病的反射など）
  - 動くぞ！！

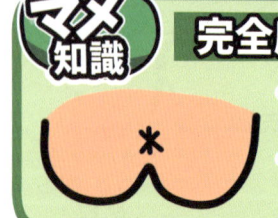

マメ知識：完全麻痺と不全麻痺はどう見分ける？

- **完全麻痺**では、肛門周囲の感覚がなく、自分で肛門括約筋を締めることができない
- **不全麻痺**では、肛門周囲の感覚があり、肛門括約筋を自分で締めることが可能である

末梢神経による運動麻痺の評価

末梢神経が障害されると、その神経が担当している筋肉がうまく動かないため運動麻痺が出現する

末梢神経障害による特徴的な運動麻痺

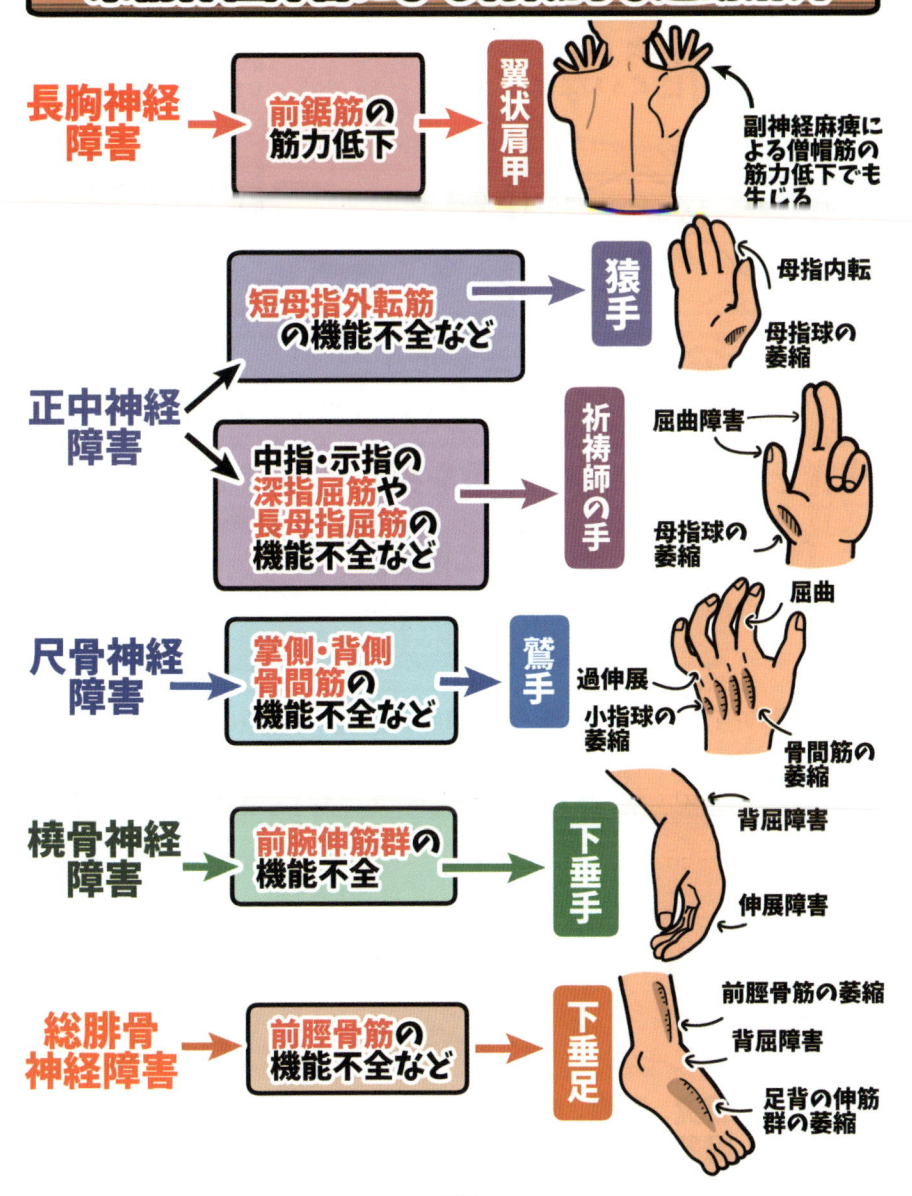

長胸神経障害 → 前鋸筋の筋力低下 → 翼状肩甲

副神経麻痺による僧帽筋の筋力低下でも生じる

正中神経障害
- → 短母指外転筋の機能不全など → 猿手（母指内転、母指球の萎縮）
- → 中指・示指の深指屈筋や長母指屈筋の機能不全など → 祈祷師の手（屈曲障害、母指球の萎縮）

尺骨神経障害 → 掌側・背側骨間筋の機能不全など → 鷲手（屈曲、過伸展、小指球の萎縮、骨間筋の萎縮）

橈骨神経障害 → 前腕伸筋群の機能不全 → 下垂手（背屈障害、伸展障害）

総腓骨神経障害 → 前脛骨筋の機能不全など → 下垂足（前脛骨筋の萎縮、背屈障害、足背の伸筋群の萎縮）

ステージⅡ

ステージ II-4 意外と簡単!? 感覚麻痺の評価

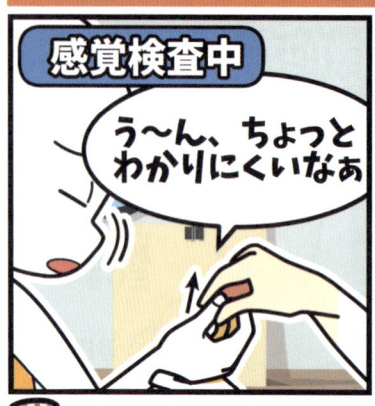

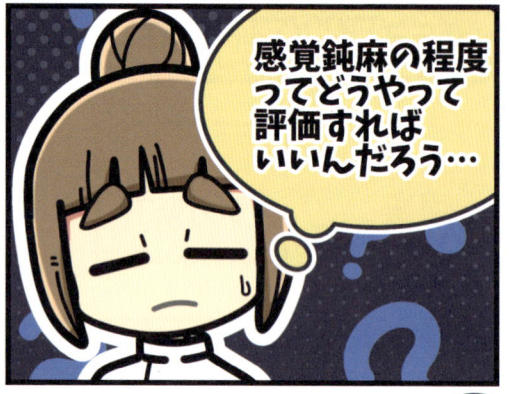

よく使うレベル ★★★★☆

感覚検査中
う～ん、ちょっとわかりにくいなぁ

感覚鈍麻の程度ってどうやって評価すればいいんだろう…

感覚の種類について

感覚とは外界からの刺激を感じる働きであり、**体性感覚・特殊感覚・内臓感覚**の総称である。ここでは「体性感覚」を中心に解説する

体性感覚

- 皮膚の感覚 → **表在感覚**
  - 触覚
  - 痛覚
  - 温度覚
- 筋・骨・関節の感覚 → **深部感覚**
  - 位置覚
  - 運動覚
  - 振動覚
  - 深部痛覚
- 複数の感覚情報の統合 → **複合感覚**
  - 2点識別覚
  - 皮膚書字覚
  - 立体覚

特殊感覚：視覚、聴覚、味覚、嗅覚など脳神経に伝えられる感覚
内臓感覚：臓器感覚や内臓痛など内臓に関する感覚

感覚麻痺の程度と表現

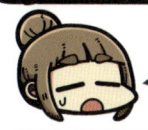

感覚麻痺ってどう表現したらいいのか いつも悩んじゃうんだよね…

感覚は麻痺の程度によって こんな感じで記載するといいよ！

感覚麻痺の程度

感覚過敏	実際の刺激より強く感じる	
正常	刺激を適切に感じとることができる	
感覚鈍麻	感度が低下・減弱	
感覚脱失	まったく感じない	

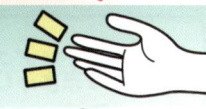

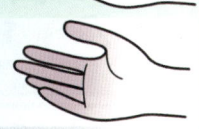

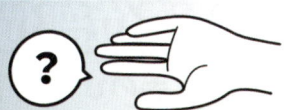

ステージⅡ

与えた刺激とは、異なる刺激を感じたり 刺激がないのに痛みや痺れを感じる **異常感覚**っていうのもあるんだね

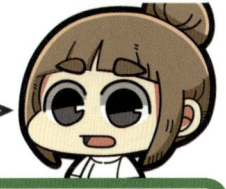

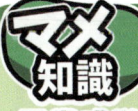

マメ知識　異常感覚について

異常感覚は外的刺激の有無によって以下のように表記される
- ジスエステジー：外的刺激なしに**自発的**に生じる異常感覚
- パレステジー：**外的刺激**によって起こる異常感覚

感覚検査の具体的な方法は 次のページから確認していこう！

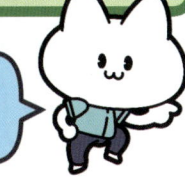

感覚検査の方法

各感覚検査の手順と方法を以下に示す

表在感覚の評価方法

閉眼した患者さんに対して感覚刺激を行い、感覚の有無やどのように感じるかについて聞きとる

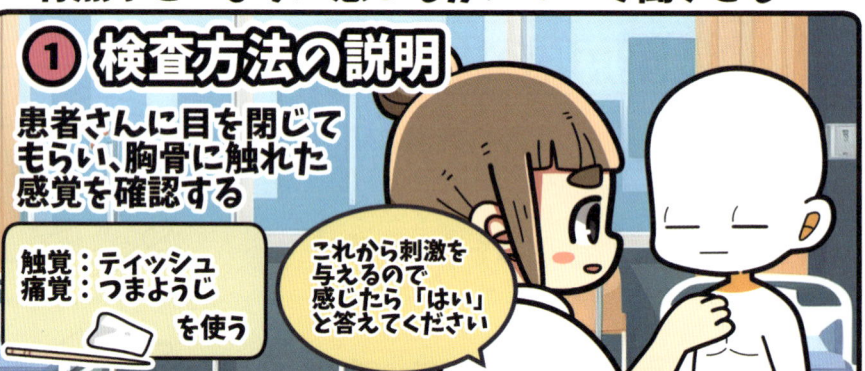

❶ 検査方法の説明

患者さんに目を閉じてもらい、胸骨に触れた感覚を確認する

触覚：ティッシュ
痛覚：つまようじ
を使う

これから刺激を与えるので感じたら「はい」と答えてください

❷ 遠位部位の感覚を確認

上肢は手のひら、下肢は足の甲に触れ、触覚と痛覚を確認する

健側が10だとすると麻痺側は10段階でどれくらいに感じますか？

記載例
- 0点→まったくわからない(感覚脱失)
- 1〜3点→重度鈍麻
- 4〜6点→中等度低下
- 7〜9点→軽度低下
- 10点→健側と変わらない(正常)
- 10点以上→感覚過敏
- 触れた感覚が違う→異常感覚

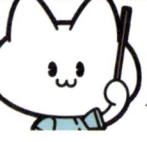

部位ごとの感覚障害の特徴はp73から確認していこう！

深部感覚の評価法

閉眼にて四肢を一定の位置にして、その位置がどこにあるか、または運動方向を確認していく

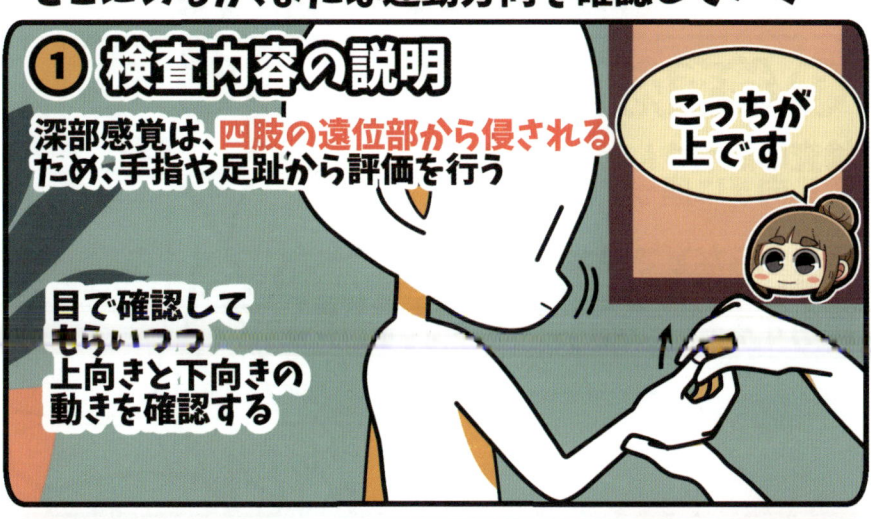

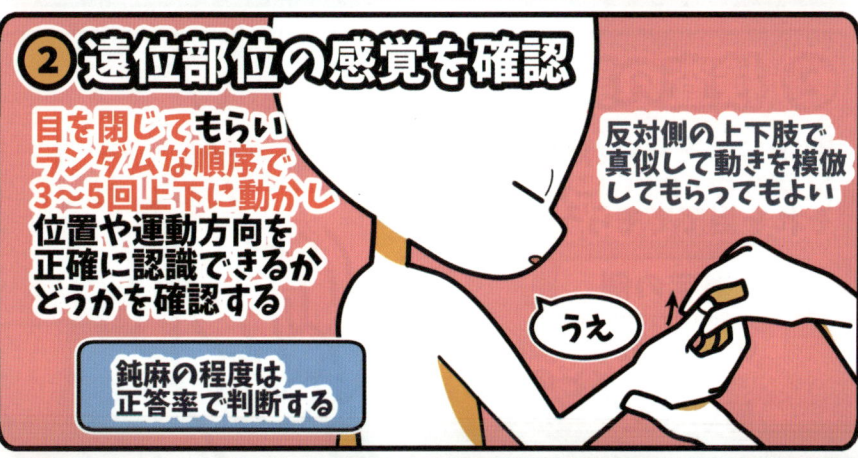

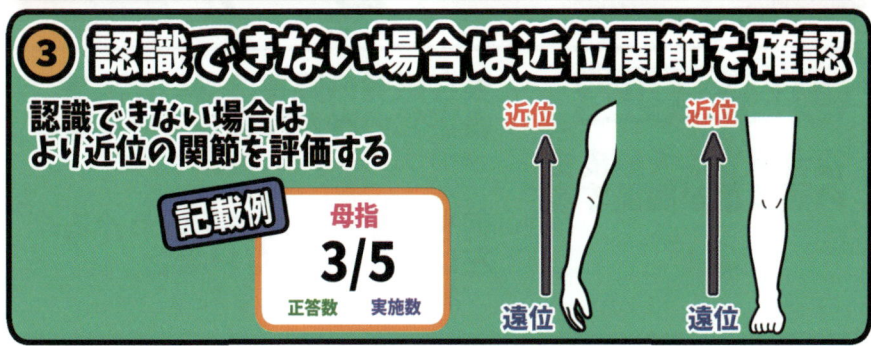

① 検査内容の説明

深部感覚は、**四肢の遠位部から侵される**ため、手指や足趾から評価を行う

こっちが上です

目で確認してもらいつつ上向きと下向きの動きを確認する

② 遠位部位の感覚を確認

目を閉じてもらいランダムな順序で3〜5回上下に動かし位置や運動方向を正確に認識できるかどうかを確認する

反対側の上下肢で真似して動きを模倣してもらってもよい

うえ

鈍麻の程度は正答率で判断する

③ 認識できない場合は近位関節を確認

認識できない場合はより近位の関節を評価する

記載例　母指
3/5
正答数　実施数

近位　近位
遠位　遠位

ステージⅡ

複合感覚の評価法

ここでは複合感覚の中でも、臨床で行いやすい**皮膚書字感覚**の評価法について紹介する

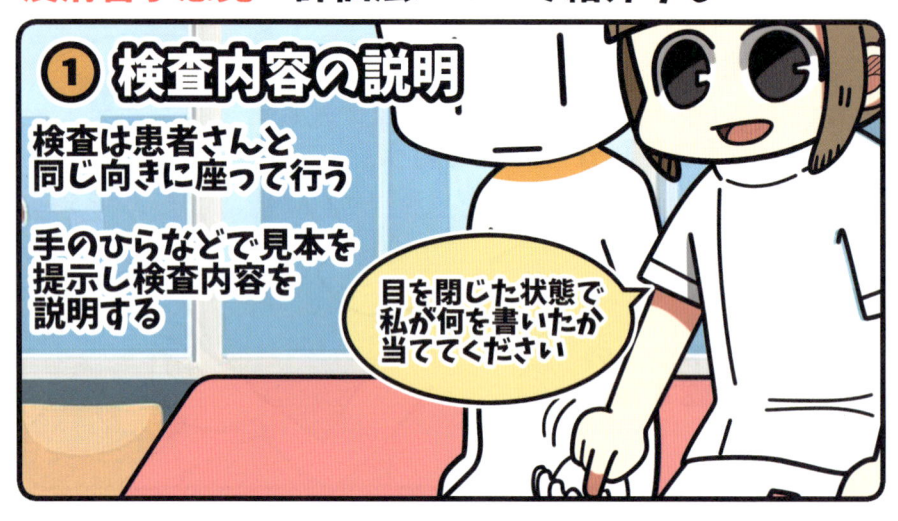

① 検査内容の説明

検査は患者さんと同じ向きに座って行う

手のひらなどで見本を提示し検査内容を説明する

「目を閉じた状態で私が何を書いたか当ててください」

② 検査の実施

閉眼してもらい、簡単な文字を手のひらに書いてそれを当ててもらう

書字の例
- 0〜9の数字
- ○、×、△などの記号
- 簡単な文字 など

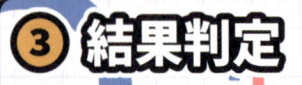

③ 結果判定

複合感覚は大脳皮質の頭頂葉が関係する

表在感覚の障害はないが皮膚書字覚のみが障害している場合
→**対側の頭頂葉病変を疑う**

何を書かれたか右手はわかるが左はよくわからない場合
→**脳梁離断症状を疑う**

脳による感覚麻痺

脳による感覚麻痺は、病変部位によって特徴的な障害像が現れる。代表的な例を以下に示す

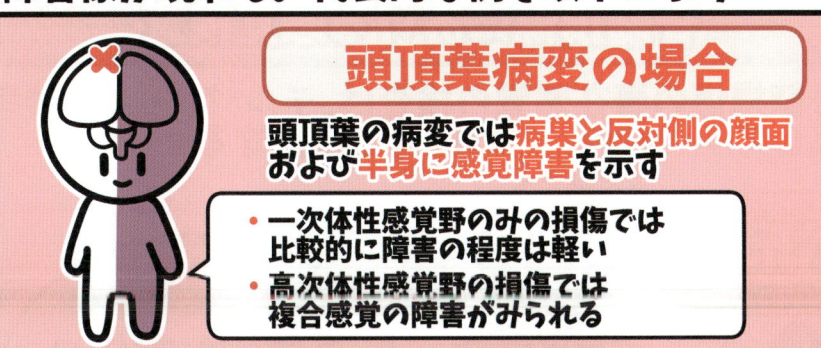

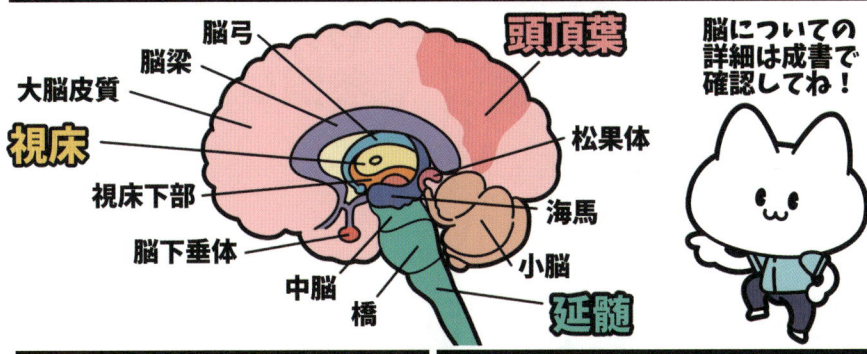

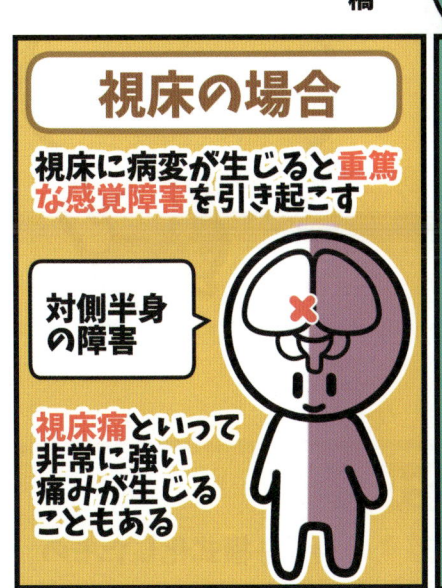

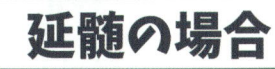

ステージⅡ

頭頂葉病変の場合

頭頂葉の病変では**病巣と反対側の顔面および半身に感覚障害**を示す

- 一次体性感覚野のみの損傷では比較的に障害の程度は軽い
- 高次体性感覚野の損傷では複合感覚の障害がみられる

脳図の名称:
- 大脳皮質
- 脳梁
- 脳弓
- 頭頂葉
- 松果体
- 視床
- 視床下部
- 脳下垂体
- 中脳
- 橋
- 海馬
- 小脳
- 延髄

脳についての詳細は成書で確認してね!

視床の場合

視床に病変が生じると**重篤な感覚障害**を引き起こす

対側半身の障害

視床痛といって非常に強い痛みが生じることもある

延髄の場合

延髄背外側病変では**触覚は保たれ、病巣と同側の顔面および反対側半身の温痛覚障害**がみられる

ワレンベルグ症候群というよ

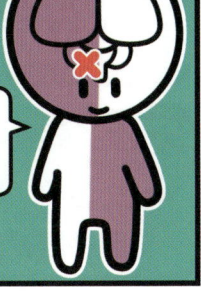

脊髄による感覚麻痺

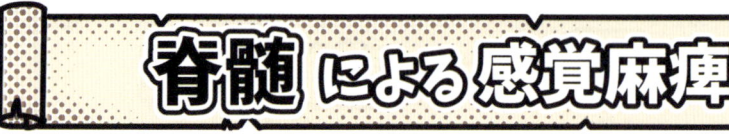

脊髄損傷は障害部位より下に感覚麻痺が生じる

脊髄損傷における感覚検査

脊髄損傷の表在感覚の検査は、デルマトームを参考にして遠位から近位に向けて確認する

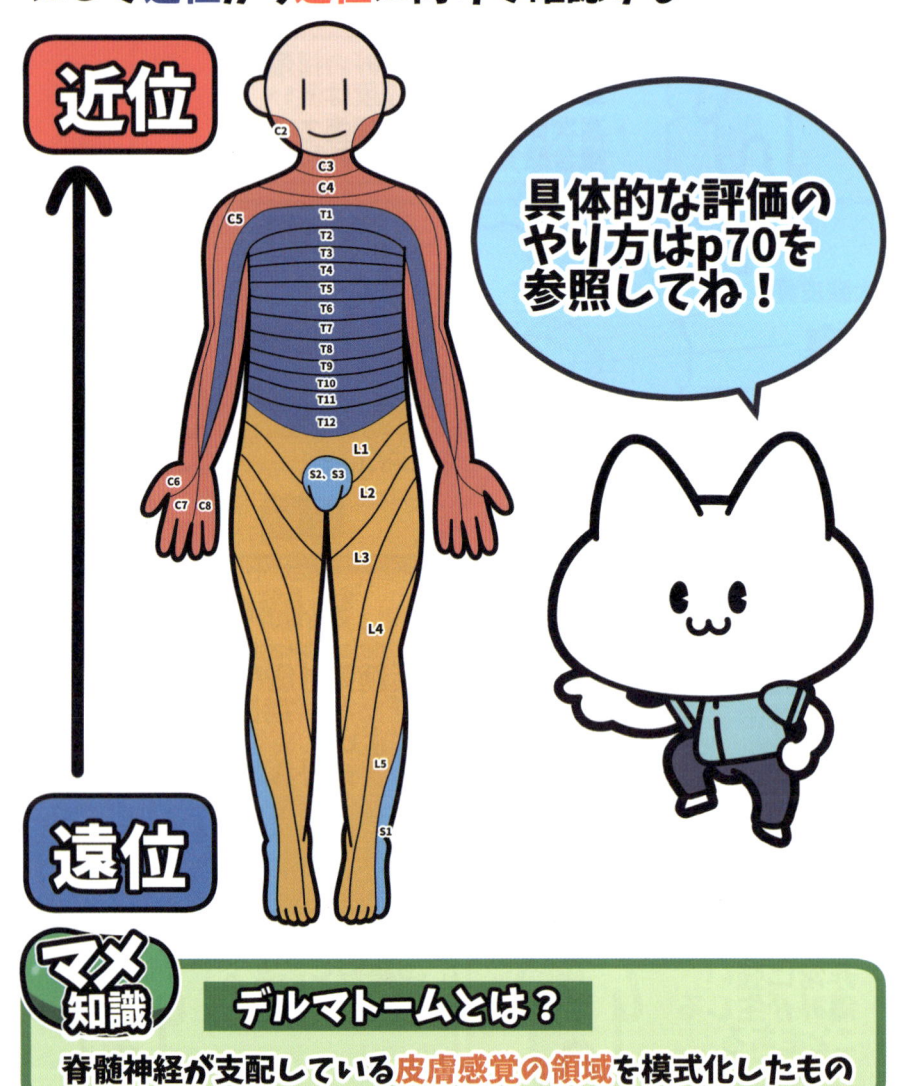

近位

遠位

具体的な評価のやり方はp70を参照してね！

マメ知識 デルマトームとは？
脊髄神経が支配している皮膚感覚の領域を模式化したもの

末梢神経による感覚麻痺

末梢神経が損傷した場合は**障害された神経の支配領域に一致した**感覚麻痺がみられる

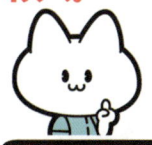

> 末梢神経障害の表在感覚検査は**皮膚分節**に沿って確認していくよ！

上肢・下肢の皮膚分節

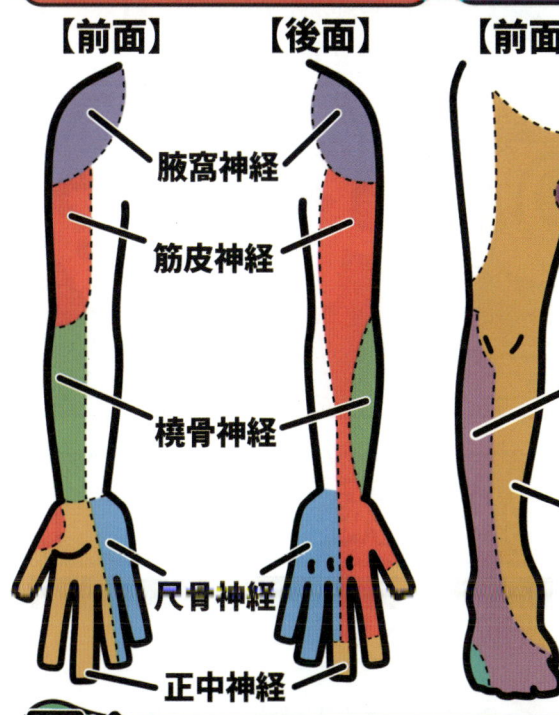

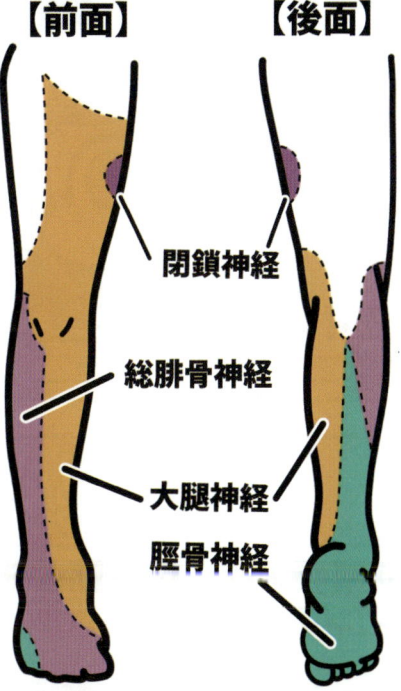

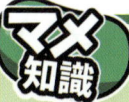

上肢の皮膚分節
【前面】【後面】
- 腋窩神経
- 筋皮神経
- 橈骨神経
- 尺骨神経
- 正中神経

下肢の皮膚分節
【前面】【後面】
- 閉鎖神経
- 総腓骨神経
- 大腿神経
- 脛骨神経

ステージⅡ

マメ知識：各知覚の回復順序について

損傷を受けた末梢神経の回復は**神経線維の太さ**と関連する

痛覚 → 温度覚 → 30cps振動覚 → 動的触覚 → 静的触覚 → 256cps振動覚

ステージ II-5　よく使うレベル ★★★★★
もう悩まない！筋緊張の評価

実習生の見学がついた良子ちゃん

この人は筋緊張の亢進がみられますね

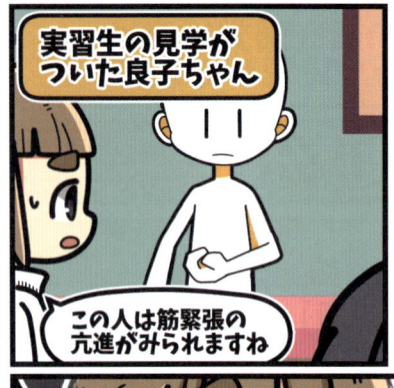

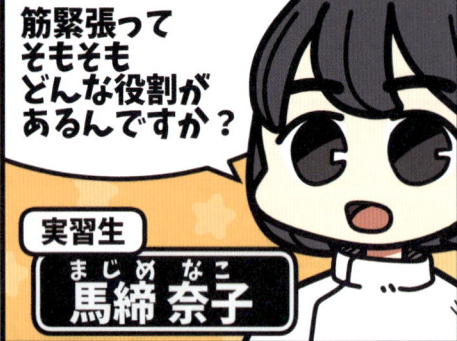

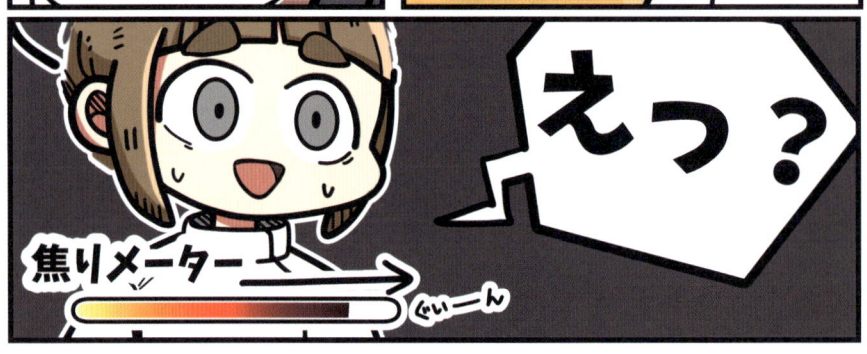

筋緊張ってそもそもどんな役割があるんですか？

実習生
馬締 奈子（まじめ なこ）

えっ？

焦りメーター　ぐいーん

筋緊張の基礎知識

筋緊張とは、体を動かすために必要な筋肉の張りまたは適度な収縮状態のことを指す

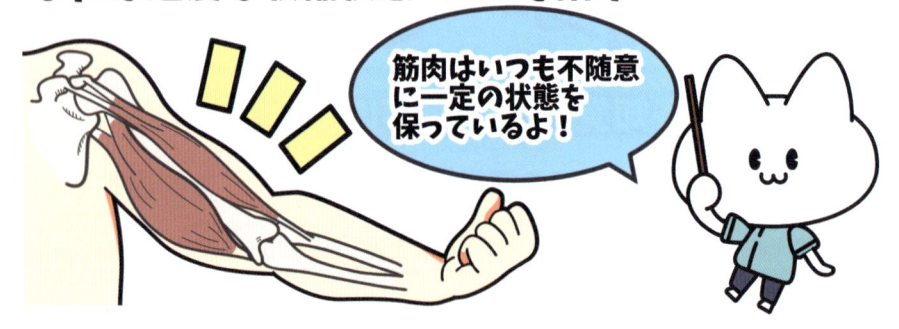

筋肉はいつも不随意に一定の状態を保っているよ！

正常な状態でも筋緊張は低くなったり高くなったりするよ！

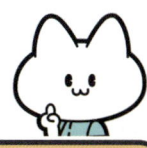

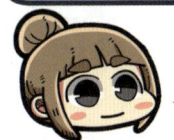

リラックスしてる時は筋緊張が低いし身構えてる時は筋緊張が高くなるもんね

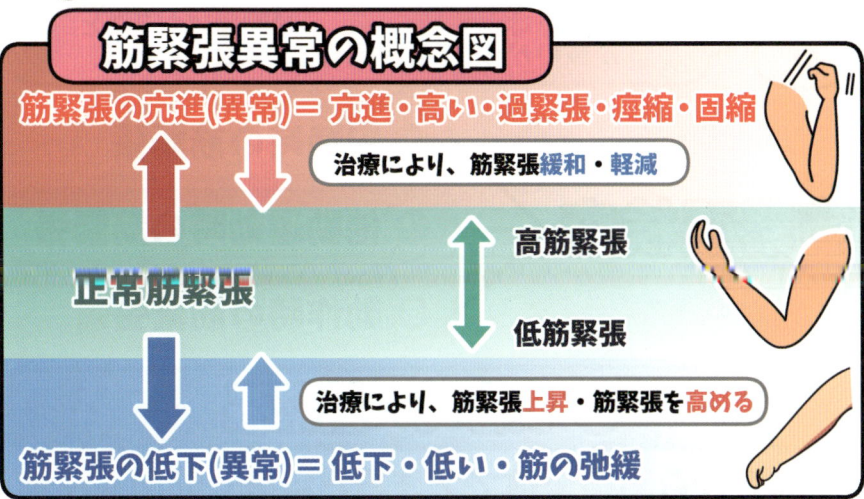

筋緊張異常の概念図

筋緊張の亢進(異常) = 亢進・高い・過緊張・痙縮・固縮

治療により、筋緊張緩和・軽減

正常筋緊張 ↕ 高筋緊張／低筋緊張

治療により、筋緊張上昇・筋緊張を高める

筋緊張の低下(異常) = 低下・低い・筋の弛緩

(文献9)より改変引用)

ステージⅡ

異常な筋緊張だと、どうなる？

異常筋緊張は、動作能力を制限する要因となる

筋緊張の亢進

意思とは関係なく手足が突っ張ったり曲がってしまう

筋肉が硬くうまくコントロールできない

筋緊張の低下

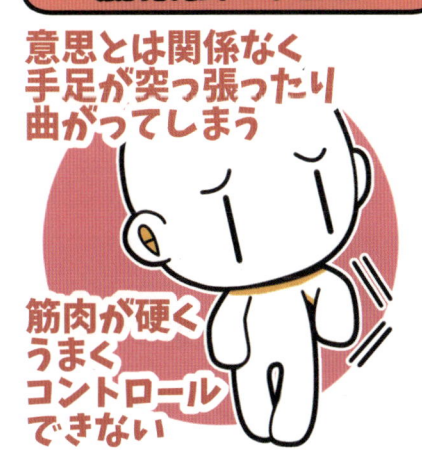

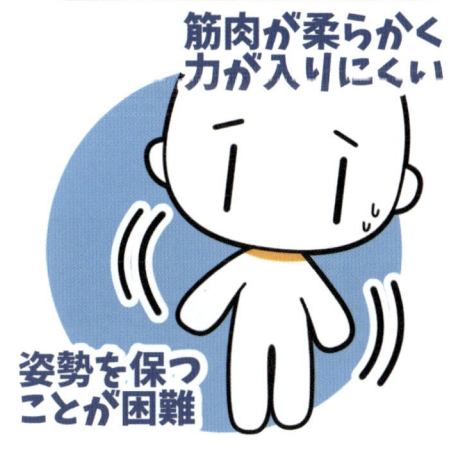

筋肉が柔らかく力が入りにくい

姿勢を保つことが困難

筋緊張検査の種類

一般的に筋緊張検査は、安静時と他動運動時における筋緊張の状態を評価する

> 臨床では**動作時の筋緊張**が問題になることが多いからそこも評価していくといいね！

筋緊張検査
- ❶ 安静時の筋緊張
- ❷ 他動運動時の筋緊張
- ❸ 動作時の筋緊張

❶ 安静時の筋緊張

皮膚上から**手指全体で**できるだけ軽く筋肉を圧迫して、筋の弾性を評価する

筋緊張が亢進している場合

視診では、筋の形状や腱の浮き上がりを認めることがある

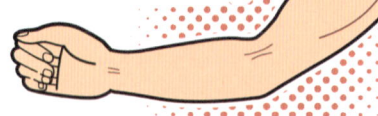

触診すると筋のボリュームが感じられ圧迫に対して**跳ね返りを強く感じる**

筋緊張が低下している場合

視診では、重くだらっとした感じで筋肉のボリュームが少ない

触診すると筋が柔らかく圧迫しても**跳ね返りが少ないため**沈み込む感じがする

❷ 他動運動時の筋緊張

背臥位・座位・立位で**筋を他動的に伸張**し、その**抵抗感**から筋緊張の状態を評価する

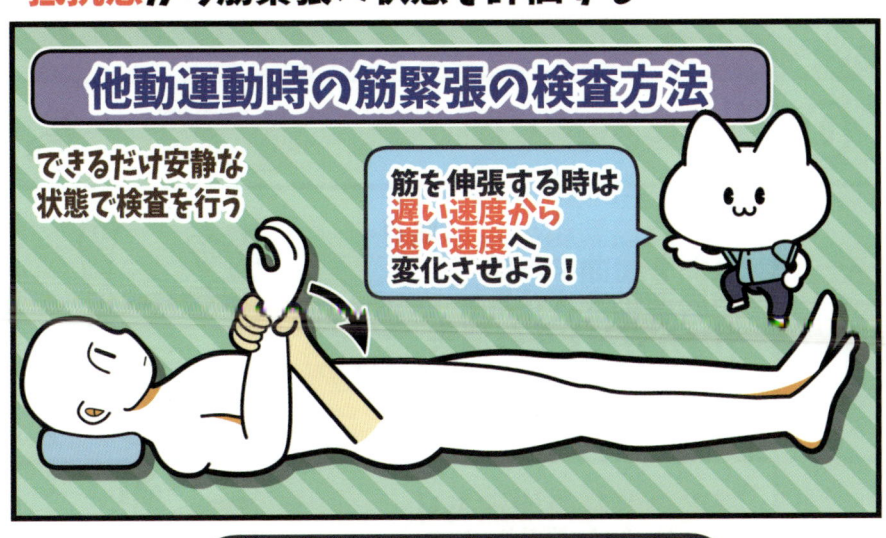

他動運動時の筋緊張の検査方法

できるだけ安静な状態で検査を行う

筋を伸張する時は**遅い速度**から**速い速度**へ変化させよう！

ステージⅡ

他動運動の結果

力が入らず大きく動いてしまう 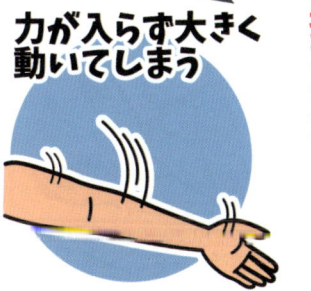
筋緊張の低下

持続的なこわばりまたは**断続的なガクンガクンとしたこわばり(歯車様)** 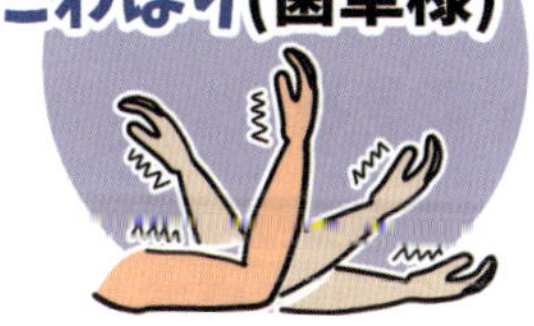
固縮

伸張速度で**筋の抵抗が増す**
痙縮
→詳細な検査(MAS)へ

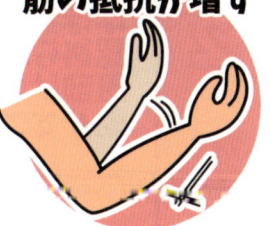

痙縮は、生活に支障をきたすことも多いのでより詳細な検査をしていこう！

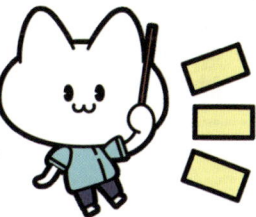

修正アシュワー・スケール (MAS)

MASは**痙縮を詳しく評価する方法**で、関節を他動的に動かした際に感じる抵抗量を6段階で判定する

判定	内容
0	**筋緊張の増加なし**
1	**軽度の筋緊張の増加**あり 患部を屈曲または伸展運動をさせると引っかかりとその消失あるいは可動域の終わりに若干の抵抗がある
1+	**軽度の緊張の増加**あり 引っかかりが明らかで可動域の1/2以下の範囲で若干の抵抗がある
2	**はっきりとした筋緊張の増加**がほぼ全可動域で認められるが患部は容易に動かすことができる
3	**かなりの緊張の増加**があり他動運動も困難である
4	**患部は固まっていて**屈曲あるいは伸展できない

判定3〜4は拘縮のリスクにも注意が必要だね

❸ 動作時の筋緊張

動作変換時やバランス制御が必要とされた際に異常な緊張が現れることがある

動作時における筋緊張の評価は
1. どのような動作で
2. どの筋に
3. どのような状態がみられるか

　　　　をまず調べてみよう！

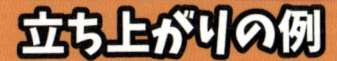

ステージⅡ

立ち上がりの例

上腕二頭筋や手指の屈筋の筋緊張亢進

下腿三頭筋の筋緊張亢進

歩行の例

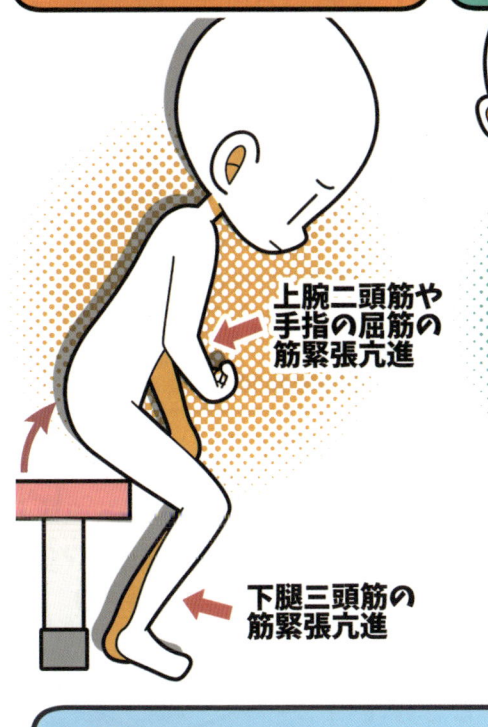

上腕二頭筋や手指の屈筋の筋緊張亢進

内反尖足位でつま先を引きずるような歩行(痙性歩行)

筋緊張は感情的・精神的・環境的な状態によっても変動するよ！

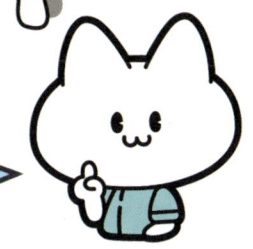

ステージ II-6

よく使うレベル ★★★★☆☆

身体が揺れる!? 運動失調を評価しよう

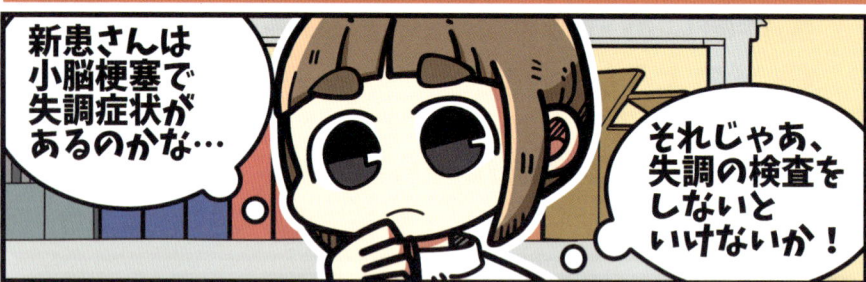

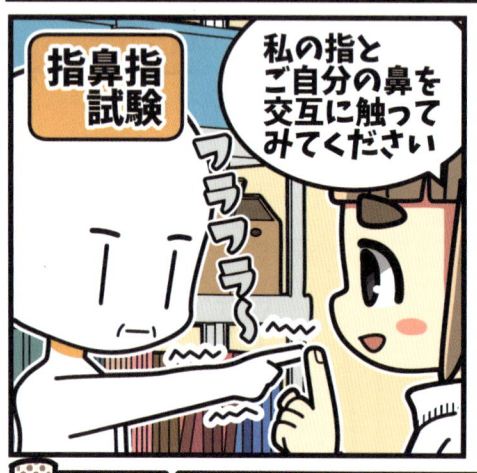

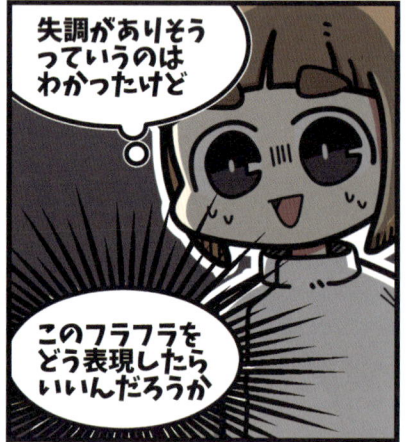

新患さんは小脳梗塞で失調症状があるのかな…

それじゃあ、失調の検査をしないといけないか！

指鼻指試験

私の指とご自分の鼻を交互に触ってみてください

フラフラ〜

失調がありそうっていうのはわかったけど

このフラフラをどう表現したらいいんだろうか

運動失調とは？

運動失調とは**明らかな麻痺はないが**随意運動や姿勢を保つための**協調運動ができない状態**をいう

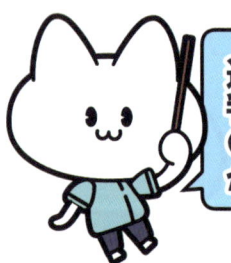

運動失調かどうかを判断するにはp220のフローチャートが参考になるよ！

うまく動かせない

運動失調の代表的な症状

運動失調では、姿勢保持の障害や四肢の企図振戦など、さまざまな兆候が認められる

企図振戦

企図振戦とは、手や足などを目標に近づけようとした時に生じる震えをいう。目標に近づくほど震えが大きくなる

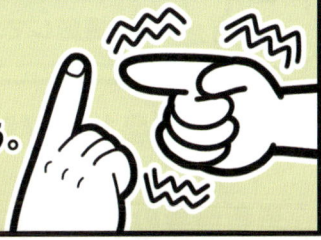

測定障害

測定障害とは、手足などを目標の位置に正しくもっていくことができずズレてしまう症状をいう

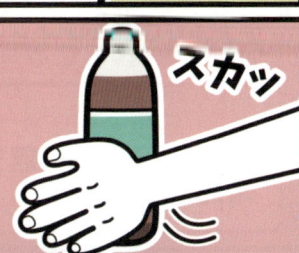

運動分解

運動分解とは、複数の筋が協調してスムーズに動くことができず、不規則に動いてしまう症状をいう

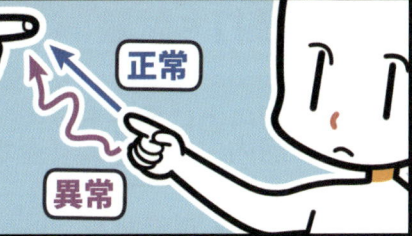

変換運動障害

変換運動障害とは、ある動きから逆方向への動きの変換がスムーズにできない症状をいう

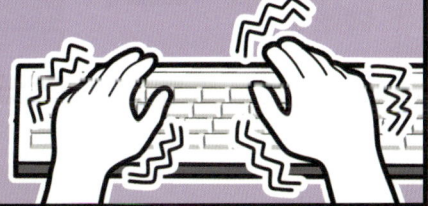

時間測定障害

時間測定障害とは、運動を開始する時または停止する時に、正常よりも時間がかかる症状をいう

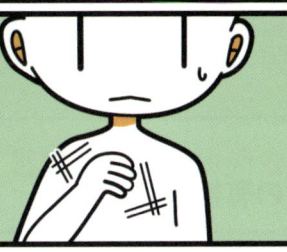

ステージⅡ

運動失調の評価方法

上肢・下肢・体幹に分け、それぞれ協調機能に障害がないかを確認していく

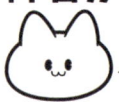

> 動画撮影しておくと症状の程度や変化を確認しやすいよ！

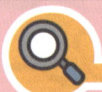

🔍 指鼻指試験

患者自身の鼻先と検者の示指を交互に触れさせる

企図振戦・測定障害・運動分解の有無を確認する

🔍 膝打ち試験

座位で膝の上に手をおき前腕の回内・回外を繰り返す

企図振戦・測定障害・運動分解の有無を確認する

🔍 踵膝試験

背臥位で一方の踵を反対側の膝にのせ脛に沿って下降させ足背に達したら元の位置に戻す

企図振戦・測定障害・運動分解の有無を確認する

背臥位からの起き上がり検査

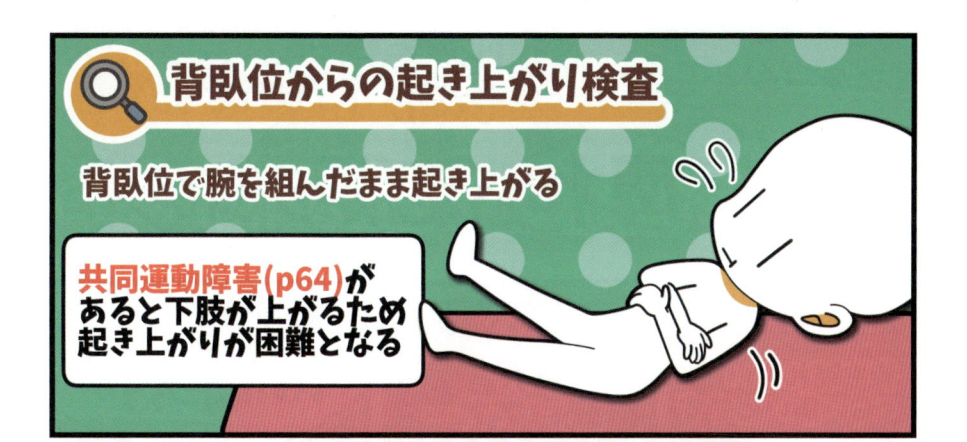

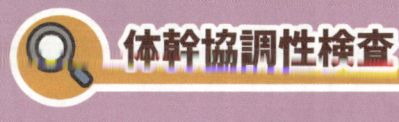

背臥位で腕を組んだまま起き上がる

共同運動障害(p64)があると下肢が上がるため起き上がりが困難となる

体幹協調性検査

座位で検者が両下肢を持ち上げ殿部のみでバランスを保つ

判定
- ステージ1：体幹失調なし
- ステージ2：検査肢位で軽度の体幹失調あり
- ステージ3：検査肢位で中等度の体幹失調あり
  通常の椅座位にて軽度の体幹失調あり
- ステージ4：通常の椅座位にて中等度の体幹失調あり

ステージⅡ

線引き試験

2本の縦の平行線を約10cmの間隔をあけて引き片側の縦線から横に線を引くことで測定障害の有無を評価できる

判定
- 目標を過ぎてしまう：測定過大
- 目標の前で止まる：測定過小

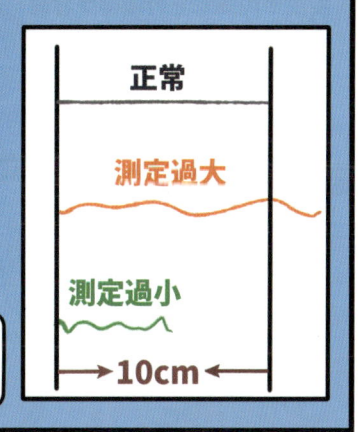

正常
測定過大
測定過小
←10cm→

評価用紙(SARA)はWeb動画サイトで配布中

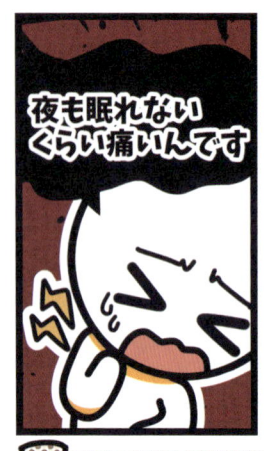

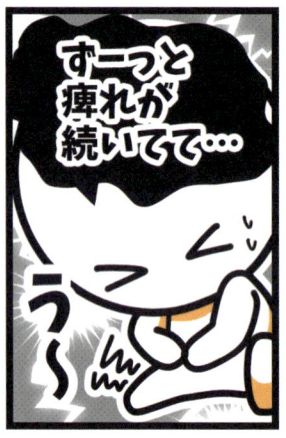

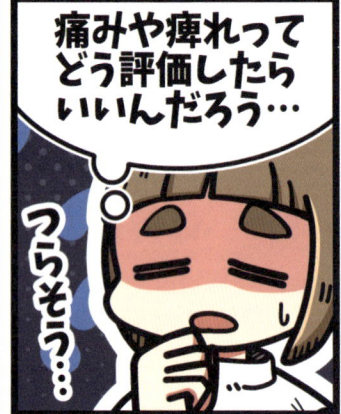

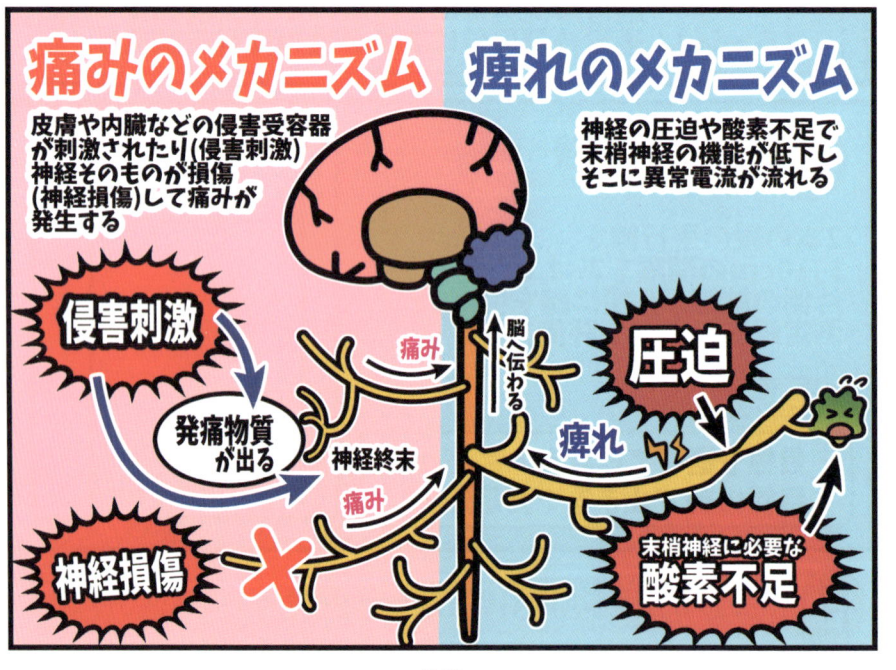

ステージ II-7 痛み・痺れをみるポイント

よく使うレベル ★★★★☆

- 夜も眠れないくらい痛いんです
- ずーっと痺れが続いてて…
- 痛みや痺れってどう評価したらいいんだろう…つらそう…

痛みや痺れってどういう状態？

痛みのメカニズム

皮膚や内臓などの侵害受容器が刺激されたり（侵害刺激）神経そのものが損傷（神経損傷）して痛みが発生する

- 侵害刺激 → 発痛物質が出る → 神経終末 → 痛み → 脳へ伝わる
- 神経損傷 ✕

痺れのメカニズム

神経の圧迫や酸素不足で末梢神経の機能が低下しそこに異常電流が流れる

- 圧迫 → 痺れ
- 末梢神経に必要な酸素不足

痛み・痺れを聞きとろう!

痛みや痺れは**主観的**なものである。本人がどう感じるか、下記の①〜④を聞いていく

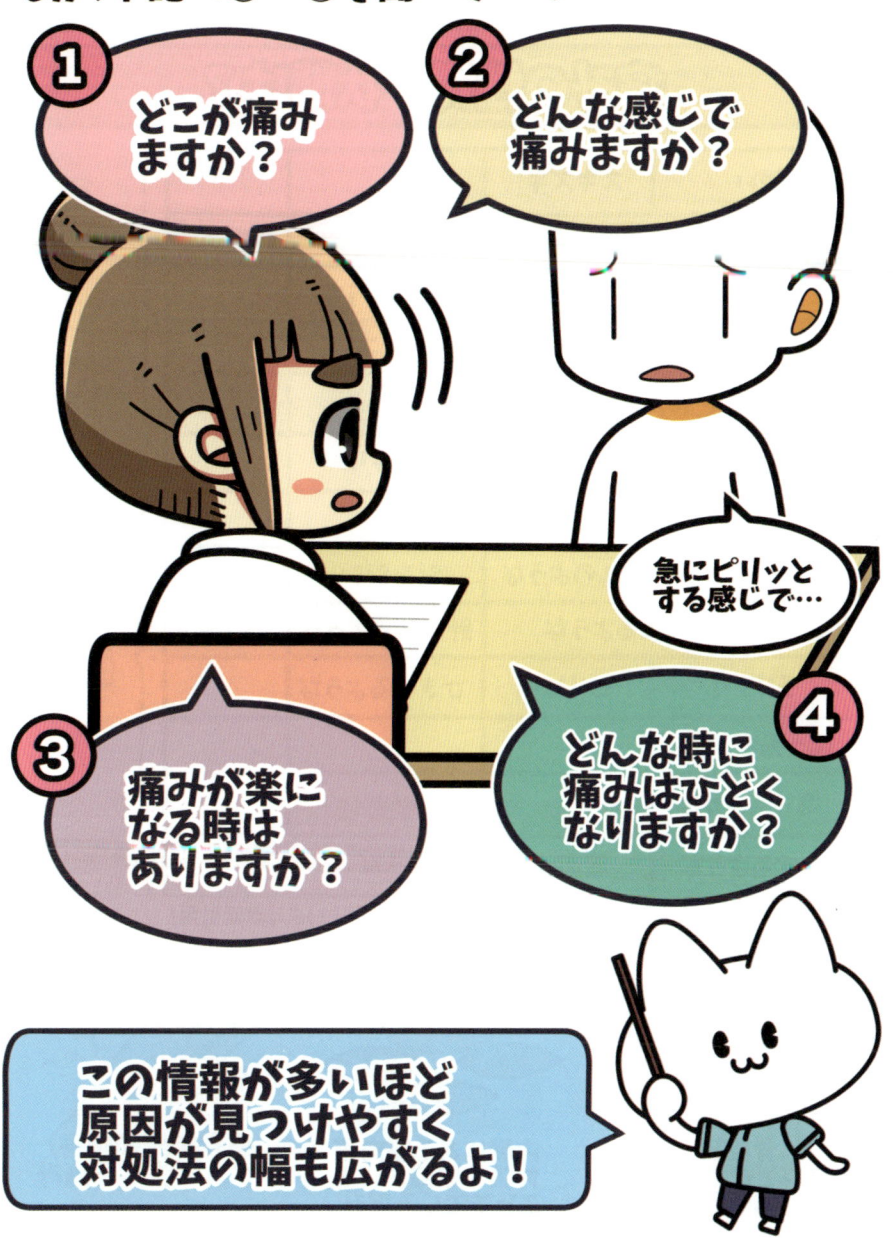

① どこが痛みますか？

② どんな感じで痛みますか？

急にピリッとする感じで…

③ 痛みが楽になる時はありますか？

④ どんな時に痛みはひどくなりますか？

ステージⅡ

この情報が多いほど原因が見つけやすく対処法の幅も広がるよ！

症状の訴えから推察する

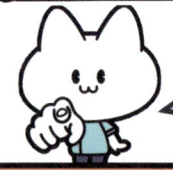

痛みの状態をうまく表現できない患者さんも多いので、以下のような一覧から選んでもらうのもいいよ！

痛みの性質や状態は？

鋭い	ズキズキ			体性痛
脈打つような（ズキンズキン）				体性痛
ビリビリ	うずくような	しみるような		体性痛
鋭い	重い	ズーン	ギュー	内蔵痛
圧迫されたような				内蔵痛
電気が走るような（ビリビリ）		キリキリ		神経障害性疼痛
ビーンと走るような				神経障害性疼痛
正座をした後の痺れのような		ジンジン		神経障害性疼痛
締めつけられるような		針で刺すような	チクチク	神経障害性疼痛
チリチリ	ビリビリ	ひきつるような		神経障害性疼痛
突っ張るような				神経障害性疼痛
焼けるような				神経障害性疼痛
こするような	筋肉が痙攣するような			筋攣縮痛（体性痛）

（文献11）より改変引用）

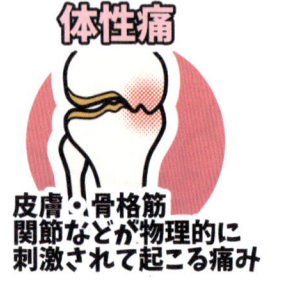

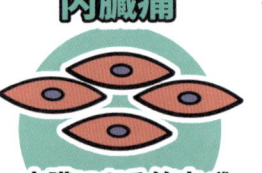

体性痛：皮膚・骨格筋関節などが物理的に刺激されて起こる痛み

内臓痛：内臓にある筋肉が伸張や収縮されることで生じる痛み

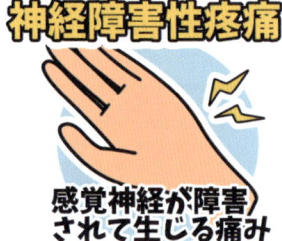

神経障害性疼痛：感覚神経が障害されて生じる痛み

痛み・痺れを評価しよう

痛みや痺れは主観的なものだが、それを客観的に判断できる指標をここでは紹介する

> 臨床では、主に以下の3つが使われているよ！

ヌーメリック・レイティング・スケール（NRS）

直線を11段階に区切り、患者さん自身に現在の痛みに相応する数値を示してもらい痛みを評価する

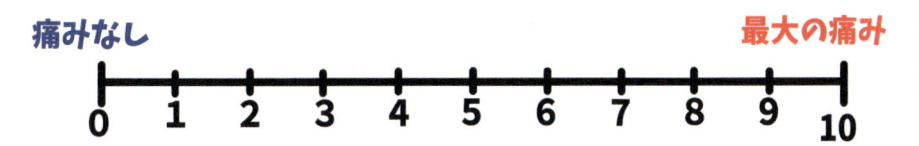

痛みなし　　　　　　　　　　　　　　最大の痛み
0　1　2　3　4　5　6　7　8　9　10

ステージⅡ

フェイス・スケール

患者さんに自分の心情に近い表情を選んでもらい痛みを評価する

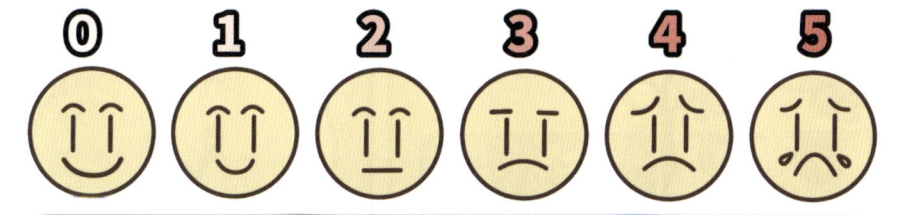

0　1　2　3　4　5

ビジュアル・アナログ・スケール（VAS）

紙の上に10cmの線を引き、左端の0（まったく痛みなし）から右端の100（今までで一番強い痛み）までで痛みの度合いを指し示してもらうことで評価する

痛みなし　　　　　　　　　　　　　　最大の痛み
0　　　　　　　　　　　　　　　　　100

ステージ II-8

よく使うレベル ★★★★☆

リハビリでよく聞く！ 筋力を評価しよう

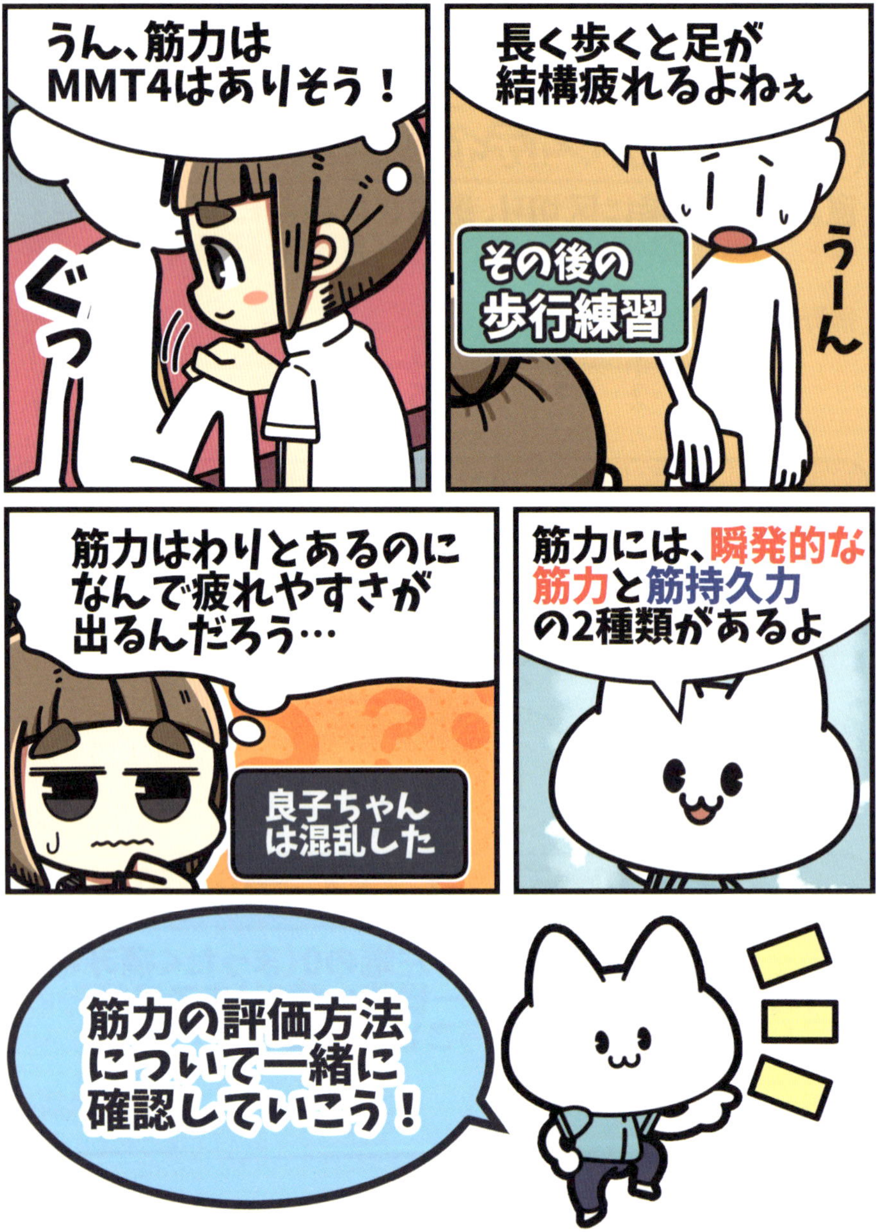

筋力の基礎知識

筋が収縮するためには脳、脊髄、末梢神経、神経筋接合部、筋肉のすべてが機能する必要がある

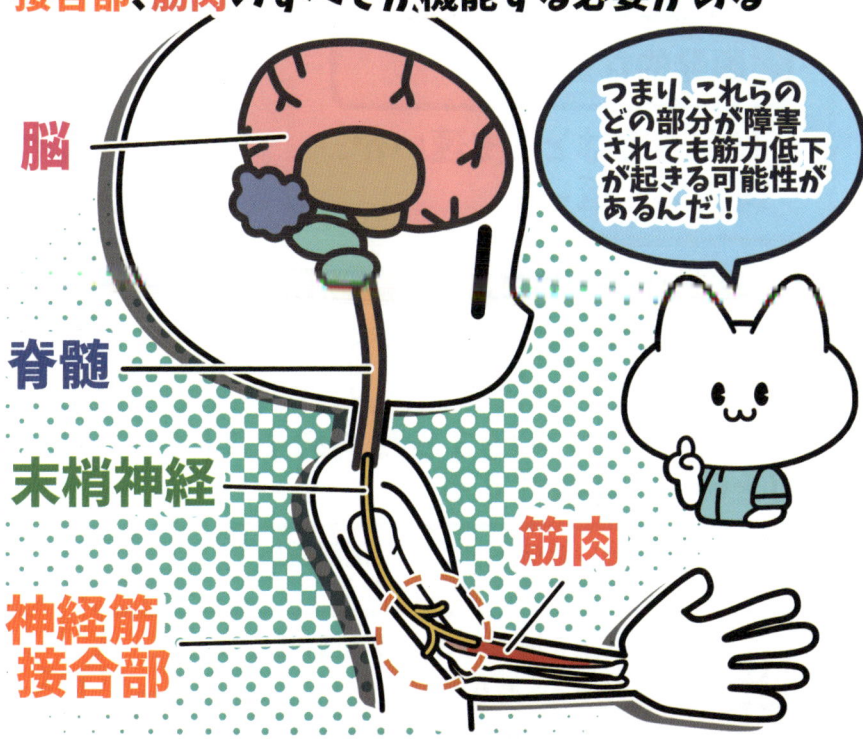

- 脳
- 脊髄
- 末梢神経
- 神経筋接合部
- 筋肉

つまり、これらのどの部分が障害されても筋力低下が起きる可能性があるんだ！

ステージⅡ

筋力に影響する因子

形態
筋肉の太さに比例して最大筋力は大きくなる

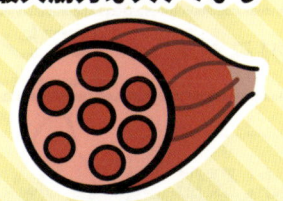

神経系
運動単位の動員数増加や活動電位の発火頻度の増加により筋力は増加する

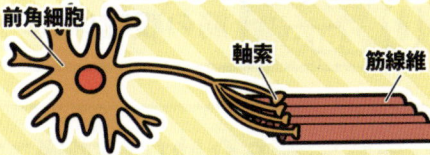

前角細胞　軸索　筋線維

1つの前角細胞と軸索に支配される筋線維群をまとめて運動単位という

瞬発的な筋力の評価

一般的に使われる「筋力」は**瞬発的に発揮する力**を指している

瞬発的な動きは速筋

収縮速度はとても速いが、持久力が低い

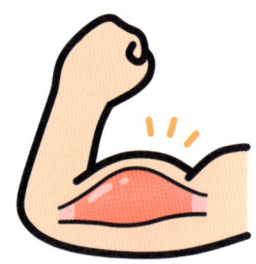

速筋は別名「白筋」や「タイプⅡ線維」ともいう

徒手筋力検査（MMT）

MMTは、筋力を評価するためのテストであり筋力を6段階で判定する

5 Normal	強い抵抗を加えても、関節運動域全体にわたって動かせる	
4 Good	抵抗を加えても、関節運動域全体にわたって動かせる	
3 Fair	抵抗を加えなければ、重力に抗して関節運動域全体にわたって動かせる	
2 Poor	重力を除去すれば、関節運動域全体にわたって動かせる	
1 Trace	筋の収縮がわずかに確認されるだけで、関節運動は起こらない	
0 Zero	筋の収縮は、まったくみられない	

日常生活を介助なしで過ごすには、最低でもMMT3以上は必要とされているよ！

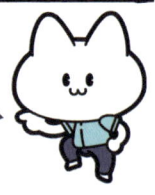

筋持久力の評価

筋持久力とは、**同じ力を長時間にわたって保つための能力**のことである

持久力が高いのは**遅筋**

収縮速度は遅いが持久力が高い

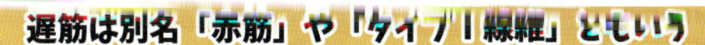

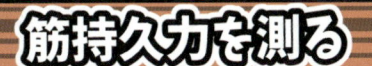

遅筋は別名「赤筋」や「タイプⅠ線維」という

筋持久力を測る

筋持久力の評価は**筋作業が継続しうる時間**あるいは**動作の反復回数などが指標**となる

筋持久力を測るポイント
1. 単純な動き
2. 複数回繰り返す
3. 実施回数や継続時間で測る

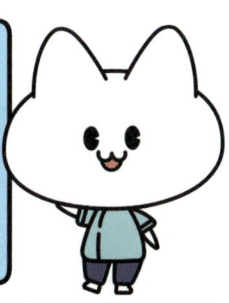

筋持久力を測定する方法の例

膝の屈伸を何回できるか測定する
↓
大腿四頭筋の持久力の評価

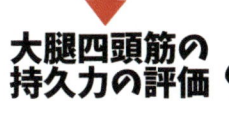

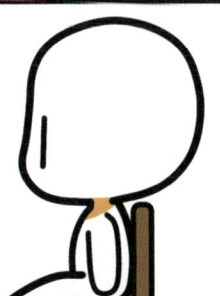

足踏みを何分・何回できるか測定する
↓
腸腰筋の持久力の評価

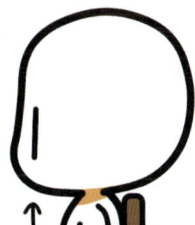

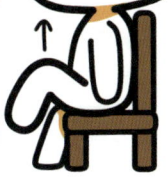

ステージⅡ

ステージ II-9　よく使うレベル ★★★★★
必須!! 姿勢評価はどうみる?

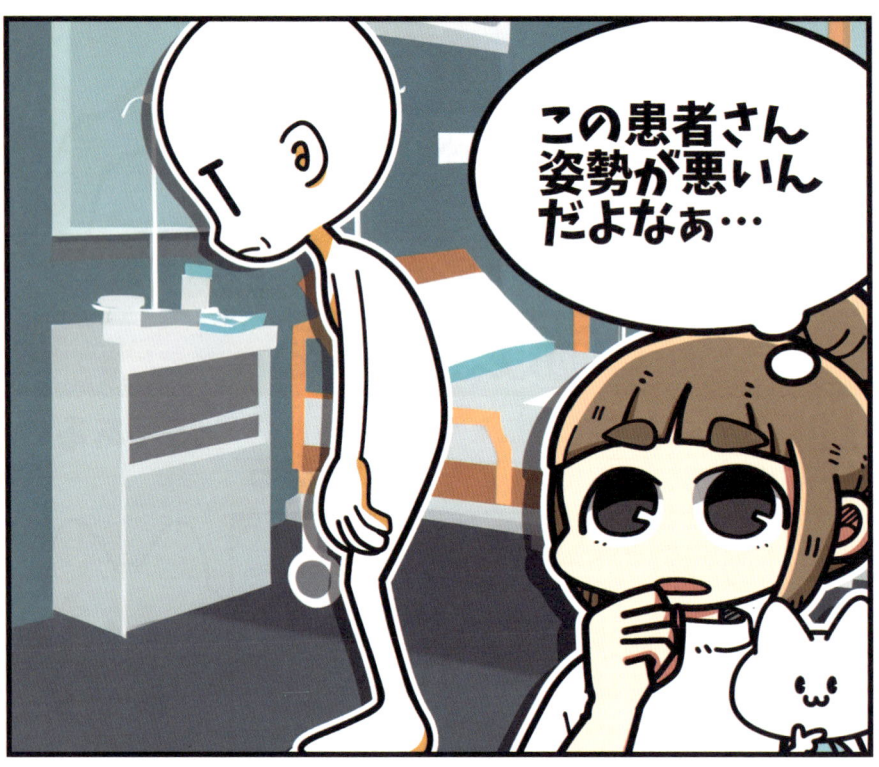

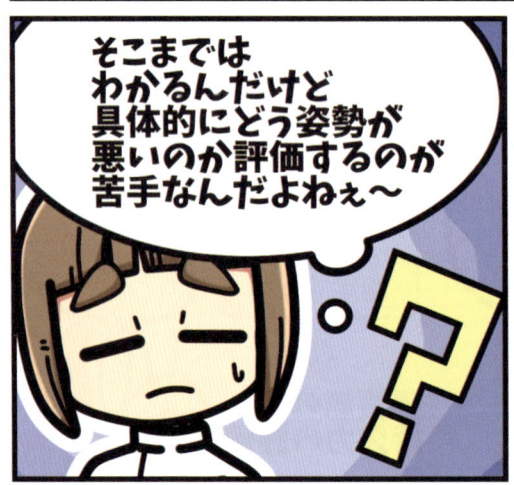

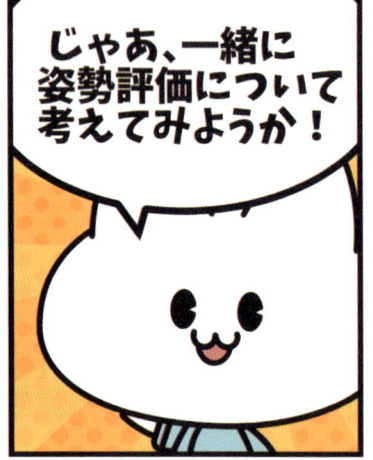

この患者さん姿勢が悪いんだよなぁ…

そこまではわかるんだけど具体的にどう姿勢が悪いのか評価するのが苦手なんだよねぇ～

じゃあ、一緒に姿勢評価について考えてみようか!

姿勢評価の流れ

姿勢評価は、まず正常なアライメントを頭に入れ
正常からどの程度逸脱しているかを比較する

正常な立位姿勢を知る

重心から床に垂直に下ろした線を重心線といい、
重心線は支持基底面の中心に近いと安定性が高い

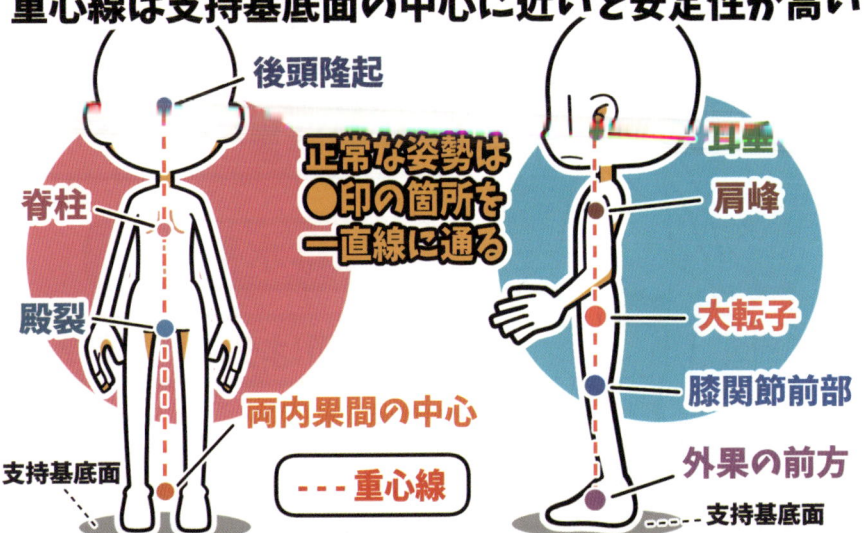

- 後頭隆起
- 脊柱
- 殿裂
- 両内果間の中心
- 支持基底面
- ---- 重心線

正常な姿勢は
●印の箇所を
一直線に通る

- 耳垂
- 肩峰
- 大転子
- 膝関節前部
- 外果の前方
- 支持基底面

ステージⅡ

不良姿勢の見つけ方

正常な姿勢との違いから
原因を推察してみよう！

姿勢評価の流れ

① 重心線がズレている箇所を確認
② 各部位のアライメントから原因を推測
- ☑ 関節可動域
- ☑ 四肢長
- ☑ 筋力
- ☑ その他(プッシャー症候群など)

座位姿勢の評価ポイント

座位が不安定な場合、正常な座位姿勢からズレている箇所を探し、安定しない原因を考える

正面からみた時の評価ポイント

- 頭はまっすぐか？
- 体幹はまっすぐか
- 骨盤は水平か？
- 股関節は外転位か？

横からみた時の評価ポイント

- 頭はまっすぐか？
- 体幹はまっすぐか？
- 骨盤はまっすぐか？
- 膝と足は直角に曲がっているか？

姿勢保持に働く筋肉

重力に対して立位や座位などの姿勢を保持する際に働く筋肉のことを**抗重力筋**という

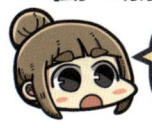

> 姿勢保持が難しい場合は、これらの筋肉が弱化していないかを確認しないとダメだね！

頸部屈筋群
胸鎖乳突筋、斜角筋群など

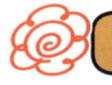

頸部伸筋群
頭板状筋、頸板状筋、半棘筋群など

腹筋群
腹直筋、腹横筋、内腹斜筋、外腹斜筋

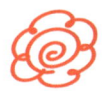

脊柱起立筋

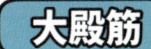

腸腰筋

大殿筋

大腿四頭筋
大腿直筋、内側広筋、外側広筋、中間広筋

ハムストリングス
大腿二頭筋、半膜様筋、半腱様筋

前脛骨筋

下腿三頭筋
腓腹筋、ヒラメ筋

🌸マークは座位姿勢保持にも働く筋肉

ステージⅡ

> 座位姿勢を保つためには体幹や骨盤の動きに関わる筋肉の働きが重要だね！

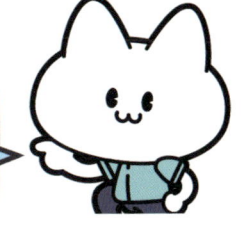

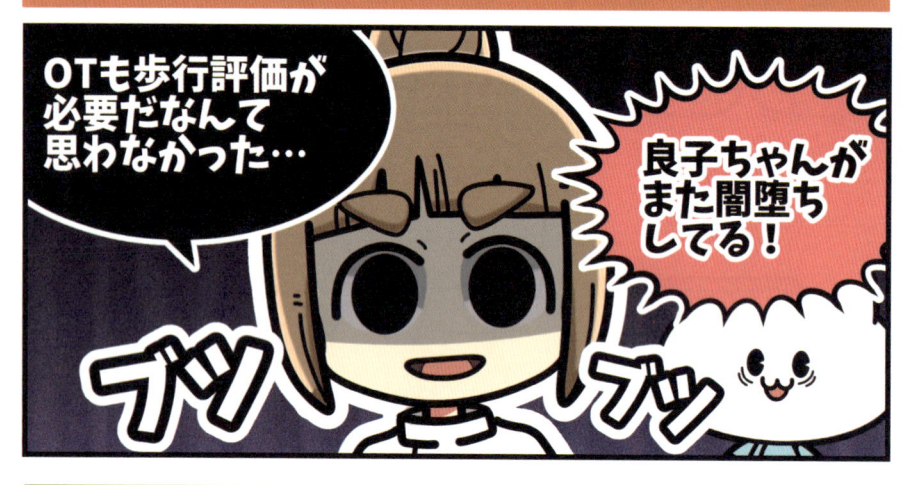

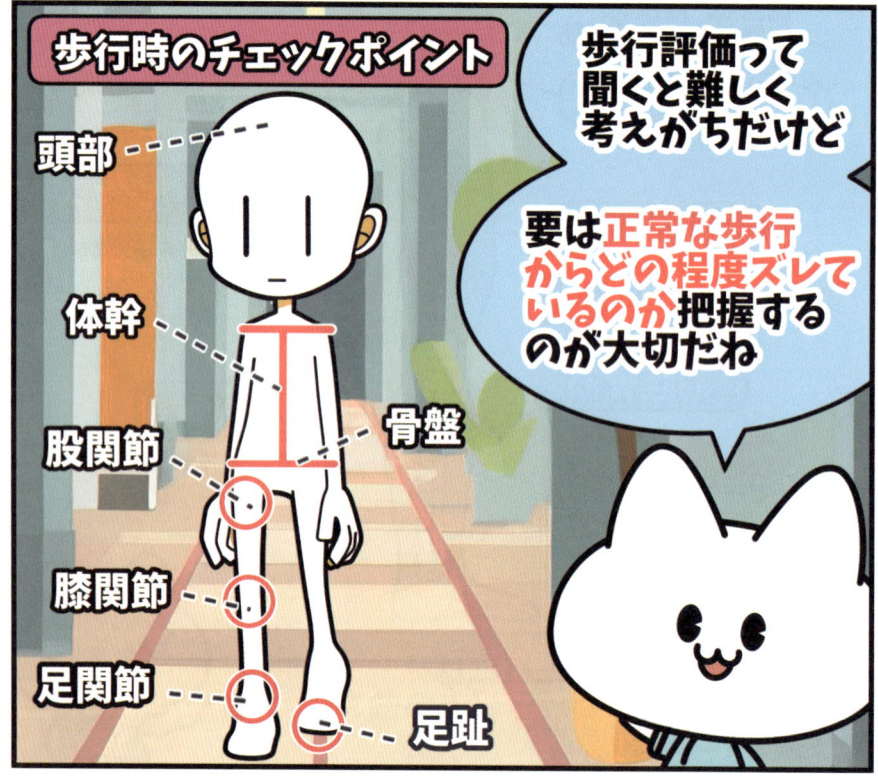

ステージ II-10 よく使うレベル ★★★★☆
歩行評価・観察のポイント

OTも歩行評価が必要だなんて思わなかった…

良子ちゃんがまた闇堕ちしてる！

ブツブツ

歩行時のチェックポイント

- 頭部
- 体幹
- 股関節
- 骨盤
- 膝関節
- 足関節
- 足趾

歩行評価って聞くと難しく考えがちだけど

要は正常な歩行からどの程度ズレているのか把握するのが大切だね

歩行評価について

歩行観察から歩行障害の原因となる機能障害について評価していく

歩行観察時のチェック項目

前後・左右から観察して異常な動きがないかを評価していく

頭部
前屈、側屈、回旋、その他

体幹
伸展、側屈、肩降下、上肢振りなし

骨盤
回旋なし、引き上げ
後傾、前傾、
トレンデレンブルグ

膝関節
弛緩、過伸展、過屈曲、膝折れ、こわばり、反張膝

足関節
尖足、内反足、下垂足、背伸び、踵足、引きずり

足趾
母趾伸展、クロートウ

接地状態
踵接地、足趾接地、足底同時接地

ステージⅡ

いろいろな異常歩行について

臨床でみることが多い異常歩行の歩行パターンと原因について解説していく

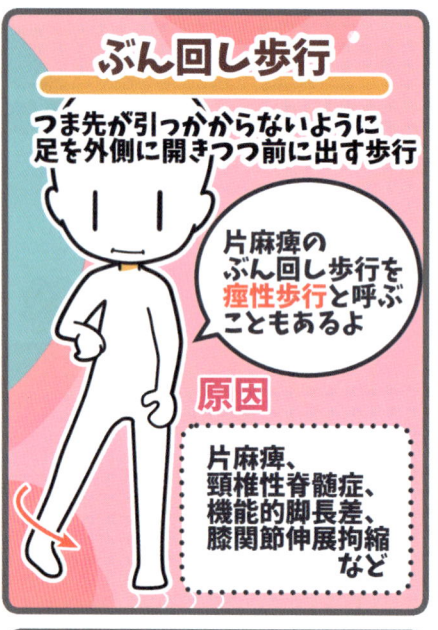

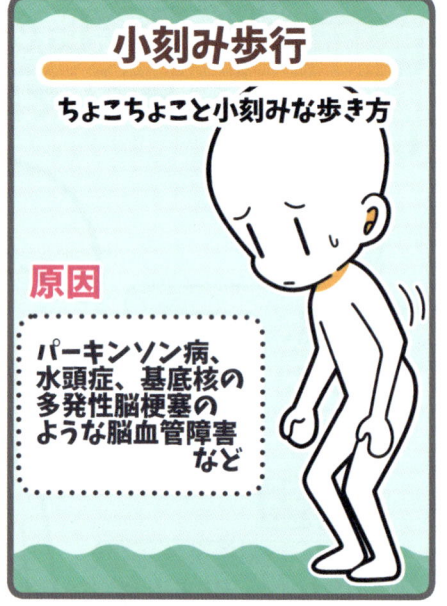

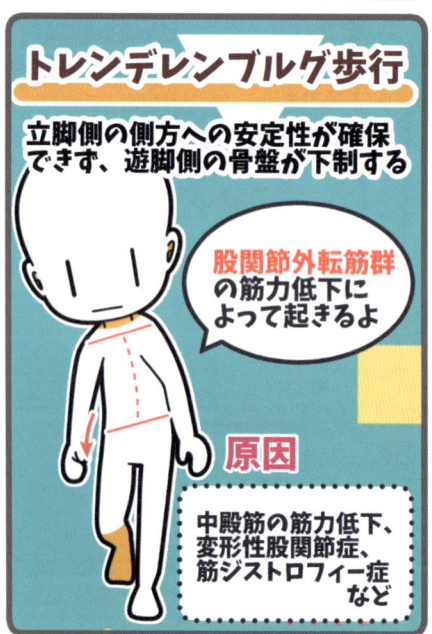

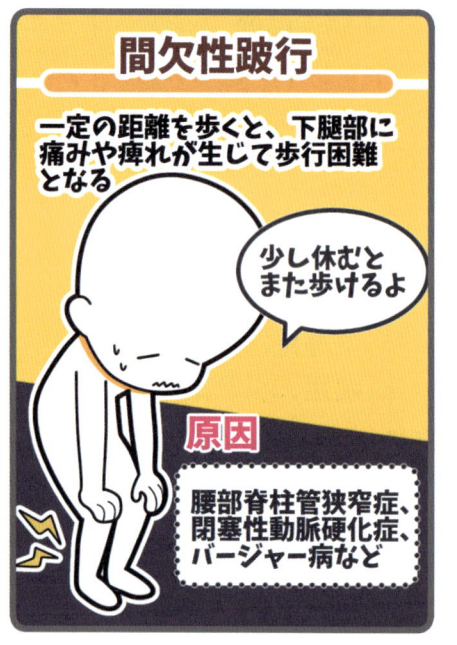

ぶん回し歩行

つま先が引っかからないように足を外側に開きつつ前に出す歩行

片麻痺のぶん回し歩行を**痙性歩行**と呼ぶこともあるよ

原因
片麻痺、頚椎性脊髄症、機能的脚長差、膝関節伸展拘縮など

小刻み歩行

ちょこちょこと小刻みな歩き方

原因
パーキンソン病、水頭症、基底核の多発性脳梗塞のような脳血管障害など

トレンデレンブルグ歩行

立脚側の側方への安定性が確保できず、遊脚側の骨盤が下制する

股関節外転筋群の筋力低下によって起きるよ

原因
中殿筋の筋力低下、変形性股関節症、筋ジストロフィー症など

間欠性跛行

一定の距離を歩くと、下腿部に痛みや痺れが生じて歩行困難となる

少し休むとまた歩けるよ

原因
腰部脊柱管狭窄症、閉塞性動脈硬化症、バージャー病など

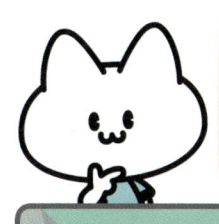

異常歩行にもいろいろな種類があるんだねぇ

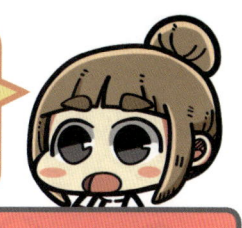

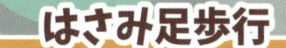

はさみ足歩行
両膝が擦れ合って交叉しながらフラフラとした歩き方になる

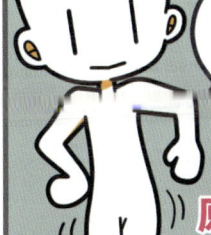

膝関節屈曲、足関節底屈のことも多い

原因
痙直型片麻痺、脊髄損傷による痙性麻痺など

酩酊歩行（失調歩行）
歩行時に両足を開き、体幹を左右に揺らしながら歩く

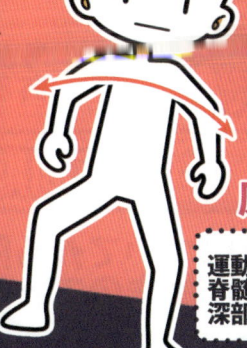

小脳、脊髄、前庭疾患が原因で起きることが多い

原因
運動失調症、脊髄小脳変性症、深部知覚障害など

鶏歩
足関節が背屈不能となった際に足が床先につかないよう膝を高く上げて歩行する

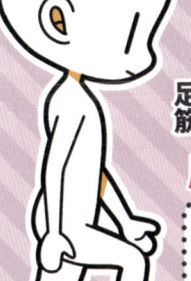

足関節背屈筋群の筋力低下が原因

原因
腓骨神経麻痺、ポリオなど

動揺性歩行（アヒル様歩行）
体幹を左右に振って歩く異常歩行

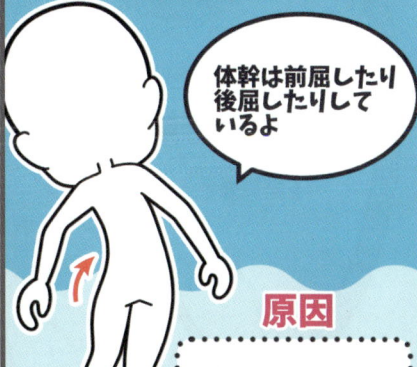

体幹は前屈したり後屈したりしているよ

原因
脊柱起立筋群の筋力低下、多発性筋炎、筋ジストロフィー症

ステージⅡ

てんちゃんのワンポイント講座
歩行についての基礎知識

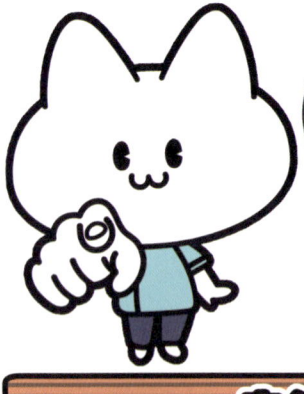

歩行といえばPTさんだけどOTも生活をみるうえで歩行は知っておく必要があるよね！

ちょっと苦手意識あるけど頑張りま〜す

歩行周期について

脚が地面についてから同じ脚が再び地面につくまでの歩行動作のことを**歩行周期**という

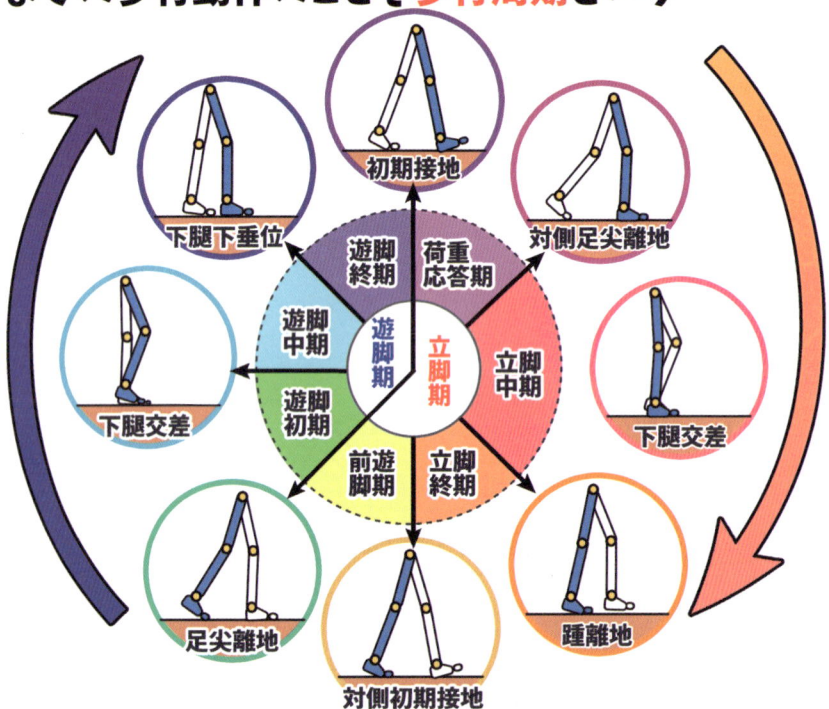

- 初期接地
- 対側足尖離地
- 下腿交差
- 踵離地
- 対側初期接地
- 足尖離地
- 下腿交差
- 下腿下垂位

立脚期
- 荷重応答期
- 立脚中期
- 立脚終期
- 前遊脚期

遊脚期
- 遊脚初期
- 遊脚中期
- 遊脚終期

歩行に関連する数値を出そう！

臨床では**10m歩行テスト**から数値を計算することが多い。テストの際には転倒に十分な配慮をして行う

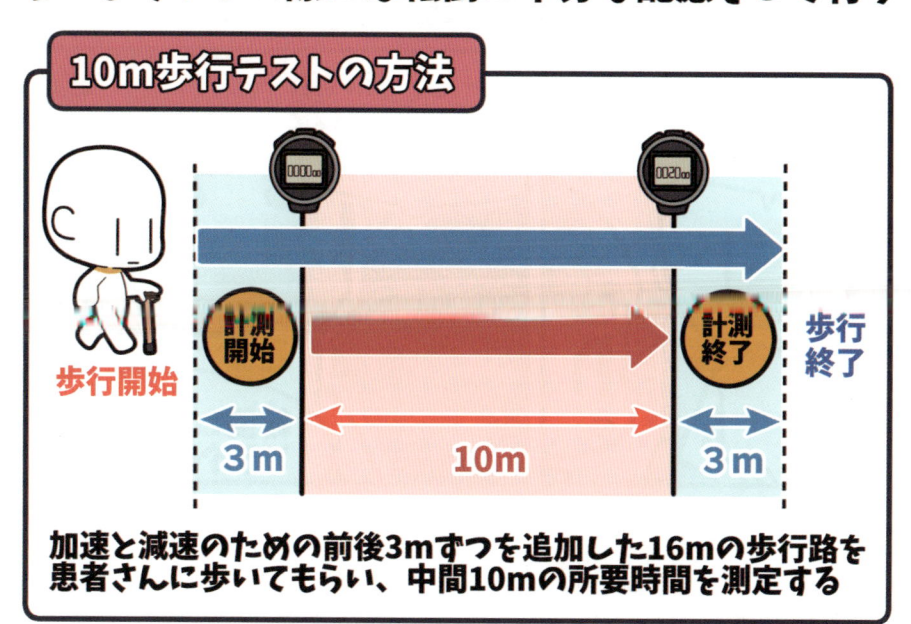

10m歩行テストの方法

歩行開始 — 計測開始 — 計測終了 — 歩行終了
3m / 10m / 3m

加速と減速のための前後3mずつを追加した16mの歩行路を患者さんに歩いてもらい、中間10mの所要時間を測定する

① 歩行速度

10m歩行テストの結果から歩行速度を求めていく
歩行速度は歩行の実用性・効率性の指標となる

計算方法 10m ÷ 所要時間(秒)

健常高齢者の基準：1.0m/秒　サルコペニアのカットオフ値：0.8m/秒

② 歩行率

単位時間内(1分間)の歩数を歩行率といい、歩行のリズムやテンポを示す指標になる

計算方法 ステップ数(歩) ÷ 所要時間(秒) × 60秒

基準値：男性 113(歩/分)　女性 115(歩/分)

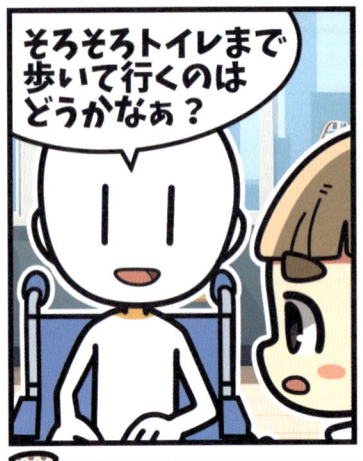

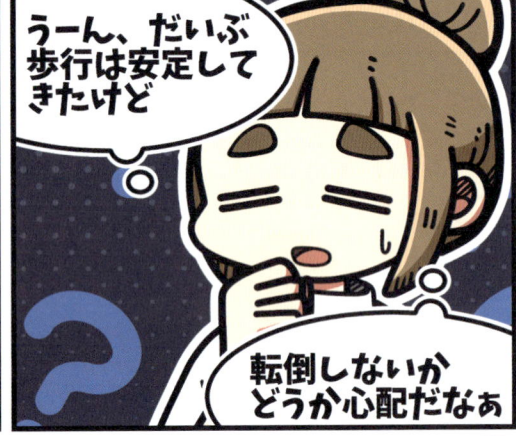

ステージ II-11 よく使うレベル ★★★★☆
危険を回避！転倒リスクの評価

> そろそろトイレまで歩いて行くのはどうかなぁ？

> うーん、だいぶ歩行は安定してきたけど

> 転倒しないかどうか心配だなぁ

転倒の原因について

転倒の危険因子を把握して適切な介入を行うと**転倒率が20〜30%低下**するといわれている

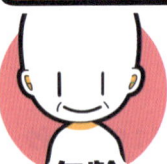

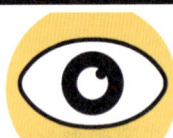

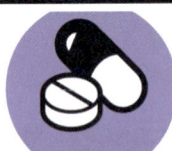

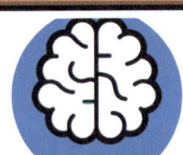

転倒の危険因子

- 年齢
- 視力
- 薬の副作用
- 認知心理機能
- 筋力
- 関節可動域
- 環境因子

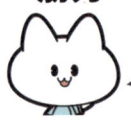

> 次のページから転倒リスクの判定につながるバランスの評価について紹介していくよ

代表的なバランスの評価法

バランス能力の評価では、課題状況に合わせて時間的・空間的な反応を観察する

片脚立位

片脚立ちは、立位姿勢での**静的バランス**を評価する

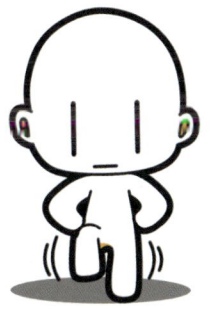

① 腰に両手をあてた立位をとり片足を空中に上げる
② 上げる足が床から離れた瞬間に計測を開始する
③ 支持脚以外のどこかが床につくか支持している足がズレるかで計測を終了とする

この検査はすぐできて便利だよね

【判定基準】
5秒以下では転倒の危険が高い

ファンクショナル・リーチ・テスト(FRT)

FRTでは立位姿勢での**動的バランス**を評価する

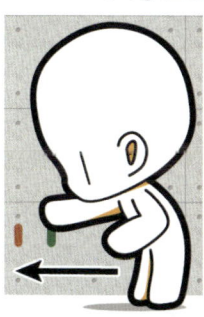

① 壁際で軽く足を広げ立つ
② 壁側の腕を90°挙上する
③ 指は伸ばし、中指の位置を記録する
④ できるだけ前方に手を伸ばす
⑤ 最大限に手を伸ばした場所で中指の位置を記録する
⑥ 開始位置と終了位置の差を計算する
⑦ 測定は3回実施し、最後の2回の平均値を出す

【準備するもの】
物差し、テープまたはシール、壁に面した環境

【判定基準】
高齢者では**15cm以下**で転倒の危険が高い

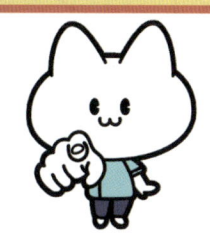

ステージⅡ

タイム・アップ・アンド・ゴー・テスト (TUG)

TUGは、立ち上がりから歩行の一連の動作といった**複合的な動きをみるバランス評価である**

❶ 椅子から立ち3m先の目印を回り、椅子に座るまでの時間を測定する
❷ 一連の動作を「通常の歩行速度」と「最大の歩行速度」でそれぞれ1回ずつ計2回を計る
❸ 2回の測定のうち速い時間を採用する。なお、秒数の小数点以下1桁までを記入する（2桁目は四捨五入）

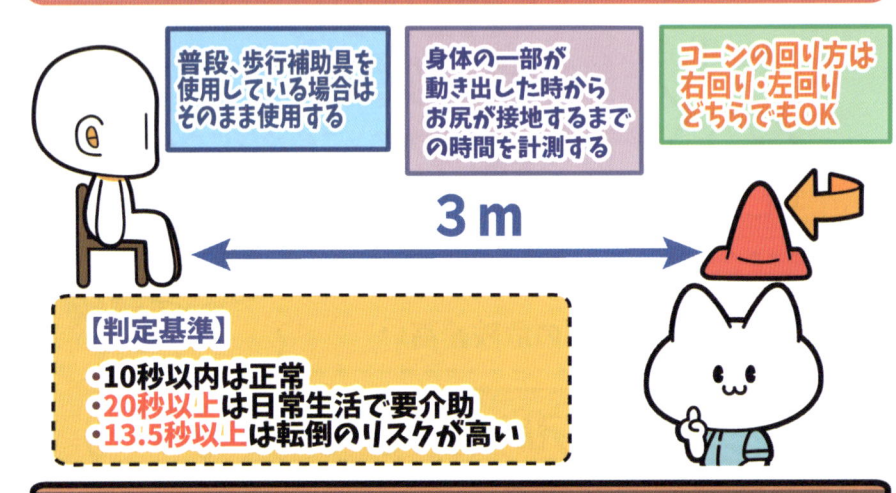

普段、歩行補助具を使用している場合はそのまま使用する

身体の一部が動き出した時からお尻が接地するまでの時間を計測する

コーンの回り方は右回り・左回りどちらでもOK

3m

【判定基準】
・10秒以内は正常
・20秒以上は日常生活で要介助
・13.5秒以上は転倒のリスクが高い

ファンクショナル・バランス・スケール (FBS)

FBSは**転倒リスクなどを調べるバランス評価である**

❶ FBSは、1～14項目について評価する(特設ページの評価用紙を参照)
❷ 1項目0～4点の5段階で評価し、合計点を算出する(56点満点)

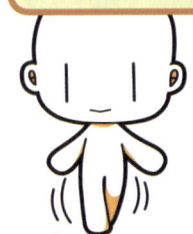

【準備するもの】
評価用紙、ペン、メジャー、ストップウォッチ、椅子、ベッド、足台
【判定基準】
合計点が45点以下は転倒のリスクが高い

評価用紙はWeb動画サイトで配布中

てんちゃんのワンポイント講座

バランス評価ではどんな反応をみる？

バランス評価の時には以下の体の動きを確認できるといいね！

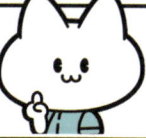

傾斜反応

体が傾いた時に身体重心を保持するため偏位側とは反対方向へ脊柱を側屈させる反応

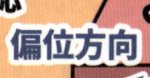

脊柱を側屈
偏位方向

保護伸展反応

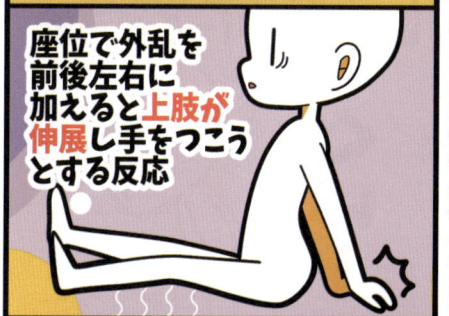

座位で外乱を前後左右に加えると上肢が伸展し手をつこうとする反応

足関節戦略

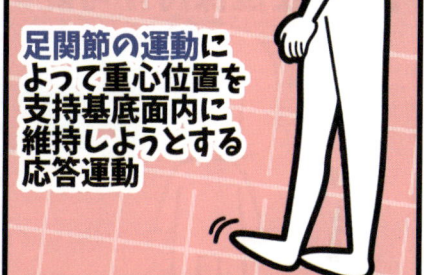

足関節の運動によって重心位置を支持基底面内に維持しようとする応答運動

股関節戦略

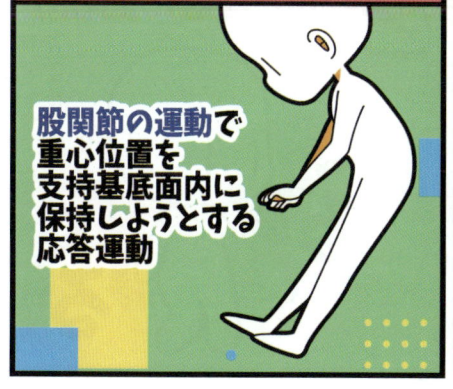

股関節の運動で重心位置を支持基底面内に保持しようとする応答運動

ステッピング反応

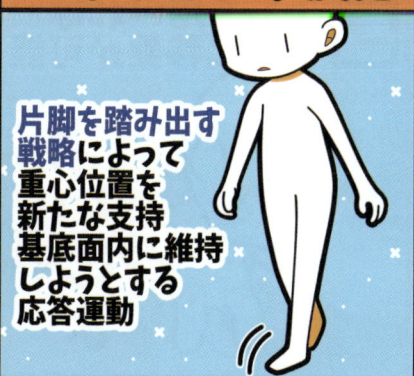

片脚を踏み出す戦略によって重心位置を新たな支持基底面内に維持しようとする応答運動

ステージⅡ

歩行を生活に落とし込もう

患者さんの状態に合わせた歩行自立度を評価する方法だよ！

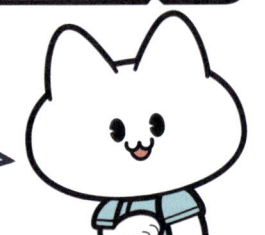

自立歩行判定開始チャート（F&S）

F&Sは**FBSの下位項目4個**と**SWWT**を組み合わせたテストである。5分ほどの時間で簡単に行える

❶ FBS下位項目（S-FBS）

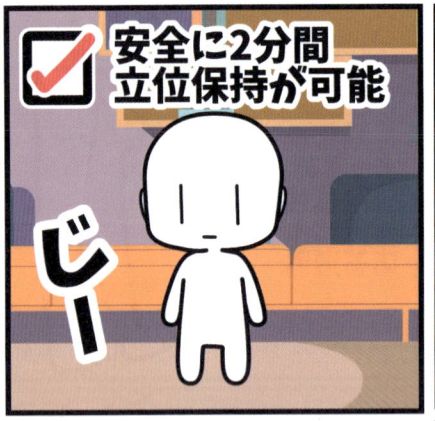

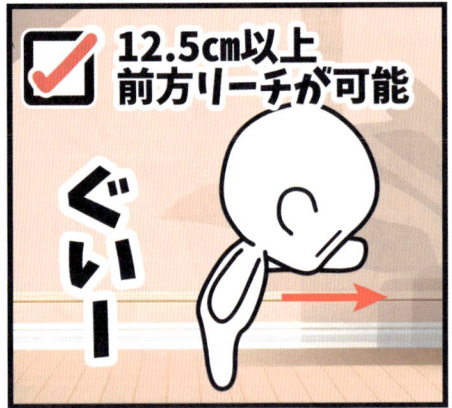

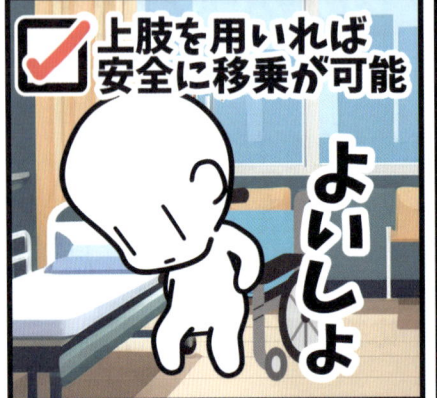

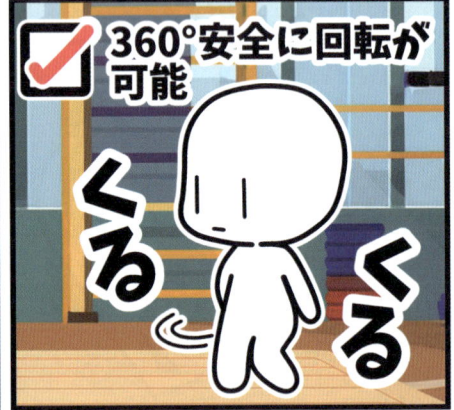

- ☑ 安全に2分間立位保持が可能
じー

- ☑ 12.5cm以上前方リーチが可能
ぐいー

- ☑ 上肢を用いれば安全に移乗が可能
よいしょ

- ☑ 360°安全に回転が可能
くるくる

❷ ストップ・ウォーキング・ウェン・トーキング（SWWT）

歩行中に話しかけた時の反応を評価するテスト。立ち止まりや無視などがみられた場合、注意機能低下が疑われる

❶ 食事内容
・今日の朝食(昼食)は何でしたか？

❷ 服薬状況
・今はどんな薬を飲んでいますか？
・今は何種類の薬を飲んでいますか？

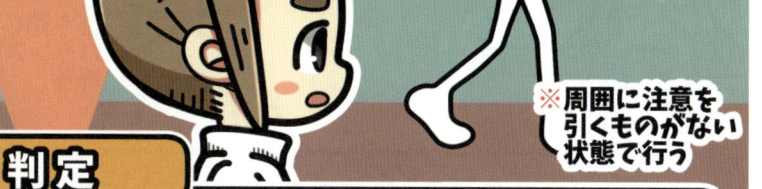

今日はトーストと目玉焼きも食べました

※周囲に注意を引くものがない状態で行う

判定
- 3点：歩行継続（どちらの返答時にも）
- 2点：返答せずに歩行継続
- 1点：歩行停止あり

❸ S-FBSとSWWTの結果から判定

S-FBSとSWWTの結果を組み合わせ評価する

S-FBS 達成数	SWWT 歩行継続(3点or2点)	SWWT 歩行停止(1点)
4項目	歩行自立	歩行自立
3項目	歩行自立	要見守り
2項目	要見守り	要見守り
1項目	要見守り	要見守り
0項目	要見守り	要見守り

(文献14)より引用)

てんちゃんのワンポイント講座
座位バランスの評価をしよう

立位がとれない患者さんの場合は座位バランスを確認していこう！

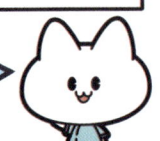

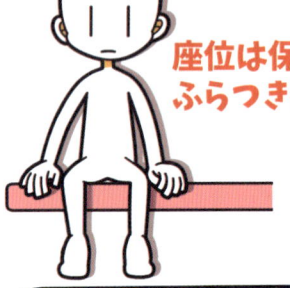

❶ 安静時姿勢
座位は保てる？
ふらつき感はない？

❷ 視覚の影響
目を閉じてもらいバランスの変化をみる

❸ 自分で体を動かす
上を向いたり

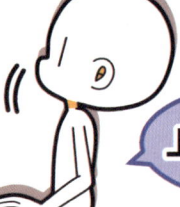

手を前や横に上げてみよう

❹ 外乱を加える
いろいろな方向に動かしてその刺激に耐えられるかをみる

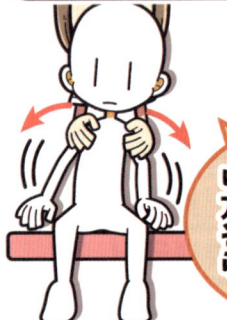

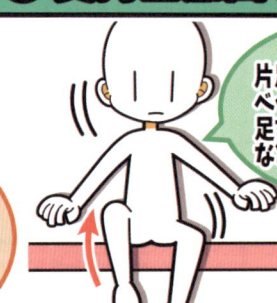

❺ 支持基底面を小さく
片足を持ち上げたりベッドを高くして足を床から浮かせるなどで評価する

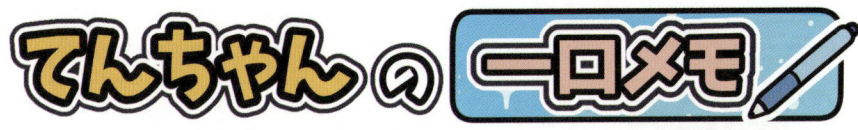

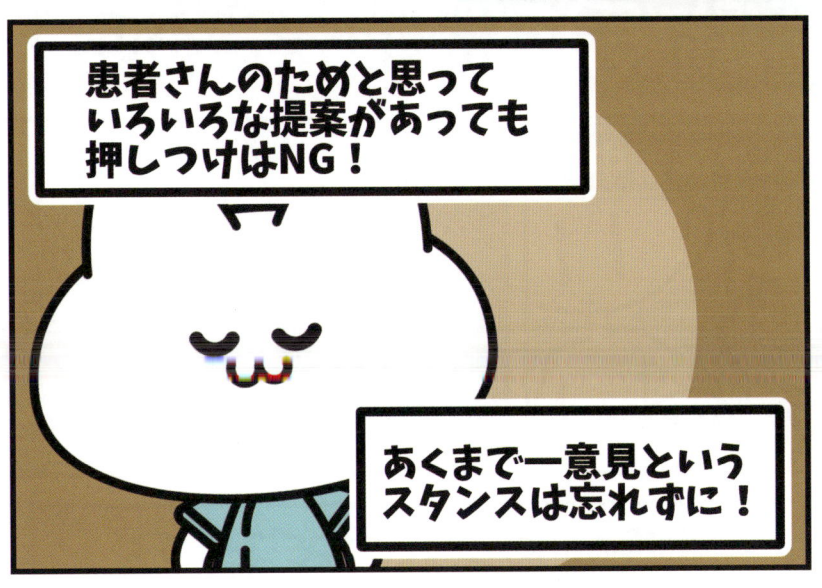

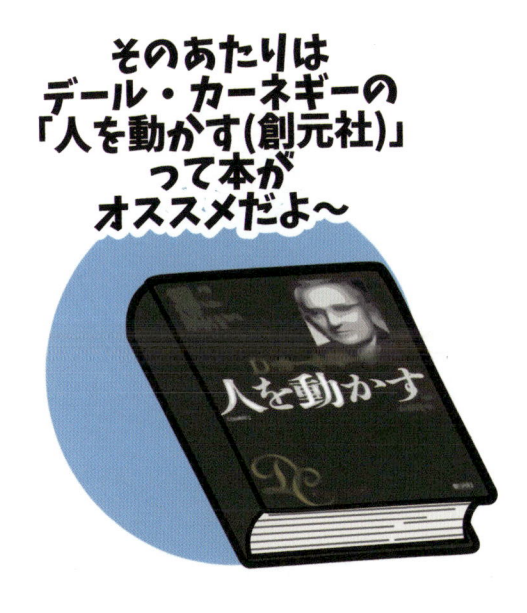

てんちゃんの一口メモ

患者さんのためと思って
いろいろな提案があっても
押しつけはNG！

あくまで一意見という
スタンスは忘れずに！

そのあたりは
デール・カーネギーの
「人を動かす(創元社)」
って本が
オススメだよ〜

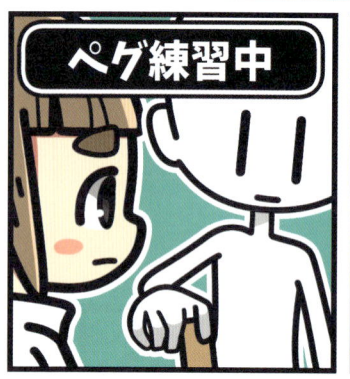

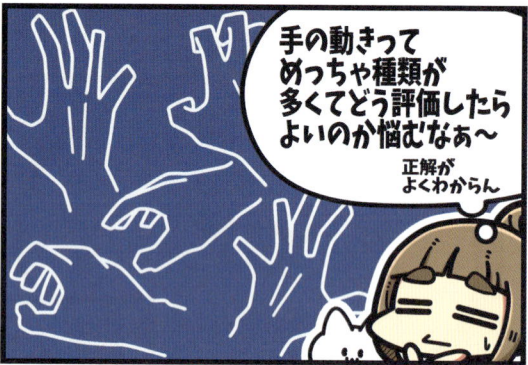

ステージ II-12 生活に直結！手の機能をみていこう

よく使うレベル ★★★★★

ペグ練習中

手の動きってめっちゃ種類が多くてどう評価したらよいのか悩むなぁ～

正解がよくわからん

「手」について考える

「手」は単に物を操作するだけのパーツではなくヒトが外界とつながるための重要な接点でもある

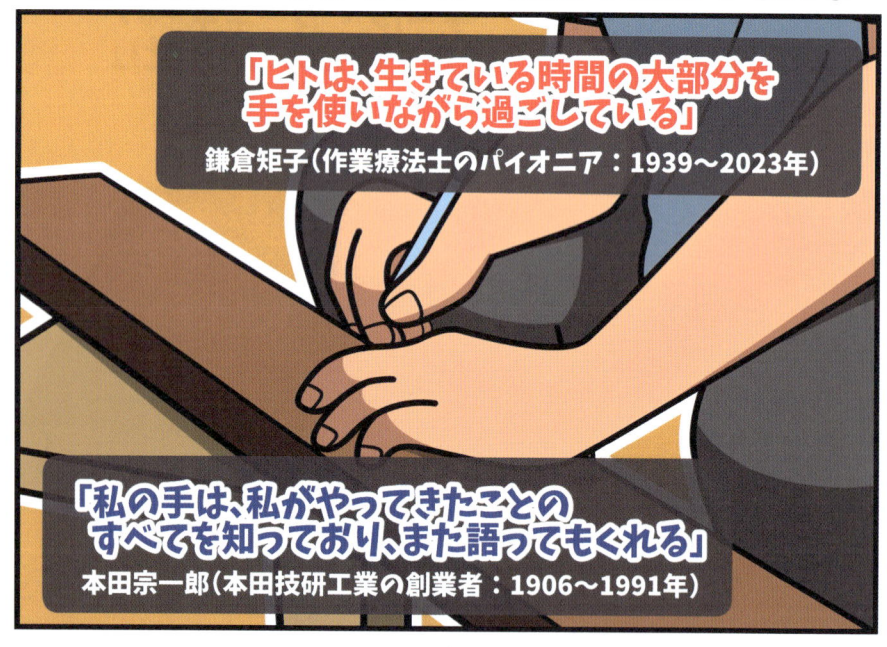

「ヒトは、生きている時間の大部分を手を使いながら過ごしている」
鎌倉矩子（作業療法士のパイオニア：1939～2023年）

「私の手は、私がやってきたことのすべてを知っており、また語ってもくれる」
本田宗一郎（本田技研工業の創業者：1906～1991年）

手を使った作業の分析

手の作業を分析する際には、動作ができるかどうかだけでなく、以下のポイントを確認する

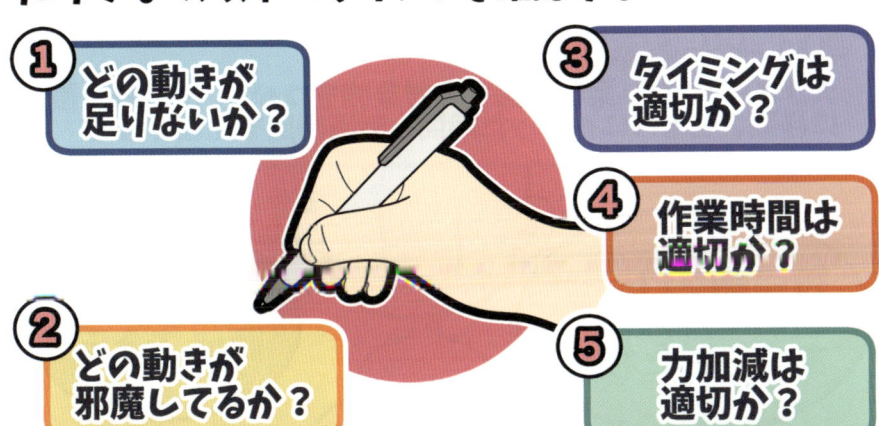

1. どの動きが足りないか？
2. どの動きが邪魔してるか？
3. タイミングは適切か？
4. 作業時間は適切か？
5. 力加減は適切か？

手に関わる上肢の構成要素

上肢の動きは複雑であるため、各関節の役割を把握し作業分析を行うことが重要である

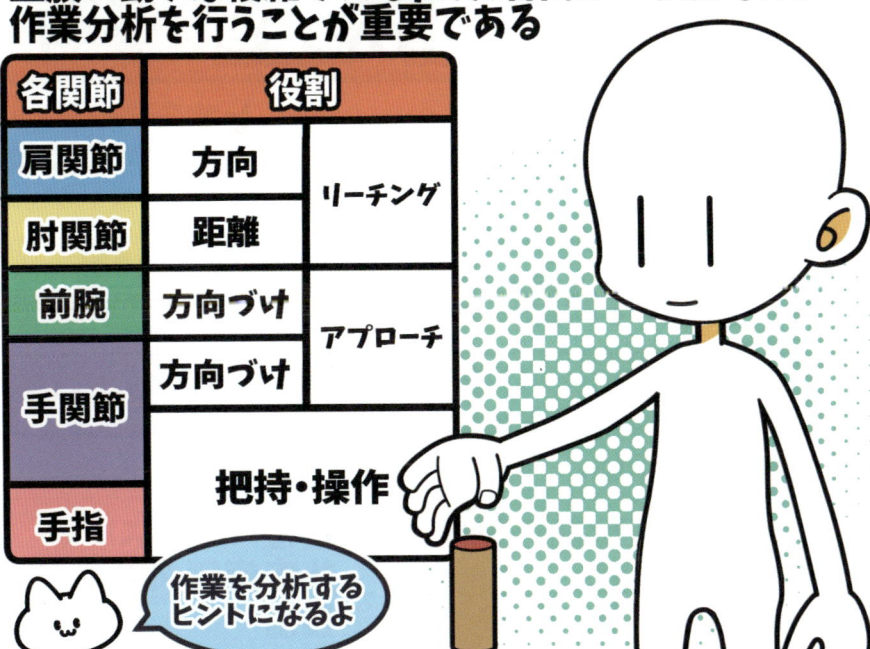

各関節	役割	
肩関節	方向	リーチング
肘関節	距離	
前腕	方向づけ	アプローチ
手関節	方向づけ	
手指	把持・操作	

作業を分析するヒントになるよ

ステージⅡ

簡易上肢機能検査（STEF）

上肢の動作能力を**客観的に評価する方法**としてはSTEFが代表的である。対象疾患を特定しない検査である

評価の概要

大きさ・形・重さ・素材の異なる対象物をつかみ、指定の位置に移動させるのにかかった時間と制限時間を比較する

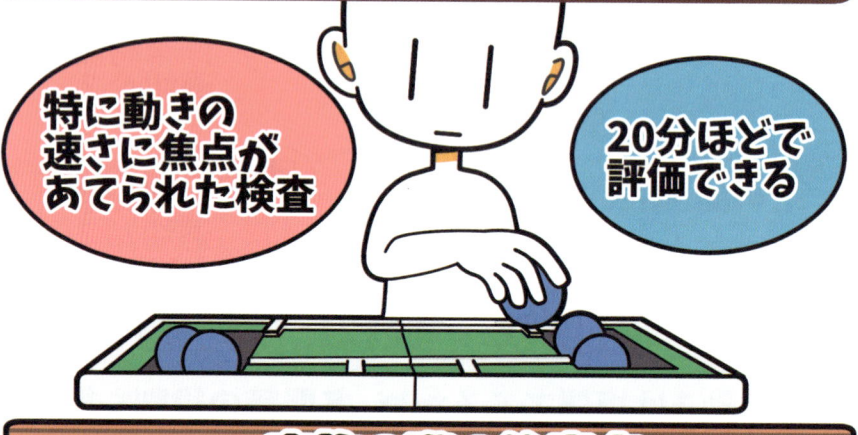

- 特に動きの速さに焦点があてられた検査
- 20分ほどで評価できる

実施の際の注意点

- 開始時の手の位置は**検査台の中央**とする
- **利き手→非利き手**、**麻痺が軽い側→重い側**の順番で検査を行う
- **3回以上失敗**した場合は不能とする
- 制限時間にできない時は、制限時間内に移動できた個数を記録する

確認項目

評価中の動作は、下記の項目も観察する

- ☑ 上肢の各関節の動き
- ☑ つまみの型
- ☑ 体幹・下肢の動き
- ☑ 座位バランス
- ☑ 非麻痺側の動き
- ☑ 表情

評価方法

10種類のサブテストから構成されており、それぞれの所要時間から点数を導き出し、合計点を算出する

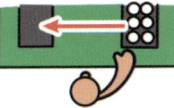

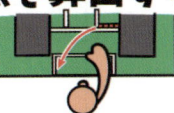

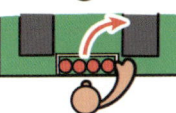

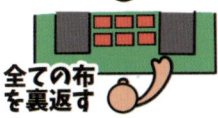

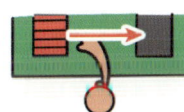

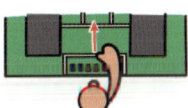

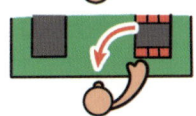

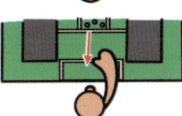

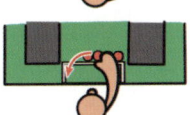

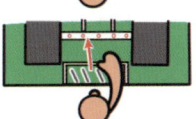

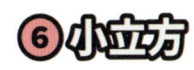

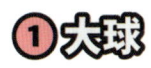

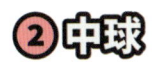

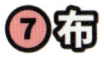

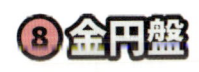

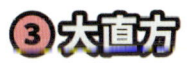

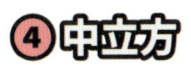

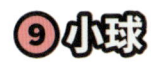

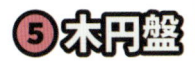

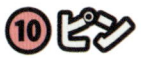

① 大球
② 中球
③ 大直方
④ 中立方
⑤ 木円盤
⑥ 小立方
⑦ 布　全ての布を裏返す
⑧ 金円盤
⑨ 小球
⑩ ピン

STEFの判定

年齢階級(歳)	正常域		
	最高	平均	最低
3	85	57	28
4	93	71	49
5	100	85	71
6	100	91	78
7	100	95	90
8	100	97	90
9	100	98	94
10	100	99	95
11〜13	100	99	96
14〜19	100	100	98
20〜29	100	100	99
30〜39	100	100	98
40〜49	100	99	96
50〜59	100	98	92
60〜69	100	90	88
70〜79	100	90	75
80以上	100	83	66

被験者の合計得点と年齢別階級得点を照らし合わせて動作能力の障害があるか判定するよ！

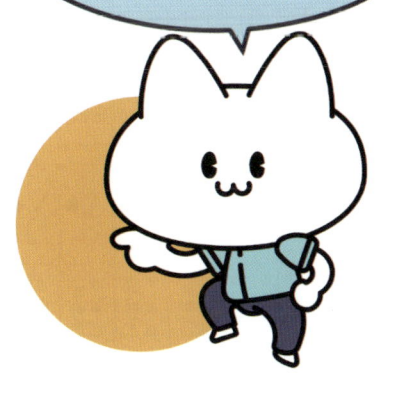

ステージⅡ

簡易上肢機能検査　記入例

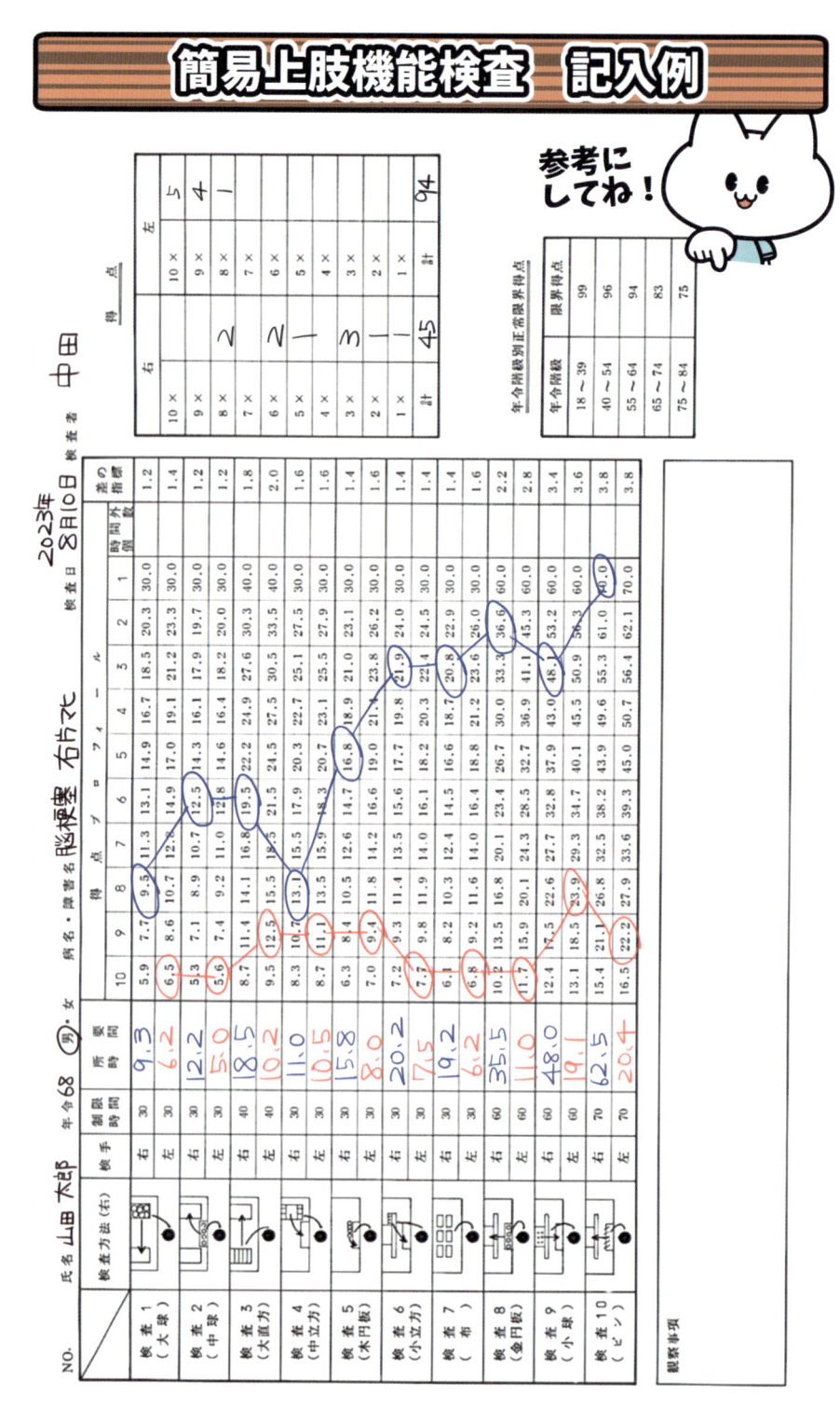

参考にしてね！

氏名 山田 太郎　　年令 68　男・女　　病名・障害名 脳梗塞 右片マヒ　　検査日 2023年 8月10日　検査者 中田

NO.	検査方法	検手	制限時間	所要時間	10	9	8	得点 7	プロフィール 6	5	4	3	2	1	時間外個数	差の指標
検査1 (大球)		右	30	9.3	5.9	7.7	9.5	11.3	13.1	14.9	16.7	18.5	20.3	30.0		1.2
検査2 (中球)		左	30	6.2	6.5	8.6	10.7	12.7	14.9	17.0	19.1	21.2	23.3	30.0		1.4
検査2 (中球)		右	30	12.2	5.3	7.1	8.9	10.7	12.5	14.3	16.1	17.9	19.7	30.0		1.2
検査3 (大直力)		左	30	5.0	5.6	7.4	9.2	11.0	12.8	14.6	16.4	18.2	20.3	30.0		1.8
検査3 (大直力)		右	40	18.5	8.7	11.4	14.1	16.8	19.5	22.2	24.9	27.6	30.3	40.0		2.0
検査4 (中立力)		左	30	10.2	9.5	12.5	15.5	18.5	21.5	24.5	27.5	30.5	33.5	30.0		1.6
検査4 (中立力)		右	30	11.0	8.3	10.7	13.1	15.5	17.9	20.3	22.7	25.1	27.5	30.0		1.6
検査5 (木円板)		左	30	10.5	8.7	11.1	13.5	15.9	18.3	20.7	23.1	25.5	27.9	30.0		1.4
検査5 (木円板)		右	30	15.8	6.3	8.4	10.5	12.6	14.7	16.8	18.9	21.0	23.1	30.0		1.4
検査6 (小立力)		左	30	8.0	7.0	9.3	11.8	14.2	16.6	19.0	21.4	23.8	26.2	30.0		1.4
検査6 (小立力)		右	30	20.2	7.2	9.8	11.4	13.5	15.6	17.7	19.8	21.9	24.0	30.0		1.4
検査7 (布)		左	30	7.5	7.7	8.2	11.9	14.0	16.1	18.2	20.3	22.4	24.5	30.0		1.4
検査7 (布)		右	30	19.2	6.1	9.2	12.4	14.0	16.4	18.8	21.2	23.6	26.0	30.0		2.2
検査8 (金円板)		左	60	6.2	6.8	13.5	16.8	20.1	23.4	26.7	30.0	33.3	36.6	60.0		2.8
検査8 (金円板)		右	60	35.5	10.2	15.9	20.1	24.3	28.5	32.7	36.9	41.1	45.3	60.0		3.4
検査9 (小球)		左	60	11.0	11.7	17.5	22.6	27.7	32.8	37.9	43.0	48.1	53.2	60.0		3.6
検査9 (小球)		右	60	48.0	12.4	18.5	23.9	29.3	34.7	40.1	45.5	50.9	55.3	60.0		3.8
検査10 (ピン)		左	70	19.1	13.1	21.3	26.8	32.5	38.2	43.9	49.6	55.3	61.0	70.0		3.8
検査10 (ピン)		右	70	20.4	16.5	22.2	27.9	33.6	39.3	45.0	50.7	56.4	62.1	70.0		

緊要事項

得点		
	右	左
10 ×		5
9 ×		4
8 ×		1
7 ×	2	
6 ×	2	
5 ×	1	
4 ×	3	
3 ×	1	
2 ×	1	
1 ×		
計	45	94

年令階級別正常限界得点		
年令階級	限界得点	
18～39	99	
40～54	96	
55～64	94	
65～74	83	
75～84	75	

てんちゃんのワンポイント講座
動作分析はビデオ撮影がオススメ

ビデオ撮影しておけば何度も見返せて他の人の意見も聞けるので、すごくいい！患者さんへのフィードバックにも使えるよ！！

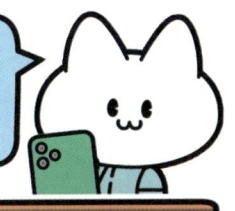

ビデオ撮影の手順について

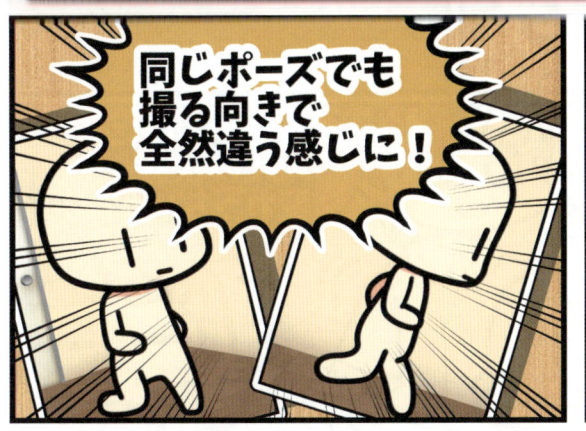

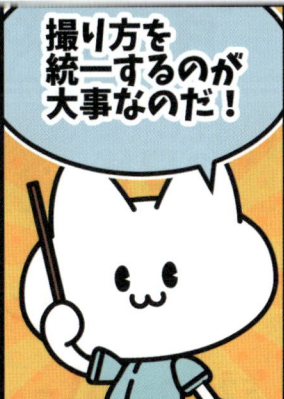

同じポーズでも撮る向きで全然違う感じに！

撮り方を統一するのが大事なのだ！

うまく撮影するための5カ条

❶ 明るい場所で撮影する
❷ 撮影する場所に不要な物は置かない
❸ 三脚を使って、なるべく**水平**に固定する
❹ ズームは**最大広角**が望ましい
❺ 注目する関節・部位ができるだけ**画面中央**に写るように上下左右の位置を調整する
❻ **運動面に対して垂直に**カメラを設置する
❼ 対象とする運動が撮影できる範囲かつ対象者の**全身が入る**程度までカメラを遠ざける

ステージ II-13
よく使うレベル ★★★★☆

OTは必須！日常生活動作（ADL）

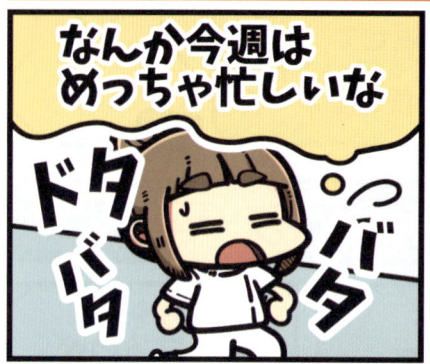

なんか今週はめっちゃ忙しいな

ドタバタ

あっ、新患さんの入浴動作がまだ評価できてないや…

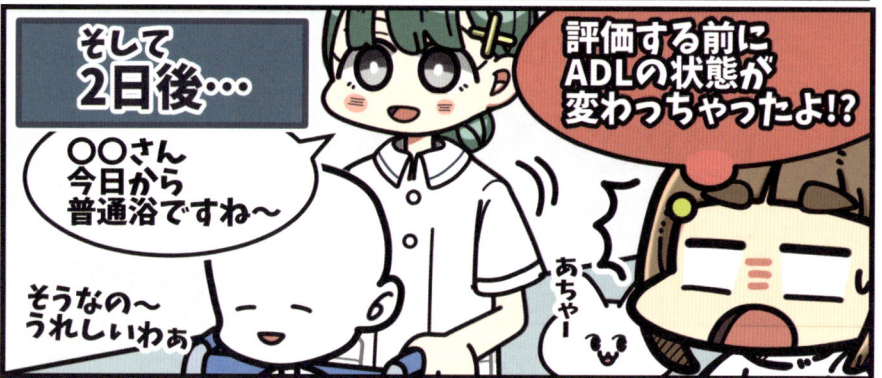

そして2日後…

〇〇さん今日から普通浴ですね〜

そうなの〜うれしいわぁ

評価する前にADLの状態が変わっちゃったよ!?

あちゃー

ADLってなに？

ADLとは**日常生活を送るために必要な動作**のことであり、以下の2つに分けられる

基本的ADL
最低限、身の回りのことを行う能力
（歩行・移乗・排泄食事・整容など）

手段的ADL
基本的ADLより複雑な動作を行う能力
（買い物・調理・洗濯・金銭管理など）

できるADLとしているADL

ADLは「できるADL」と「しているADL」にも分けられる

できるADL
時間はかかるがなんとかできるADLのこと

しているADL
普段の生活場面で行っているADLのこと

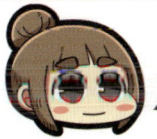

できるADLとしているADLに違いが出る場合ってどんな時なんだろ？

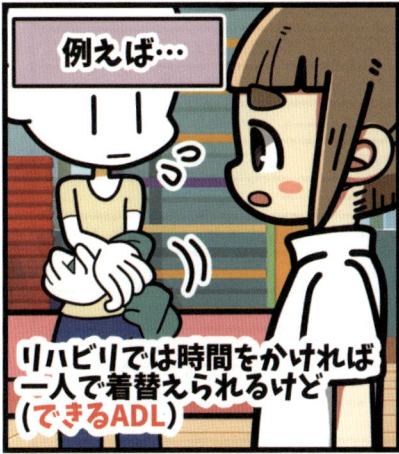

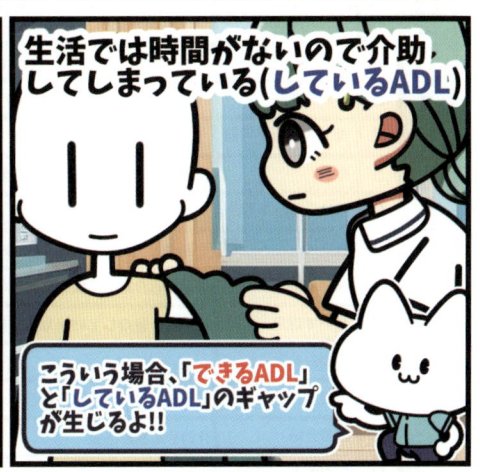

例えば…

リハビリでは時間をかければ一人で着替えられるけど（できるADL）

生活では時間がないので介助してしまっている（しているADL）

こういう場合、「できるADL」と「しているADL」のギャップが生じるよ!!

ADLの評価法

ADLの評価法は、以下の2種類に分けられる

日常生活動作(ADL)
Activities of **D**aily **L**iving

- **バーセル・インデックス(BI)**
  リハビリなどで「できるADL」の評価
- **機能的自立度評価表(FIM)**
  病棟・生活などで「しているADL」の評価

ステージⅡ

バーセル・インデックス（BI）

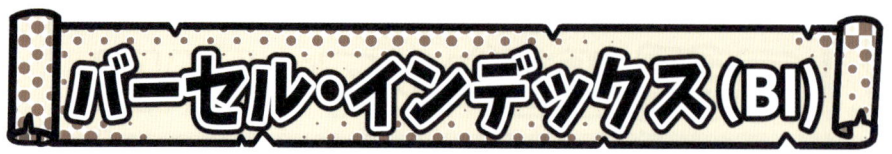

「できるADL」を以下の10項目から評価する方法

項目	点数	記述	基準
食事	10	自立	皿から食べ物をとって妥当な時間内に食べられる。自助具の使用も可
食事	5	部分介助	なんらかの介助や監視が必要（切り刻むなど）
食事	0	全介助	———
移乗	15	自立	すべての動作(省略)が、その逆も含めて可能
移乗	10	最小限の介助	上記の動作の1つ以上に最小限の介助または安全のための指示や監視が必要
移乗	5	移乗の介助	自力で臥位から起き上がって腰をかけられるが、移乗に介助が必要
移乗	0	部分介助or不可能	———
整容	5	自立	手洗い、洗顔、歯磨き、髭剃り、整髪が可能。道具の出し入れや管理も含む
整容	0	部分介助or不可能	———
トイレ	10	自立	トイレの出入り、衣服の着脱などが可能。手すりを使用してもよい
トイレ	5	部分介助	バランスが不安定、衣服操作やトイレットペーパー使用に介助が必要
トイレ	0	部分介助or不可能	———
入浴	5	自立	浴槽の出入り、シャワー使用、洗体が可能
入浴	0	部分介助or不可能	———
移動	15	自立	介助や監視なしに45m以上歩ける、杖などの使用が可能、装具の脱着やロックも可能
移動	10	部分介助	わずかな介助や監視があれば45m以上歩ける
移動	5	車いす使用	車いすを使用して45m以上移動できる。角を曲がる、方向転換などを含む
移動	0	上記以外	———
階段	10	自立	杖や手すりなどの使用も可
階段	5	部分介助	介助や監視が必要
階段	0	不可能	———
更衣	10	自立	通常つけている衣類・靴・装具の着脱が可能。実用性があれば方法は問わない
更衣	5	部分介助	作業の半分以上を自力で行え、妥当な時間内に終了できる
更衣	0	上記以外	———
排便	10	自立	排便の自制が可能で失敗がない
排便	5	部分介助	ときどき失敗する
排便	0	上記以外	———
排尿	10	自立	昼夜とも排尿自制が可能
排尿	5	部分介助	ときどき失敗する、準備が間に合わない
排尿	0	上記以外	———

60点以上は在宅生活が自立するレベル
20点以下は全介助レベルと判断する

機能的自立度評価表（FIM）

**FIMは「しているADL」を評価する方法であり
すべての疾患と高齢者が対象である**

評価項目

FIMは、運動項目と認知項目の計18項目である

運動項目															認知項目		
セルフケア						排泄コントロール		移乗			移動			コミュニケーション		社会的認知	
食事	整容	清拭	更衣(上半身)	更衣(下半身)	トイレ動作	排尿管理	排便管理	ベッド・いす・車いす	トイレ	浴槽・シャワー	歩行	車いす	階段	理解	表出	社会的交流	問題解決	記憶

得点は最低18点、最高126点

採点基準

各項目の自立度を１～７点の7段階で評価し、時間で変動がある場合は低いほうを優先する

得点	対象者が行う範囲	介助量	判定条件
7	100% (完全自立)	介助の必要なし	❶安全 ❷適切な時間 ❸使用具なし
6	100% (修正自立)	補助具を使用したり時間がかかったりする	❶安全面に配慮 ❷３倍の時間 ❸補助具使用
5	100% (監視)	監視や準備が必要	❶監視・指示・準備・促しが必要 ❷認知は10%未満の介助
4	75～100%未満 (最小介助)	0～25%	❶手を添える程度の介助 ❷自分で75%以上できる
3	50～75%未満 (中等度介助)	25～50%	❶介助量は50%未満 ❷自分で半分以上できる
2	25～50%未満 (最大介助)	50～75%	❶介助量75%未満 ❷自分で25%はできる
1	0～25% (全介助)	75～100%	❶介助量75%以上 ❷自力で25%未満しかできない ❸二人介助が必要

評価用紙はWeb動画サイトで配布中

ステージ II-14 どーする!? 体力の評価

よく使うレベル ★★★★☆

（車いすの人）
車いすの人って持久力の評価はどうしたらいいんだろう…
6分間歩行は難しいしなぁ

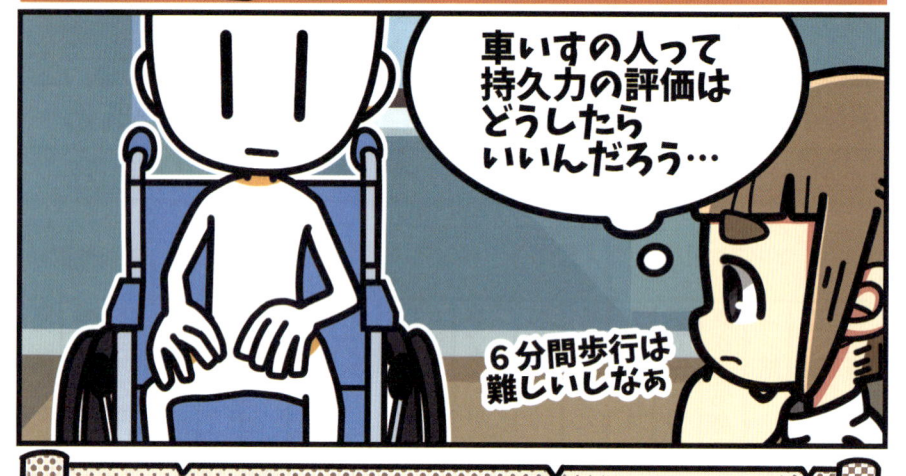

いろいろな体力の評価

体力の評価は、現状の体力の把握と個人に適した運動内容を選択するために行う

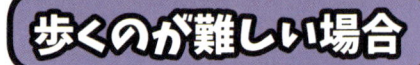

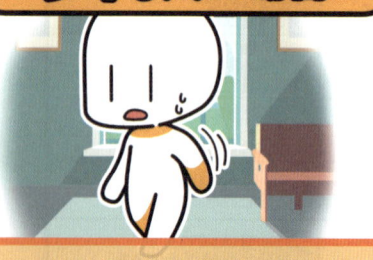

歩ける人の場合
6分間歩行 など

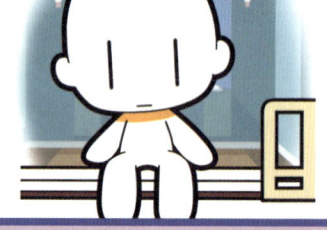

歩くのが難しい場合
1分間立ち上がりテストや腕を振りながら足踏み など

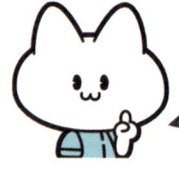

体力の評価では、脈拍数や血中酸素飽和度(SpO_2)疲労感（ボルグ・スケール）の変化を確認するよ！

歩行が可能な場合の 持久力の評価！6分間歩行

歩行が可能な患者さんに対する持久力評価では**6分間歩行**が最も一般的な方法である

6分間歩行の手順

1. 患者さんは30mを往復し、**できる限り長い距離を歩く**。途中で休憩してもよい
2. 1分ごとに**決められた言葉で声をかける**
3. 測定前後および1分ごとに脈拍数、SpO₂、ボルグ・スケールによる疲労感や呼吸困難を聴取する
4. 終了もしくは中止した時点で歩行距離と中止時間を記録する

ステージⅡ

声かけの方法

1分経過	うまく歩けてますよ。残り時間はあと5分です
2分経過	その調子を維持してください。残り時間はあと4分です
3分経過	うまく歩けてますよ。半分が終了しました
4分経過	その調子を維持してください。残り時間はもうあと2分です
5分経過	うまく歩けてますよ。残り時間はもうあと1分です

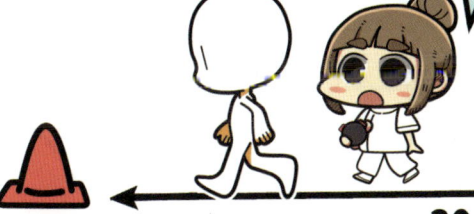

30m

6分間歩行の判定

- **400m以下**で外出制限が生じる
- **200m以下**で生活範囲がきわめて身近に限定される

歩行が難しい場合の持久力の評価

椅子からの立ち上がりができる患者さんなら**30秒立ち上がりテスト**を行ってもよい

> 30秒間に椅子からの立ち上がりを何回できるか測定する

試験開始前と終了時にバイタルサインとボルグ・スケールで評価する

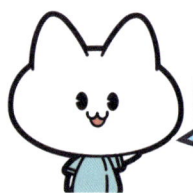

> 下肢筋力や転倒リスクの評価法だけどバイタルサインの変動や疲労感から持久力の評価にもなるよ！

椅子からの立ち上がりが難しければ、**腕を振りながら足踏み**などの方法もある

> 1分間の回数を測定する

> 数値化して把握しておくことが大事だね

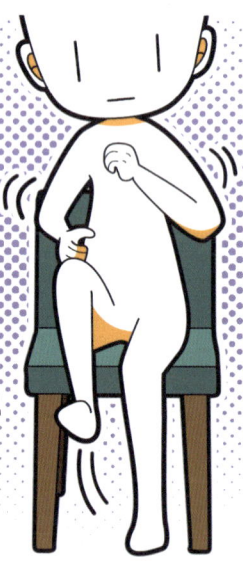

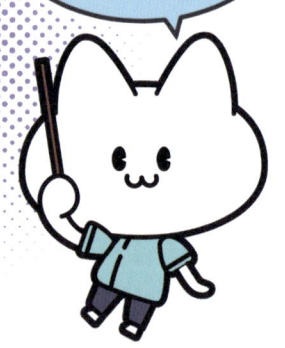

試験開始前と終了時にバイタルサインとボルグ・スケールで評価する

疲労感を数値化！ボルグ・スケール

疲労感の自覚症状を数字で表す方法で**ボルグ・スケールは20段階**、**修正ボルグ・スケールは10段階**で評価する

ボルグ・スケール	
6	
7	非常に楽である
8	
9	かなり楽である
10	
11	楽である
12	
13	ややきつい
14	
15	きつい
16	
17	かなりきつい
18	
19	非常にきつい
20	

修正ボルグ・スケール	
0	何も感じない
0.5	非常に弱い
1	かなり弱い
2	弱い
3	ちょうどよい
4	ややきつい
5	きつい
6	
7	かなりきつい
8	
9	
10	非常にきつい

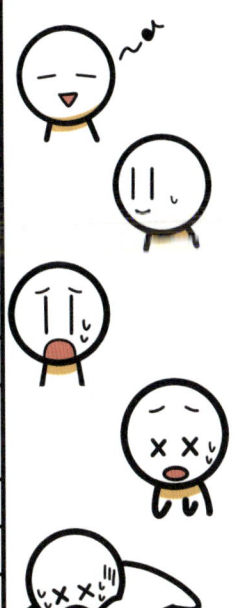

ステージⅡ

評価用紙はWeb動画サイトで配布中

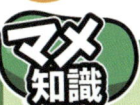

マメ知識　ボルグ・スケールと修正版はどう使い分ける？

一般的に、**心疾患ではボルグ・スケール**、**呼吸器疾患では修正ボルグ・スケール**を用いることが多い

ボルグスケール
数字を10倍するとほぼ心拍数になる
※年齢などで差異はある

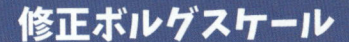

修正ボルグスケール
数字を10倍するとその運動が自分のもっている能力の何%程度かを示す

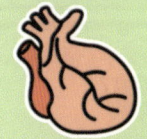

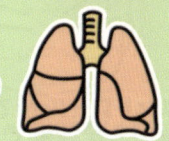

ステージ II - 15 超難解をクリア！高次脳機能障害の評価

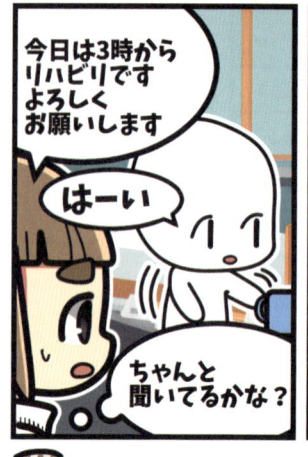

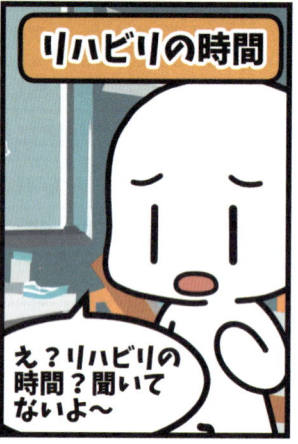

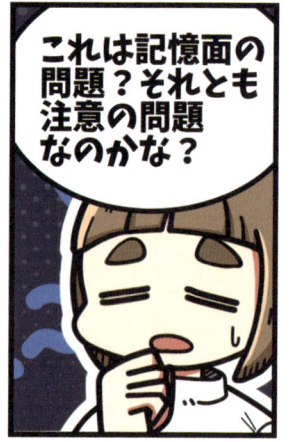

よく使うレベル ★★★★★

高次脳機能障害の基礎知識

臨床で関わることの多い高次脳機能障害には以下のものがある

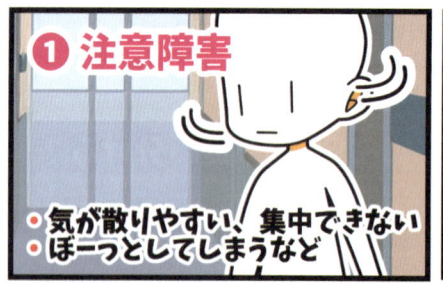

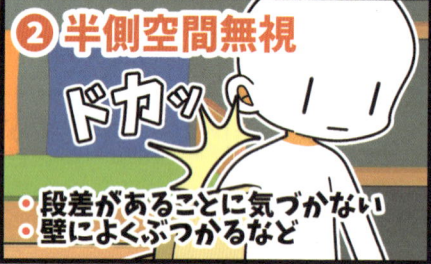

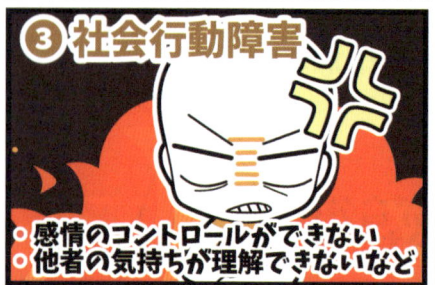

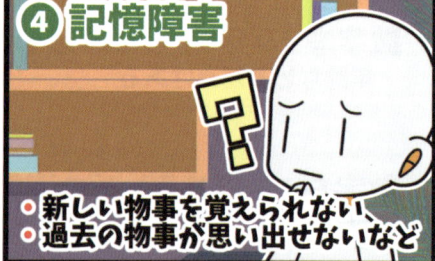

❶ 注意障害
- 気が散りやすい、集中できない
- ぼーっとしてしまうなど

❷ 半側空間無視
- 段差があることに気づかない
- 壁によくぶつかるなど

❸ 社会行動障害
- 感情のコントロールができない
- 他者の気持ちが理解できないなど

❹ 記憶障害
- 新しい物事を覚えられない
- 過去の物事が思い出せないなど

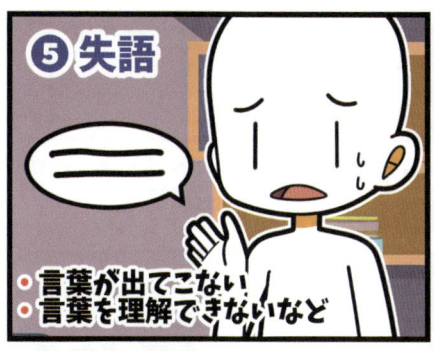

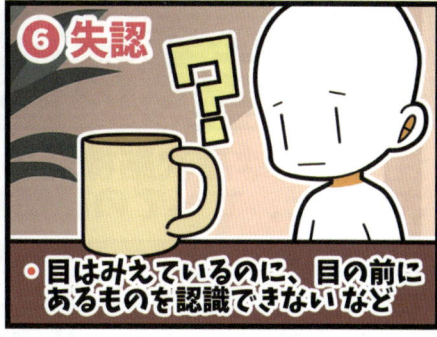

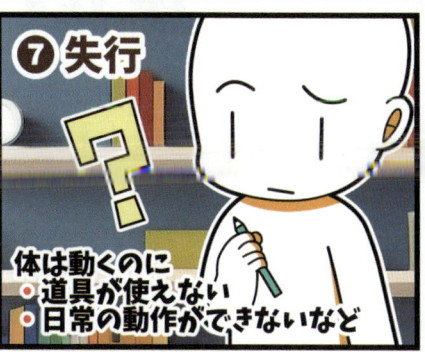

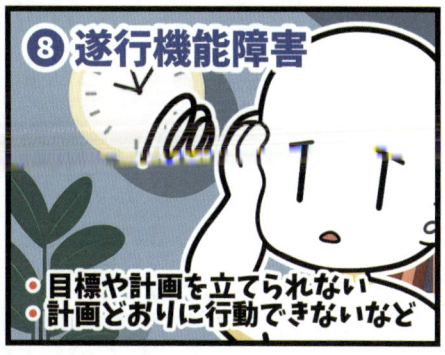

❺ 失語
- 言葉が出てこない
- 言葉を理解できないなど

❻ 失認
- 目はみえているのに、目の前にあるものを認識できないなど

❼ 失行
体は動くのに
- 道具が使えない
- 日常の動作ができないなど

❽ 遂行機能障害
- 目標や計画を立てられない
- 計画どおりに行動できないなど

ステージⅡ

高次脳機能の階層性について

高次脳機能は**階層性**となっており、下位機能の障害は上位の機能にも影響を及ぼす

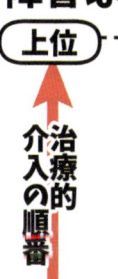

上位 ← 治療的介入の順番 → 下位

- 記憶・言語・認知・行為
- 注意・感情・意欲
- 意識状態（p30）

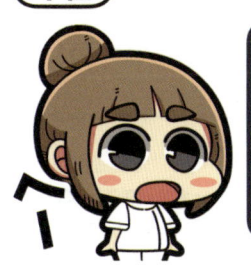

例えば、記憶と注意の両方に障害があったらまず、注意障害への訓練を先に導入していくよ！

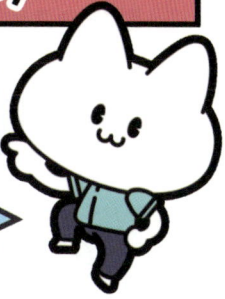

注意機能の評価

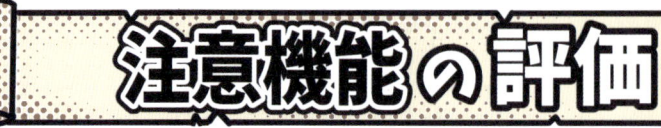

注意機能は高次脳機能の土台であり、注意が障害されると、すべての認知機能が影響を受ける

注意機能の分類

注意機能は、大きく分けると以下の4種類がある

持続性注意
注意を向け続ける

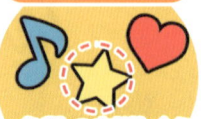

選択性注意
多数の刺激から一つの標的を見つける

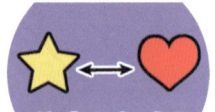

転換性注意
注意を向ける対象を切り替える

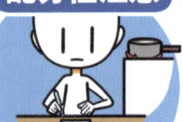

配分性注意
複数の課題に同時に応じる能力

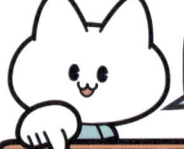

ここからは臨床で行いやすい注意障害の評価を紹介するよ！

注意障害の行動評価尺度（BAAD）

BAADは6項目からなる**注意障害の行動評価尺度**である。高得点となるほど注意障害が重度となる

評価項目

1. 活気がなく、ボーっとしている
2. 訓練中じっとしていられない、多動で落ち着きがない
3. 訓練（動作）に集中できず、容易に他のものに注意が逸れる
4. 動作のスピードが遅い
5. 同じことを2回以上指摘、同じ誤りを2回以上おかす
6. 動作の安全性への配慮が不足、安全確保ができていないのに動作を開始する

【評価点】
0：まったくみられない
1：ときにみられる（観察される頻度としては1/2未満、観察されないほうが多い）
2：しばしばみられる（観察される頻度としては1/2以上、観察されるほうが多い）
3：いつもみられる（毎日・毎回みられる）

トレイル・メイキング・テスト日本語版（TMT-J）

机上で行う注意機能検査であり、情報処理や注意の配分能力など、主に視覚的な注意機能を評価する

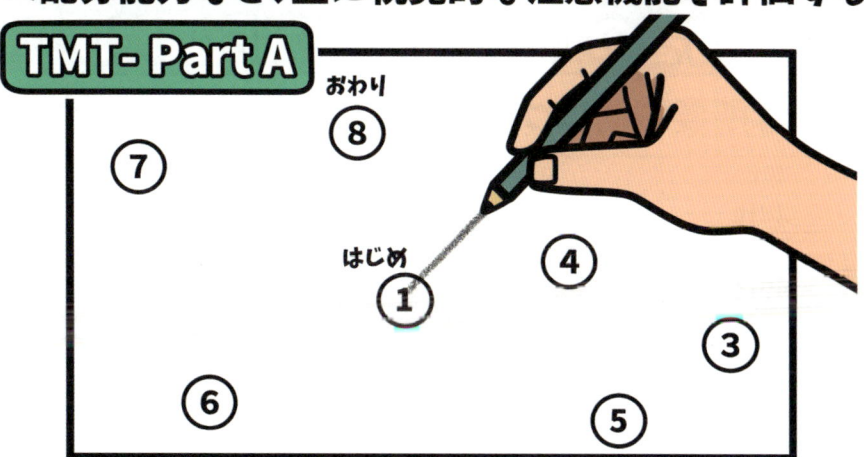

TMT- Part A

TMT-PartA はランダム配置された1〜25までの数字を順に線で結ぶ

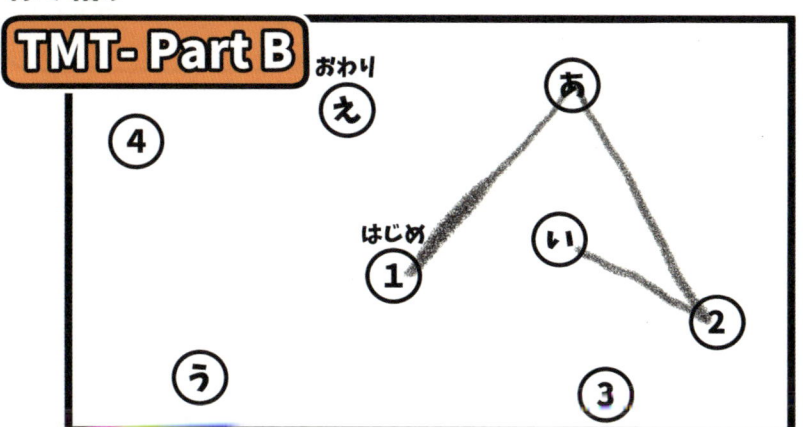

TMT- Part B

TMT-PartB は（1→あ→2→い…）といったように1〜13までの数字の間に平仮名を50音順に入れていく課題である

注意事項
- 用紙から鉛筆を離さず一筆書きをするように指示する
- 誤反応が出た時は「順番が間違っています。一つ戻って、もう一度よくみて、正確な順に結んでください」と伝え、修正を促す（その間もストップウォッチは止めない）
- 誤反応と鉛筆離しの回数をそれぞれ記録する
- PartAは180秒、PartBは300秒をもって中止としてもよい

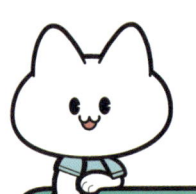

TMT-Jの結果を判定していこう！

健常者のTMT-J 年代別所要時間

まずは所要時間について年代別の平均値と比較する

年代	Part A	Part B
20代	29.1±8.1秒	42.1±11.5秒
30代	28.8±8.2秒	44.9±10.3秒
40代	30.3±7.5秒	44.0±11.9秒
50代	33.7±6.2秒	60.4±14.0秒
60代	34.9±7.2秒	62.6±12.7秒
70代	46.5±10.5秒	88.8±24.7秒
80代	51.1±9.2秒	103.8±24.3秒

平均値±標準偏差(SD)

総合判定基準

次に所要時間と誤反応数から総合判定を出す

		所要時間		
		＋1SD以内	＋2SD以内	＋2SDより延長
誤反応	Part A：2回以下 / Part B：4回以下	正常	境界	異常
	Part A：3回以上 / Part B：5回以上	境界	異常	異常

(文献20)より引用)

TMTは図版によって反応に大きく差が出てしまうので2019年に日本高次脳機能障害学会が標準化されたTMT-Jを発売しています

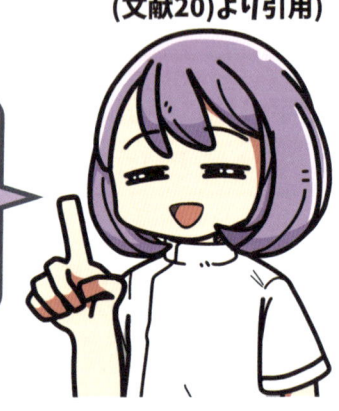

認知機能全般の評価

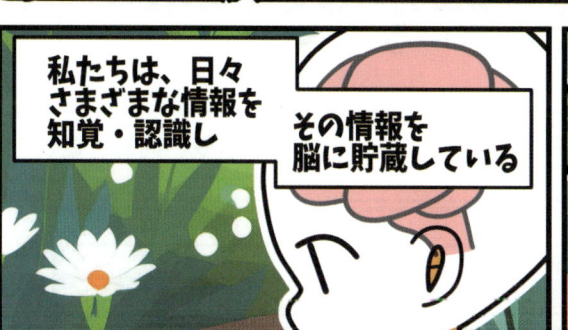

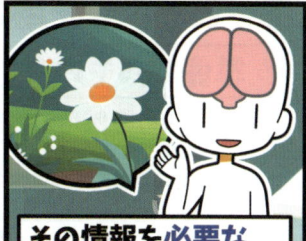

私たちは、日々さまざまな情報を知覚・認識し

その情報を脳に貯蔵している

その情報を必要な時に取り出して行動に活かす能力を認知機能という

認知機能はこの6つの要素で構成されているんだね

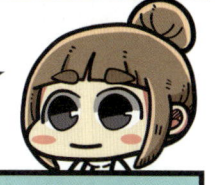

認知機能の構成要素

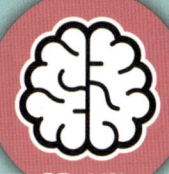

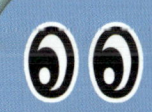

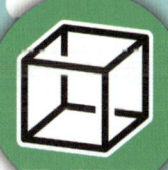

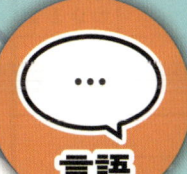

- 記憶（学習）
- 注意（集中力）
- 抽象的思考
- 言語（理解・喚語）
- 視空間認知機能
- 構成機能

簡易認知機能検査はミニ・メンタル・ステート検査(MMSE-J)と改訂 長谷川式簡易知能スケール(HDS-R)がよく使われているよ！

改訂 長谷川式簡易知能スケール(HDS-R)

認知障害の状態を知る目的の検査であり、日本でもっともよく使用されている

準備するもの

HDS-Rの評価用紙、鉛筆、消しゴム、5つの道具(鋏、時計、鍵、硬貨、クシ、スプーンなど)

■氏名	■生年月日　年　月　日
■年齢　男・女　■検査者	

No.	質問内容		配点
1	お歳はいくつですか？(2年までの誤差は正解)		0　1
2	今日は何年の何月何日ですか？ 何曜日ですか？ (年、月、日、曜日が正解でそれぞれ1点ずつ)	年 月 日 曜日	0　1 0　1 0　1 0　1
3	私たちが今いるところはどこですか？ (自発的にでれば2点、5秒おいて家ですか？病院ですか？ 施設ですか？のなかから正しい選択をすれば1点)		0　1　2
4	これからいう3つの言葉をいってみてください。あとで また聞きますのでよく覚えておいてください(以下の系列の いずれか1つで採用した系列に○印をつけておく) 1)：a)桜　b)猫　c)電車 2)：a)梅　b)犬　c)自動車		0　1 0　1 0　1
5	100から7を順番に引いてください (100引く7は？、それからまた7を引くと？と質問 する。最初の答えが不正解の場合、打ち切る)	(93) (86)	0　1 0　1
6	私がこれからいう数字を逆からいってください (6-8-2、3-5-2-9を逆にいってもらう、 3桁逆唱に失敗したら、打ち切る)	2-8-6 9-2-5-3	0　1 0　1
7	先ほど覚えてもらった言葉をもう一度いってみてください。 (自発的に回答があれば各2点、もし回答がない場合は 以下のヒントを与え、正解であれば1点) a)植物　b)動物　c)乗り物		a：0　1　2 b：0　1　2 c：0　1　2
8	これから5つの品物をみせます。それを隠しますので 何があったかいってください(時計、鍵、タバコ、ペン、 硬貨など必ず相互に無関係なもの)		0　1　2 3　4　5
9	知っている野菜の名前をできるだけ 多くいってください。(答えた野菜の 名前を右欄に記入する。途中で詰まり 約10秒待っても答えない場合には そこで打ち切る) 0～5＝0点、6＝1点、7＝2点 8＝3点、9＝4点、10＝5点		0　1　2 3　4　5
	(文献21)より引用	合計得点	

【判　定】満点は30点で、20点以下を認知症の疑いとする

ミニ・メンタル・ステート検査(MMSE-J)

簡易な知能検査で、言語性課題・動作性課題の要素を評価でき、国際的にもっとも使用されている

	質問内容	回答	得点
1 (5点)	・今年は何年ですか？	年	
	・いまの季節は何ですか？		
	・今日は何曜日ですか	曜日	
	・今月は何月ですか	月	
	・今日は何日ですか	日	
2 (5点)	・ここはなに県ですか	県	
	・ここはなに市ですか	市	
	・ここはなに病院ですか		
	・ここはなん階ですか	階	
	・ここは何地方ですか(例：関東地方)		
3 (3点)	・物品名3個(相互に無関係) ・検査者は物の名前を1秒間に1個ずついう。その後対象者に繰り返させる ・正答1個につき1点を与える。3個すべていうまで繰り返す(6回まで) ・何回繰り返したかを記載する　(　　)回		
4 (5点)	・100から順番に7を引く(5回まで)あるいは「セイカイチズ(世界地図)」を逆唱させる		
5 (3点)	・3で提示した物品名を再度復唱させる		
6 (2点)	・(時計をみせながら)これは何ですか ・(鉛筆をみせながら)これは何ですか		
7 (1点)	・次の文章を繰り返す 「つべこべいってもダメ」		
8 (3点)	(3段階の命令) ・紙を右手に取る ・紙を半分に折る ・紙を床に置く		
9 (1点)	・次の文章を読んで、その指示に従ってください 「眼を閉じなさい」		
10 (1点)	・何か文章を書いてください		
11 (1点)	・次の図形を書いてください		
		合計得点	

(文献22)より引用)

ステージⅡ

【判　定】満点は30点で、23点以下を認知症の疑いとする

記憶の評価

記憶障害は、高次脳機能障害の中で失語症に次ぐ頻度があり、日常生活への影響も大きい

> 臨床で行いやすい記憶の評価法を紹介するね！

日常記憶チェックリスト

ここ1カ月ぐらいの生活を振り返り、記憶障害による問題行動の程度を4段階で採点する

検査方法

- 患者さん本人と介護者が、生活場面を振り返り評価する
- 点数の違いから患者さんの「病識」の程度を知ることができる

	まったくない	ときどきある	よくある	常にある
1. 昨日あるいは数日前にいわれたことを忘れており、再度いわれないと思い出せないことがありますか？	0	1	2	3
2. つい、その辺りに物を置き、置いた場所を忘れてしまったり物を失くしたりすることがありますか？	0	1	2	3
3. 物がいつもしまってある場所を忘れて、まったく関係のない場所を探したりすることがありますか？	0	1	2	3
4. ある出来事が起こったのがいつだったかを忘れていることがありますか？（例：昨日だったのか、先週だったのか）	0	1	2	3
5. 必要な物を持たずに出かけたり、どこかに置き忘れて帰ってきたりすることがありますか？	0	1	2	3
6. 自分で「する」といったことを、し忘れることがありますか？	0	1	2	3
7. 前日の出来事の中で、重要と思われることの内容を忘れていることがありますか？	0	1	2	3
8. 以前に会ったことのある人たちの名前を忘れていることがありますか？	0	1	2	3
9. 誰かがいったことの細部を忘れたり、混乱して理解していることがありますか？	0	1	2	3
10. 一度、話した話や冗談をまたいうことがありますか？	0	1	2	3
11. 直前にいったことを繰り返し話したり、「今、何を話していましたっけ」などということがありますか？	0	1	2	3
12. 以前、行ったことのある場所への行き方を忘れたり、よく知っている建物の中で迷うことがありますか？	0	1	2	3
13. 何かしている最中に注意をそらす出来事があった後、自分が何をしていたか忘れることがありますか？	0	1	2	3

(文献23)より引用

三宅式記銘力検査

聴覚性言語記憶を評価する簡易的な検査法である

検査方法

① 有関係対語試験の10対語を検者が2秒間隔で読み上げる
② はじめの単語を提示し、その語と対の単語を答えてもらう
③ 5秒待っても答えなければ無反応として次の単語に進む
④ ①〜③を3回繰り返す(10対語すべてに正答できたら終了)
⑤ 無関係対語試験についても①〜③と同じ順序で行う

有関係対語試験	第1回	第2回	第3回	無関係対語試験	第1回	第2回	第3回
煙草−マッチ				少年−畳			
空−星				薔−虎			
命令−服従				入浴−財産			
汽車−電車				兎−障子			
葬式−墓				水泳−銀行			
相撲−行司				地球−問題			
家−庭				嵐−病院			
心配−苦労				特別−衝突			
寿司−弁当				ガラス−神社			
夕刊−号外				停車場−真綿			

ステージⅡ

健常群における三宅式記名力検査での正答数

	有関係対語試験			無関係対語試験		
	第1回	第2回	第3回	第1回	第2回	第3回
成人前期 (31.4±9.2歳,17名)	9.1	9.8	9.9	3.9	7.5	8.6
中年期 (46.7±5.2歳,18名)	7.7±1.6	9.1±1.1	9.4±0.3	2.9±1.8	6.2±2.1	7.9±2.5
老年期 (68.1±6.5歳,30名)	8.3±1.2 (5〜10)	9.7±0.7 (7〜10)	10.4±0.0 (10〜10)	1.3±1.1 (0〜4)	3.1±2.2 (0〜10)	4.6±2.5 (0〜10)

(文献24〜26)より引用)

半側空間無視の評価

半側空間無視は、左右どちらかの対象が認識できない状態であり、多くは右半球病変で左空間が無視される

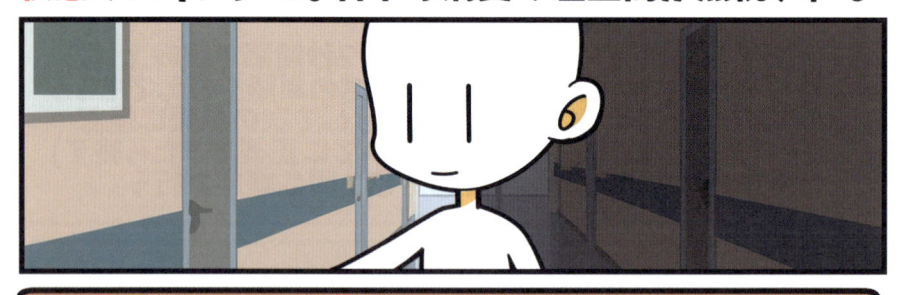

行動性無視検査 日本語版（BIT）

半側空間無視の評価で、通常検査と行動検査の2つの検査指標から構成されている

行動性無視検査 日本語版（BIT）

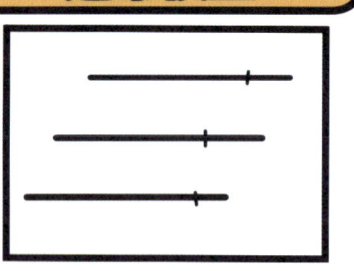

通常検査
線分二等分課題などの机上の視覚認知評価の6種類

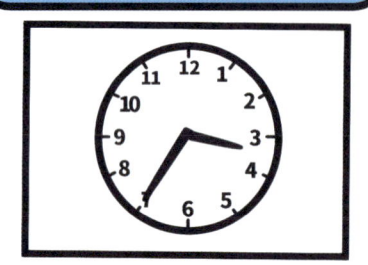

行動検査
日常場面を模した評価の9種類

検査には、だいたい45分ほどかかるよ

BITのカットオフ値と最高点

BITは、各検査にカットオフ値が定められている

A.通常検査	カットオフ値	最高点
❶ 線分抹消試験	34	36
❷ 文字抹消試験	34	40
❸ 星印抹消試験	51	54
❹ 描写試験	3	4
❺ 線分二等分試験	7	9
❻ 描画試験	2	3
合　計	131	146

B.行動検査	カットオフ値	最高点
❶ 写真課題	6	9
❷ 電話課題	7	9
❸ メニュー課題	8	9
❹ 音読課題	8	9
❺ 時計課題	7	9
❻ 硬貨課題	8	9
❼ 書字課題	8	9
❽ 地図課題	8	9
❾ トランプ課題	8	9
合　計	68	81

(文献27)より引用)

失行の評価

失行とは、運動障害や意思・理解に問題はないが日常生活で普段している動作ができない状態である

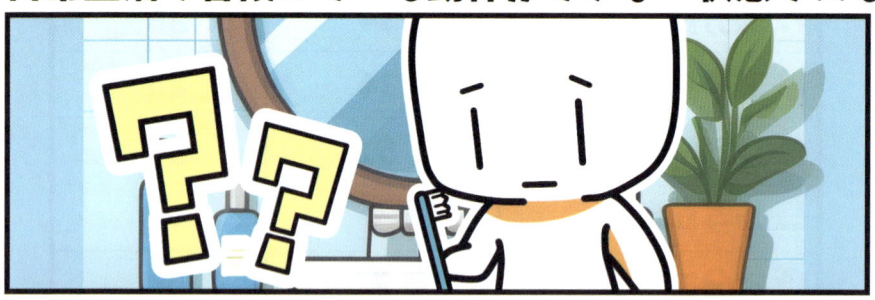

失行の評価方法

失行のスクリーニング評価を以下に記載する

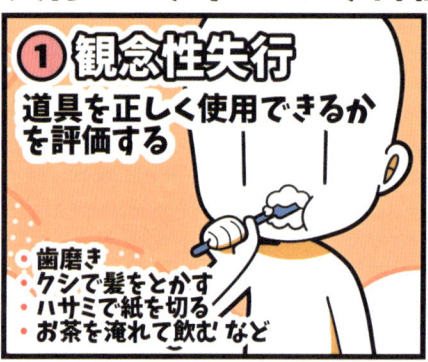

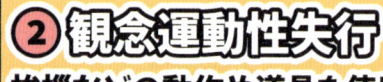

❶ 観念性失行
道具を正しく使用できるかを評価する
- 歯磨き
- クシで髪をとかす
- ハサミで紙を切る
- お茶を淹れて飲む など

❷ 観念運動性失行
挨拶などの動作や道具を使用する動作の模倣(マネ)ができるかを評価する
- 敬礼
- おいでおいで
- じゃんけんのチョキ
- 歯磨きのマネ
- 髪をとかすマネ
- ノコギリで木を切るマネ
- トンカチで釘を打つマネ など

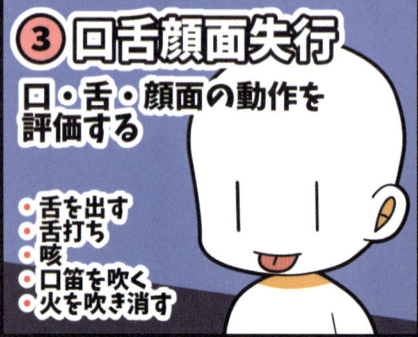

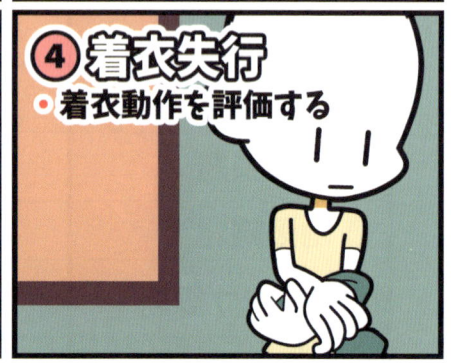

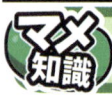

❸ 口舌顔面失行
口・舌・顔面の動作を評価する
- 舌を出す
- 舌打ち
- 咳
- 口笛を吹く
- 火を吹き消す

❹ 着衣失行
- 着衣動作を評価する

マメ知識　行為・動作の総合的な評価として標準高次動作検査(SPTA)がある

遂行機能の評価

遂行機能障害とは、生活での目標や行動を計画し順序立てて行うことができなくなる障害である

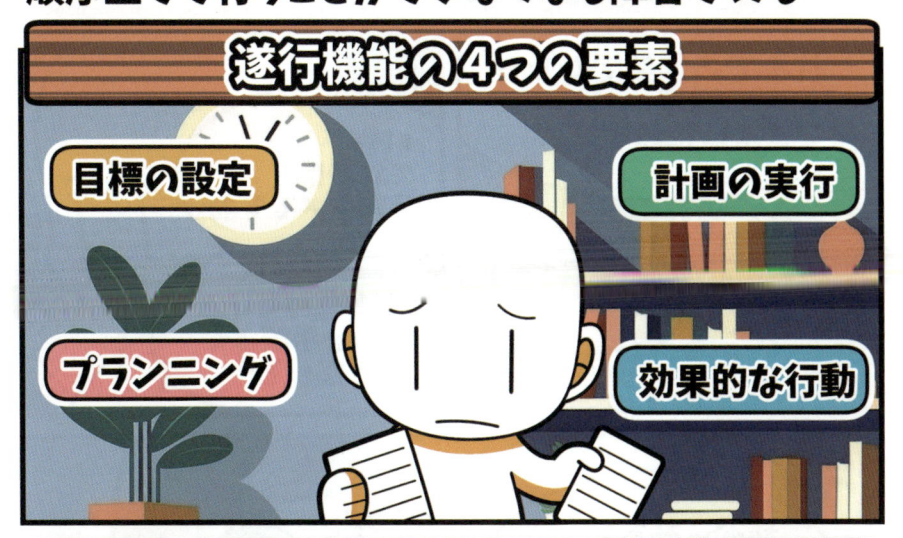

遂行機能の4つの要素

- 目標の設定
- 計画の実行
- プランニング
- 効果的な行動

遂行機能障害症候群の行動評価(BADS)

日常生活上の遂行機能に関する問題点を検出する評価法である

❶ 規則変換カード検査	注意や概念の変換
❷ 行為計画検査	計画の立案および実行、自己監視能力
❸ 鍵探し検査	計画の立案と効果的な行動調整
❹ 時間判断検査	質問にどの程度の時間がかかるか見積もる
❺ 動物園地図検査	情報の組織化・計画、自己監視能力
❻ 修正6要素	情報の組織化・計画、自己監視・修正能力
❼ 遂行機能障害の質問表	日常生活の問題について把握

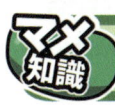

マメ知識　遂行機能障害があるとTMT-AとTMT-B(p129)の差が大きくなる

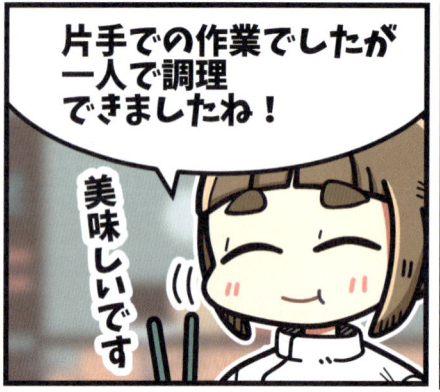

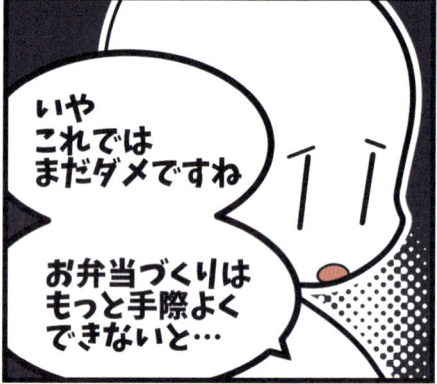

ステージ II-16
ゴール設定に活かす！作業を評価しよう

よく使うレベル ★★★★☆

> 片手での作業でしたが一人で調理できましたね！
> 美味しいです

> いやこれではまだダメですね
> お弁当づくりはもっと手際よくできないと…

> うーむ
> 私からみると十分に思えるけど随分捉え方が違うんだなぁ〜

> 作業を評価する方法として、今回はカナダ作業遂行測定（COPM）について解説するね

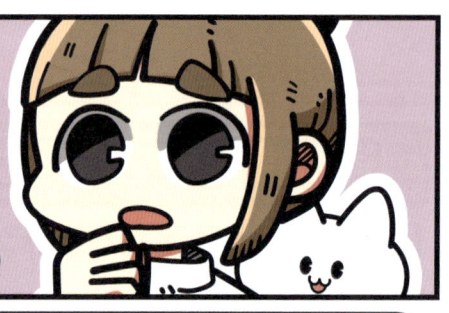

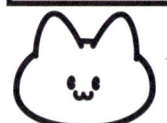

COPMはカナダ作業遂行モデル（CMOP-E）という理論を基にした評価である

CMOPでは、**人**・**作業**・**環境**が相互に影響し合うことでヒトは生活の中で様々な活動ができると考えられている

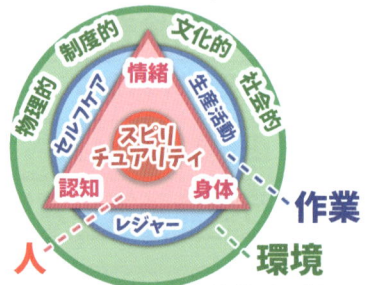

（文献29）より引用）

ヒトの作業に関する理論は、ほかに人間作業モデルなどがある

カナダ作業遂行測定（COPM）

COPMは「どの作業が大事か」「その作業がどれだけうまくできているか」を測るための方法

> 患者さん自身が**したいこと**や**する必要があること**などを確認する評価なんだね

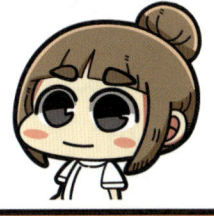

COPMの実施手順

重要度

1　2　3　4　5　6　7　8　9　10

まったく重要でない　　　　　　　非常に重要である

① 患者さんが「したい、する必要がある、周りからすることを期待されている」と思う作業を決める

- ここであげられる作業の数は制限しない
- 作業に関するエピソードなど、患者さんの作業歴も聴取する

② ①で聞いた作業に対して、患者さんの生活における**重要度**を10段階で評価する

③ ②で評価した作業の中から点数が高い順に**5つまで**上げ、それぞれの**遂行度**と**満足度**を患者さんに聞く

> 失語や認知機能の低下がある場合は、家族などに代理で答えてもらうこともできるよ

🎁 評価用紙はWeb動画サイトで配布中

ステージⅡ

ステージ II-17 近年のトピック！栄養状態の評価

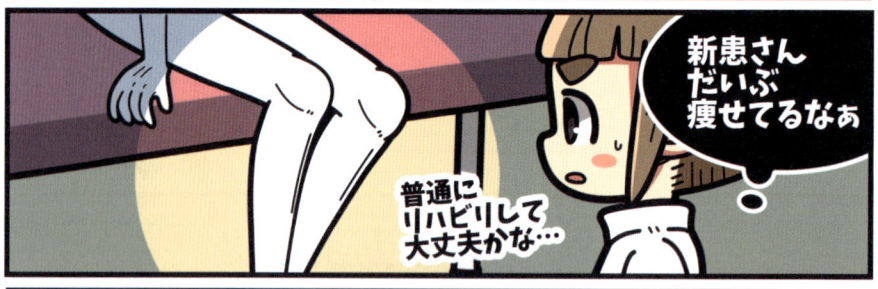

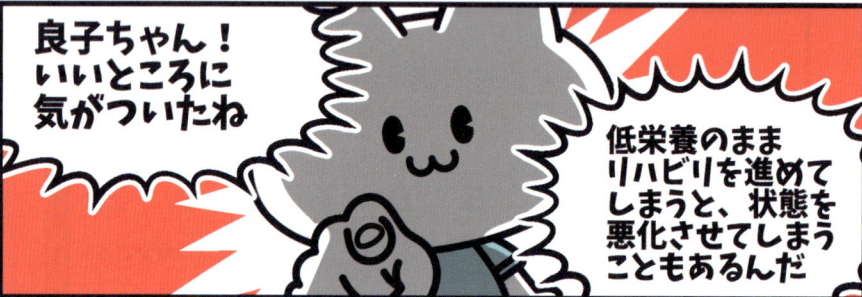

よく使うレベル ★★★☆☆

（良子）新患さんだいぶ痩せてるなぁ
普通にリハビリして大丈夫かな…

良子ちゃん！いいところに気がついたね
低栄養のままリハビリを進めてしまうと、状態を悪化させてしまうこともあるんだ

低栄養の原因

低栄養の原因は3つあり、栄養状態の改善に向けて原因を推測することは重要である

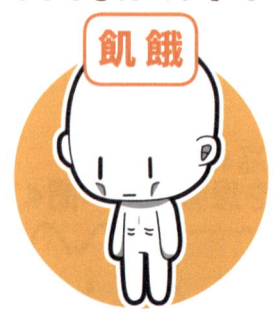

飢餓
エネルギー摂取量の不足

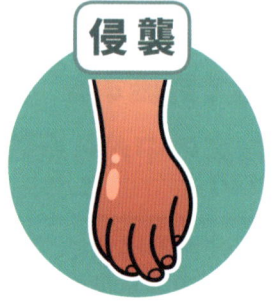

侵襲
外科手術、外傷、敗血症、熱傷などの**急性ストレス**

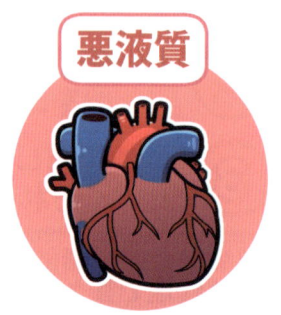

悪液質
がん、慢性心不全、自己免疫疾患などの**慢性消耗性疾患**

栄養状態の評価法

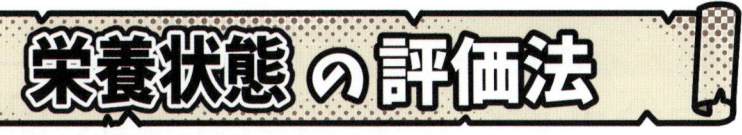

栄養状態は簡易栄養状態評価表(MNA®-SF)を用いて評価する

簡易栄養状態評価表 (MNA®-SF)

氏名：
性別：　　年齢：　　体重：　　kg　身長：　　cm　調査日：

□欄に適切な数値を記入し、それらを加算してスクリーニング値を算出する

A. 過去3カ月間で食欲不振、消化器系の問題、咀嚼・嚥下困難などで食事量が減少しましたか？
- 0＝著しい食事量の減少
- 1＝中等度の食事量の減少
- 2＝食事量の減少なし

B. 過去3カ月間で体重の減少がありましたか？
- 0＝3kg以上の減少
- 1＝わからない
- 2＝1～3kgの減少
- 3＝体重減少なし

C. 自力で歩けますか？
- 0＝寝たきりまたは車いすを常時使用
- 1＝ベッドや車いすから離れられるが、歩いて外出はできない
- 2＝自由に歩いて外出できる

D. 過去3カ月間で精神的ストレスや急性疾患を経験しましたか？
- 0＝はい
- 2＝いいえ

E. 神経・精神的問題の有無
- 0＝強度認知症またはうつ状態
- 1＝中程度の認知症
- 2＝精神的問題なし

F1. BMI (kg/m^2)：体重(kg)÷[身長(m)]^2
- 0＝BMIが19未満
- 1＝BMIが19以上、21未満
- 2＝BMIが21以上、23未満
- 3＝BMIが23以上

BMIが測定できない人は、F1の代わりにF2を回答してください
BMIが測定できる人は、F1のみに回答し、F2には記入しないでください

F2. ふくらはぎの周囲長(cm)
- 0＝31cm未満
- 3＝31cm以上

スクリーニング値（最大：14ポイント）
- ・12～14ポイント：栄養状態良好
- ・8～11ポイント：低栄養のおそれあり
- ・0～7ポイント：低栄養

ステージⅡ

(文献30～33)より引用

てんちゃんのワンポイント講座
エネルギー消費量の計算と比較

次は患者さんの全エネルギー消費量を計算して、リハビリのエネルギー消費量と見合っているかを確認してみよう！

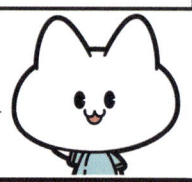

① 全エネルギー消費量

全エネルギー消費量は、以下の計算式で算出される

基礎エネルギー消費量 × 活動係数 × ストレス係数

基礎エネルギー消費量（ハリスベネディクトの式）

男：$66.47 + [13.75 × 体重(kg)] + [5.00 × 身長(cm)] - [6.76 × 年齢(歳)]$
女：$655.1 + [9.56 × 体重(kg)] + [1.85 × 身長(cm)] - [4.68 × 年齢(歳)]$

活動係数

寝たきり（意識障害）	1.0
寝たきり（覚醒）	1.1
ベッド上安静	1.2
ベッド外活動	1.3〜1.4
一般職従事	1.5〜1.7

ストレス係数

飢餓状態	0.6〜0.9
小手術	1.2
中等度手術	1.2〜1.4
大手術	1.3〜1.5
重症感染症	1.5〜1.6
発熱（1℃ごと）	+0.1

例 80歳、男性、身長160cm、体重50kg、脳卒中術後3日目、意識障害あり。ベッド上で寝たきりの場合における全エネルギー消費量の求め方

約1,000 × 1.0 × 約1.5 ＝ 約1,500kcal
基礎エネルギー消費量　活動係数　ストレス係数　全エネルギー消費量

② リハビリのエネルギー消費量

リハビリで、どの程度エネルギーを消費するかを以下の計算式で求める

$$1.05 \times 体重(kg) \times メッツ(METs) \times 時間(hr)$$

メッツ	運動内容
1.0	安静座位
1.8	立位、皿洗い
2.0	ゆっくりした歩行(散歩または家の中)、洗濯
3.0	普通歩行、台所の手伝い
3.5	歩行(ほどほどの速さ)、自転車に乗る、階段降段
4.0	自転車に乗る(通勤)、階段昇段

例 体重50kgの患者が3.0メッツ程度のリハビリを1時間行った場合のリハビリのエネルギー消費量

$$1.05 \times 50_{kg} \times 3.0 \times 1.0_{hr} = 157.5_{kcal}$$
(体重)　(メッツ)　(時間)　(リハビリのエネルギー消費量)

①+②の総エネルギー消費量が摂取エネルギーより多くなると低栄養になってしまうよ！

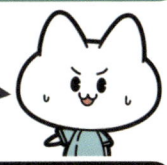

低栄養時はどう対策する？

低栄養患者に対して、OTができる工夫を紹介する

- 食前に介入し覚醒を促す
- 食べやすくするためにポジショニングの見直しや自助具を導入
- 食欲不振が原因の場合は、①食形態の変更、②一次的な常食への変更、③好物の持ち込み、④栄養補助食品の追加などを医師・看護師・管理栄養士・言語聴覚士などに相談する

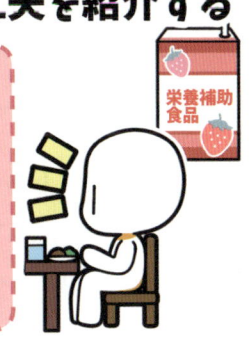

ステージ II - 18　よく使うレベル ★★★☆☆
家屋調査ってどこをみるの？

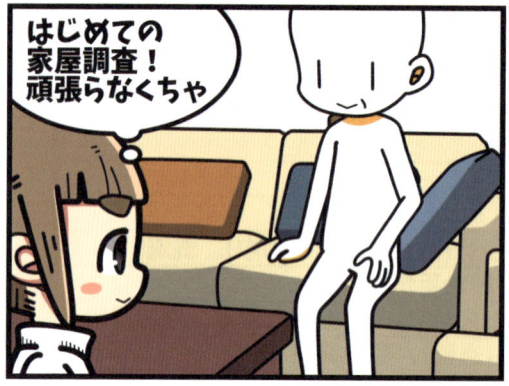

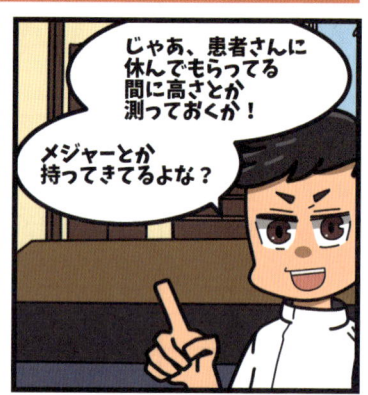

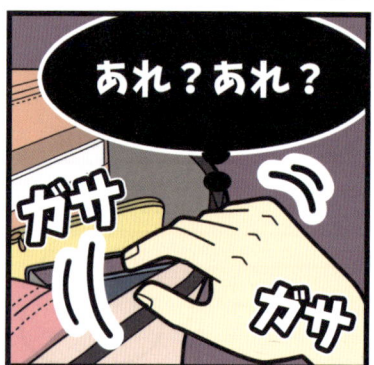

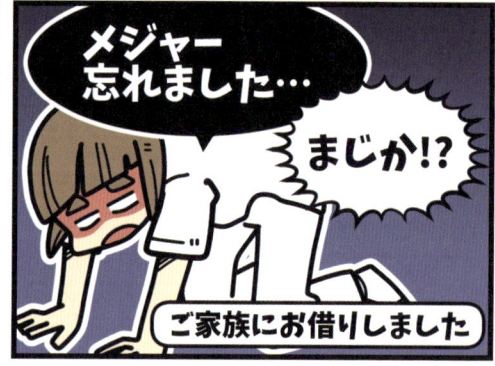

はじめての家屋調査！頑張らなくちゃ

じゃあ、患者さんに休んでもらってる間に高さとか測っておくか！
メジャーとか持ってきてるよな？

あれ？あれ？
ガサガサ

メジャー忘れました…
まじか!?
ご家族にお借りしました

家屋調査の持ち物チェックリスト

出発直前に焦らないよう、事前に準備しておこうね！

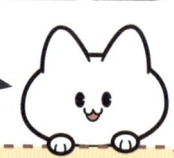

- ☑ メジャー
- ☑ カメラ
- ☑ バインダー
- ☑ 筆記用具
- ☑ 紙(方眼紙など)
- ☑ 紙テープ
- ☑ スリッパ
- ☑ 福祉用具
- ☑ 歩行補助具(杖など)
- ☑ 福祉用具カタログ
- ☑ 名刺

家屋調査の流れ

家屋調査は限られた時間で実施しないといけないため、段取りをよく行う必要がある

家屋調査の流れを一緒に確認してみよう！

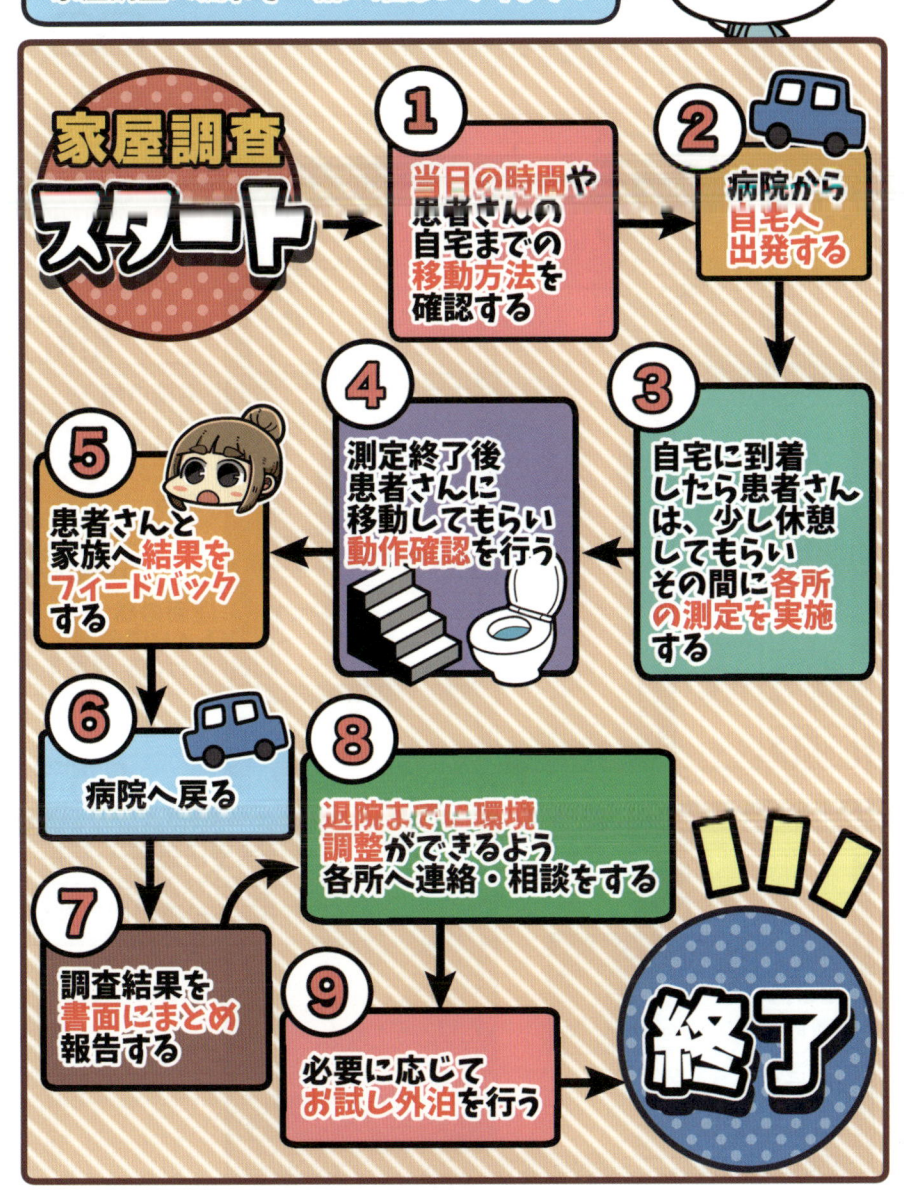

ステージⅡ

家屋調査スタート

① 当日の時間や患者さんの自宅までの移動方法を確認する

② 病院から自宅へ出発する

③ 自宅に到着したら患者さんは、少し休憩してもらいその間に各所の測定を実施する

④ 測定終了後患者さんに移動してもらい動作確認を行う

⑤ 患者さんと家族へ結果をフィードバックする

⑥ 病院へ戻る

⑦ 調査結果を書面にまとめ報告する

⑧ 退院までに環境調整ができるよう各所へ連絡・相談をする

⑨ 必要に応じてお試し外泊を行う

終了

家屋調査でみるポイント

患者さんが普段通ることの多い箇所を中心に測定していこう！

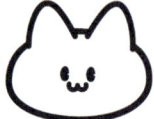

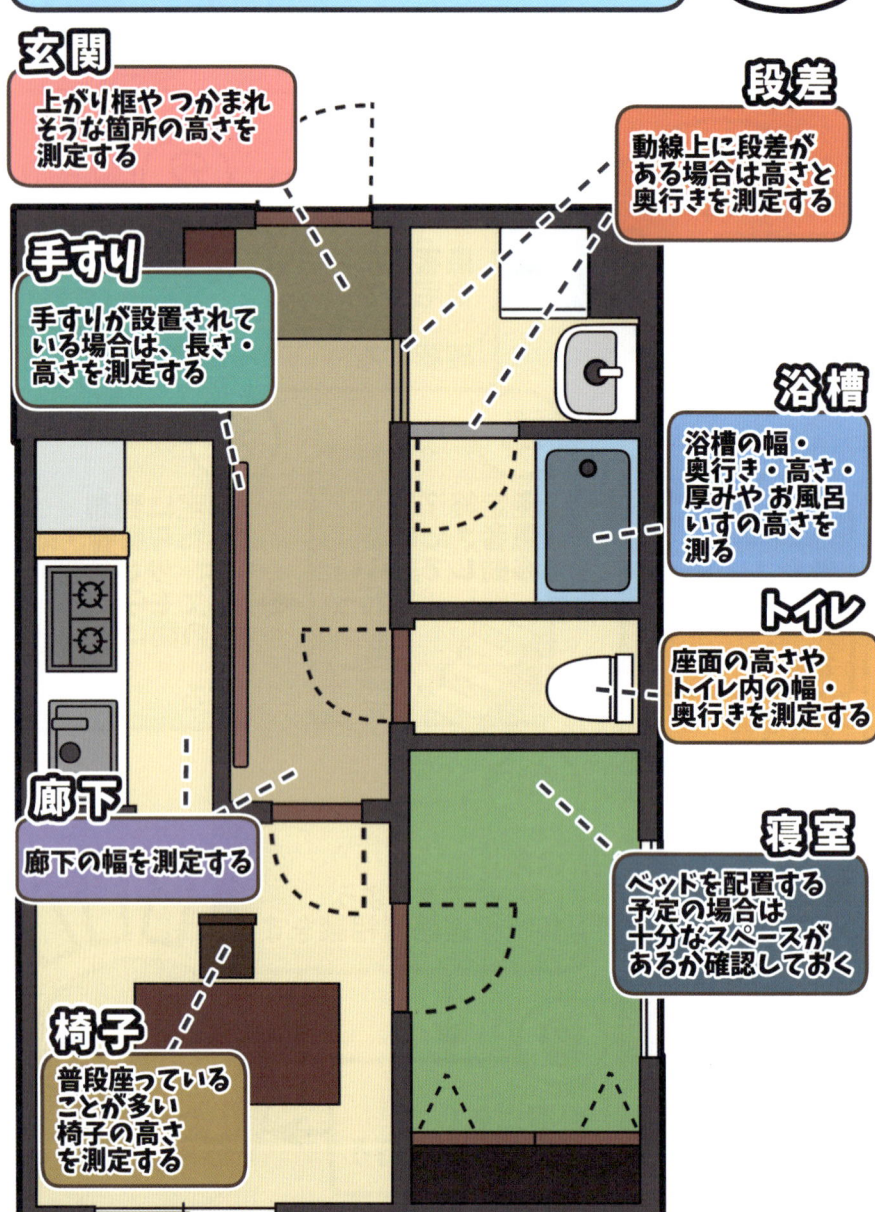

玄関
上がり框やつかまれそうな箇所の高さを測定する

段差
動線上に段差がある場合は高さと奥行きを測定する

手すり
手すりが設置されている場合は、長さ・高さを測定する

浴槽
浴槽の幅・奥行き・高さ・厚みやお風呂いすの高さを測る

トイレ
座面の高さやトイレ内の幅・奥行きを測定する

廊下
廊下の幅を測定する

寝室
ベッドを配置する予定の場合は十分なスペースがあるか確認しておく

椅子
普段座っていることが多い椅子の高さを測定する

提案することの多い福祉用具

工事不要で設置できるものやレンタルできるものは薦めやすいね

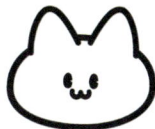

突っ張り手すり

天井と床の間に突っ張り棒として**固定するバー**

⚠️ 垂直なバーは天井や床の強度を確認する必要あり

回転式バスボード

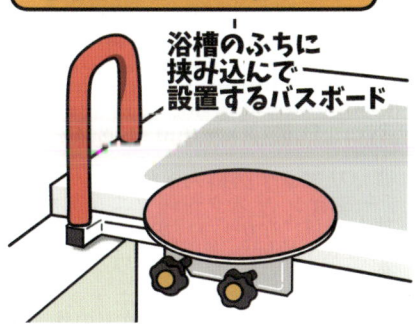

浴槽のふちに挟み込んで設置するバスボード

トイレ用補助手すり

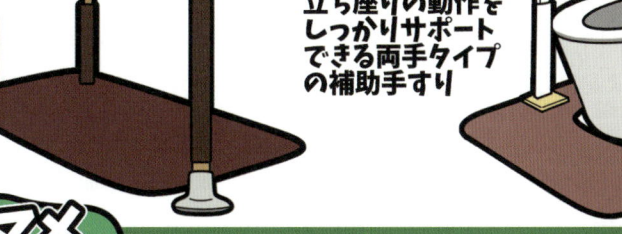

立ち座りの動作をしっかりサポートできる両手タイプの補助手すり

ステージⅡ

マメ知識 支持物はどこに設置すればいい？

手をつく箇所は支持物を設置する必要性が高いよ！紙テープなどで目印をつけておこう

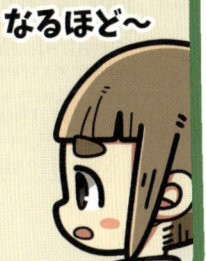

なるほど～

文献

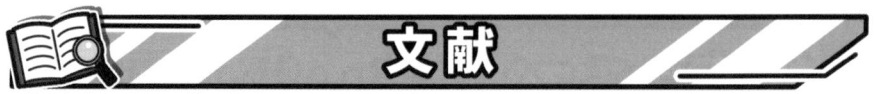

1) 中島　俊:入職1年目から現場で活かせる！こころが動く医療コミュニケーション読本.医学書院,2023
2) 大木桃代(編):ナースが知りたい！患者さんの心理学.西東社,2013
3) 齋藤佑樹,他:作業療法の曖昧さを引き受けるということ.医学書院, 2023
4) 沖田　実:関節可動域制限 第2版.三輪書店,2013
5) 百瀬公人(ゲスト編):関節可動域制限-発展途上の理学療法.文光堂,2009
6) 森岡　周,他(編):神経理学療法学 第3版.医学書院,2022
7) Brunnstrom S:Movement Therapy in Hemiplegia:A Neurophysiologic Approach.Lippincott Williams and Wilkins,Philadelphia,1970
8) 長崎重信(編):身体障害作業療法学.メジカルビュー社,2010
9) 斉藤秀之:理学療法における筋緊張の再考.斉藤秀之,他(編):筋緊張に挑む-筋緊張を深く理解し、治療技術をアップする！文光堂,2015,pp 2-5
10) 美崎定也,他(編):PT評価ポケット手帳 第2版.ヒューマン・プレス,2021
11) 埼玉県立がんセンター:痛みの治療のための評価シート(chrome-extension://efaidnbmnnnibpcajpcglclefindmkaj/https://www.saitama-pho.jp/documents/468/20211116.pdf).2024年9月8日閲覧
12) Avers D,他(著),津山直一,他(訳):新・徒手筋力検査法 第10版.協同医書出版社,2020
13) 聖マリアンナ医科大学病院リハビリテーションセンター(編):疾患別リハビリテーション リスク管理マニュアル 第2版.ヒューマン・プレス,2022
14) 井上和章:"ながら力"が歩行を決める―自立歩行能力を見きわめる臨床評価指標F&S.協同医書出版社,2011
15) 金子　翼:簡易上肢機能検査の標準化.リハ医学 23：266,1986
16) 白波瀬元道(編):ST評価ポケット手帳 第2版.ヒューマン・プレス,2023
17) 鎌倉矩子,他:高次脳機能障害の作業療法.三輪書店,2010
18) 福井圀彦,他(編):脳卒中最前線 第4版.医歯薬出版,2009
19) 原　寛美(監):高次脳機能障害ポケットマニュアル 第4版.医歯薬出版,2023
20) 日本高次脳機能障害学会(編):Trail Making Test 日本版(TMT-J).新興医学出版社,2019
21) 加藤伸司,他:改訂長谷川式簡易知能評価スケール(HDS-R)の作成.老年精神医学 7:1235-1247, 1991
22) Folstein MF,et al :" Mini-mental state".A practical method for grading the cognitivestate of patients for theclinician.J Psychiatr Res 12:189-198,1975
23) 数井裕光,他:日本版日常記憶チェックリストの有用性の検討.Brain Nerve 55:317-325, 2003
24) 滝浦孝:三宅式記銘力検査(東大脳研式記銘力検査)の標準値-分権的検討.広島修大論集人文編 48:241,2007
25) 増井寛治,他:側頭葉てんかん患者の記憶機能障害-発作波焦点側と言語性,非言語性記憶機能についての神経心理学的研究.精神医学 25:55,63,1983
26) 稲山靖弘,他:症状の軽度な精神分裂病患者の前頭葉機能および記憶機能.精神医学 39:975- 977,1997
27) Ishiai S,et al:Dissociated neglect for objective and subjective sizes. J Neurol 244:607-612,1997
28) 日本高次脳機能障害学会(編):標準高次動作性検査失行症を中心として改訂版.新興医学出版社,1999
29) Law M (著),吉川ひろみ(訳):COPM(カナダ作業遂行測定)第4版.大学教育出版,2006
30) Guralnik JM,et al:A short physical performance battery assessing lower extremityfunction:association with self-reported disability and prediction of mortality andnursing home admission.J Gerontol 49: M85-94,1994
31) Vellas B,et al:Overview of the MNA®-Its History and Challenges. J Nutr HealthAging 10:456-465,2006

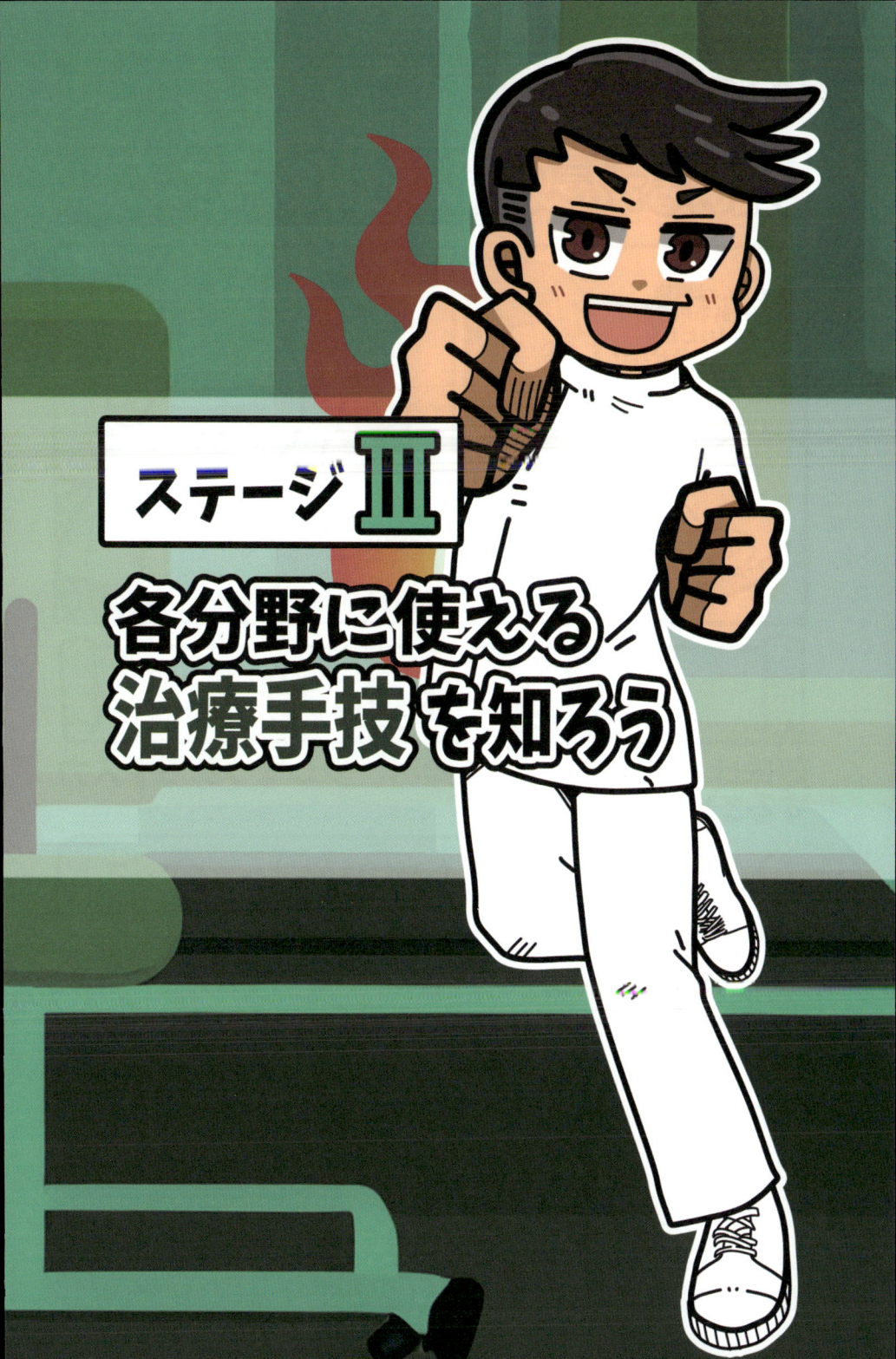

ステージ III
各分野に使える治療手技を知ろう

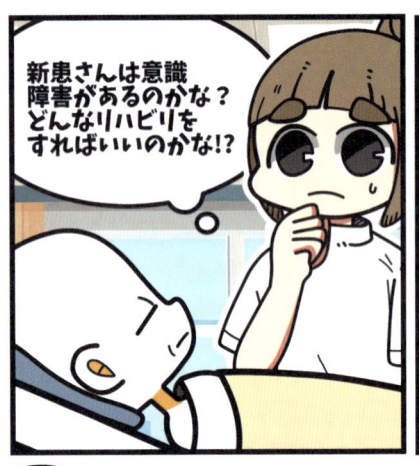

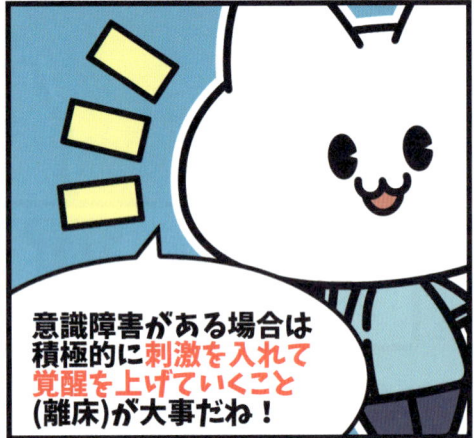

ステージ III-1 意識障害の考え方

よく使うレベル ★★★★☆

何から始める?

「新患さんは意識障害があるのかな?どんなリハビリをすればいいのかな!?」

「意識障害がある場合は積極的に刺激を入れて覚醒を上げていくこと(離床)が大事だね!」

離床の進め方

離床はベッドアップから始め、少しずつ刺激を入力することが大切である

> 安全な離床のためには、まずベッドアップを体調の変化なく行えるか確認しよう!

自覚症状は大丈夫かな?
例:めまい、嘔気、狭心痛、頭痛など

ベッドアップ角度は30°と60°の順で行い、問題がなければ車いすに乗車する。それぞれ5分後および15分後にバイタルサインの確認を行う

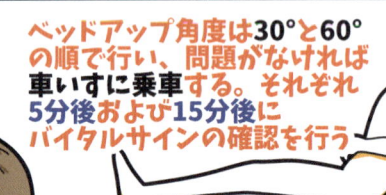

ベッドアップ実施後に、バイタルサイン(p14)・意識レベル(p30)・自覚症状などに変化があった場合、ベッドアップを戻す
→異常がみられたら、すぐに先輩OTや看護師に報告して対応する

離床後の意識障害に対する訓練

刺激を入力することで、意識障害を改善させるとともに廃用症候群などの予防を目的として行う

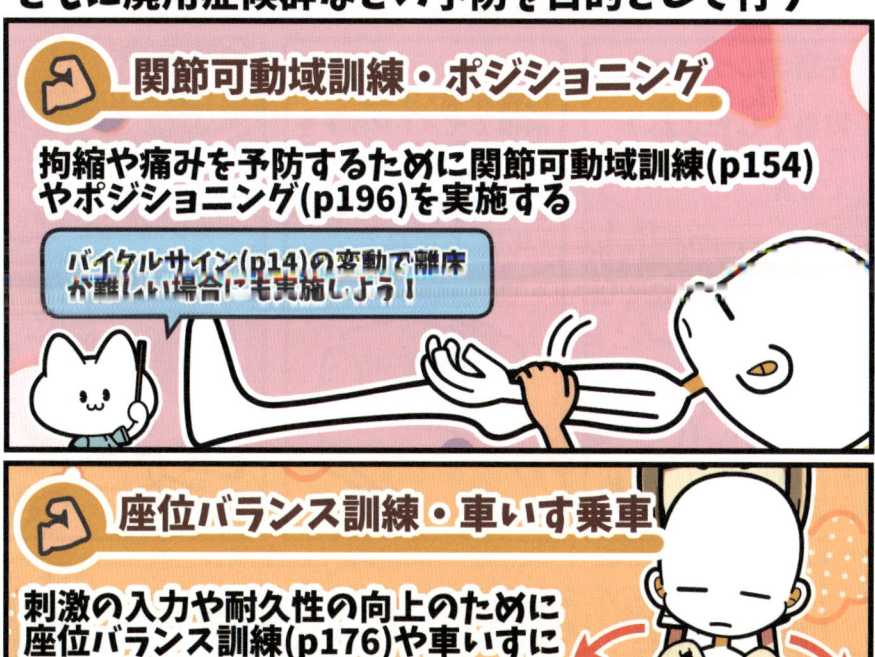

関節可動域訓練・ポジショニング

拘縮や痛みを予防するために関節可動域訓練(p154)やポジショニング(p196)を実施する

> バイタルサイン(p14)の変動で離床が難しい場合にも実施しよう!

座位バランス訓練・車いす乗車

刺激の入力や耐久性の向上のために座位バランス訓練(p176)や車いすに乗車する機会を設ける

> バイタルサインの変化に注意しながら実施する

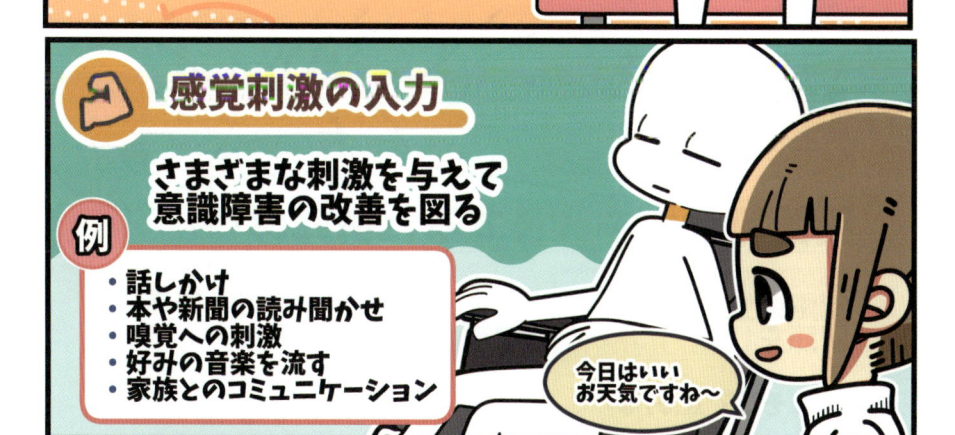

感覚刺激の入力

さまざまな刺激を与えて意識障害の改善を図る

例
- 話しかけ
- 本や新聞の読み聞かせ
- 嗅覚への刺激
- 好みの音楽を流す
- 家族とのコミュニケーション

> 今日はいいお天気ですね〜

ステージⅢ

ステージ III-2 よく使うレベル ★★★★☆

関節可動域制限へのアプローチ方法

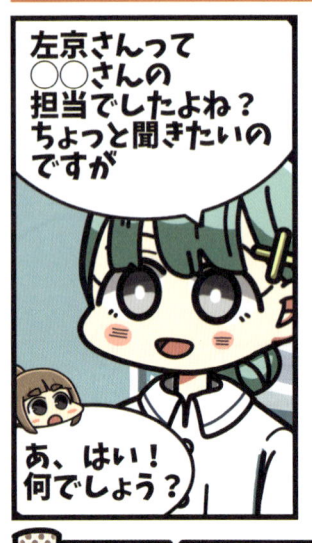

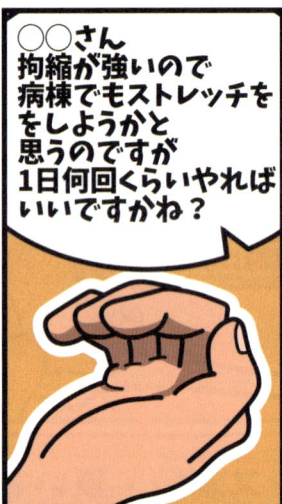

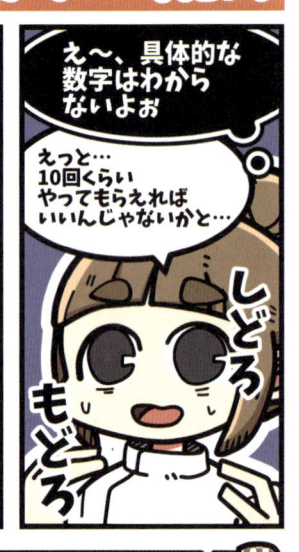

コマ1:
左京さんって○○さんの担当でしたよね？ちょっと聞きたいのですが
あ、はい！何でしょう？

コマ2:
○○さん拘縮が強いので病棟でもストレッチをしようかと思うのですが1日何回くらいやればいいですかね？

コマ3:
え〜、具体的な数字はわからないよぉ
えっと…10回くらいやってもらえればいいんじゃないかと…
しどろもどろ

関節可動域制限 維持・改善の原則

関節の可動域を維持・改善するためには、毎日の適切な運動が重要である

関節可動域を**維持**するためには…

1日1回各関節を最終可動域まで10回動かす

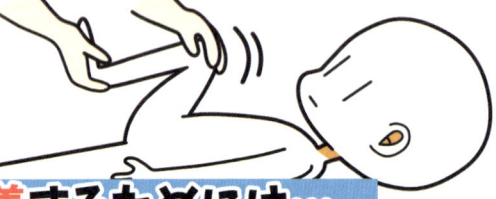

関節可動域を**改善**するためには…

① 制限の生じている関節を**わずかに痛みが出る程度まで伸張**し、そこで止める

→

② 次は痛みを出さない程度の**弱い力**で**15〜30秒かけて伸張**する

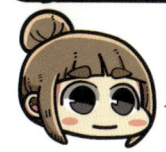

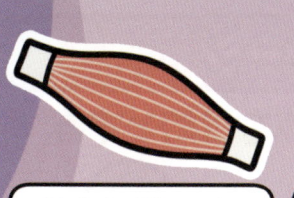

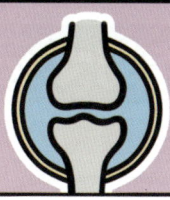

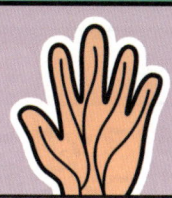

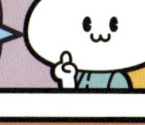

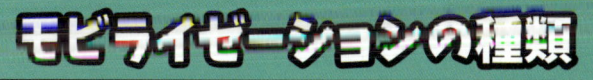

関節可動域制限のモビライゼーション

> モビライゼーションってどういう意味なんだろう？

> モビライゼーションは簡単にいうと**動かす**という意味で、以下の3種類があるよ！

モビライゼーションの種類

- 軟部組織モビライゼーション
- **関節モビライゼーション**
- 神経モビライゼーション

> ここでは関節可動域制限に効果的な**軟部組織**と**関節**に対するモビライゼーションを解説するね！

軟部組織モビライゼーション

軟部組織モビライゼーションは、関節可動域制限の原因が**骨・関節以外(筋・腱・靭帯)**にある時に用いられるアプローチをいう

軟部組織モビライゼーション

1. 横断マッサージ
2. 機能的マッサージ
3. ストレッチ

❶ 横断マッサージ

横断マッサージは、治療する部位(靱帯・筋・腱)の線維方向に対して横断するマッサージである

目的
1. 軟部組織の運動性の維持
2. 軟部組織の癒着の防止
3. 疼痛の軽減

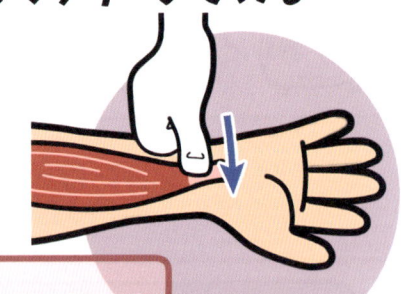

方法
靱帯・筋・腱の走行に対して**垂直に圧を加える**
(5〜10分かけて徐々に圧を強める)

❷ 機能的マッサージ

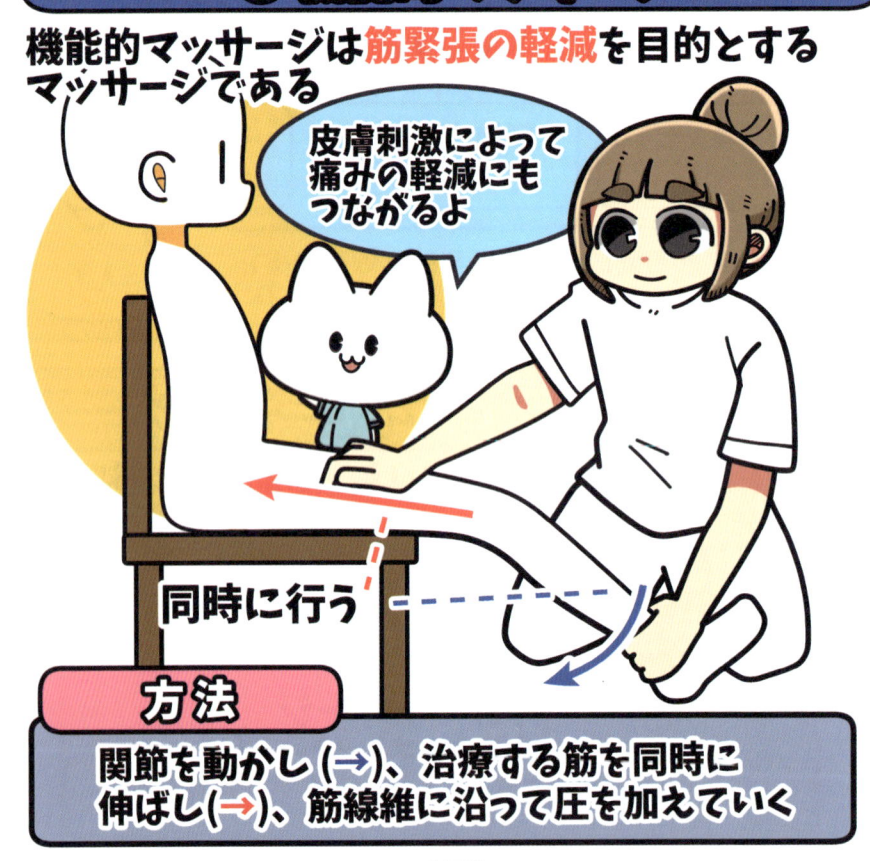

機能的マッサージは**筋緊張の軽減**を目的とするマッサージである

皮膚刺激によって痛みの軽減にもつながるよ

同時に行う

方法
関節を動かし(→)、治療する筋を同時に伸ばし(→)、筋線維に沿って圧を加えていく

③ ストレッチ

ストレッチとは、短縮した軟部組織を**伸張して関節の可動範囲を増大**する手技である

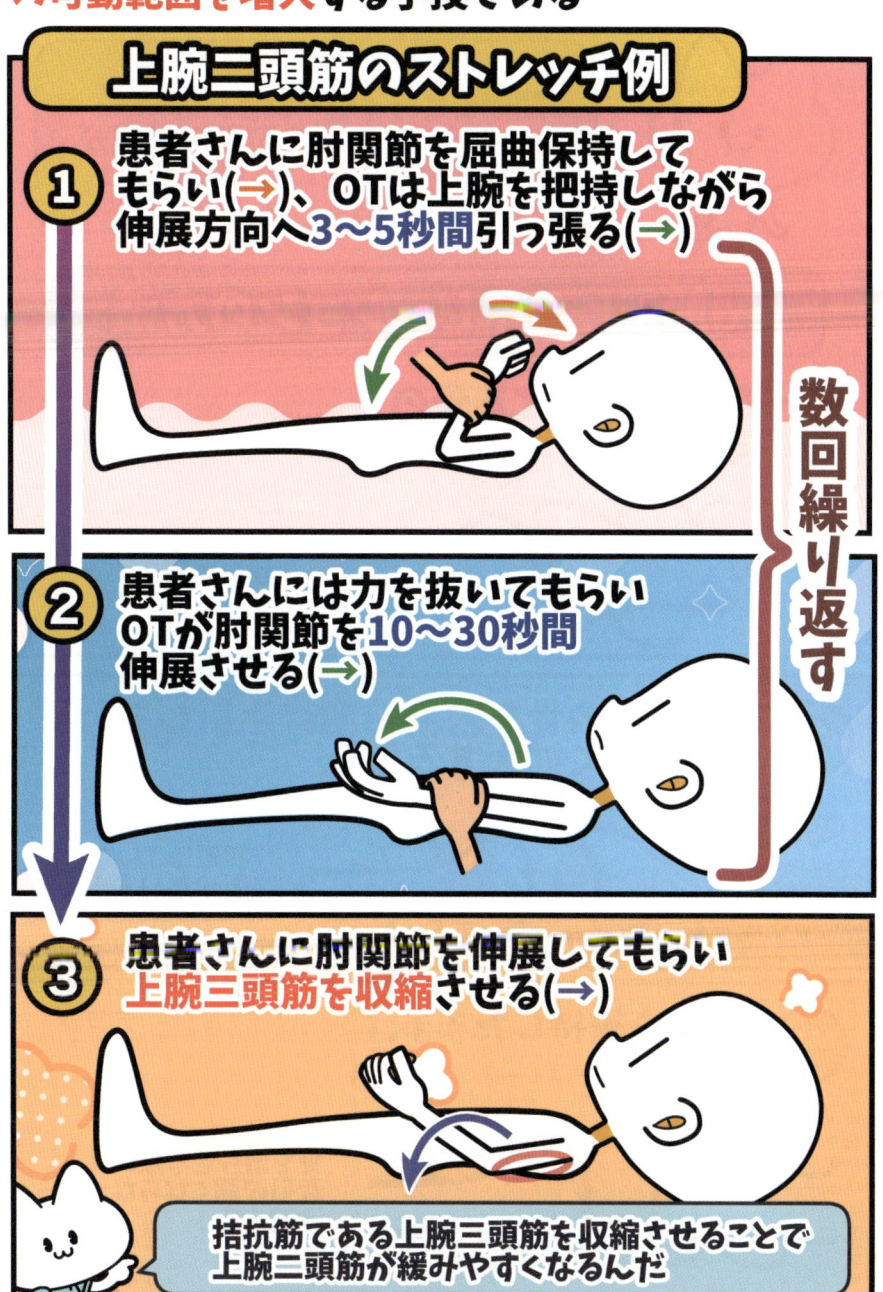

上腕二頭筋のストレッチ例

① 患者さんに肘関節を屈曲保持してもらい（→）、OTは上腕を把持しながら伸展方向へ**3～5秒間**引っ張る（→）

② 患者さんには力を抜いてもらいOTが肘関節を**10～30秒間**伸展させる（→）

数回繰り返す

③ 患者さんに肘関節を伸展してもらい**上腕三頭筋を収縮**させる（→）

拮抗筋である上腕三頭筋を収縮させることで上腕二頭筋が緩みやすくなるんだ

ステージⅢ

関節モビライゼーション

関節モビライゼーションとは**関節包内の遊びを取り戻す**ことで、関節の可動性を改善する手技である

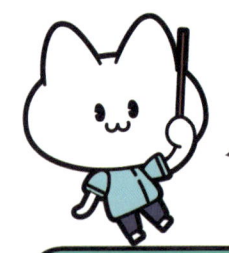

関節モビライゼーションは**骨・関節が原因**で可動域制限が生じている場合に実施するよ！

関節モビライゼーションの方法

① 関節を構成する骨の中枢側を固定(→)する

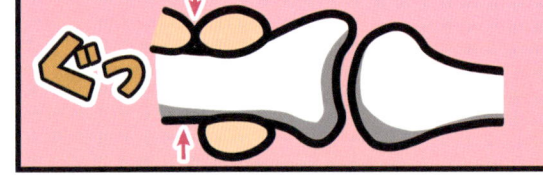

関節は中間位の状態で行う

② もう一方の骨を末梢方向に牽引して骨間を軽く拡大する(→)

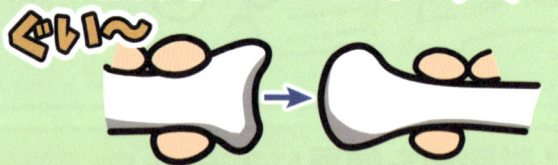

実際はこんなに開かないよ！

③ 牽引を維持したまま、関節面に対して平行に上下左右に滑らせる(→)

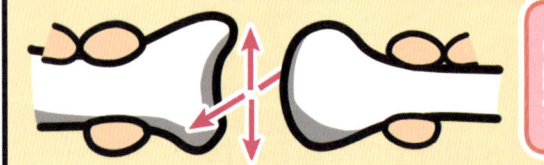

骨を滑らせる際に牽引が弱くならないよう注意する！

その他の関節可動域改善の方法

ここでは関節可動域を改善するための補助的な方法について解説する

装具を用いる方法

装具によって、筋・腱・靱帯などを持続的に伸張することができる

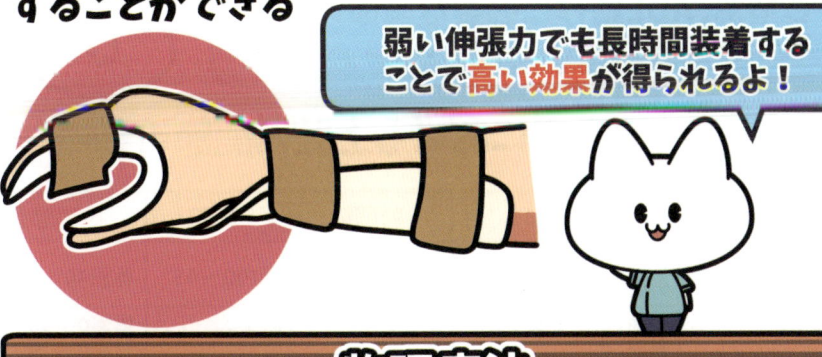

弱い伸張力でも長時間装着することで高い効果が得られるよ！

物理療法

物理療法には温熱療法と電気刺激療法などがあり運動療法と組み合わせて用いられる

温熱療法

温熱を加えると末梢血管が拡張することにより血液循環量が増加して発痛物質が除去されやすくなる＆筋・腱・靱帯などの伸張性が高まる

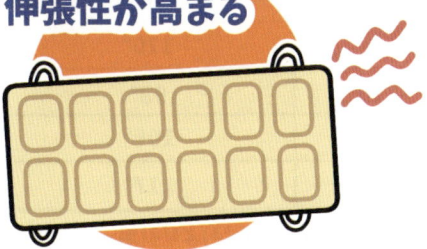

電気刺激療法

筋の廃用性萎縮の予防と浮腫を軽減させる効果がある

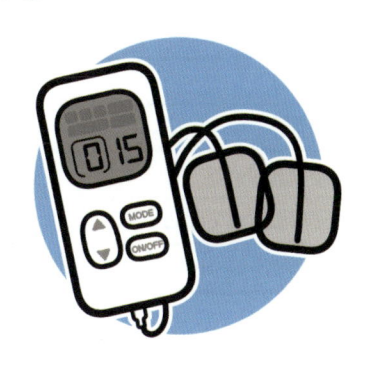

ステージⅢ

てんちゃんのワンポイント講座
ADLに必要な関節可動域を知ろう

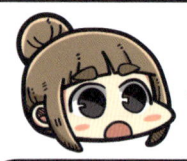

> 生活では関節可動域ってどの程度必要なんだろう？

> じゃあ、ADL動作に必要な関節可動域を一緒に確認していこう！

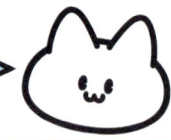

セルフケア項目における上肢の関節可動域

セルフケア項目	肩関節	肘関節	前腕	手関節
丸首シャツの着脱	屈曲70°、内外旋45°　外転0〜45°	屈曲120°	回内0〜45°	背屈40°
髪をとく	屈曲70°、外転110°　外旋30°	屈曲110°	回内30〜50°	掌屈0〜40°　背屈0〜20°
カッターシャツのボタンをかける	屈曲10〜15°　外転5〜10°	屈曲80〜120°	回内0〜45°	掌屈30〜50°
グラスの水を飲む	屈曲30〜45°	屈曲130°	回内0〜20°	掌屈15〜20°
タオルを絞る	屈曲25〜45°	屈曲65〜80°	回内0〜45°　回外0〜45°	掌屈0〜20°　背屈0〜15°
顔を洗い拭く	屈曲15〜25°	屈曲40〜135°	回外70°	背屈40°

起居・移乗動作における股・膝関節の関節可動域

起居・移乗動作	股関節屈曲	膝関節屈曲
正常歩行	40°	5〜70°
階段(昇)	40°	90°
階段(降)	36°	110°
椅子に腰かける	104〜120°	93°
椅子に腰かけて靴紐を結ぶ	110〜120°	106°
床上の物をしゃがんで拾い上げる	112〜120°	117°

(文献4)より引用一部改変)

てんちゃんのワンポイント講座
臨床でよく使う反射について

病態や治療を理解するにあたり、把握しておいたほうがよい反射について解説する

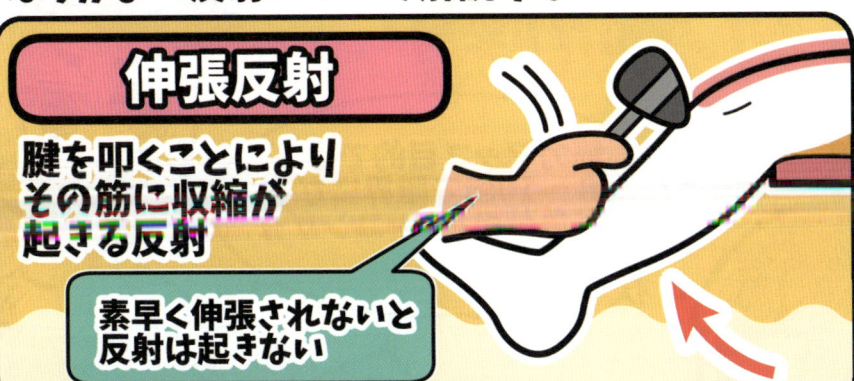

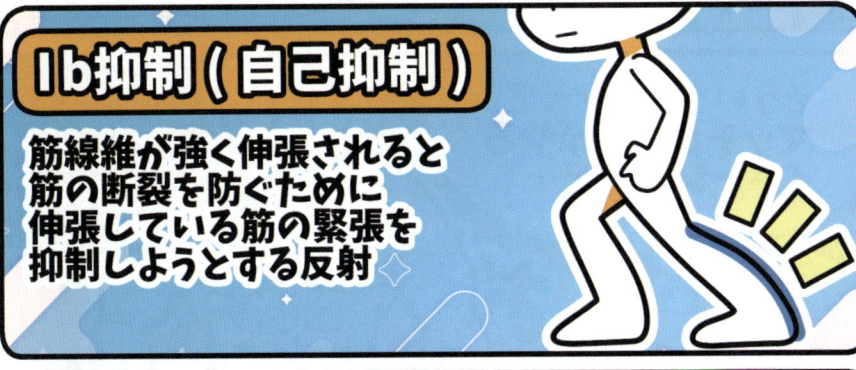

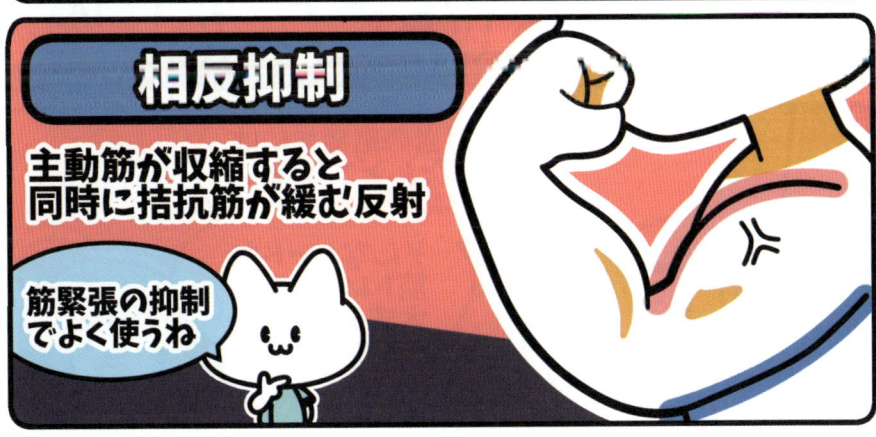

伸張反射
腱を叩くことによりその筋に収縮が起きる反射

素早く伸張されないと反射は起きない

Ib抑制（自己抑制）
筋線維が強く伸張されると筋の断裂を防ぐために伸張している筋の緊張を抑制しようとする反射

相反抑制
主動筋が収縮すると同時に拮抗筋が緩む反射

筋緊張の抑制でよく使うね

ステージⅢ

ステージ III-3 実践！効果的な筋力訓練

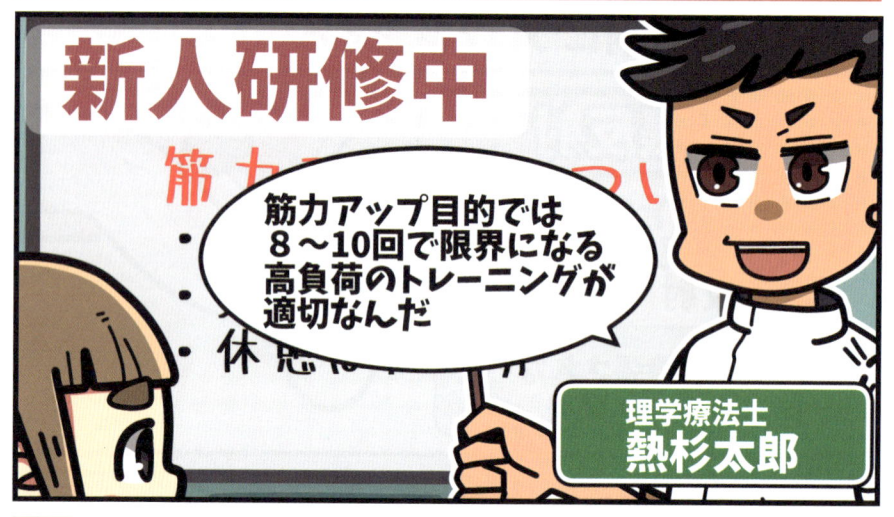

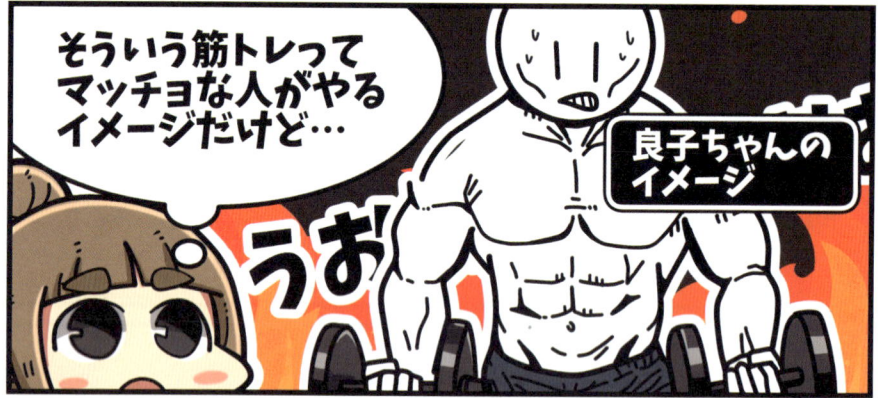

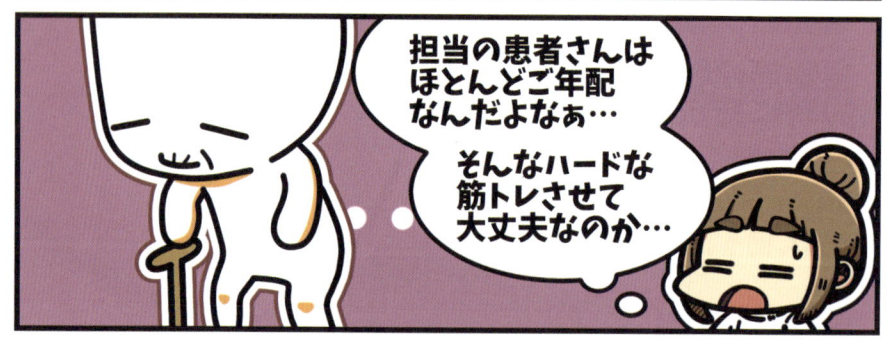

よく使うレベル ★★★★★

新人研修中

理学療法士 **熱杉太郎**

「筋力アップ目的では8〜10回で限界になる高負荷のトレーニングが適切なんだ」

「そういう筋トレってマッチョな人がやるイメージだけど…」

良子ちゃんのイメージ

うお

（担当の患者さんはほとんどご年配なんだよなぁ…
そんなハードな筋トレさせて大丈夫なのか…）

筋力訓練の原理

筋力を増強するためには、以下の4つのポイントをおさえておく必要がある

❶ 過負荷の原理

軽すぎる負荷では筋力増強にならず
重すぎる負荷では組織を壊してしまう

現在の能力を少しだけ超える負荷量を設定することが重要！

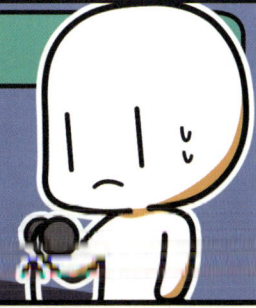

❷ 可塑性の原理

トレーニングを続けている間は効果が維持されるが
やめるとその効果は失われる

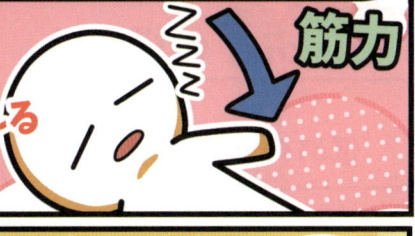

筋力

❸ 特異性の原理

負荷をかける時は**目的に沿った運動メニューを行う**ことが大切である

腸腰筋の筋持久力を高めたいから足上げは20回に設定しよう

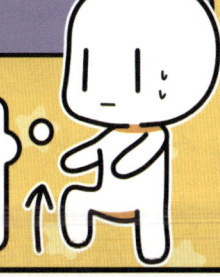

❹ 適時性の原理

加齢や発育・発達の時期によって効果を得やすかったり得られにくかったりする

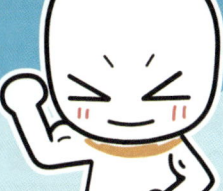

例えば、高齢者より青年のほうが筋力訓練の効果は出やすい！

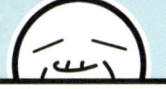

ステージⅢ

負荷強度と回数設定について

効果的な筋力訓練を行うためには**負荷強度**や**回数設定**などを適切に設定することが重要である

筋力訓練の基本設定

8〜12回 反復可能な強めの負荷強度 **×2〜4セット**

セット間インターバルは**2〜3分間**空ける

高齢者 の場合は

- 10〜15回反復可能な低めの負荷強度
- 修正ボルグスケール(p125)が10点満点で5〜6

からスタートする

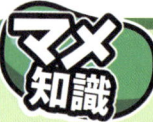

マメ知識：スロートレーニングについて

スロートレーニング（筋発揮張力維持法）とは**軽めの負荷**であっても、**ゆっくりと動作**することで大きな筋肥大・筋力増強効果を得ることができる訓練法である

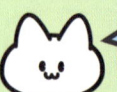

関節にかかる負担も小さく、運動中の血圧上昇も低く抑えられるよ！

ゆっくり〜

具体的な方法（スクワットの場合）

3〜5秒程度かけて腰を落とし
次に3〜5秒かけて腰を上げる

MMTに応じた筋力訓練

徒手筋力検査(MMT; p92)の筋力段階に合わせた筋力訓練の例を以下に示す

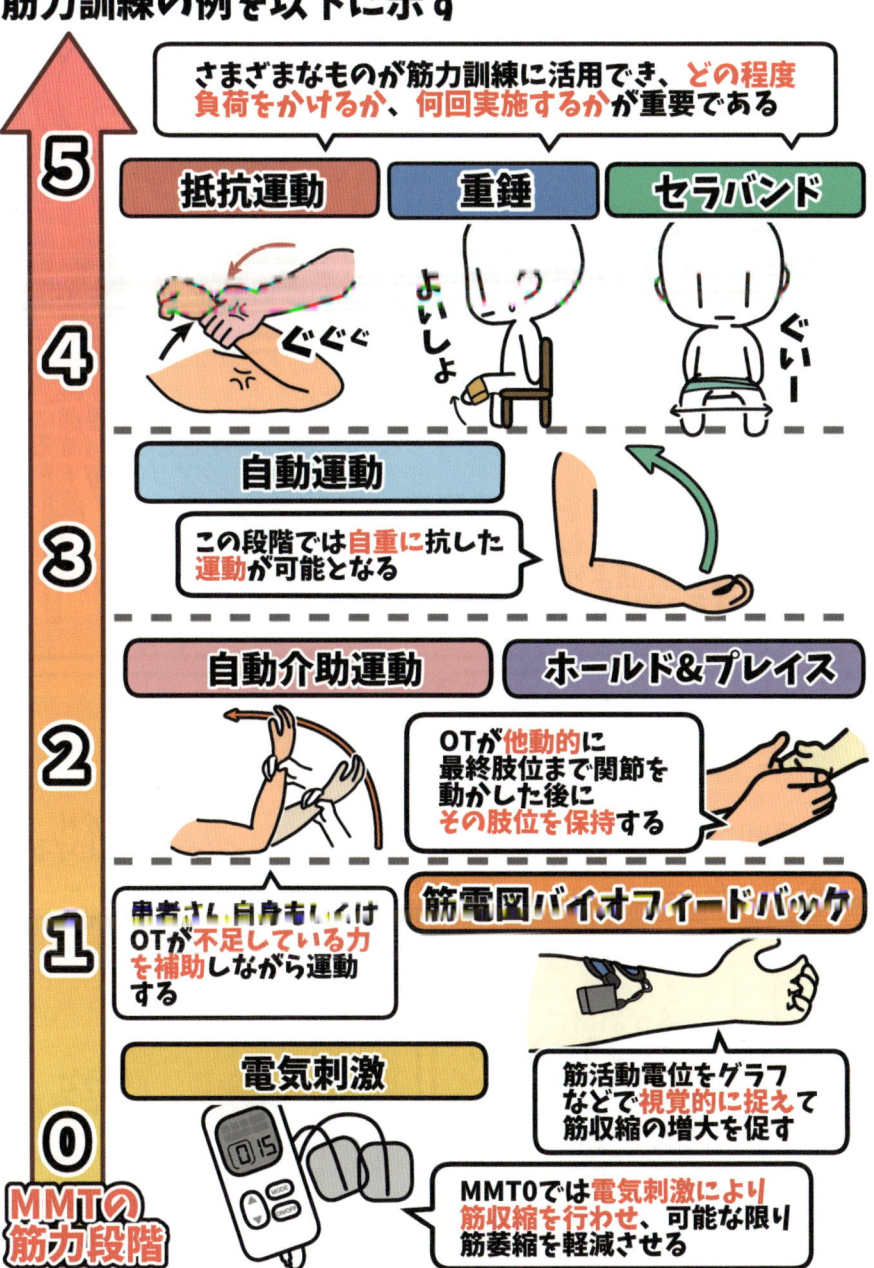

MMTの筋力段階

さまざまなものが筋力訓練に活用でき、**どの程度負荷をかけるか、何回実施するか**が重要である

5 / 4
- 抵抗運動
- 重錘（よいしょ）
- セラバンド（ぐいー）

3
- 自動運動
- この段階では**自重に抗した運動**が可能となる

2
- 自動介助運動
- ホールド&プレイス
- OTが他動的に最終肢位まで関節を動かした後に**その肢位を保持する**

1
- 患者さん自身もしくはOTが**不足している力を補助**しながら運動する
- 筋電図バイオフィードバック
- 筋活動電位をグラフなどで**視覚的に捉えて**筋収縮の増大を促す

0
- 電気刺激
- MMT0では**電気刺激により筋収縮を行わせ**、可能な限り筋萎縮を軽減させる

ステージⅢ

いろいろな負荷をかけた筋力訓練

ここでは臨床などでよく行う筋力訓練を紹介する。
10回を1セットとして、1〜3セット行う

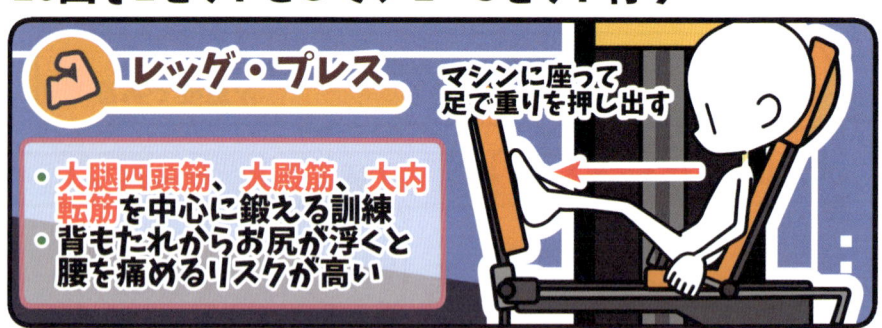

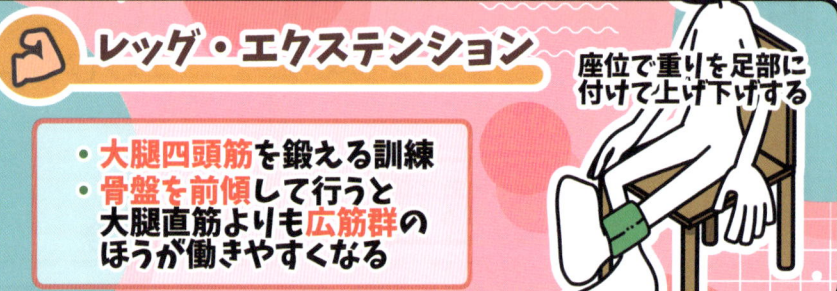

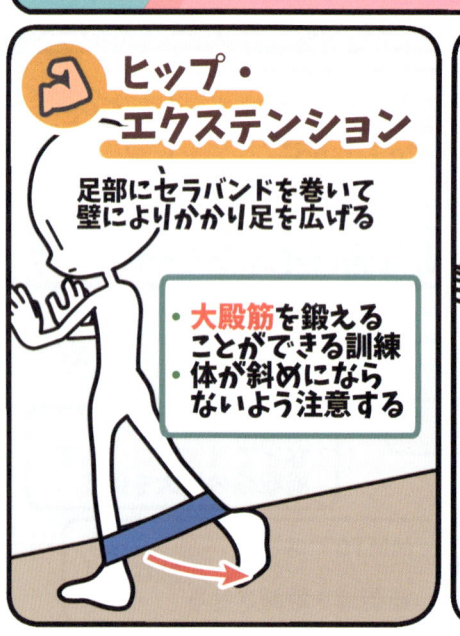

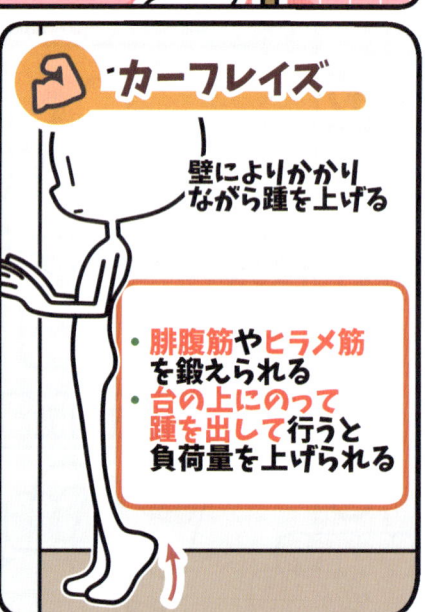

レッグ・プレス
マシンに座って足で重りを押し出す

- **大腿四頭筋、大殿筋、大内転筋**を中心に鍛える訓練
- 背もたれからお尻が浮くと腰を痛めるリスクが高い

レッグ・エクステンション
座位で重りを足部に付けて上げ下げする

- **大腿四頭筋**を鍛える訓練
- **骨盤を前傾**して行うと大腿直筋よりも**広筋群**のほうが働きやすくなる

ヒップ・エクステンション
足部にセラバンドを巻いて壁によりかかり足を広げる

- **大殿筋**を鍛えることができる訓練
- 体が斜めにならないよう注意する

カーフレイズ
壁によりかかりながら踵を上げる

- **腓腹筋**や**ヒラメ筋**を鍛えられる
- **台の上にのって踵を出して**行うと負荷量を上げられる

ショルダー・プレス

- 主に**上腕三頭筋**と**三角筋前部**が鍛えられる訓練
- 訓練中に背中が丸まったり反ったりしないように注意して行う

両手で重りをもって上方へ持ち上げる

サイド・レイズ

- 主に**三角筋中部**が鍛えられる訓練
- 反動をつけたり肩をすくめないように注意する

両手で重りをもって側方へ持ち上げる

クランチ

両手をお腹において軽く頭部・体幹を持ち上げる

- **腹直筋上部**が鍛えられる訓練
- 首ではなく**背中を丸めるイメージ**で行う
- 腰は浮かさないように注意して行う

デッド・リフト

両手で重りをもってお尻を後ろに引きながら真っすぐ上げ下げする

- 主に**広背筋、大殿筋、ハムストリングス**などが鍛えられる訓練
- 腰が丸まらないように注意する

ステージⅢ

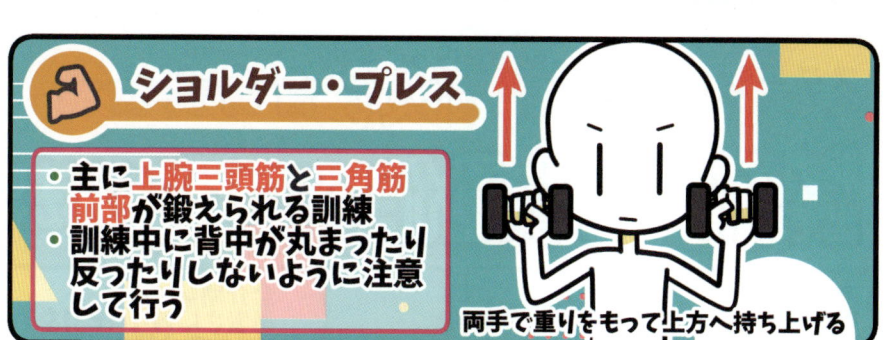

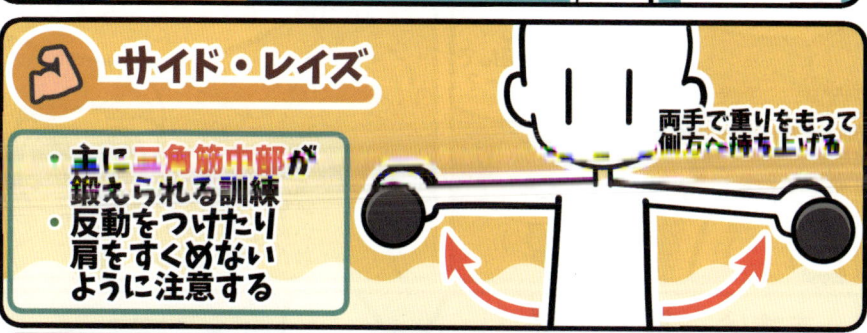

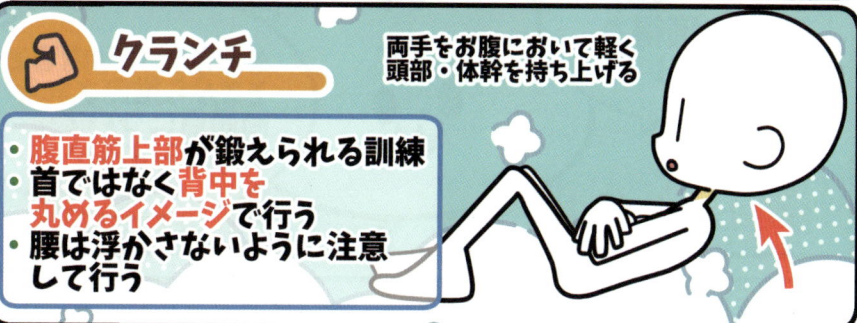

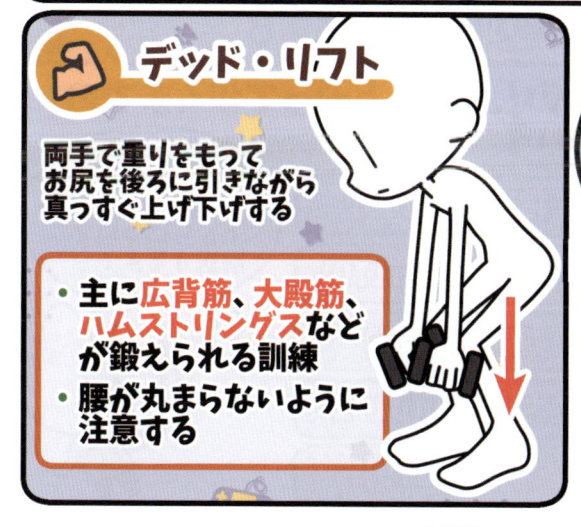

上肢の筋力訓練(p308,316)も参考にしてね！

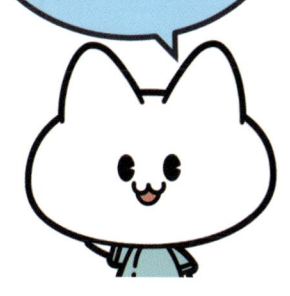

ステージ III-4 よく使うレベル ★★★☆☆

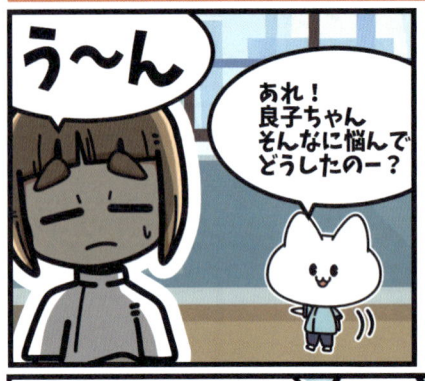

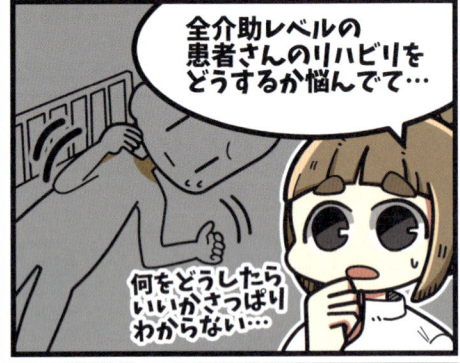

能力を引き出そう！基本動作のアプローチ方法

う～ん

あれ！良子ちゃん そんなに悩んでどうしたのー？

全介助レベルの患者さんのリハビリをどうするか悩んでて…

何をどうしたらいいかさっぱりわからない…

まずは、基本動作の獲得を目指そう！

寝返りとか起き上がりとか！

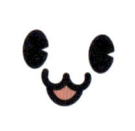

その前に介助内容とそこから推測される問題点について考えてみようか！

基本動作とは？

背臥位から起き上がり、立ち上がって歩くまでの動作を**基本動作**という

基本動作
- 寝返り (p169)
- 起き上がり (p170)
- 座位 (p176)
- 立ち上がり (p172)
- 歩行 (p179)

ここでは寝返り・起き上がり・立ち上がりについて解説するよ！

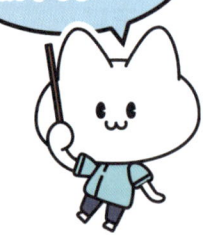

寝返り動作の流れと訓練

寝返り動作は**安定した姿勢の背臥位**から**不安定な姿勢の側臥位**に移行する動作である

寝返り動作の流れ

寝返り動作は以下の①～④の動きに分けて考える

- ❶ 寝返り動作に先行して起こる頭頸部の動き
- ❷ 肩甲帯の前方突出の動き
- ❸ 体軸内回旋の動き
- ❹ 体重移動の動き

※動作に関係する筋を記載

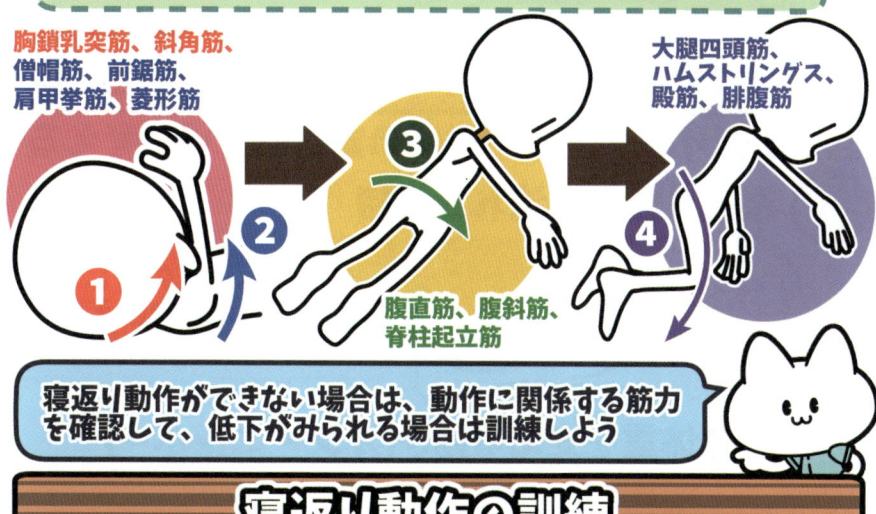

① 胸鎖乳突筋、斜角筋、僧帽筋、前鋸筋、肩甲挙筋、菱形筋

③ 腹直筋、腹斜筋、脊柱起立筋

④ 大腿四頭筋、ハムストリングス、殿筋、腓腹筋

ステージⅢ

> 寝返り動作ができない場合は、動作に関係する筋力を確認して、低下がみられる場合は訓練しよう

寝返り動作の訓練

腕や膝の動きを使って寝返り練習をする。これを5～10回繰り返し行い、動作の獲得を目指す

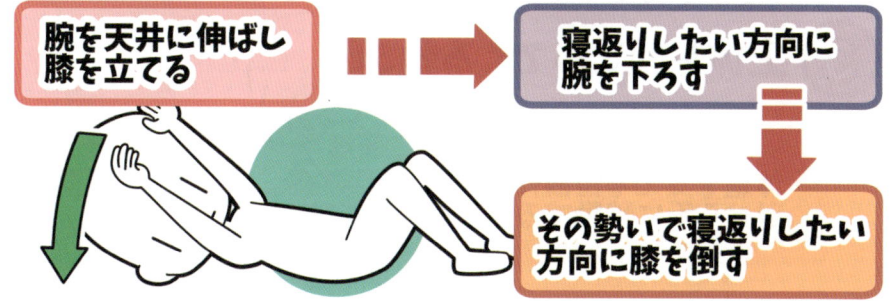

- 腕を天井に伸ばし膝を立てる
- → 寝返りしたい方向に腕を下ろす
- → その勢いで寝返りしたい方向に膝を倒す

起き上がり動作の流れと訓練

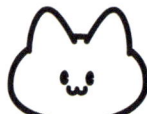

ここでは代表的な オン・エルボーを経由した起き上がりを中心に解説するよ

オン・エルボーは「肘をついた状態で上体を起こして支える」ことをいうんだよね

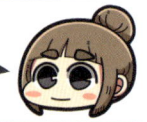

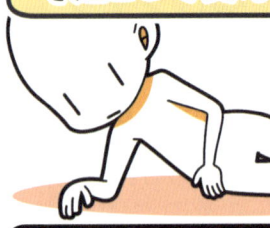

【動作に関係する筋】
頸部屈筋、腹筋群(腹直筋、内・外腹斜筋)、前鋸筋、肩甲帯・肩関節周囲筋群、上腕三頭筋 など

オン・エルボーを経由した起き上がりの流れ

起き上がりは以下の①〜③の動きに分けて考える

① 寝返り動作の流れと一緒

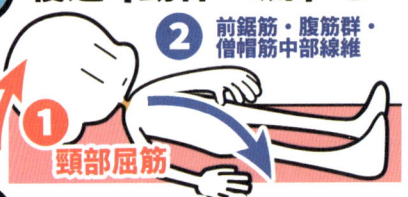

② 前鋸筋・腹筋群・僧帽筋中部線維
① 頸部屈筋

- 寝返り動作に先行して起こる頭頸部の動き
- 肩甲帯の前方突出の動き

② 肘で体重を支える動き(オン・エルボー)

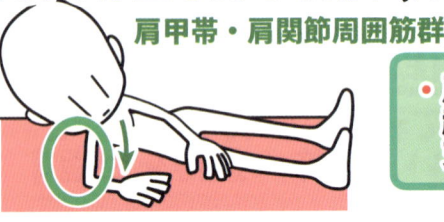

肩甲帯・肩関節周囲筋群

- 肩の上側が下側を越えて、肘で体重を支える

③ 上体を起こしてくる動き

上腕三頭筋

- 体重を支える位置が肘から手に移動する

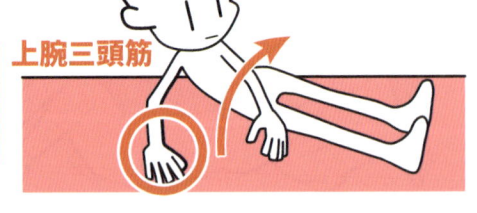

オン・エルボーを経由した起き上がりの練習例

> 最初は座位に近い状態から始めて体を起こしていく方法だよ！

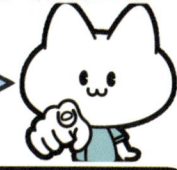

① 側方に手をついた状態から座位へ

② オン・エルボーから座位へ

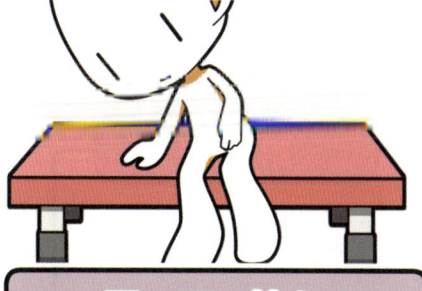

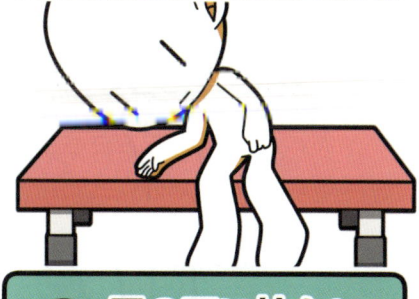

③ 肩の下に枕を2つ入れて座位へ

④ 肩の下に枕を1つ入れて座位へ

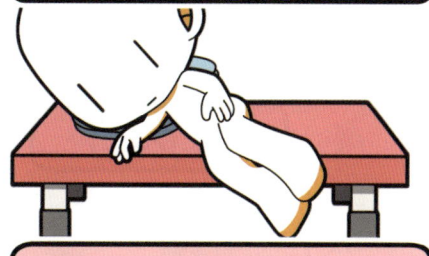

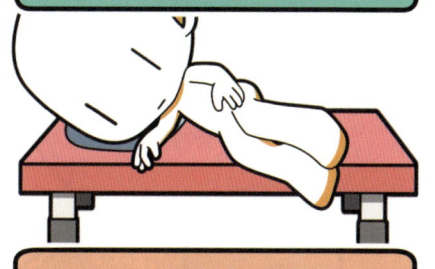

⑤ 枕なしで起き上がる

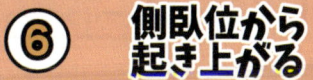

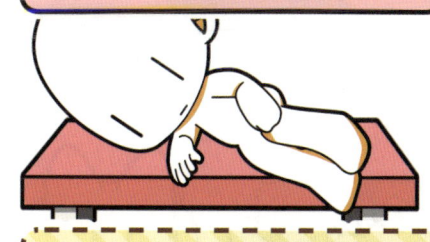

⑥ 側臥位から起き上がる

ステージⅢ

- 1つの課題ができたら次の課題に移る
- 1つの課題は5〜10回行う

立ち上がり動作の流れと訓練

立ち上がり動作は、重心を前方から上方に移動する動作であり、大きく3つの相に分けて考える

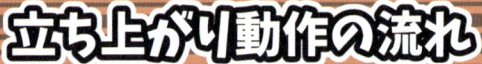

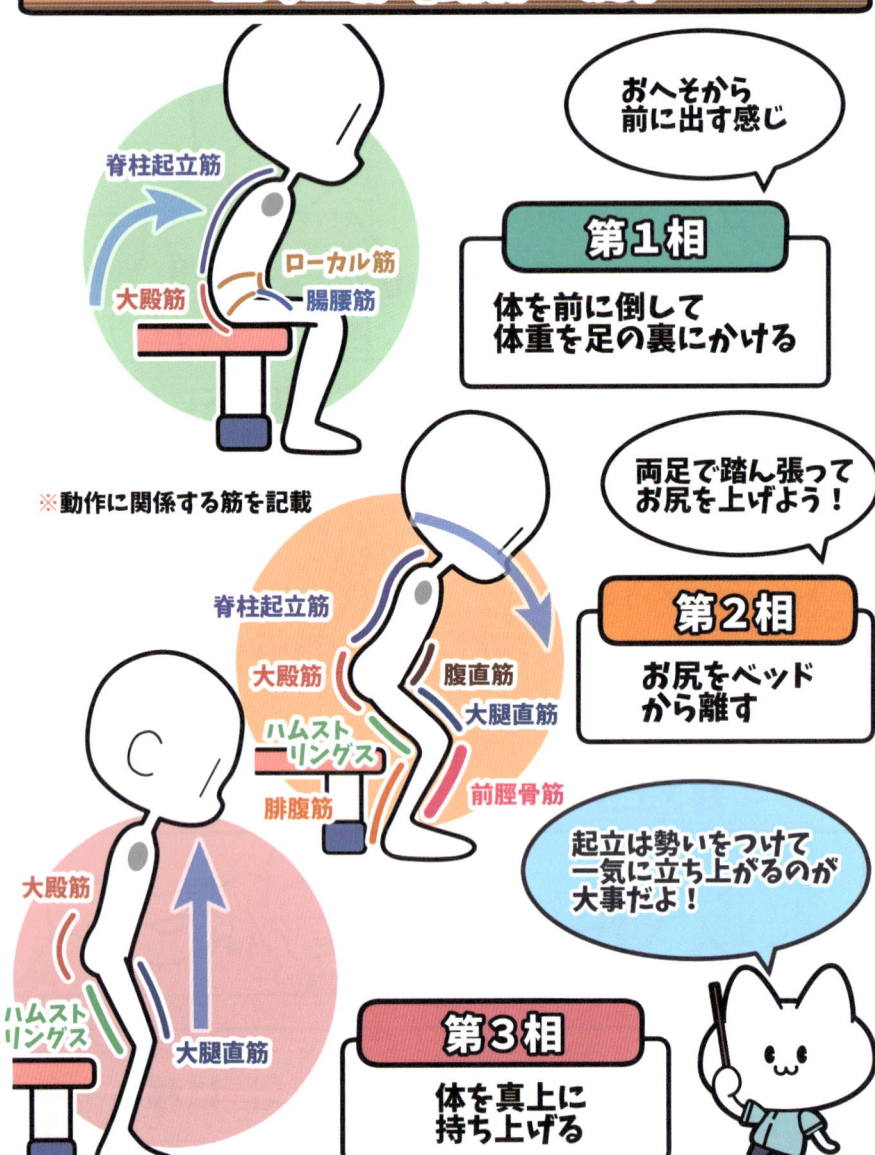

立ち上がり動作の流れ

脊柱起立筋
大殿筋
ローカル筋
腸腰筋

※動作に関係する筋を記載

おへそから前に出す感じ

第1相
体を前に倒して体重を足の裏にかける

脊柱起立筋
大殿筋
腹直筋
ハムストリングス
大腿直筋
腓腹筋
前脛骨筋

両足で踏ん張ってお尻を上げよう！

第2相
お尻をベッドから離す

大殿筋
ハムストリングス
大腿直筋

起立は勢いをつけて一気に立ち上がるのが大事だよ！

第3相
体を真上に持ち上げる

立ち上がり動作の訓練

立ち上がり動作の中でできない動きを、道具などを活用しながら以下の訓練をする

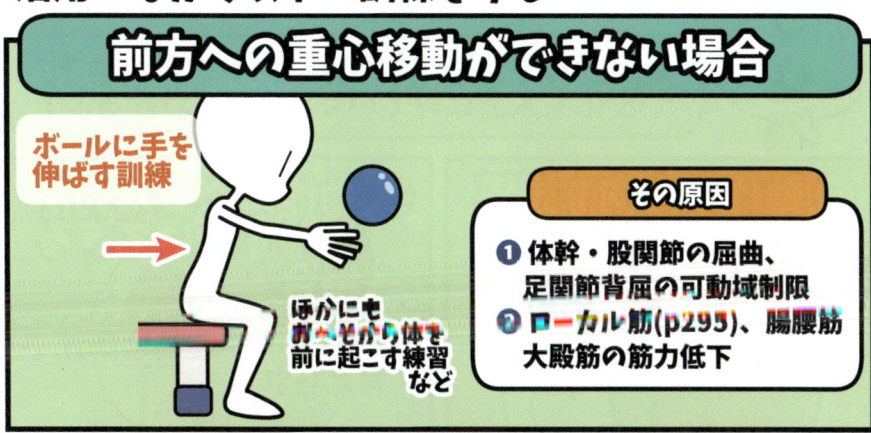

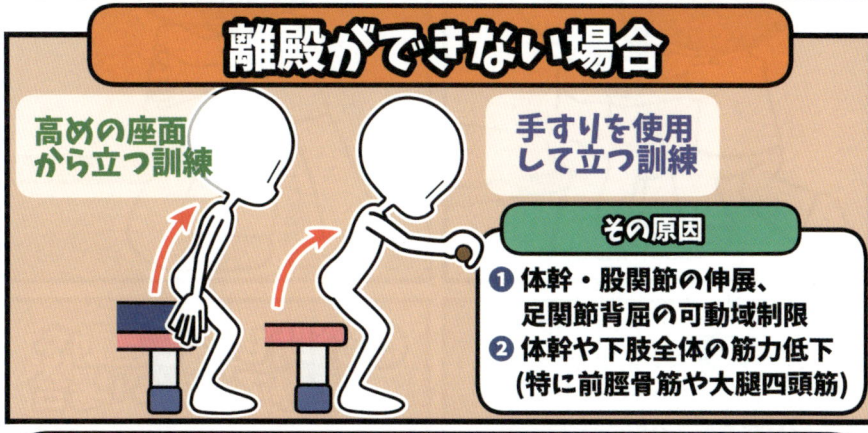

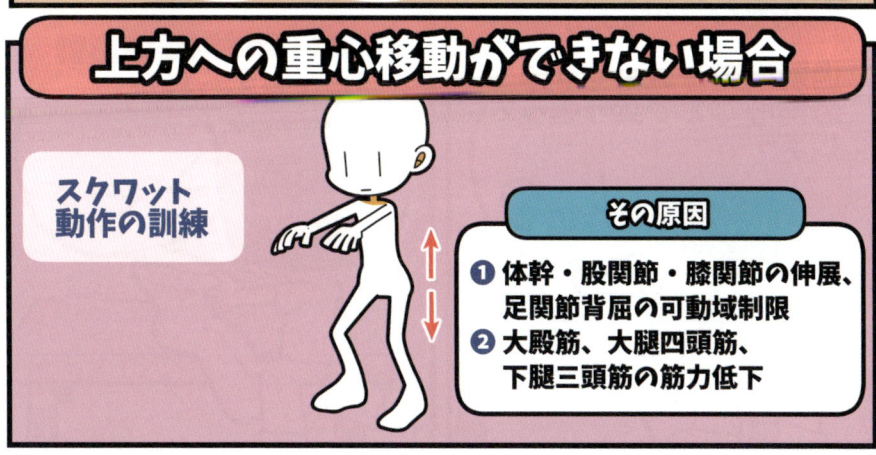

前方への重心移動ができない場合

ボールに手を伸ばす訓練

ほかにも寝た姿勢から体を前に起こす練習など

その原因
1. 体幹・股関節の屈曲、足関節背屈の可動域制限
2. ローカル筋(p295)、腸腰筋大殿筋の筋力低下

離殿ができない場合

高めの座面から立つ訓練

手すりを使用して立つ訓練

その原因
1. 体幹・股関節の伸展、足関節背屈の可動域制限
2. 体幹や下肢全体の筋力低下（特に前脛骨筋や大腿四頭筋）

上方への重心移動ができない場合

スクワット動作の訓練

その原因
1. 体幹・股関節・膝関節の伸展、足関節背屈の可動域制限
2. 大殿筋、大腿四頭筋、下腿三頭筋の筋力低下

ステージⅢ

てんちゃんのワンポイント講座
介助内容 から推測される 問題点

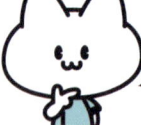

基本動作を介助する時は、患者さんの動きや反応を入念にみていくと問題がわかるよ！

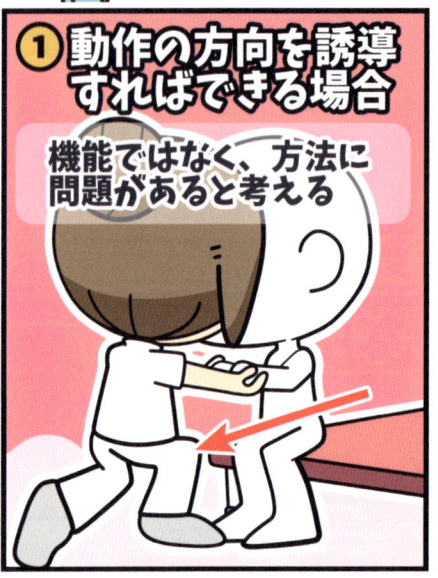

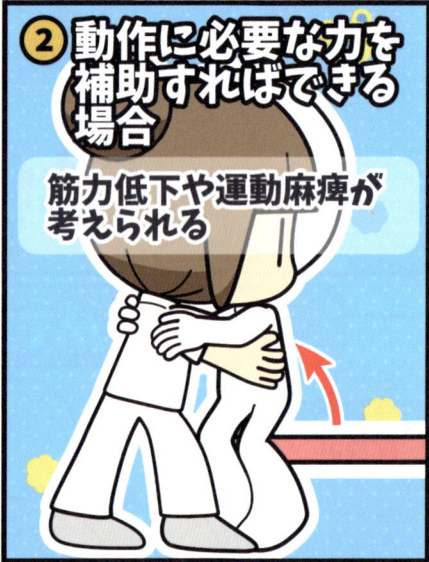

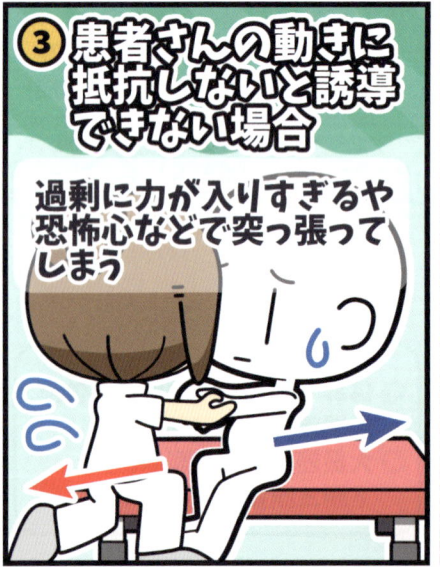

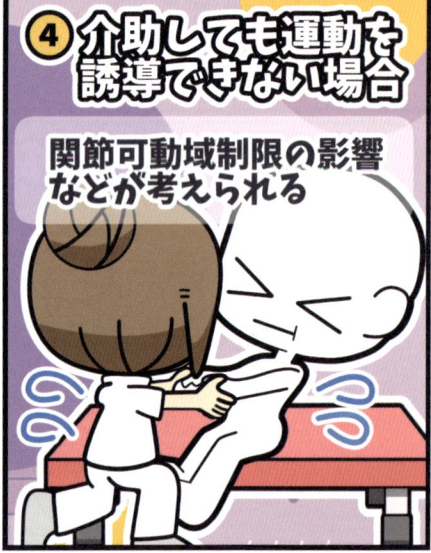

① 動作の方向を誘導すればできる場合

機能ではなく、方法に問題があると考える

② 動作に必要な力を補助すればできる場合

筋力低下や運動麻痺が考えられる

③ 患者さんの動きに抵抗しないと誘導できない場合

過剰に力が入りすぎるや恐怖心などで突っ張ってしまう

④ 介助しても運動を誘導できない場合

関節可動域制限の影響などが考えられる

ステージ III - 5　よく使うレベル ★★★★☆

バランス機能を高めるには何をする？

立位のバランス訓練をしなきゃだけどもう運動メニューが思いつかないな〜

この後の時間何しようか…

あぁ〜！こんな時先輩達みたいなレパートリーがあればなぁ…

重心移動訓練
片脚立位
バランスマット

すぐネタ切れになるからうらやましい

ステージIII

日常生活動作能力とバランス能力の関係

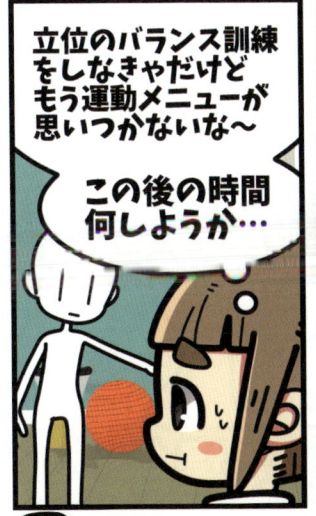

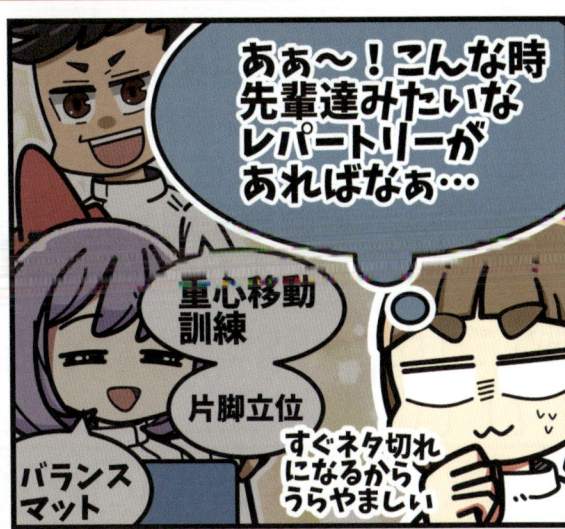

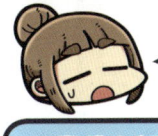

バランス訓練って何すればいいんだろう？

日常生活動作に必要なバランス能力を予測して、いろいろな動きを練習していこう

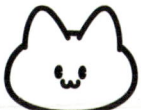

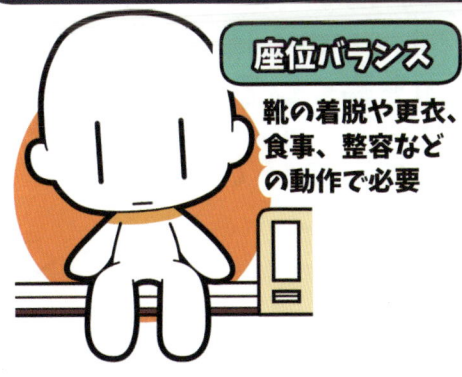

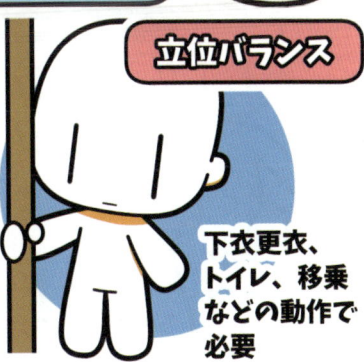

座位バランス
靴の着脱や更衣、食事、整容などの動作で必要

立位バランス
下衣更衣、トイレ、移乗などの動作で必要

座位のバランス訓練

座位のバランス機能はさまざまな動作の基礎であり個々の能力に合わせて以下の訓練を行う

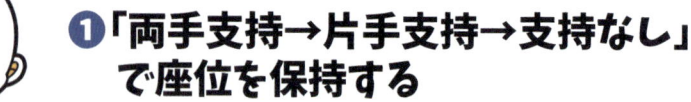

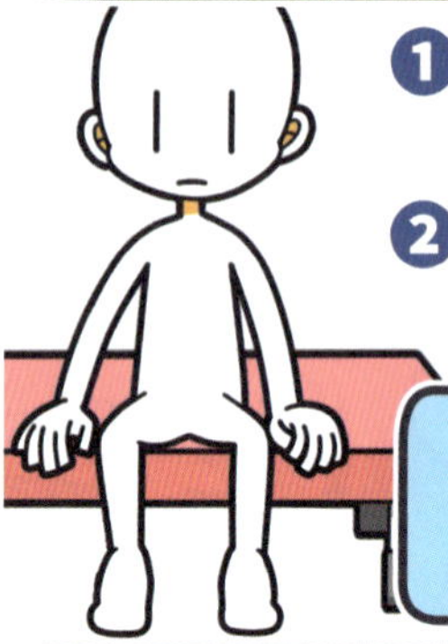

❶ 座位保持ができない場合

1. 「両手支持→片手支持→支持なし」で座位を保持する
2. 座位で顔を上や横に向ける手を上げるなどを行う

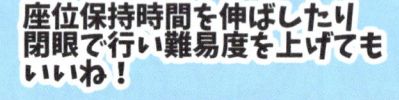

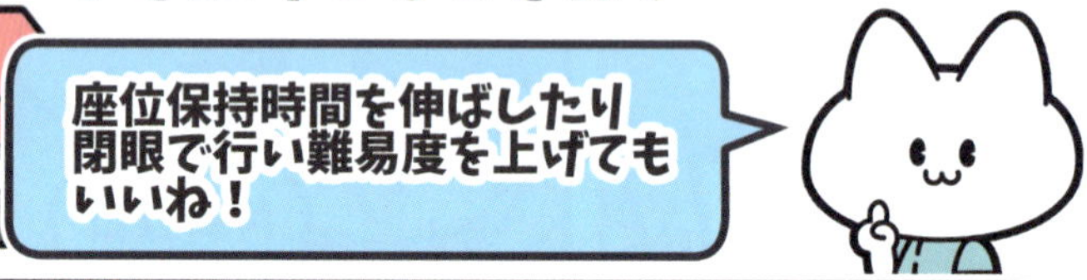

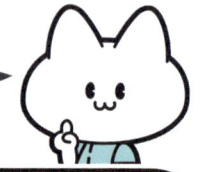

> 座位保持時間を伸ばしたり閉眼で行い難易度を上げてもいいね！

❷ 座位姿勢が偏っている場合

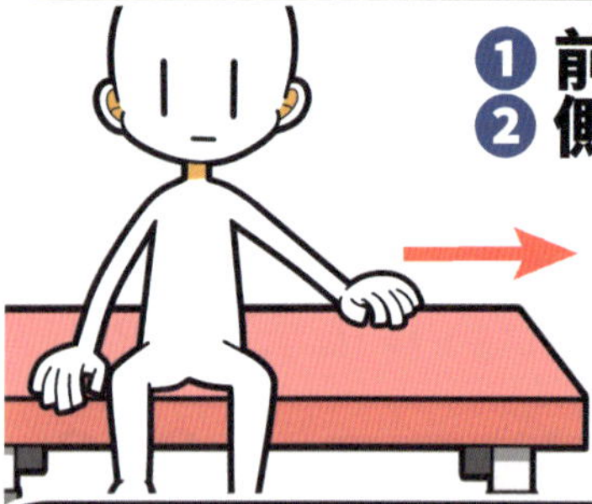

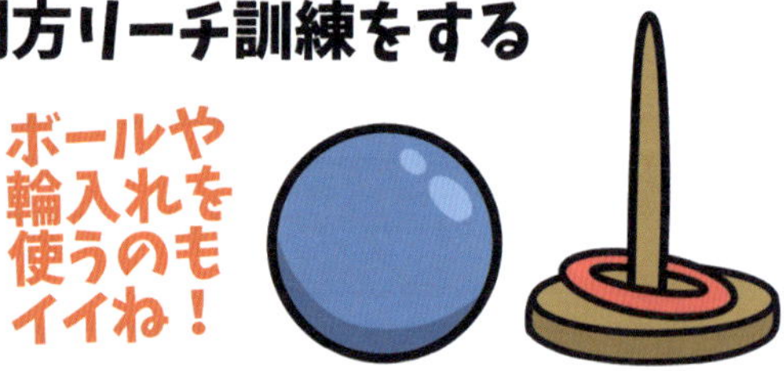

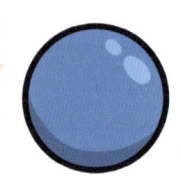

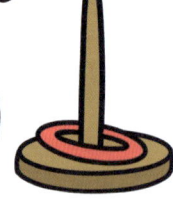

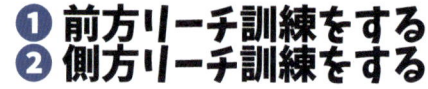

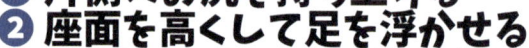

1. 前方リーチ訓練をする
2. 側方リーチ訓練をする

> ボールや輪入れを使うのもイイね！

❸ 座位がほぼ安定している場合

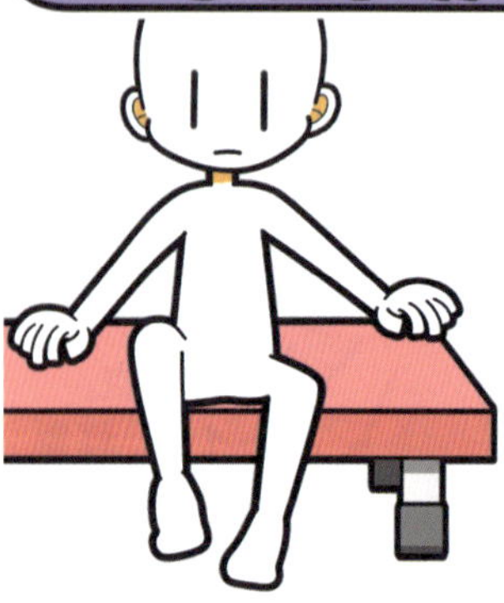

1. 片側のお尻を持ち上げる
2. 座面を高くして足を浮かせる
3. バランスディスクに座るなど不安定な条件で行う

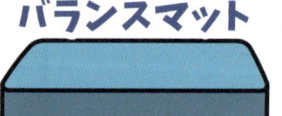

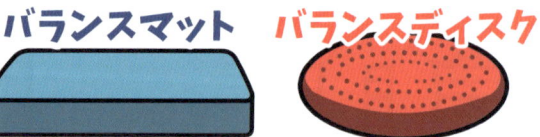

バランスマット　バランスディスク

立位のバランス訓練

立位のバランス訓練は、以下の内容を行う

立位保持ができない場合

左から順に10〜30秒を2〜3回ずつ立位保持を行う

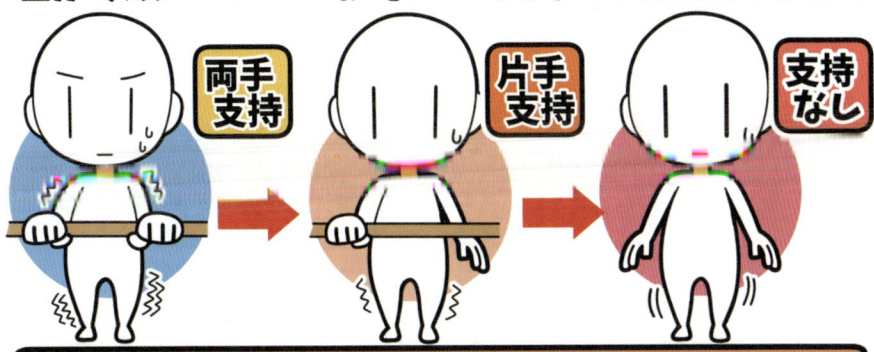

両手支持 → 片手支持 → 支持なし

立位保持が不安定な場合

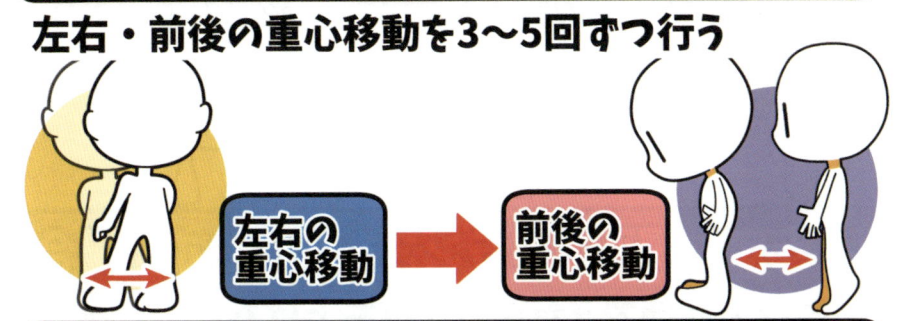

左右・前後の重心移動を3〜5回ずつ行う

左右の重心移動 → 前後の重心移動

立位で体を動かせない場合

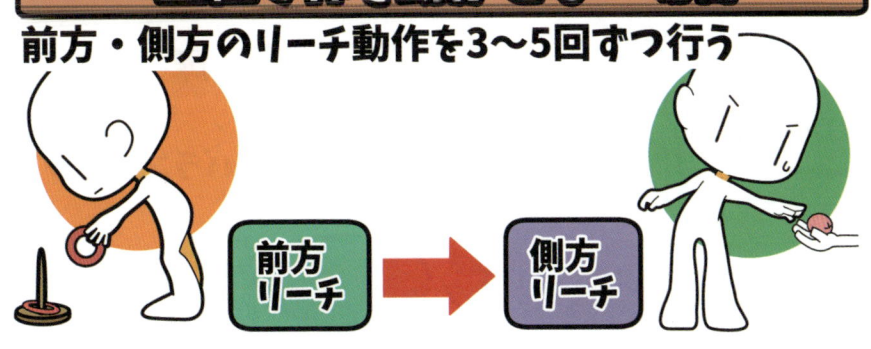

前方・側方のリーチ動作を3〜5回ずつ行う

前方リーチ → 側方リーチ

ステージⅢ

足を踏み出せない場合

左から順にステップ動作を3回ずつ行う

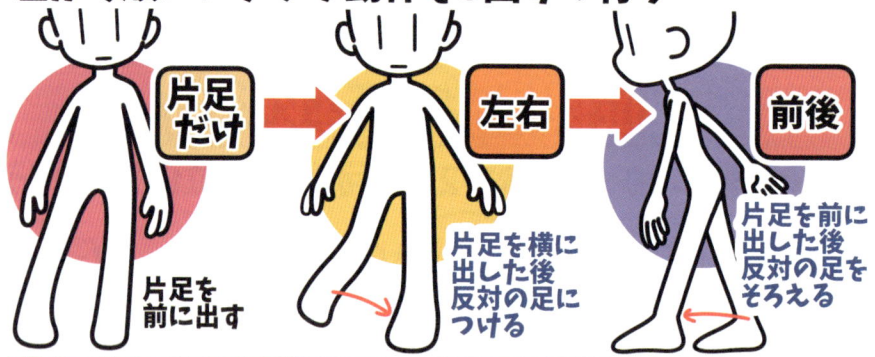

片足だけ → **左右** → **前後**

- 片足を前に出す
- 片足を横に出した後反対の足につける
- 片足を前に出した後反対の足をそろえる

足を閉じたり上げると不安定な場合

左から順に不安定な難易度を上げ約10秒保持する

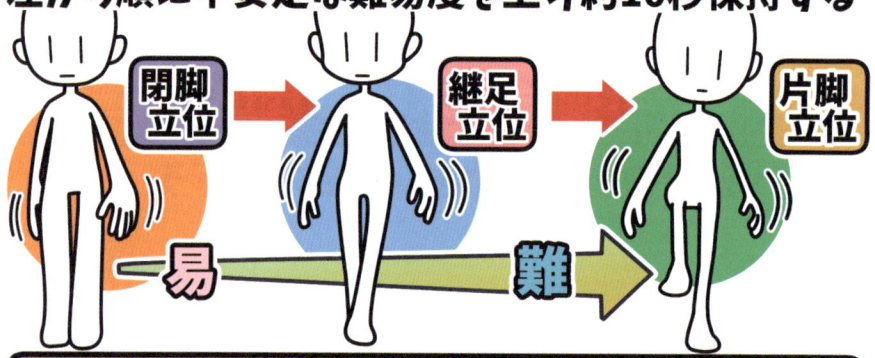

閉脚立位 → **継足立位** → **片脚立位**

易 → 難

不安定な場所でバランスを崩しやすい場合

10秒ほど保持できたら難易度を上げる

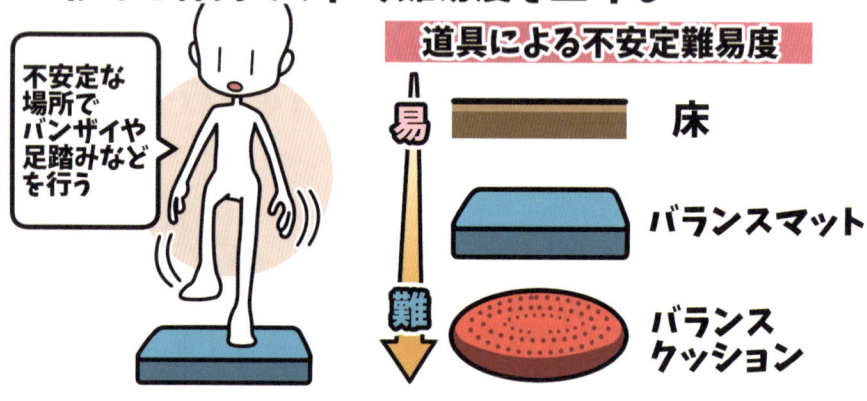

不安定な場所でバンザイや足踏みなどを行う

道具による不安定難易度

易 ↓ 難	
▬	床
▬	バランスマット
⬤	バランスクッション

ステージ III - 6
OTだって歩行は必要！歩行へのアプローチ
よく使うレベル ★★★★☆

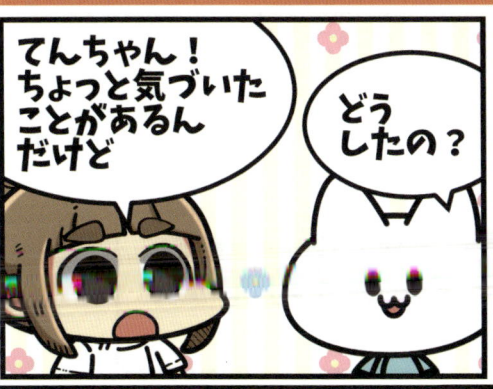

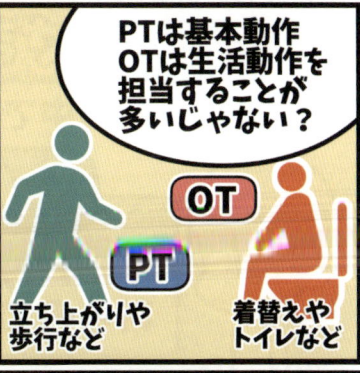

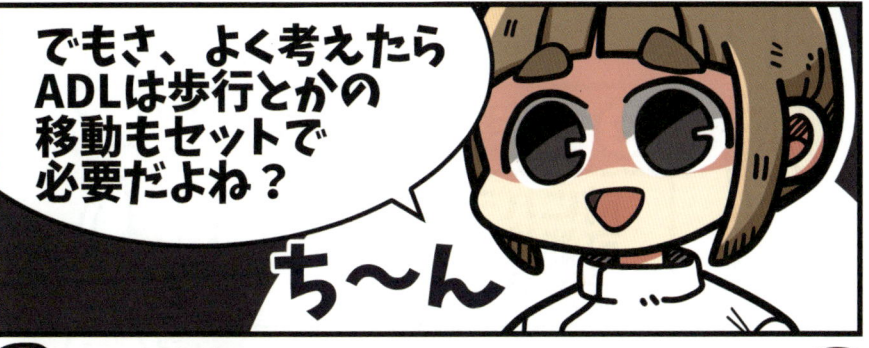

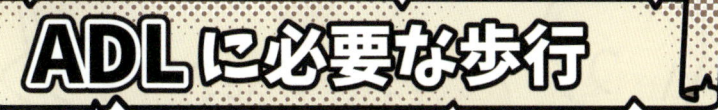

- てんちゃん！ちょっと気づいたことがあるんだけど
- どうしたの？
- PTは基本動作、OTは生活動作を担当することが多いじゃない？
  - PT：立ち上がりや歩行など
  - OT：着替えやトイレなど
- でもさ、よく考えたらADLは歩行とかの移動もセットで必要だよね？
- ち～ん

ADLに必要な歩行

作業療法では、いろいろな生活場面を想定して歩行訓練をしていくよ！

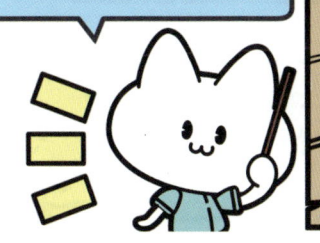

- ☑ お皿を持っての歩行
- ☑ 洗濯物を持っての歩行
- ☑ 浴室内の裸足歩行
- ☑ 浴槽の出入りでの歩行
- ☑ 砂利道・土の上の歩行
- ☑ 坂道での歩行
- ☑ スーパーの中での歩行
- ☑ 駅などの改札通過時の歩行
- ☑ 横断歩道での歩行
- ☑ 傘を持っての歩行　など

日常生活を想定した歩行の訓練

歩行は日常生活において要となる動作のため、OTも積極的に介入する

さまざまな歩行の訓練

不安定な状態の中で歩くことで歩行の安定を目指す

① 継足歩行
横にバランスを崩す可能性があるので注意する

② つま先立ち歩き
前にバランスを崩す可能性があるので注意する

③ 踵歩き
後ろにバランスを崩す可能性があるので注意する

> OTは転倒しそうな方向にポジションどりをして事故を防ごう！

歩行訓練の応用編

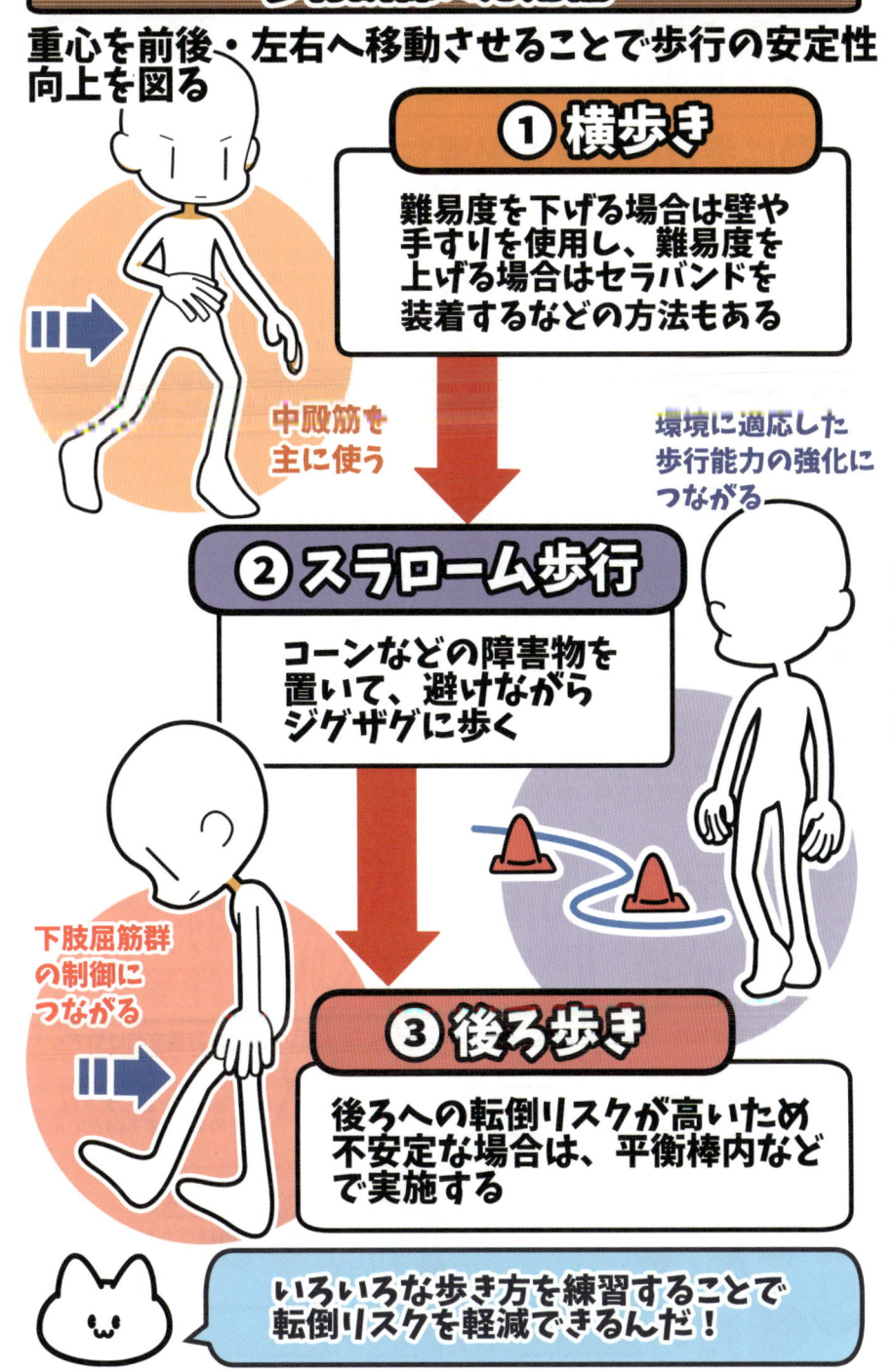

重心を前後・左右へ移動させることで歩行の安定性向上を図る

❶ 横歩き

難易度を下げる場合は壁や手すりを使用し、難易度を上げる場合はセラバンドを装着するなどの方法もある

中殿筋を主に使う

環境に適応した歩行能力の強化につながる

❷ スラローム歩行

コーンなどの障害物を置いて、避けながらジグザグに歩く

ステージⅢ

下肢屈筋群の制御につながる

❸ 後ろ歩き

後ろへの転倒リスクが高いため不安定な場合は、平衡棒内などで実施する

いろいろな歩き方を練習することで転倒リスクを軽減できるんだ！

てんちゃんのワンポイント講座
歩行補助具の選び方

移動に歩行補助具が必要な患者さんも多く、日常生活内でどう活用していくかを検討する

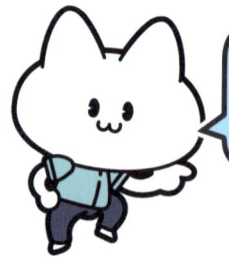

歩行補助具を選定する際には身体能力に加えて理解力や認知機能への考慮も必要だよ！

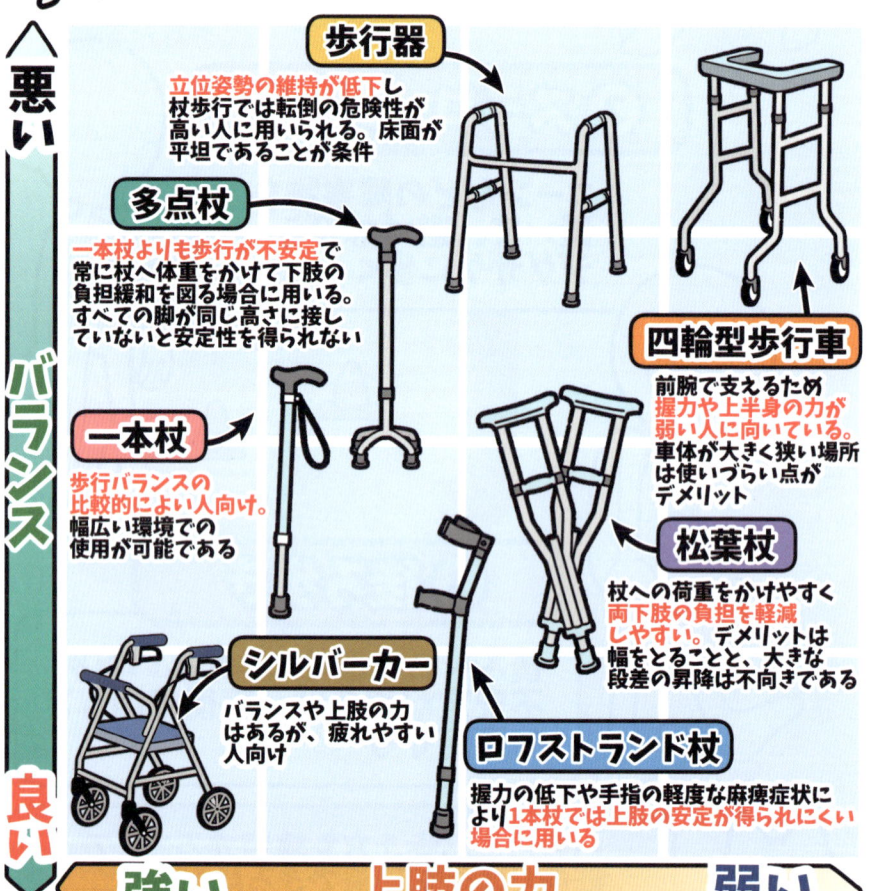

↑ 悪い
バランス
良い ↓

強い ← 上肢の力 → 弱い

歩行器
立位姿勢の維持が低下し杖歩行では転倒の危険性が高い人に用いられる。床面が平坦であることが条件

多点杖
一本杖よりも歩行が不安定で常に杖へ体重をかけて下肢の負担緩和を図る場合に用いる。すべての脚が同じ高さに接していないと安定性を得られない

一本杖
歩行バランスの比較的によい人向け。幅広い環境での使用が可能である

四輪型歩行車
前腕で支えるため握力や上半身の力が弱い人に向いている。車体が大きく狭い場所は使いづらい点がデメリット

松葉杖
杖への荷重をかけやすく両下肢の負担を軽減しやすい。デメリットは幅をとることと、大きな段差の昇降は不向きである

シルバーカー
バランスや上肢の力はあるが、疲れやすい人向け

ロフストランド杖
握力の低下や手指の軽度な麻痺症状により1本杖では上肢の安定が得られにくい場合に用いる

てんちゃんのワンポイント講座

3動作歩行 と 2動作歩行 の使い分け

歩行が不安定な場合は3動作歩行、比較的に安定している場合は2動作歩行で練習するよ

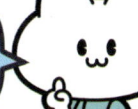

3動作歩行

歩行は安定するが、手順が多いため時間を要する

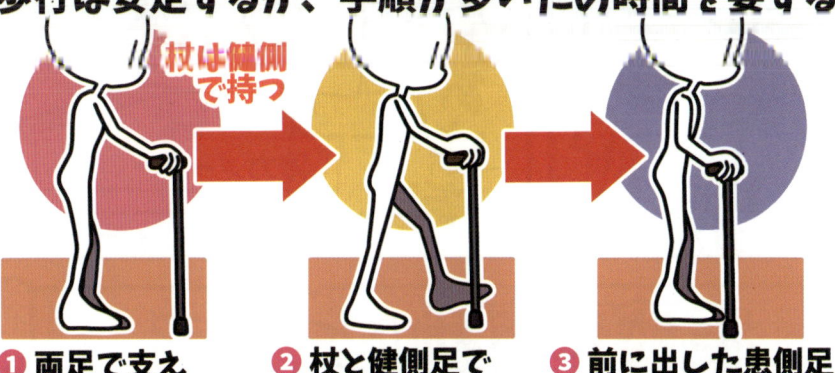

杖は健側で持つ

❶ 両足で支え杖を前に出す

❷ 杖と健側足で体重を支え患側足を前に出す

❸ 前に出した患側足と杖で体重を支え健側足を前に出す

ステージⅢ

2動作歩行

3動作歩行と比べて不安定だが、歩行速度は上がる

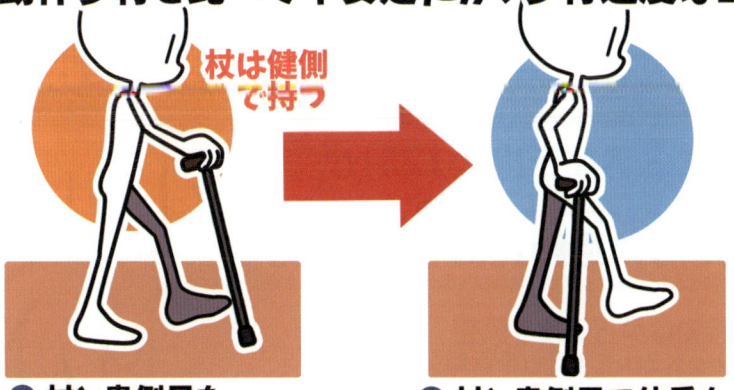

杖は健側で持つ

❶ 杖と患側足を前に出す

❷ 杖と患側足で体重を支え、健側足を前に出す

ステージ III - 7　よく使うレベル ★★★★☆

持久力を高める方法！

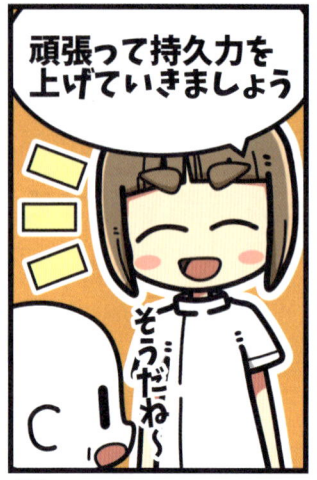

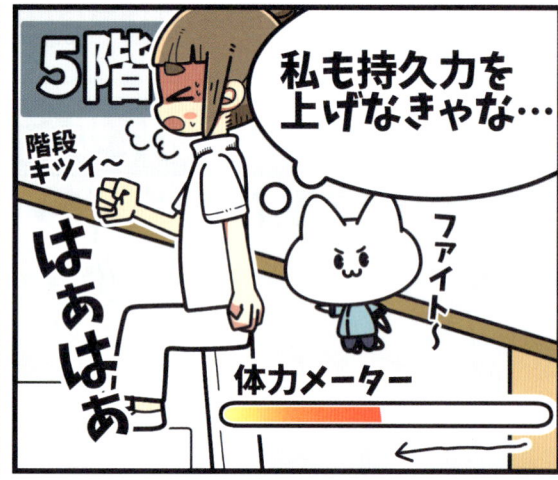

頑張って持久力を上げていきましょう

そうだね〜

5階　階段キツイ〜　はぁはぁ

私も持久力を上げなきゃな…

ファイト〜

体力メーター

有酸素運動 について

持久力の向上には、有酸素運動が効果的である

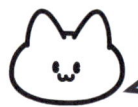

肺や心臓の働きが強化されることで、長時間のエネルギー供給が可能となるんだ！

ボルグ・スケールによる運動強度の設定

ボルグ・スケール(p125)が
「ややきつい(13)」 が**その手前**に
なるように運動負荷を調整する

- 歩行では歩行速度を調整
- トレッドミルでは速度や勾配を調整
- 自転車エルゴメーターではワット(仕事量)を調整

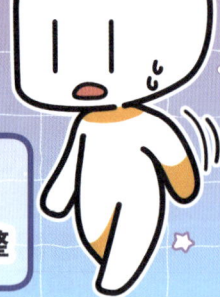

持久力向上のためのプログラム

現場によって使える設備や機材に限りがあるため可能な範囲でできる運動メニューを導入する

上肢・下肢の持久力運動メニュー

上肢・下肢の持久力を高めるための運動を紹介する

下肢の持久力運動メニュー

- 平地歩行
- サイクリング
- 水泳・走行
- 階段昇降
- 踏み台昇降
- 自転車エルゴメーター
- トレッドミル など

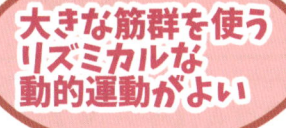

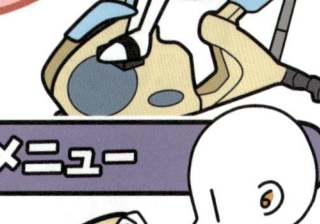

大きな筋群を使うリズミカルな動的運動がよい

上肢の持久力運動メニュー

- 上肢のエルゴメーター
- 上肢の挙上運動 など

持久力が必要な活動

さまざまな活動をとおして持久力の向上を図る

軽度	中等度	重度
読書、おしゃべり、クイズ、観劇、英会話、写真、インターネット、積み木	散歩、木の実拾い、貝殻拾い、影ふみ、園芸、砂遊び、お茶会	ダンス、キャッチボール、サイクリング、マラソン、ハイキング、スキー、スケート、スキューバー、ダイビングなどの各種スポーツ、詩吟、リトミック、温泉

ステージⅢ

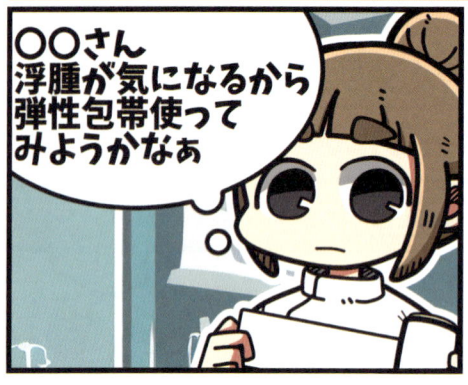

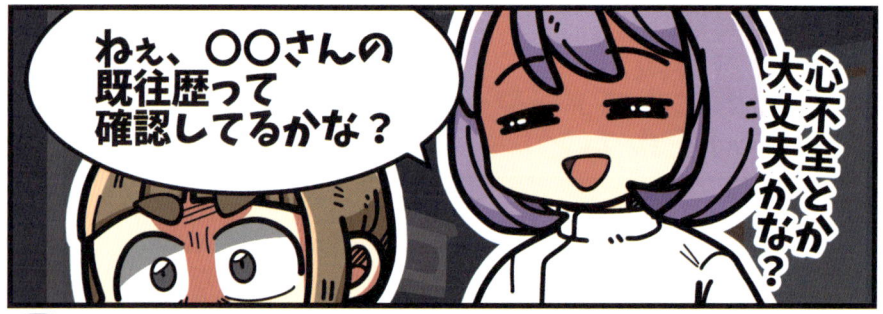

ステージ **III-8** よく使うレベル ★★☆☆☆

浮腫へのアプローチ方法と禁忌事項

○○さん 浮腫が気になるから弾性包帯使ってみようかなぁ

トントン

ねぇ、○○さんの既往歴って確認してるかな？

心不全とか大丈夫かな？

浮腫はなぜ対処しないとダメ？

浮腫とは、皮下組織に水が溜まった状態であり
関節運動を妨げて周辺組織の癒着と拘縮を招く

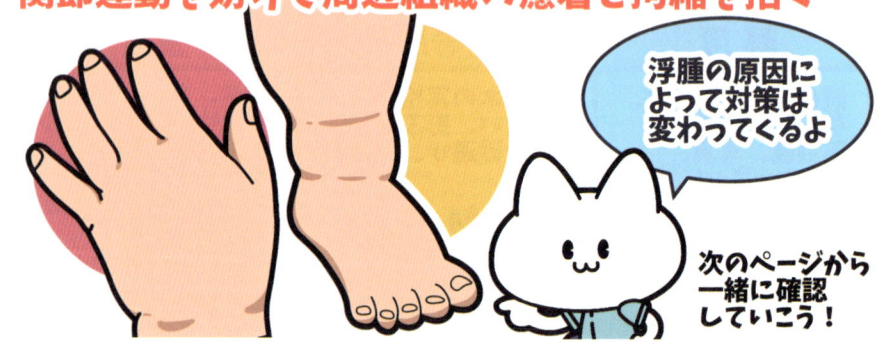

浮腫の原因によって対策は変わってくるよ

次のページから一緒に確認していこう！

原因別の浮腫への対応

浮腫は**原因の疾患に合わせた治療が基本**でありリハビリでは以下の対応を行う

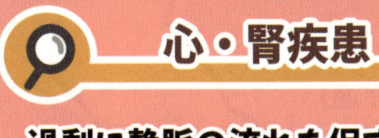

心・腎疾患

過剰に静脈の流れを促すと心臓に過度の負担を与えてしまうため注意が必要である

全身性浮腫

対応方法
- 疾患の状態に合わせた運動療法（筋ポンプ作用の促進、軽負荷での運動など）

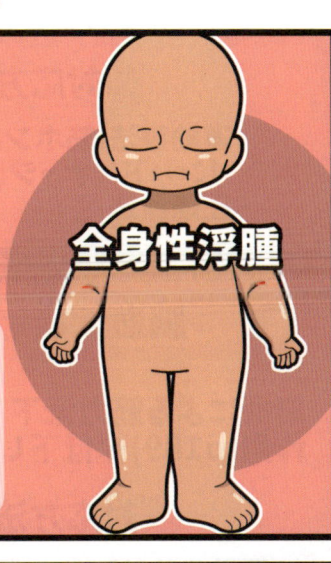

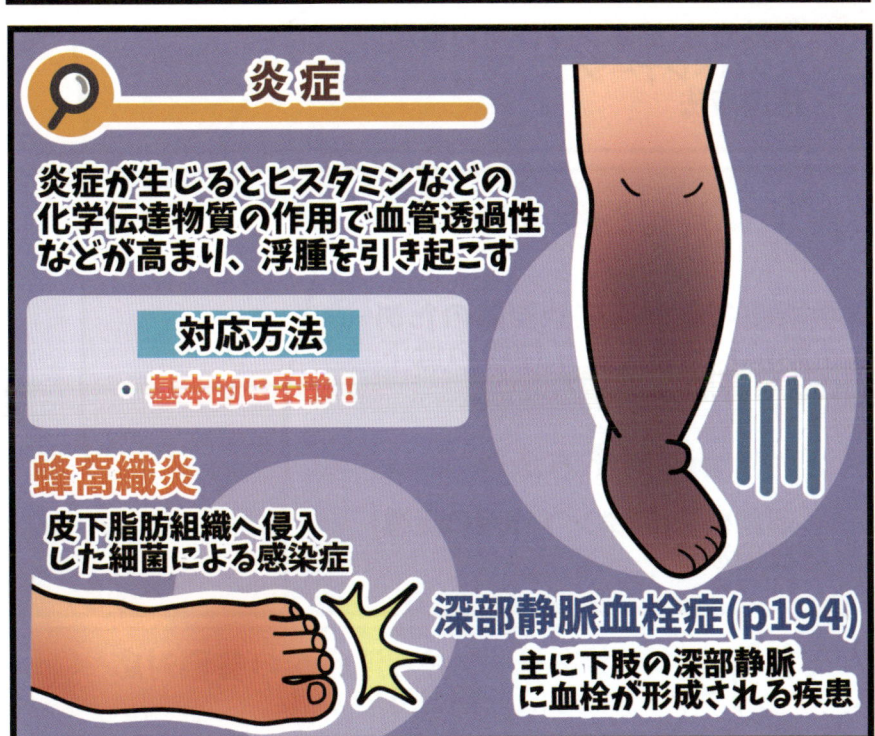

炎症

炎症が生じるとヒスタミンなどの化学伝達物質の作用で血管透過性などが高まり、浮腫を引き起こす

対応方法
- 基本的に安静！

蜂窩織炎
皮下脂肪組織へ侵入した細菌による感染症

深部静脈血栓症(p194)
主に下肢の深部静脈に血栓が形成される疾患

ステージⅢ

リンパ浮腫

もともとリンパ機能が弱い場合や癌などによりリンパ管の通り道がダメージを受けることで生じる

対応方法
- 運動療法(筋ポンプ作用の促進)
- リンパドレナージ(p190)
- 圧迫療法

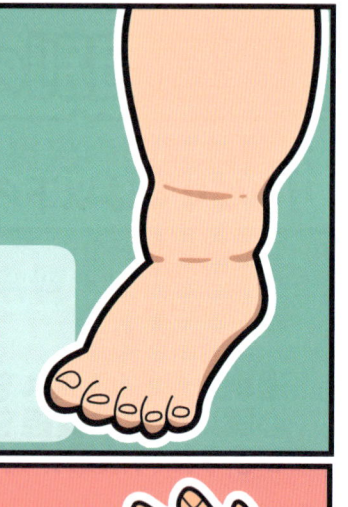

脳血管疾患

麻痺による筋力低下で筋ポンプ作用(p189)が低下し浮腫が生じる

対応方法
- 運動療法(筋ポンプ作用の促進)
- リンパドレナージ
- 圧迫療法

外科的手術後

手術後の炎症反応や安静のため不動に伴う筋ポンプ作用の低下により浮腫が生じる

対応方法
- 運動療法(筋ポンプ作用の促進)
- 圧迫療法

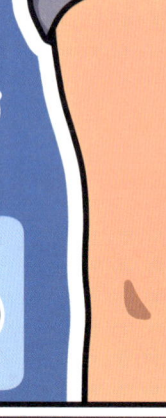

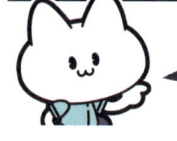

> 次ページから浮腫への各種対応方法を紹介するね!

運動療法

運動療法は筋ポンプ作用を利用し、リンパの流れを増大させる。以下の各体操を10〜20回ほど行う

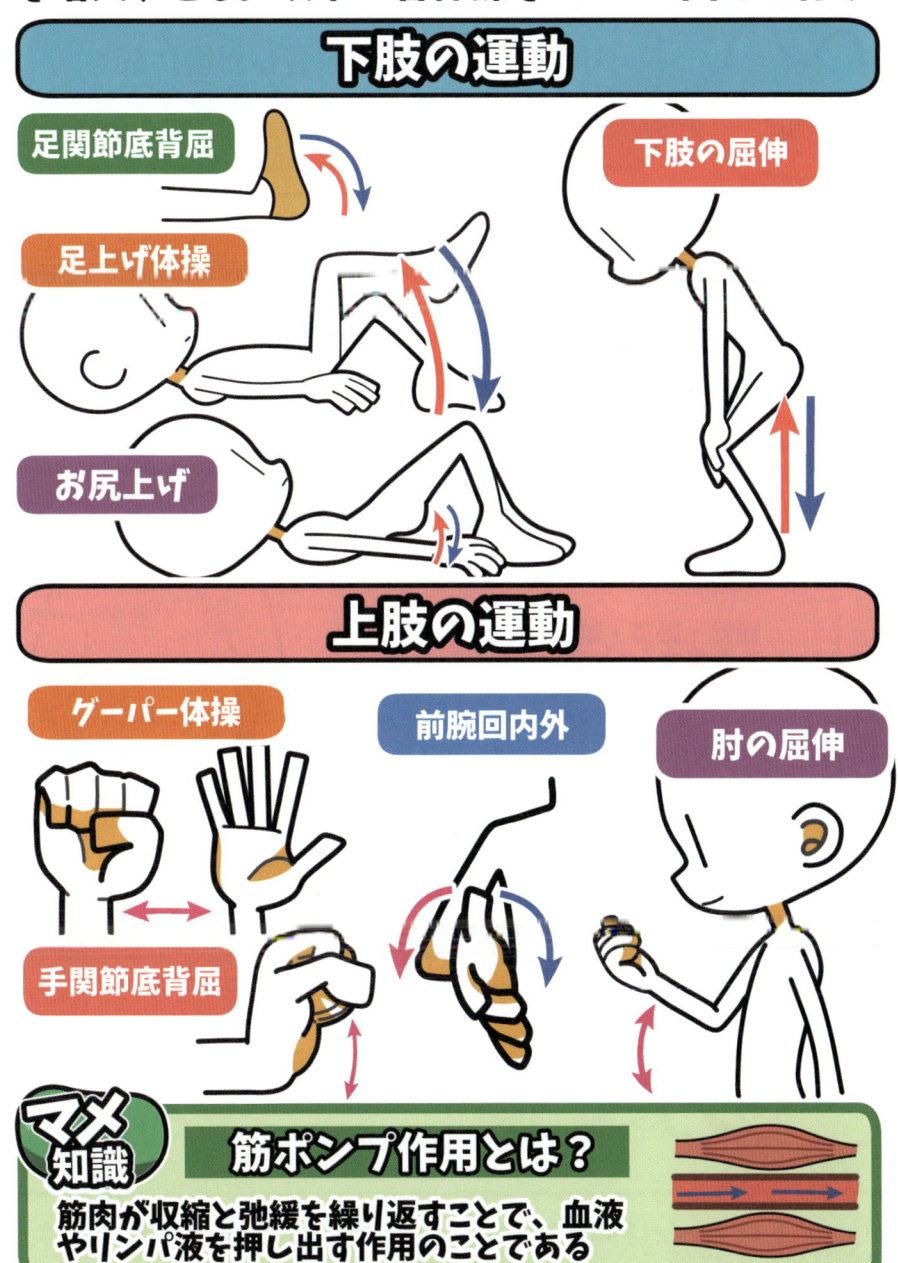

下肢の運動

- 足関節底背屈
- 足上げ体操
- お尻上げ
- 下肢の屈伸

上肢の運動

- グーパー体操
- 手関節底背屈
- 前腕回内外
- 肘の屈伸

ステージⅢ

マメ知識：筋ポンプ作用とは？

筋肉が収縮と弛緩を繰り返すことで、血液やリンパ液を押し出す作用のことである

リンパドレナージ

リンパドレナージは**手で皮膚を動かしてリンパ液を適切な方向に誘導する手技である**

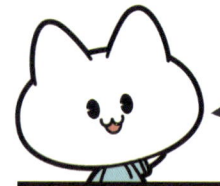

> リンパ節の硬さを改善した後に軽く圧迫しながらマッサージを行ってリンパの流れを改善するよ！

① 腹式呼吸&肩回し

- 腹式呼吸は横隔膜が上下し胸管が刺激されてリンパ液の輸送を高める効果がある
- 肩回しは、鎖骨と胸鎖乳突筋が交差する付近を意識する

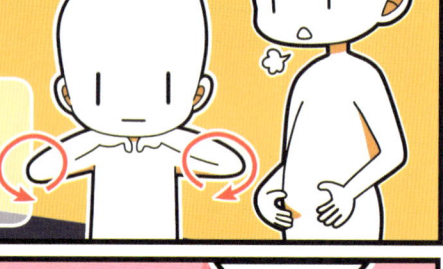

② リンパ節付近のマッサージ

各10回ほど行う

- 頸部・腋窩・鼠径のリンパの流れを改善することで全体のリンパ液の流れもよくなる

車の渋滞解消と一緒で、まずは先頭車を動かし、順次後続の車を誘導するイメージ！

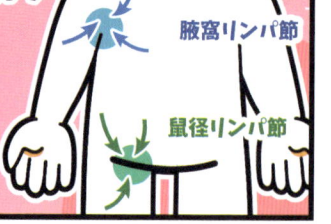

頸部リンパ節
腋窩リンパ節
鼠径リンパ節

③ 患部のマッサージ（足部の場合）

近位から始め、最後に遠位のマッサージを行う（各3〜5回ほど）

> やさしい圧で皮膚の表面を動かすように流していくよ

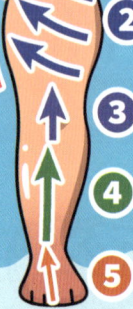

リンパドレナージは両側で実施し、浮腫に左右差がある場合は健側から先に行う

圧迫療法

圧迫療法の目的は、リンパドレナージで改善された**良好な状態を維持し、再貯留を防ぐ**ことである

> 圧迫療法は以下の3種類があって患者さんに合わせて選ぶんだね！

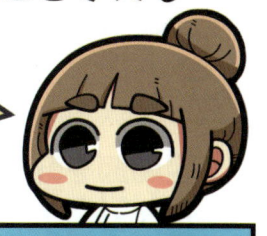

弾性ストッキング

圧を均等にかけることができるが、履く際に力がいるため握力が低下している場合は着用が難しい

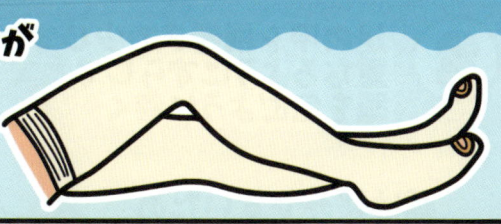

弾性包帯

弾性ストッキングの着用が難しい場合は、弾性包帯を使用する。ただし、均一に圧をかけて巻くことが難しい

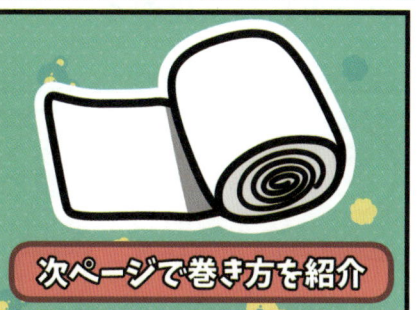

次ページで巻き方を紹介

間欠的空気圧迫療法

機器で空気を送り込むカフで圧迫することにより静脈環流を促進させる方法である

全身性浮腫や炎症などがある場合は禁忌

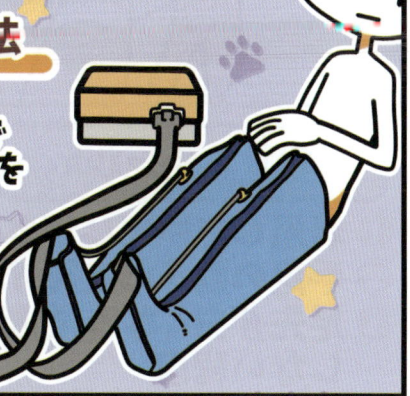

ステージⅢ

弾性包帯の巻き方

末梢から中枢にかけ徐々に圧が弱まるように巻く。
シワがよると部分的に圧が強まるので注意する

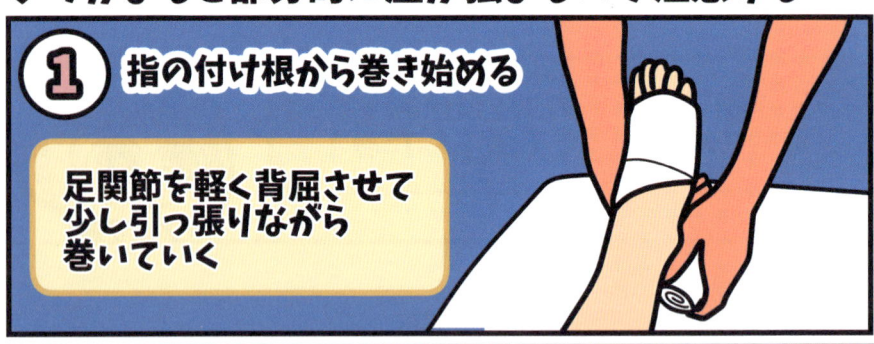

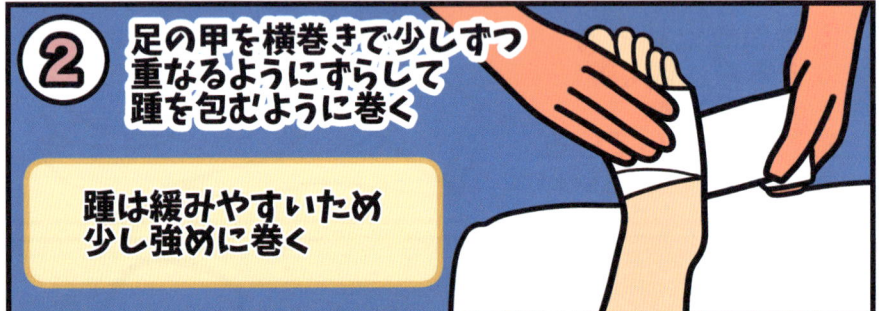

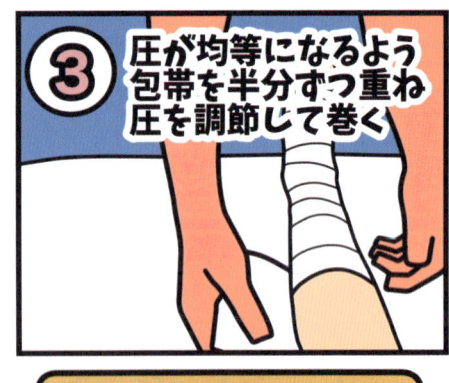

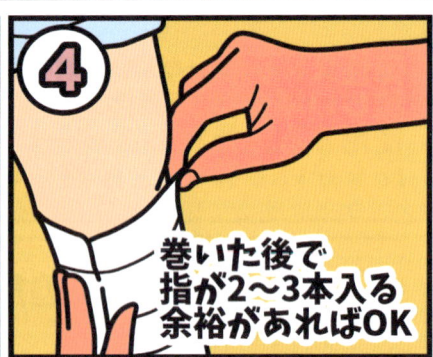

① 指の付け根から巻き始める

足関節を軽く背屈させて
少し引っ張りながら
巻いていく

② 足の甲を横巻きで少しずつ重なるようにずらして踵を包むように巻く

踵は緩みやすいため
少し強めに巻く

③ 圧が均等になるよう包帯を半分ずつ重ね圧を調節して巻く

④ 巻いた後で
指が2〜3本入る
余裕があればOK

圧の強さについて

① 着用していてしびれや痛みがない
② 手足の動きに支障がない
③ 足先が白くなる(動脈閉塞)や、うっ血(静脈閉塞)しない程度

てんちゃんのワンポイント講座
手指の浮腫に対するアプローチ

脳血管疾患後の片麻痺などでは、手指がむくみやすく運動制限や拘縮を引き起こすリスクがある

> ヒモを使った、指のむくみの解消法を紹介するね！

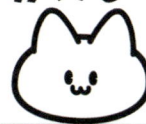

① ヒモを図のように指へ沿わせる

指の先から付け根までヒモを持っていき、折り返して指の先まで持ってくる

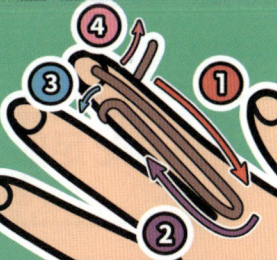

② 指先から付け根まで巻く

指の先から付け根にかけて少し圧をかけながら巻く

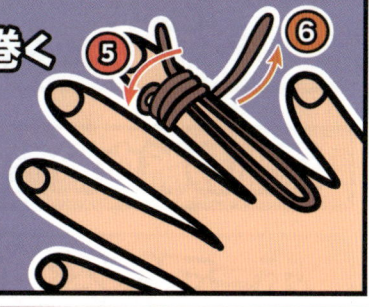

③ 指でも圧を加える

巻き終わったら指の先から付け根にかけて手で数秒程度の圧をかける

ギュッ　ギュッ

すべて完了したら端のヒモを引っ張り、ゆっくりほどく

ステージⅢ

てんちゃんのワンポイント講座
深部静脈血栓症には注意しよう

深部静脈血栓症(DVT)は足の静脈に血栓ができて詰まる病気で、浮腫の原因となる場合がある

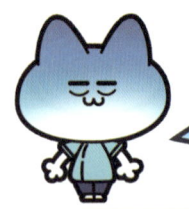

血栓が剥がれて肺を詰まらせる肺塞栓症を引き起こすため注意が必要だよ！

自覚症状

- 下腿と足部が**腫れている**
- 下腿と足部に**疼痛**や**熱感**がある

この症状がない場合もあるんだね

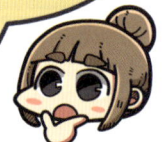

深部静脈血栓症が疑われる時の確認方法

ホーマンズ徴候

患者さんに下肢を伸展位で**足関節底背屈運動**をしてもらい**腓腹部に疼痛**を感じるか調べる

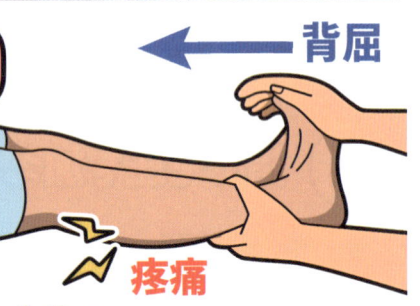

← 背屈

疼痛

以下の血液データも確認しよう！

Dダイマー (血栓の指標)	基準値500ng/mL以下
CRP値 (炎症の指標)	基準値0.14mg/dL以下

てんちゃんの一口メモ

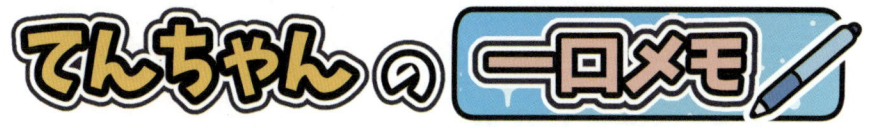

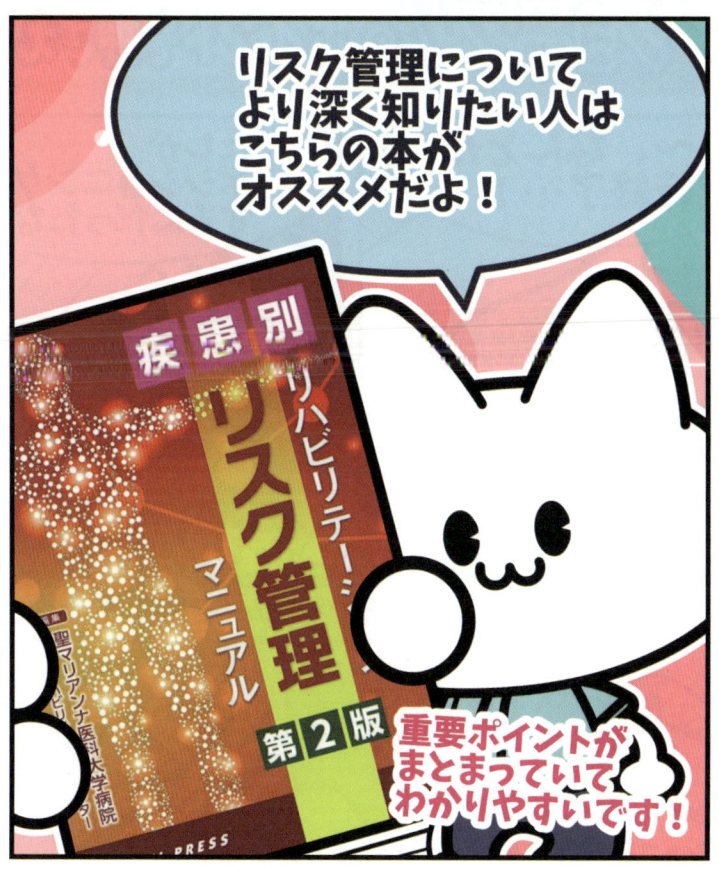

リスク管理について
より深く知りたい人は
こちらの本が
オススメだよ！

重要ポイントが
まとまっていて
わかりやすいです！

疾患別リハビリテーションリスク管理
マニュアル第2版(発行元：ヒューマン・プレス)

ステージⅢ

ステージ III-9　よく使うレベル ★★★★☆
ポジショニングのポイントを押さえよう

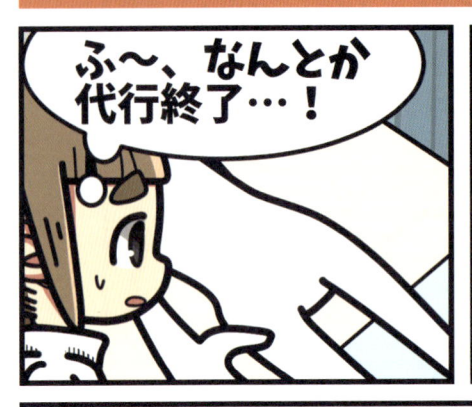

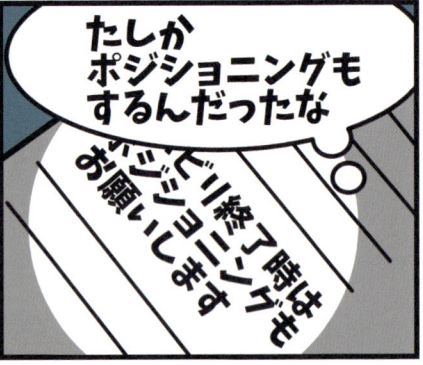

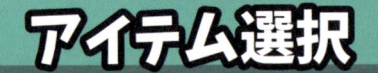

「ふ〜、なんとか代行終了…！」

「たしかポジショニングもするんだったな」

「ケア終了時はポジショニングをお願いします」

アイテム選択

ポジショニングに使うアイテムを選択してね

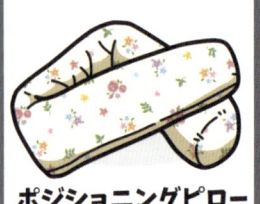

- ポジショニングピロー（スネーク型）
- ポジショニングピロー（ブーメラン型）
- ナーセンパット

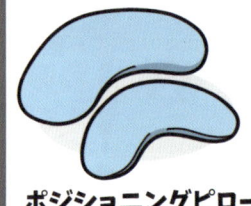

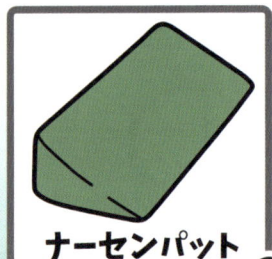

「いろいろあるなぁ…」

「はてさて　これらをどこにどう入れればいいんだろうか？」

ポジショニングってなに？

ポジショニングとは、自力で体を動かせない人に**クッションなどを使って体の位置を調整し、目的に合った姿勢を安全で快適に保つこと**である

長期間、体位変換ができないと‥

- 褥瘡発生
- 廃用症候群の進行
- 変形・拘縮の増強

などが生じてしまう…

ポジショニングはこれらを予防するために行うんだ！

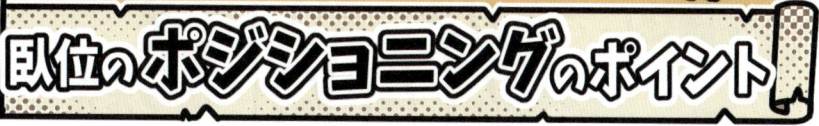

臥位のポジショニングのポイント

臥位におけるポジショニングを行ううえで重要となるポイントは、以下の6項目である

臥位のポジショニングのポイント

1. 姿勢の評価と調整
2. 身体の支え方（点ではなく面で考える）
3. 物品の使用方法
4. 摩擦力の軽減
5. 重力の利用
6. 筋緊張の緩和

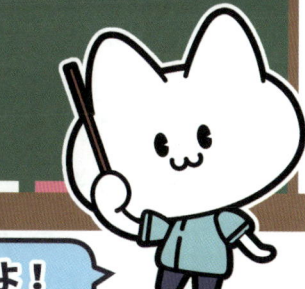

各ポイントについて解説していくよ！

ステージⅢ

① 姿勢の評価と調整

身体のねじれや傾きがあると、血流を悪くし**褥瘡を発生**させたり、**関節の可動性を低下**させる

姿勢評価はここをチェック！

身体の**各指標の位置関係**を意識してみると、姿勢のねじれや傾きが具体的に把握しやすくなる

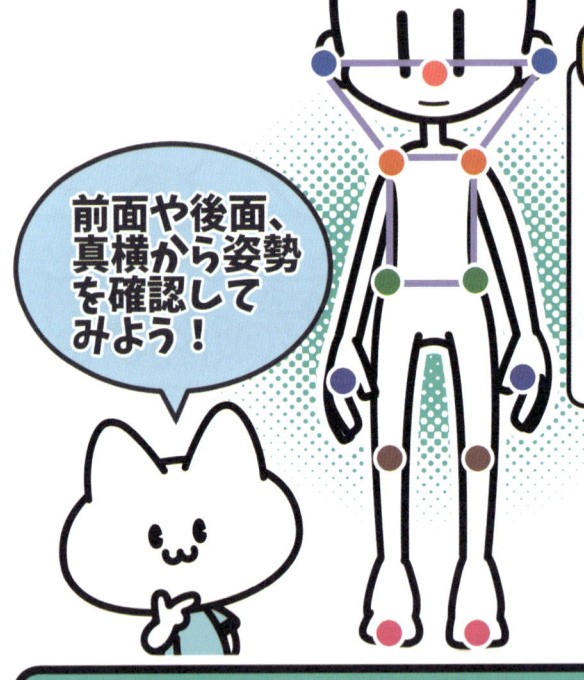

身体の指標
1. 鼻先
2. 耳
3. 肩峰
4. 上前腸骨稜
5. 手
6. 膝
7. つま先

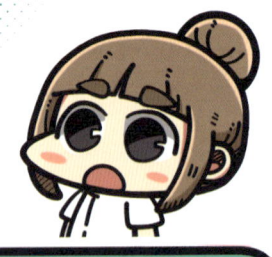

前面や後面、真横から姿勢を確認してみよう！

こんな姿勢はNG！

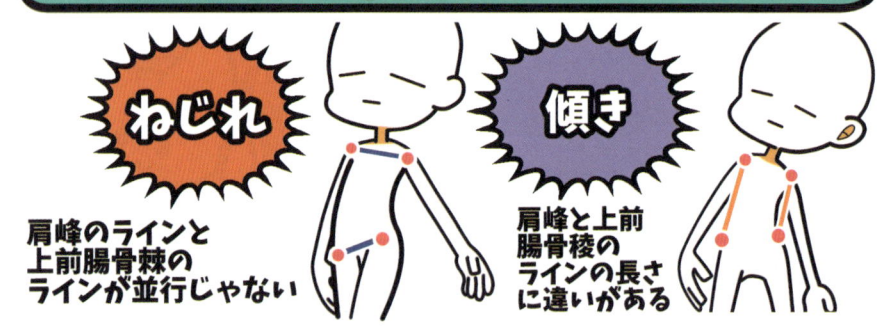

ねじれ
肩峰のラインと上前腸骨棘のラインが並行じゃない

傾き
肩峰と上前腸骨稜のラインの長さに違いがある

❷ 身体の支え方（点ではなく面で支える）

身体を点ではなく面で支える理由は**体位を安定させること**と**圧を分散させること**の2つである

こんな感じでポジショニングするよ！

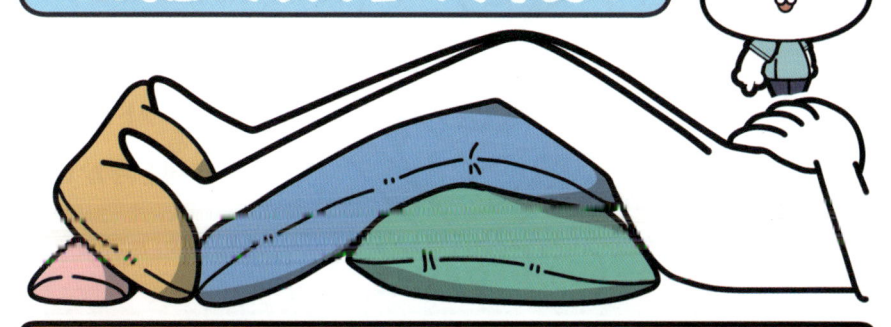

❸ 物品の使用方法

患者さんの状態に合わせて使用する物品の形状や素材、当て方を検討する必要がある

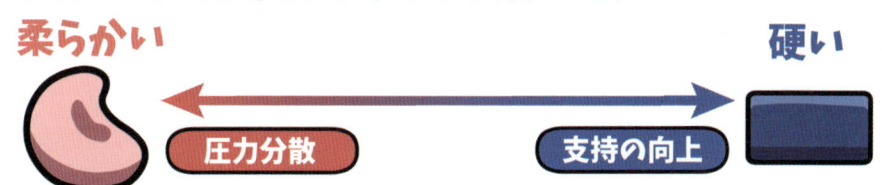

柔らかい ←圧力分散 / 支持の向上→ **硬い**

素材	メリット	デメリット
ウレタン	沈み込みは期待できる	汗、水、光で形状が変化して、劣化しやすい
ポリウレタンチップ	柔らかく沈み込みがよく包まれる	大きさによっては中割れができる
ゲル	追従性がありズレを緩衝できる	沈み込みや包む機能は期待できない
羽毛	柔らかく沈み込みがよく包まれる	厚さ・高さの維持が困難
ビーズ	柔らかく沈み込みがよく包まれる	沈み込みやすいため身体が床面についてしまう

ステージⅢ

④ 摩擦力の軽減

摩擦は褥瘡の重大な要因となるため、接触面への対策は重要である

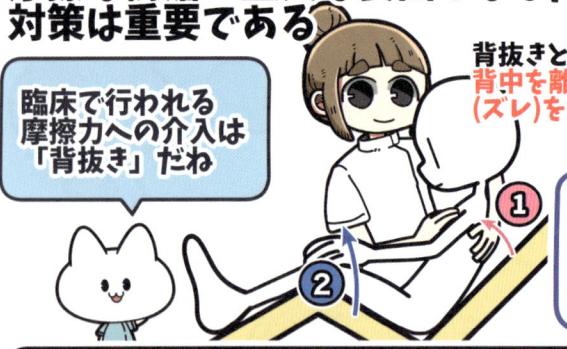

> 臨床で行われる摩擦力への介入は「背抜き」だね

背抜きとは**ベッドや車いすから背中を離すことによって摩擦力(ズレ)を解消する手技**のことをいう

背抜きの方法
1. 背中をベッドから浮かせる
2. 両大腿部を浮かせる

⑤ 重力の利用

重力を利用すると、変形・拘縮部にゆっくりと力が加わるため痛みなどを誘発する可能性を低くできる

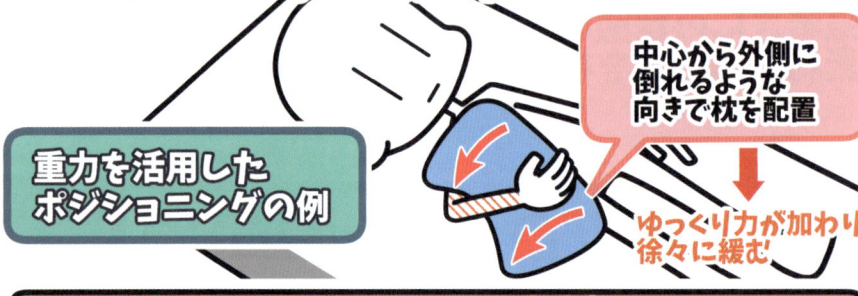

重力を活用したポジショニングの例

中心から外側に倒れるような向きで枕を配置
↓
ゆっくり力が加わり徐々に緩む

⑥ 筋緊張の緩和

長時間の不動が続くと、筋肉が緊張してしまうことで痛みなどが生じる

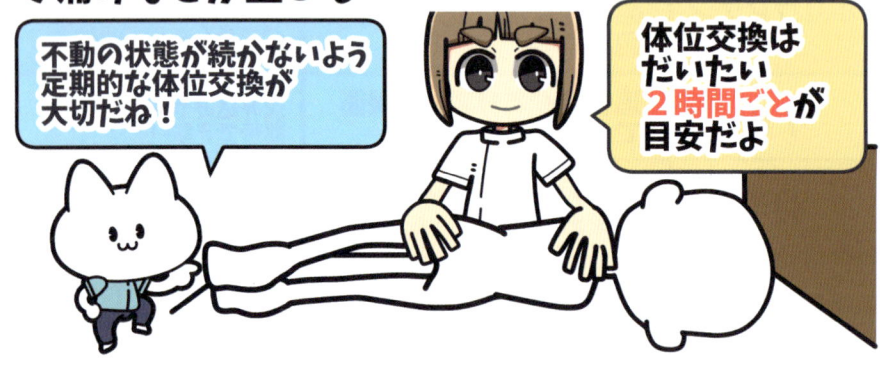

> 不動の状態が続かないよう定期的な体位交換が大切だね！

> 体位交換はだいたい**2時間ごと**が目安だよ

その他のポジショニング

臨床でよく実践するポジショニングを4つ紹介する

① ベッドアップ

ベッドアップは身体の**位置調整**と**圧の解消**を行う

① 身体の位置を調整
身体の大転子部とベッドの屈曲部位を合わせる

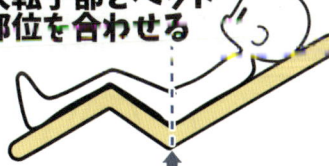

② 膝と頭部の調整
1. 膝関節を屈曲・挙上する
2. 頭側を挙上する（30°挙上までにとどめる）

③ 摩擦力の解消（背抜き；p200）

② 尖足の予防

尖足は立位・歩行などへの影響も大きいため、背臥位で尖足予防のポジショニングを行うとよい

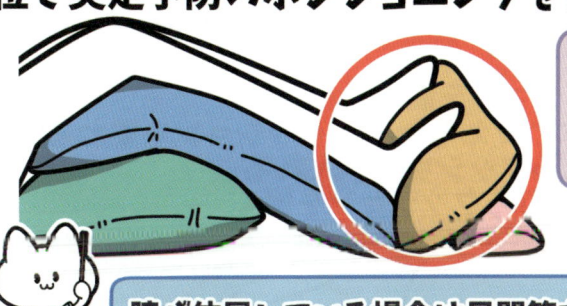

> 膝が曲がっている場合は足底をしっかりサポートしよう！

> 膝が伸展している場合は足関節を直角まで曲げない

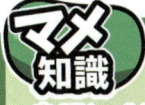

マメ知識：尖足とは？

尖足とは**足がつま先立ちとなり踵が浮いた状態**で原因は足関節底屈筋の緊張亢進や背屈筋の麻痺・拘縮などがある

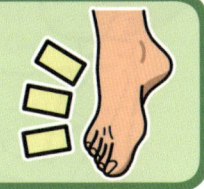

ステージⅢ

❸ 側臥位のポジショニング

側臥位のポジショニングは**褥瘡や拘縮の予防**を目的として行う

方法
1. 胸郭・骨盤を同時に支える
2. 上側の足を支える
3. 下側の足が浮いている場合は支える
4. 上側の腕の重さが胸郭や腹部にかかりすぎないよう上肢をサポートする

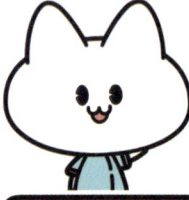

体がねじれていないかもチェックしよう

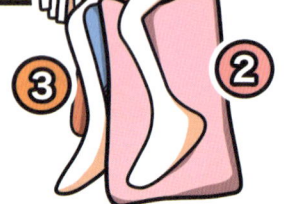

❹ 下肢屈曲拘縮のポジショニング

下肢屈曲拘縮のポジショニングは**拘縮の進行予防**を目的に行う

方法
1. 土台のクッションを置く
2. 下肢を全体で支えるためのクッションを重ねる
3. 足底を支えるクッションを入れる
4. ストッパーとなるクッションを置く

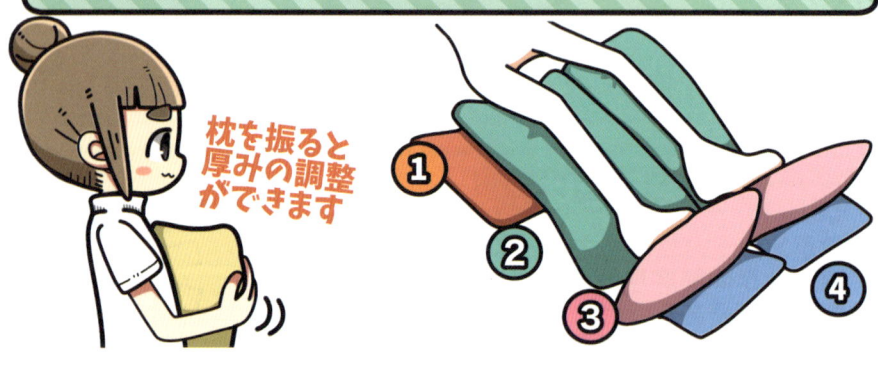

枕を振ると厚みの調整ができます

てんちゃんのワンポイント講座
目的別のベッドアップ角度

ベッドアップ角度は、目的に応じて最適な角度に調整することが重要である

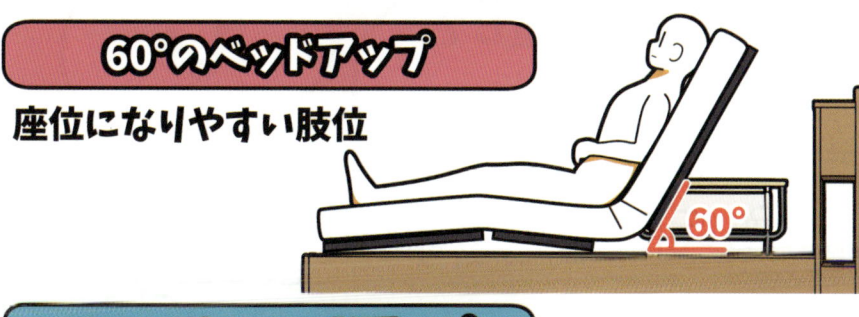

30°のベッドアップ
誤嚥性肺炎の予防

重力を利用して咽頭へ送り込みができる

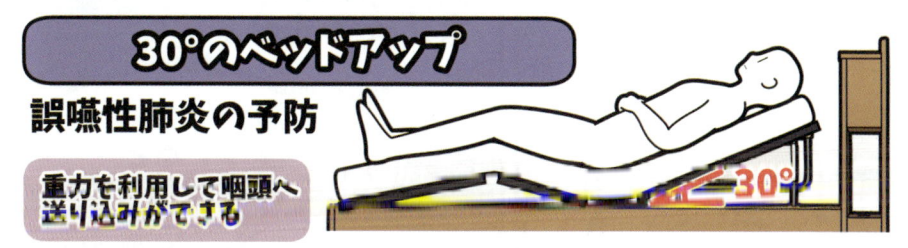

45〜60°のベッドアップ
起座呼吸時の安楽肢位

臥位では呼吸困難が強まるため、体を起こすことで呼吸が楽になる

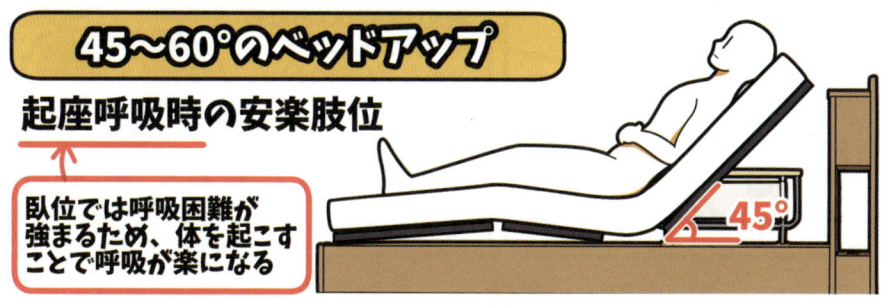

60°のベッドアップ
座位になりやすい肢位

60〜80°のベッドアップ
食事摂取時に選択する肢位

この肢位がとれるとほぼ座位が可能なレベルだよ！

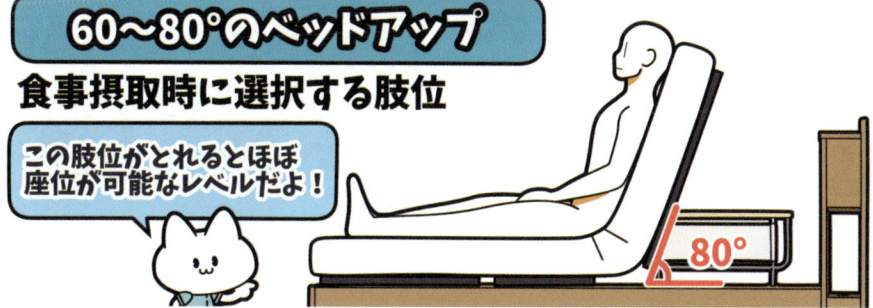

ステージⅢ

ステージ III-10　よく使うレベル ★★☆☆☆
車いすシーティングの基礎を知ろう

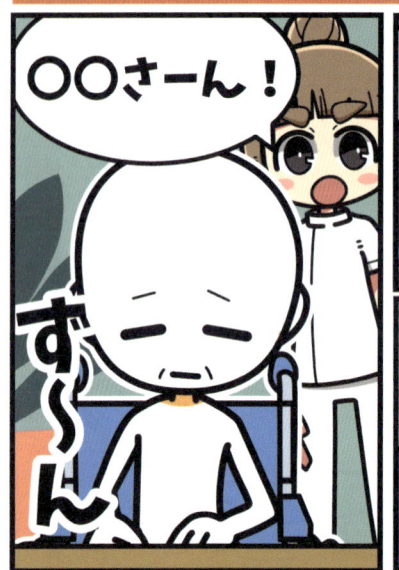

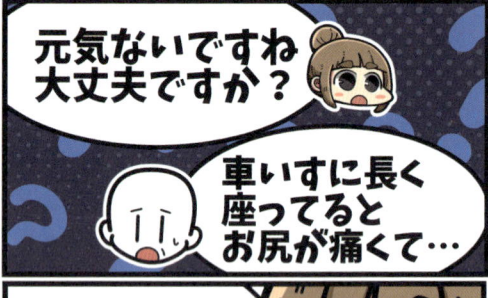

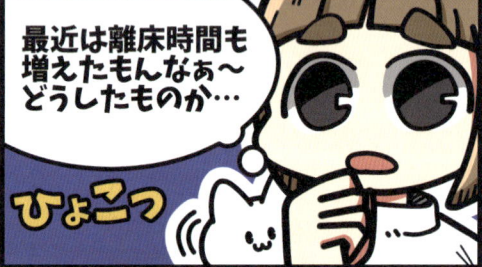

○○さーん！

ず〜ん

元気ないですね 大丈夫ですか？

車いすに長く座ってるとお尻が痛くて…

最近は離床時間も増えたもんなぁ〜どうしたものか…

ひょこっ

こういう時は車いすのシーティングを見直してみるといいね！

一緒に考えてみよう!!

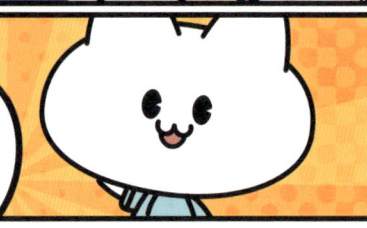

車いすのシーティングってなに？

車いすのシーティングは**快適な座位姿勢が保持**できるよう**バックサポートや座面(シート)**などを選定・適合させる技術のことをいう

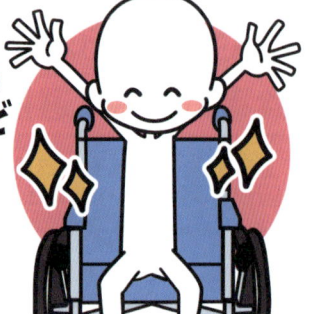

バックサポートについて

バックサポートとは車いすの背もたれのことをいい快適な姿勢で骨盤・仙骨・腰椎・体幹を支える

バックサポートはここだよ！

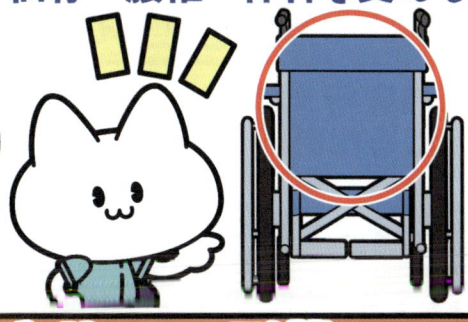

バックサポートの形状

バックサポートは脊柱が曲がらないよう、座位姿勢を支えられる形状とする

バックサポートがたわんでしまうと骨盤の後傾と円背を増強しやすい

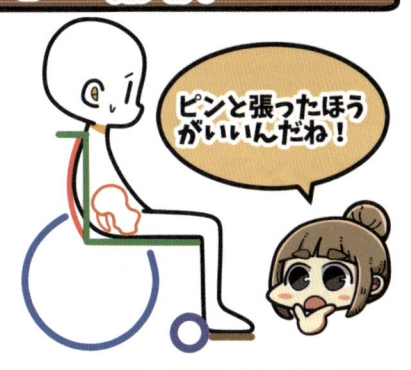

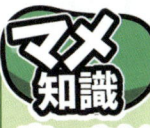

ピンと張ったほうがいいんだね！

ステージⅢ

マメ知識　バックサポートの高さの目安

車いすをどう自走できるかが、バックサポート高の目安となる

- 体幹のコントロールとバランスが悪い場合(リクライニング車いすなど) — 肩甲棘の高さ
- 車いす自走が可能な場合(肩甲骨の動きを妨げないようにする) — 肩甲骨下角以下の高さ 1.3〜2.5cm
- アクティブに車いすを自走できる場合(競技用車いすなど) — 浮遊肋骨の高さ(第11&12肋骨)

座面について

車いすの座面は**形状**と**奥行き**を確認する

座面の奥行き

座面の奥行きは、大腿部全体を支えるため**殿部後面から膝の後ろ1.3cmまでの距離**が標準となっている

> 長すぎる奥行きのシートは骨盤が後傾し、円背になりやすくなる

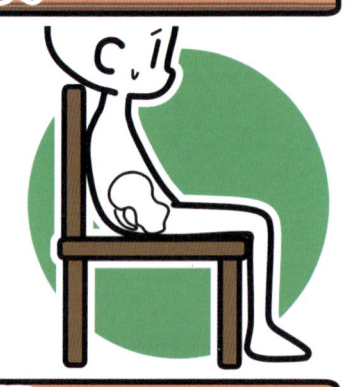

座面の形状

ピンと張った座面にすることで**圧力を分散**させる効果がある

> たるんだシートは骨盤が後傾し脚が内側を向く原因になる

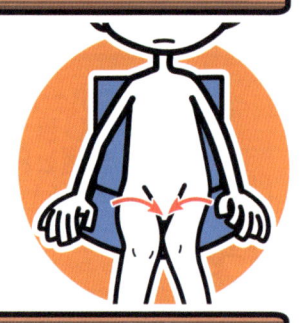

座面が合わないと損傷しやすい部位

以下の部位は座面上で傷つきやすく、必要に応じて除圧クッションなどで調整する

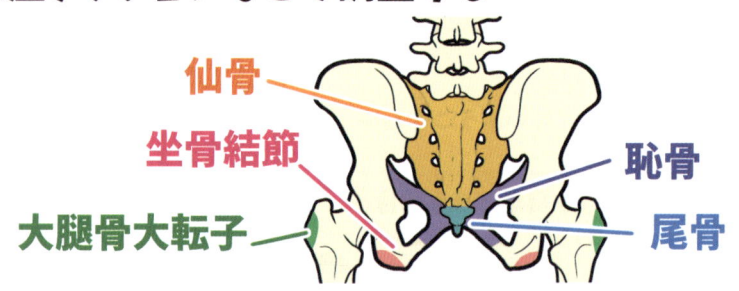

- 仙骨
- 坐骨結節
- 大腿骨大転子
- 恥骨
- 尾骨

てんちゃんのワンポイント講座
車いす各部の寸法の目安

身体寸法に車いすの各パーツの寸法を合わせることが車いす適合の基本となる

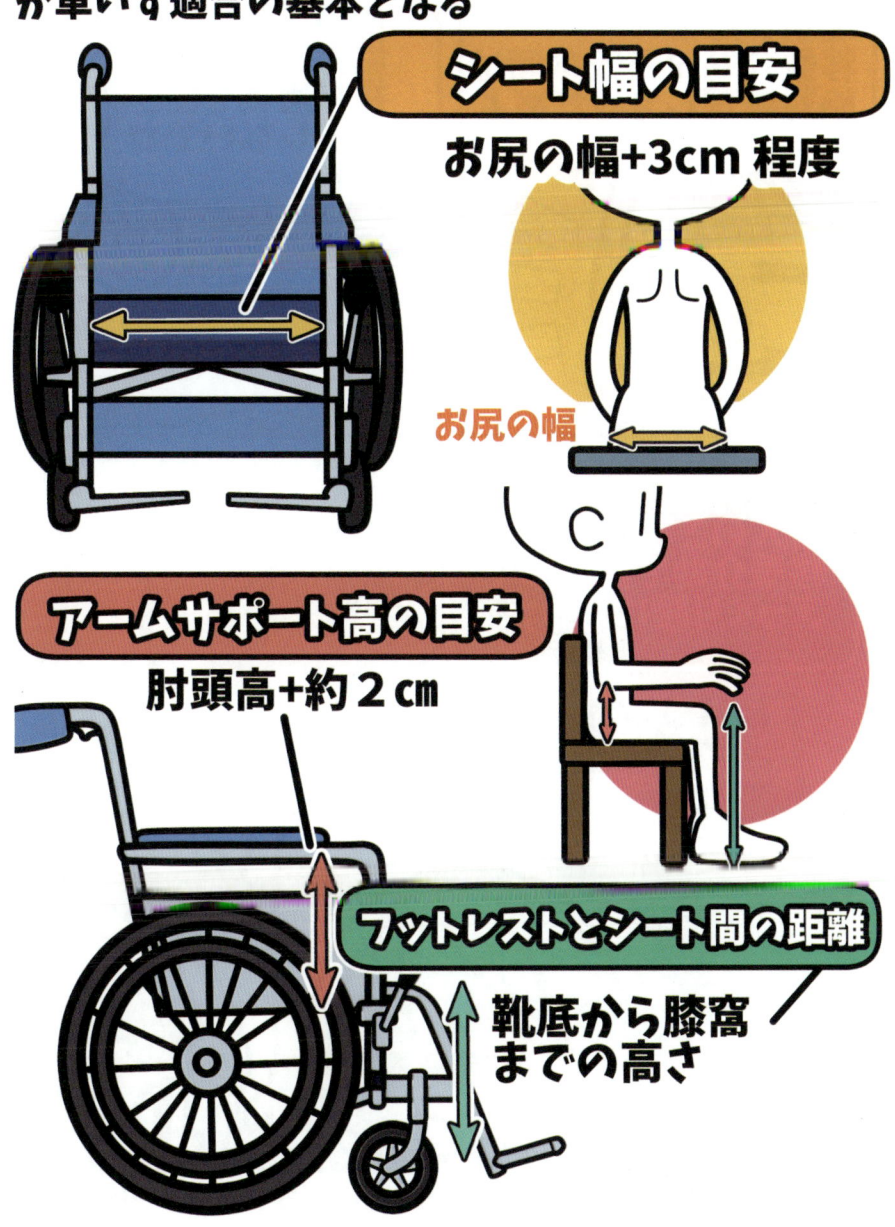

シート幅の目安
お尻の幅+3cm 程度

お尻の幅

アームサポート高の目安
肘頭高+約2cm

フットレストとシート間の距離
靴底から膝窩までの高さ

ステージⅢ

ステージ III-11　よく使うレベル ★★★☆☆
自分と患者さんを守る！介助のポイント

左京さん！移乗介助が不安な時は絶対無理しちゃだめよ

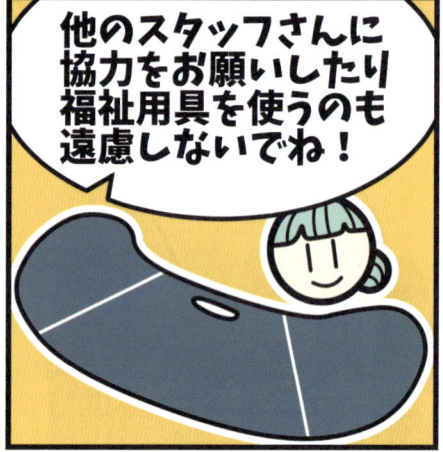

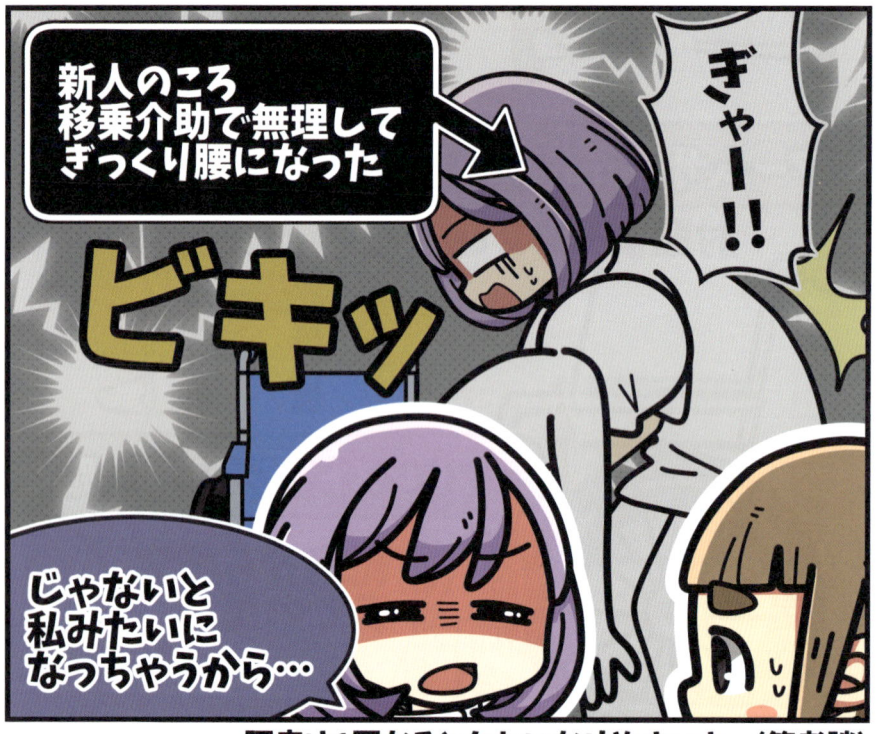

他のスタッフさんに協力をお願いしたり福祉用具を使うのも遠慮しないでね！

新人のころ移乗介助で無理してぎっくり腰になった

ぎゃー!!

ビキッ

じゃないと私みたいになっちゃうから…

腰痛は1回なるとクセになりやすいよ…(筆者談)

押さえておきたい 介助の基本ポイント

転倒・転落の防止やケガ予防のために正しい介助方法を知ることが重要である

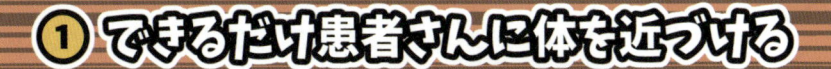

① できるだけ患者さんに体を近づける

両膝を伸ばしたまま上体を下方に曲げる姿勢は腰部に負担がかかる

- ベッド上に膝をのせても◎
- 足の幅を広くとる

② 低い姿勢になる時は膝を曲げる

立った状態で患者さんを抱える場面では、腰の高さより上に持ち上げないようにする

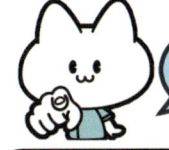

この姿勢はNG！

膝を使おう！

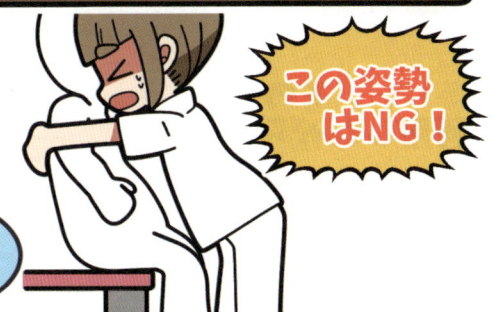

③ 体をねじった状態は避ける

体ごと患者さんのほうを向くようにする

- 同じ姿勢を長く取らないことも大切！
- ベッドなどの高さを調整するのも大事！

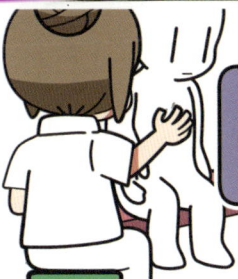

ステージⅢ

起き上がりの介助方法

ポイントを押さえた介助を行うことで、体の負担を減らすことができる

💬 全介助レベルの患者さんの起き上がりを解説するよ！

① 側臥位からスタート

患者さんの**頭と首**を前腕で支えるように片手を差し込む

もう片方の手は**大腿後面**と**両膝の裏**を持つ

② 両足をベッドから下ろす

両下肢をベッドから下ろし、その力を利用しながら…

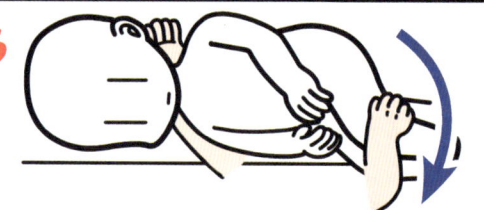

③ 上体を起こしていく

患者さんの体を丸めて**球体にするイメージ**で介助すると動かしやすい

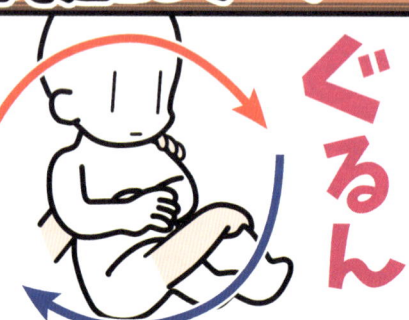

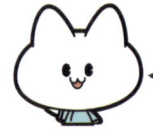

ぐるん

💬 いきなり動かすとびっくりしてしまうから声かけしながらやっていこう！

移乗介助 フローチャート

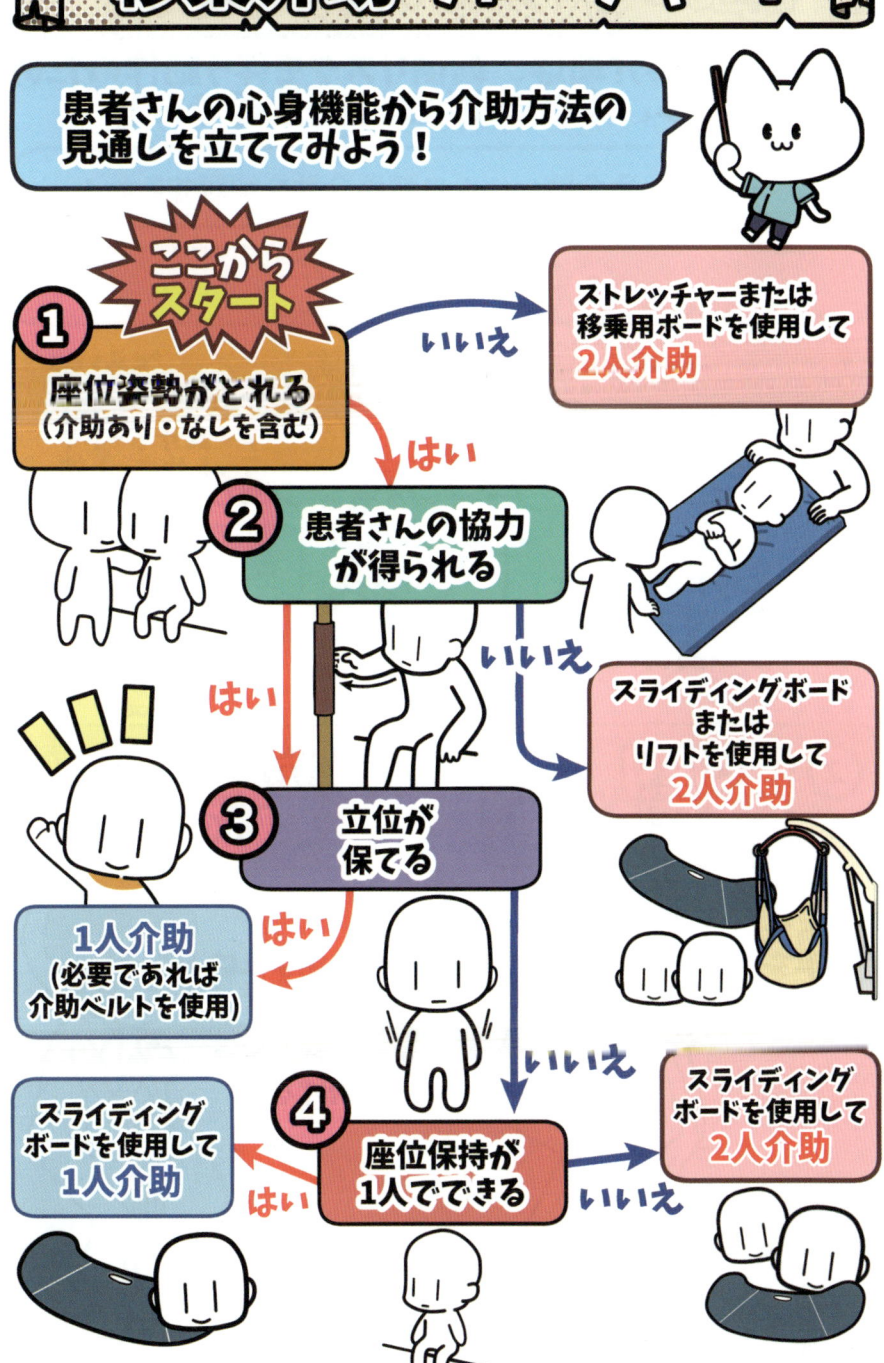

患者さんの心身機能から介助方法の見通しを立ててみよう！

ここからスタート

① 座位姿勢がとれる（介助あり・なしを含む）
- いいえ → ストレッチャーまたは移乗用ボードを使用して **2人介助**
- はい ↓

② 患者さんの協力が得られる
- いいえ → スライディングボードまたはリフトを使用して **2人介助**
- はい ↓

③ 立位が保てる
- はい → **1人介助**（必要であれば介助ベルトを使用）
- いいえ ↓

④ 座位保持が1人でできる
- はい → スライディングボードを使用して **1人介助**
- いいえ → スライディングボードを使用して **2人介助**

ステージⅢ

車いす移乗の介助方法

車いす移乗の介助は、転倒リスクも伴う動作のためスキルを要し、事前の環境調整も重要である

　全介助レベルの移乗介助を解説するね！

❶ 移乗前の準備

車いすは**斜め30〜45°**くらいになるよう**健側**へ設置する

アームサポートやフットサポートは外しておく

ブレーキのかけ忘れに注意してね！

ベッドの高さは車いすより少し高めにする

❷ 浅く座り足を床に接地

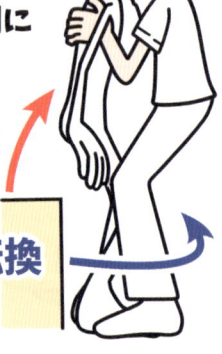

❶ 肩甲骨あたりに手をあてる

❷ 両膝を足で挟み込む

❸ 患者さんを前傾姿勢にして重心を足部へ移動させる

❸ 立ち上がり車いすへ移乗

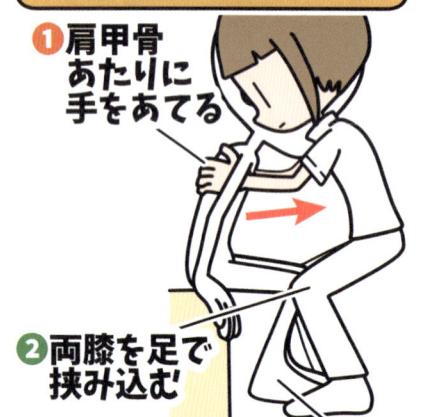

膝が外側または折れる状態を防ぐために足と膝で内側に押し続ける

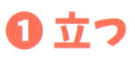

❶ 立つ

❷ 方向転換

階段昇降の介助について

階段昇降において、OTの適切な位置どりは事故を防止するためにきわめて重要である

階段昇降の介助ポイント

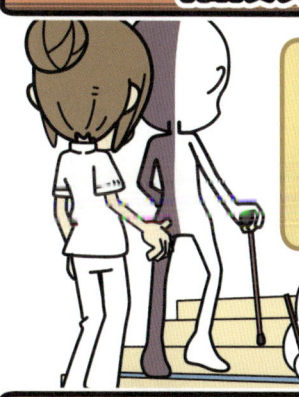

1. バランスをくずしやすい**患側の下段**にOTは位置するとよい
2. 昇降の原則は、**上りは健側足を先に上げ**、**下りは患側足を先に下ろす**よう指示する

「行きはよいよい(健側足) 帰りは怖い(患側足)」で覚えておくといいよ！

階段昇降の方法

階段昇降の方法は2種類あり、カルテを記入する際などに書くことも多いため覚えておくとよい

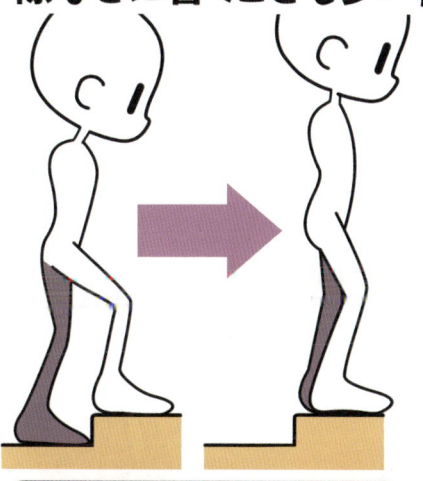

二足一段
階段を1段上り下りするごとに足をそろえる昇降の方法

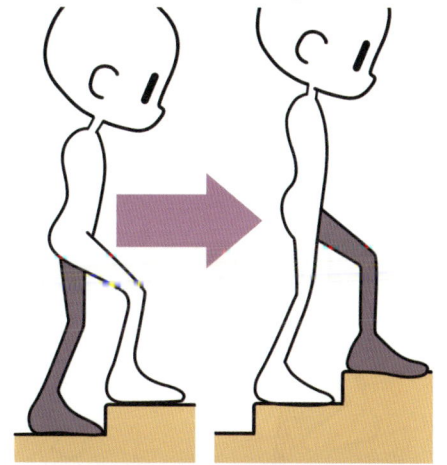

一足一段
階段を1段につき1足で上り下りする方法

ステージⅢ

杖を使って階段昇降をする方法

屋外の階段などでは手すりがない場所も多いため屋外歩行をする予定の人は練習しておくとよい

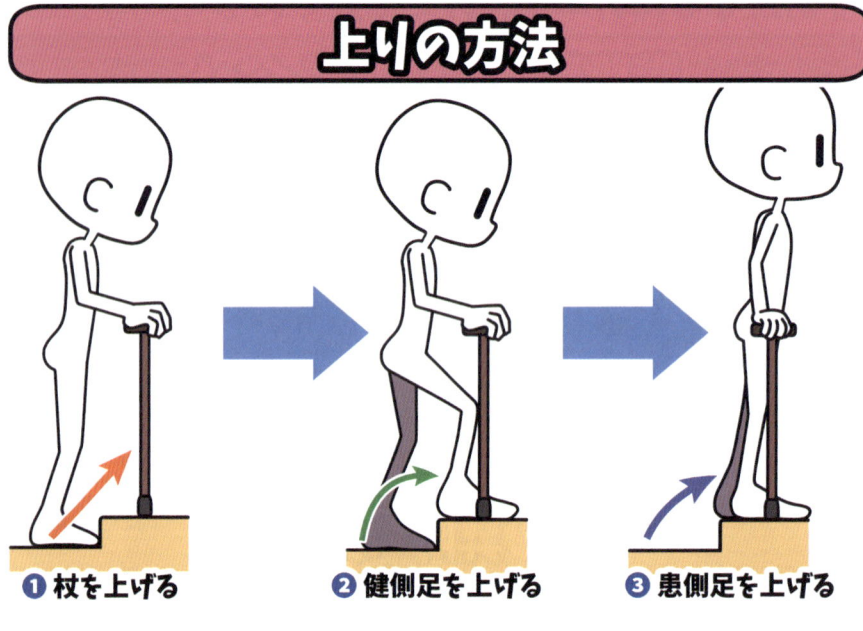

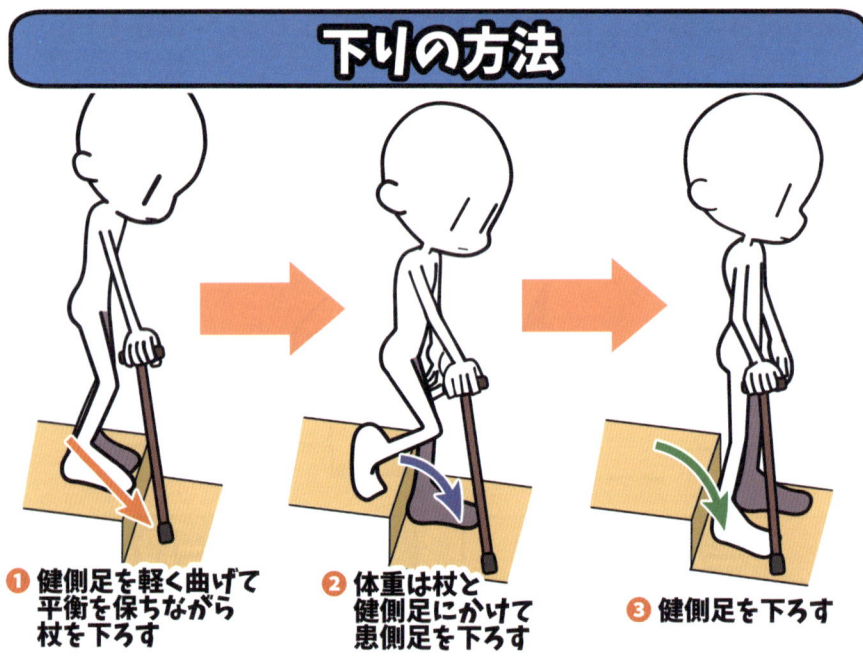

上りの方法

❶ 杖を上げる

❷ 健側足を上げる

❸ 患側足を上げる

下りの方法

❶ 健側足を軽く曲げて平衡を保ちながら杖を下ろす

❷ 体重は杖と健側足にかけて患側足を下ろす

❸ 健側足を下ろす

いろいろな福祉機器・用具

実際に在宅でよく導入されている福祉機器・用具を紹介する

据置型式リフト

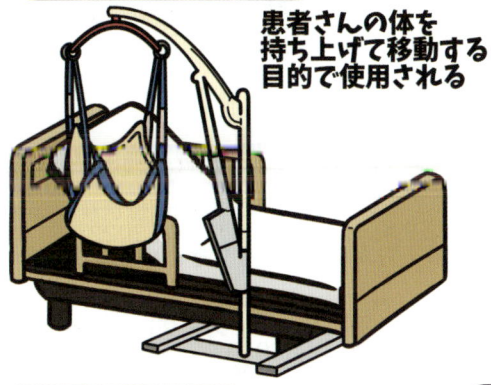

患者さんの体を持ち上げて移動する目的で使用される

回転バスボード

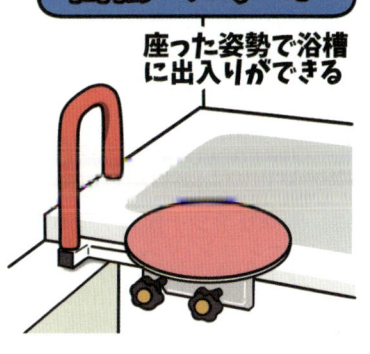

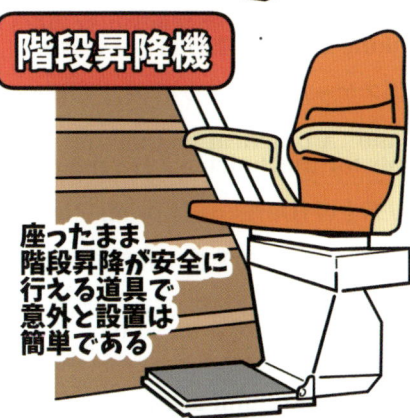

座った姿勢で浴槽に出入りができる

階段昇降機

座ったまま階段昇降が安全に行える道具で意外と設置は簡単である

取っ手付き補助ベルト

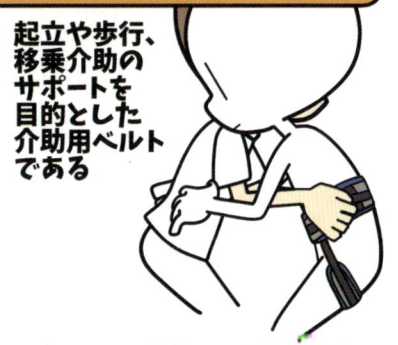

起立や歩行、移乗介助のサポートを目的とした介助用ベルトである

スライディングボード

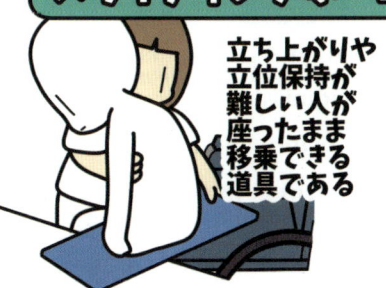

立ち上がりや立位保持が難しい人が座ったまま移乗できる道具である

スライディングシート

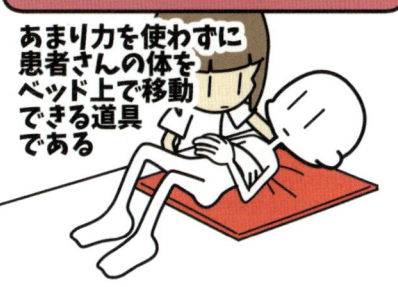

あまり力を使わずに患者さんの体をベッド上で移動できる道具である

ステージⅢ

文献

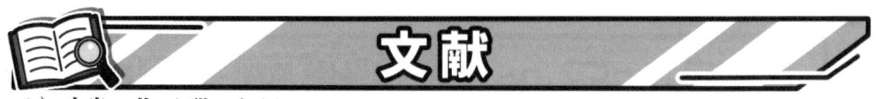

1) 中島　俊:入職1年目から現場で活かせる!こころが動く医療コミュニケーション読本.医学書院,2023
2) 大木桃代(編):ナースが知りたい!患者さんの心理学.西東社,2013
3) 齋藤佑樹,他:作業療法の曖昧さを引き受けるということ.医学書院, 2023
4) 沖田　実:関節可動域制限 第2版.三輪書店,2013
5) 百瀬公人(ゲスト編):関節可動域制限-発展途上の理学療法.文光堂,2009
6) 森岡　周,他(編):神経理学療法学 第3版.医学書院,2022
7) Brunnstrom S:Movement Therapy in Hemiplegia:A Neurophysiol-ogic Approach.Lippincott Williams and Wilkins,Philadelphia,1970
8) 長崎重信(編):身体障害作業療法学.メジカルビュー社,2010
9) 斉藤秀之:理学療法における筋緊張の再考.斉藤秀之,他(編):筋緊張に挑む-筋緊張を深く理解し,治療技術をアップする!文光堂,2015,pp 2-5
10) 美﨑定也,他(編):PT評価ポケット手帳 第2版.ヒューマン・プレス,2021
11) 埼玉県立がんセンター:痛みの治療のための評価シート(chrome-extension://efaidnbmnnnibpcajpcglclefindmkaj/https://www.saitama-pho.jp/documents/468/20211116.pdf).2024年9月8日閲覧
12) Avers D,他(著),津山直一,他(訳):新・徒手筋力検査法 第10版.協同医書出版社,2020
13) 聖マリアンナ医科大学病院リハビリテーションセンター(編):疾患別リハビリテーション リスク管理マニュアル 第2版.ヒューマン・プレス,2022
14) 井上和章:"ながら力"が歩行を決める―自立歩行能力を見きわめる臨床評価指標F&S.協同医書出版社,2011
15) 金子　翼:簡易上肢機能検査の標準化.リハ医学 23：266,1986
16) 白波瀬元道(編):ST評価ポケット手帳 第2版.ヒューマン・プレス,2023
17) 鎌倉矩子,他:高次脳機能障害の作業療法.三輪書店,2010
18) 福井圀彦,他(編):脳卒中最前線 第4版.医歯薬出版,2009
19) 原　寛美(監):高次脳機能障害ポケットマニュアル 第4版.医歯薬出版,2023
20) 日本高次脳機能障害学会(編):Trail Making Test 日本版(TMT-J).新興医学出版社,2019
21) 加藤伸司,他:改訂長谷川式簡易知能評価スケール(HDS-R)の作成.老年精神医学 7:1235-1247, 1991
22) Folstein MF,et al :" Mini-mental state".A practical method for grading the cognitivestate of patients for theclinician.J Psychiatr Res 12:189-198,1975
23) 数井裕光:日本版日常記憶チェックリストの有用性の検討.Brain Nerve 55:317-325, 2003
24) 滝浦孝:三宅式記銘力検査(東大脳研式記銘力検査)の標準値-分権的検討.広島修大論集人文編 48:241,2007
25) 増井寛治,他:側頭葉てんかん患者の記憶機能障害-発作波焦点側と言語性,非言語性記憶機能についての神経心理学的研究.精神医学 25:55,63,1983
26) 稲山靖弘,他:症状の軽度な精神分裂病患者の前頭葉機能および記憶機能.精神医学 39:975- 977,1997
27) Ishiai S,et al:Dissociated neglect for objective and subjective sizes. J Neurol 244:607-612,1997
28) 日本高次脳機能障害学会(編):標準高次動作性検査失行症を中心として改訂版.新興医学出版社,1999
29) Law M (著),吉川ひろみ(訳):COPM(カナダ作業遂行測定)第4版.大学教育出版,2006
30) Guralnik JM,et al:A short physical performance battery assessing lower extremityfunction:association with self-reported disability and prediction of mortality andnursing home admission.J Gerontol 49:M85-94,1994
31) Vellas B,et al:Overview of the MNA®-Its History and Challenges. J Nutr HealthAging 10:456-465,2006
32) Rubenstein LZ,et al:Screening for Undernutrition in Geriatric Practice:Developing the Short-Form Mini Nutritional Assessment (MNA-SF). J Geront 56A:M366-377,2001
33) Guigoz Y:The Mini-Nutritional Assessment(MNA®)Review of the Lit-erature-What does it tell us? J Nutr Health Aging 10:466-487,2006

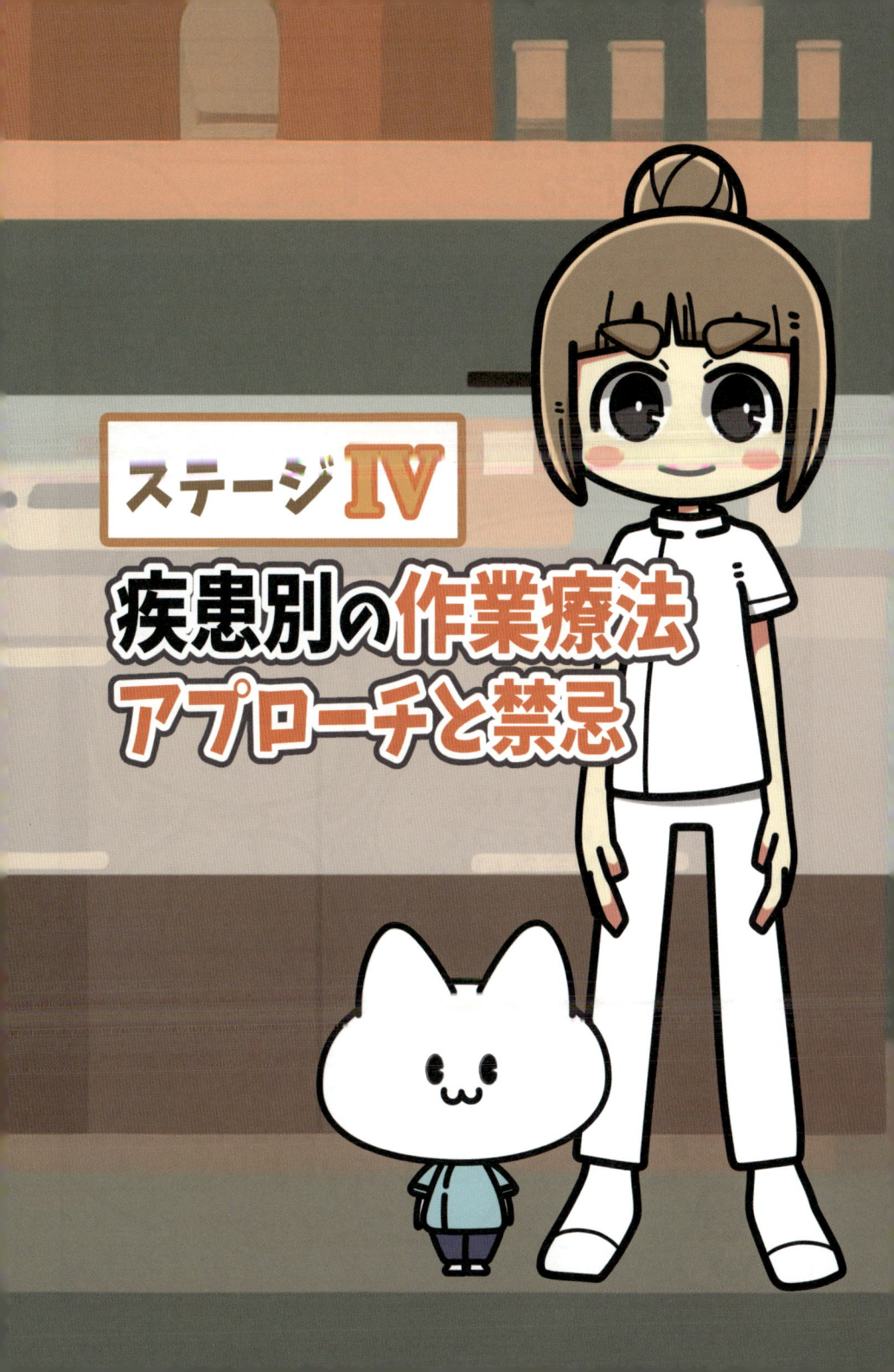

ステージ IV
疾患別の作業療法アプローチと禁忌

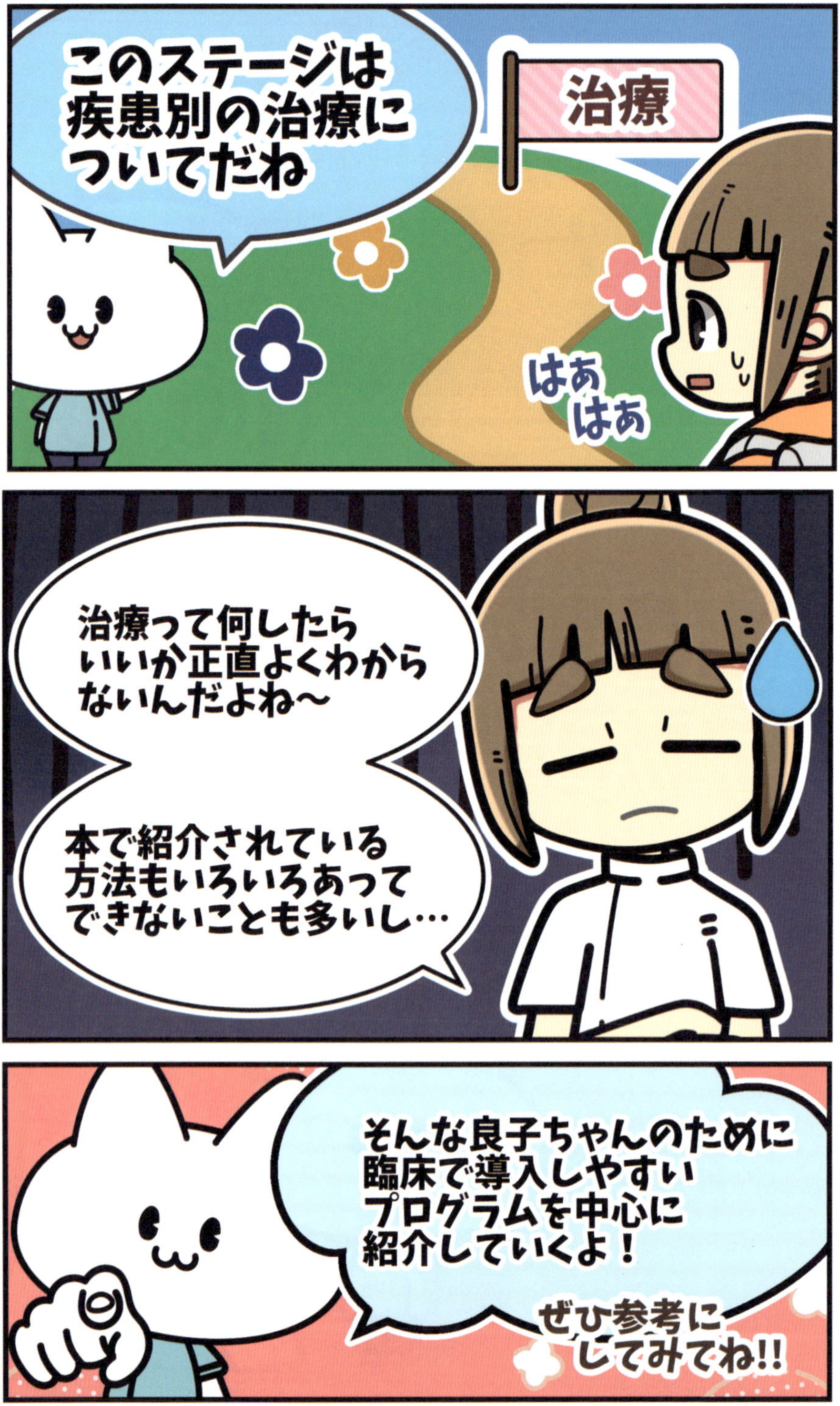
このステージは
疾患別の治療に
ついてだね
治療
はぁ
はぁ
治療って何したら
いいか正直よくわから
ないんだよね～
本で紹介されている
方法もいろいろあって
できないことも多いし…
そんな良子ちゃんのために
臨床で導入しやすい
プログラムを中心に
紹介していくよ！
ぜひ参考に
してみてね!!

ステージ IV-1 臨床では必須！脳卒中の作業療法

よく使うレベル ★★★★★

事前学習中

脳卒中の作業療法って何したらいいんだろう…

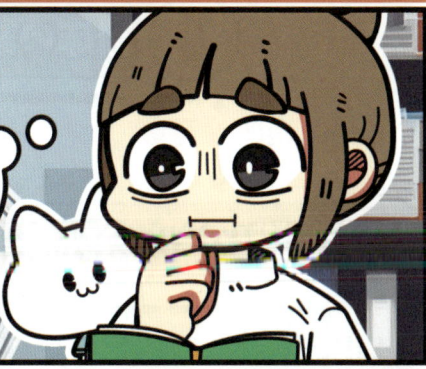

脳卒中の作業療法はこのあたりをやることが多いよね！

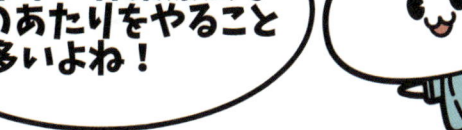

1. 上肢機能の訓練(p221)
2. 感覚障害の訓練(p238)
3. 運動失調の訓練(p241)
4. 高次脳機能障害の訓練(p246)

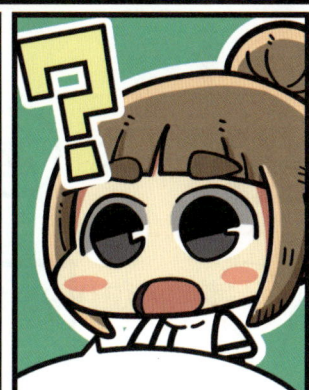

どのアプローチを使うか、どうやって決めたらいいのかな？

患者さんの状態によってアプローチを使い分けるんだ！

次のページのフローチャートで確認してみよう！

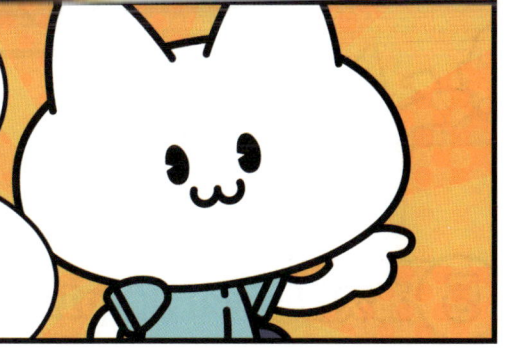

ステージIV

脳卒中の症状分類フローチャート

多様な脳卒中の病態は、どの症状が動作制限につながっているかを以下の流れで評価を行い推測する

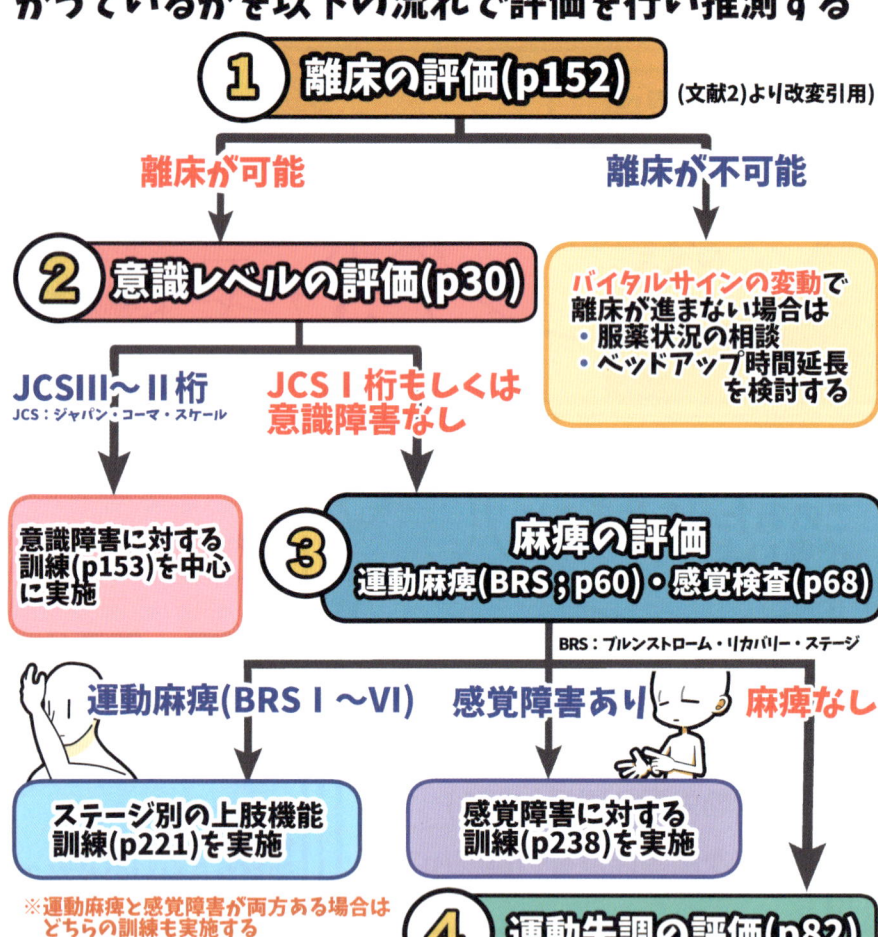

① 離床の評価(p152) (文献2)より改変引用

- **離床が可能** →
- **離床が不可能** → バイタルサインの変動で離床が進まない場合は
  - 服薬状況の相談
  - ベッドアップ時間延長
  を検討する

② 意識レベルの評価(p30)

- **JCSⅢ〜Ⅱ桁** (JCS：ジャパン・コーマ・スケール) → 意識障害に対する訓練(p153)を中心に実施
- **JCSⅠ桁もしくは意識障害なし** →

③ 麻痺の評価
運動麻痺(BRS；p60)・感覚検査(p68)
BRS：ブルンストローム・リカバリー・ステージ

- **運動麻痺(BRS Ⅰ〜Ⅵ)** → ステージ別の上肢機能訓練(p221)を実施
- **感覚障害あり** → 感覚障害に対する訓練(p238)を実施
- **麻痺なし** →

※運動麻痺と感覚障害が両方ある場合はどちらの訓練も実施する

④ 運動失調の評価(p82)

- **運動失調あり** → 運動失調に対する訓練(p241)を中心に実施
- **運動失調なし** → 在宅復帰や就労に向けた訓練(p257)を中心に実施

⑤ 高次脳機能の評価(p126)

※各検査中において、注意が続かない、指示が伝わらないなどの症状があった場合は高次脳機能検査を行う

ステージ別の上肢機能訓練

ブルンストローム・リカバリー・ステージ(BRS)の結果に合わせた各種訓練について紹介する

BRS I～II(重度麻痺)の上肢機能訓練

重度麻痺は肩甲帯の動きが悪くなり、上肢機能に問題を生じさせるため、それに対する訓練を行う

重度麻痺の訓練は以下の流れで行うよ!

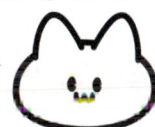

電気刺激療法(p225)
麻痺した手足に電気刺激を与えて麻痺や筋緊張の改善を目指す

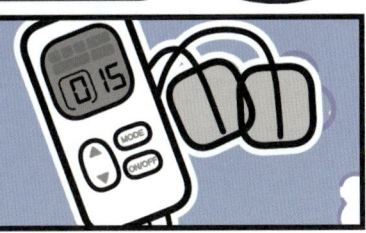

筋収縮が得られにくい場合

ここからスタート

筋収縮の促通(p222)
麻痺した手足に刺激を与え筋の収縮を促す

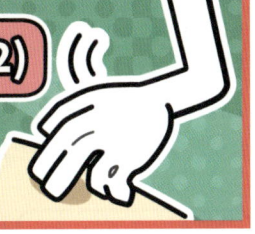

筋収縮が得られた場合 　　痛みが出現した場合

両手動作訓練(p223)
両手を使用して上肢機能の回復を促す

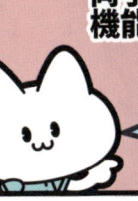

痛みが出たらいったん戻って痛みが生じなくなるまで筋収縮の促通を行うよ!

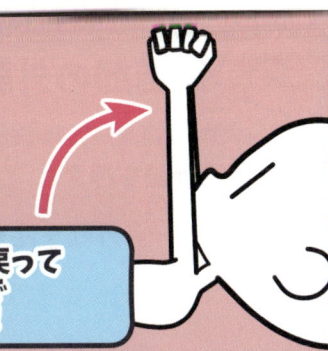

ステージIV

筋収縮の促通

麻痺した手足を動かし、刺激を与えて筋収縮を促し**神経回路を再構築・強化させるアプローチ**である

> 筋収縮を促す時は患者さんに声かけしながら**各50〜100回**ずつ行うよ！次の運動に移る前は1分ほど休憩を挟もう！

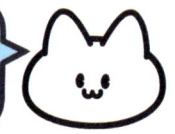

筋収縮の促通方法

※上から順に行う

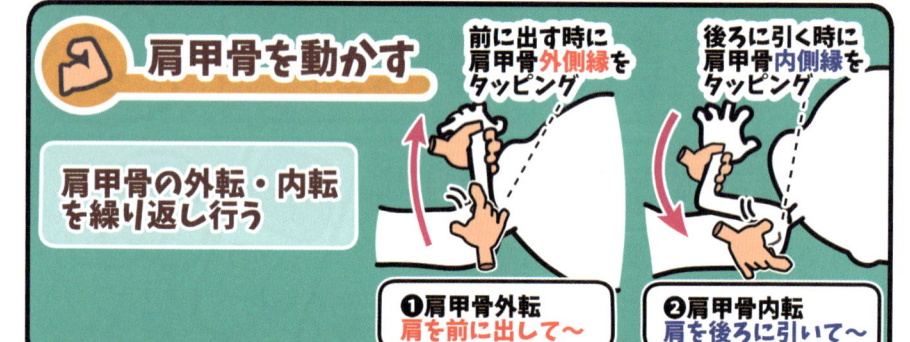

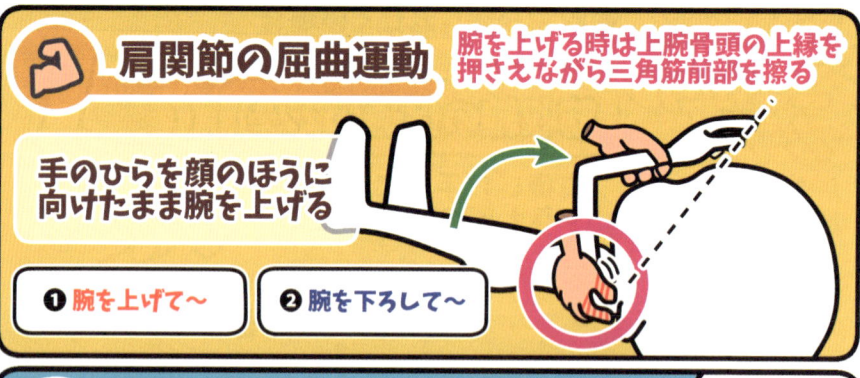

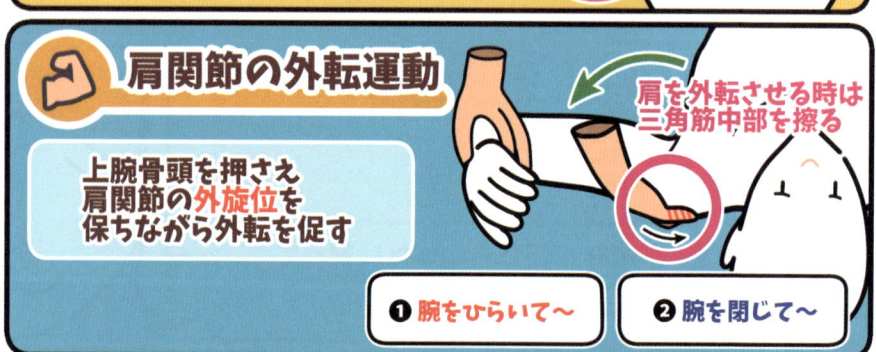

肩甲骨を動かす

肩甲骨の外転・内転を繰り返し行う

前に出す時に肩甲骨**外側縁**をタッピング

後ろに引く時に肩甲骨**内側縁**をタッピング

❶肩甲骨外転 肩を前に出して〜
❷肩甲骨内転 肩を後ろに引いて〜

肩関節の屈曲運動

手のひらを顔のほうに向けたまま腕を上げる

腕を上げる時は上腕骨頭の上縁を押さえながら三角筋前部を擦る

❶腕を上げて〜
❷腕を下ろして〜

肩関節の外転運動

上腕骨頭を押さえ肩関節の**外旋位**を保ちながら外転を促す

肩を外転させる時は三角筋中部を擦る

❶腕をひらいて〜
❷腕を閉じて〜

両手動作訓練

両手で同じ動きをすることで、大脳半球を活性化させて**神経回路を再構築・強化する訓練**である

両手動作訓練の方法

※上から順に行う

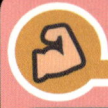

肩すくめ運動

非麻痺側で麻痺側上肢を支えて肩を耳に近づけた後、ゆっくり下ろす

回数目安
5秒保持×10回

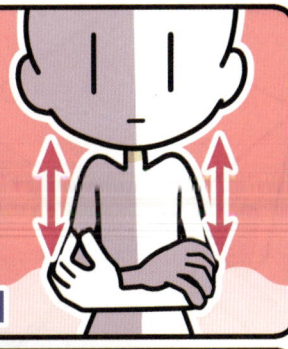

タオルワイピング

麻痺側の手をタオルの上に置き非麻痺側の手で押さえながら前方へタオルを滑らせた後、元に戻す

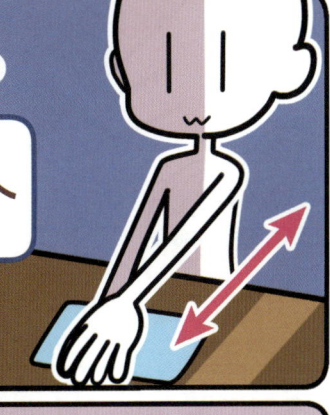

回数目安
10回×2セット

両手を組んで上げる

両手をしっかり組み90°までゆっくり手を上げた後ゆっくり下ろす

回数目安
10回×2セット

痛みが出ない範囲で行う

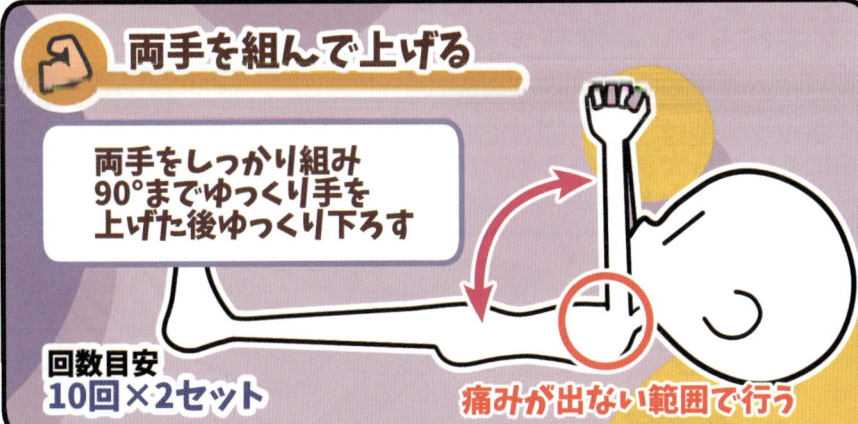

ステージⅣ

てんちゃんのワンポイント講座
錯覚を利用！ミラーセラピーについて

健側の運動を鏡で映してみることで、麻痺側が動いているように錯覚を生じさせる方法である

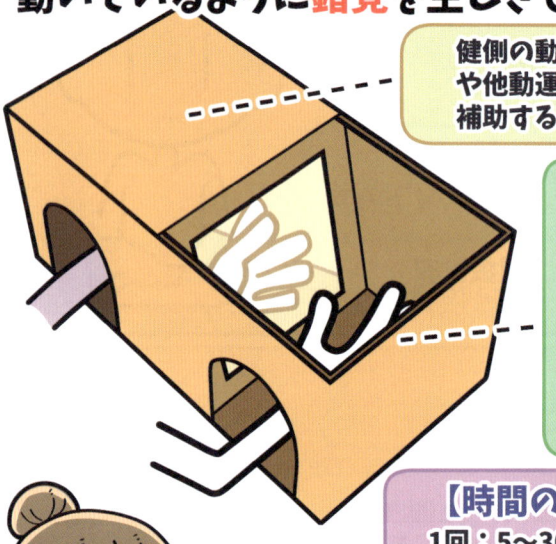

健側の動きに合わせて電気刺激や他動運動で麻痺側の動きを補助するとよい

- 前腕回内・回外
- 手関節掌屈・背屈
- 全指屈曲・伸展
- 手指の内・外転
- 指折り運動
- 対立つまみ
- スポンジ握り

などを行う

【時間の目安】
1回：5～30分
1日：30分程度

鏡に映る健側の動きをみて、麻痺側も同じように動いている意識をもつのが大事だよ！

ミラーセラピーは通常の訓練に加えて自主トレーニングでも行うことが推奨されている

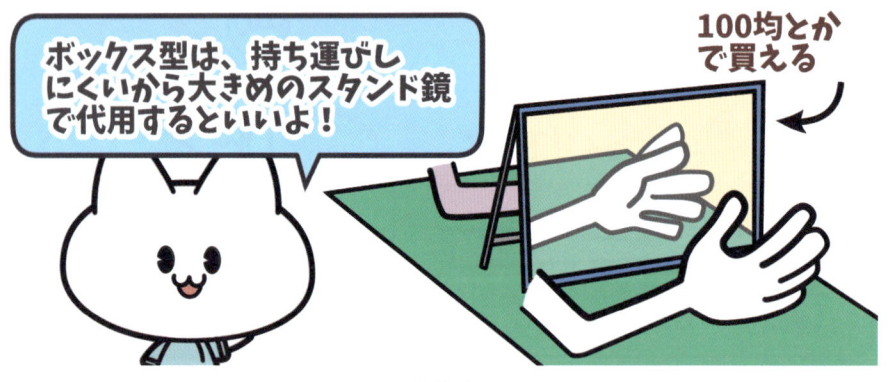

ボックス型は、持ち運びしにくいから大きめのスタンド鏡で代用するといいよ！

100均とかで買える

電気刺激療法

低周波治療器などを使って、筋収縮を促し**神経回路を再構築・強化させる**アプローチ方法である

> 電気刺激は**筋収縮が少し生じる程度**で行い刺激がきたタイミングで**患者さんに動かす**よう意識してもらうよ！

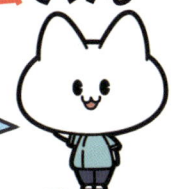

電気刺激療法の方法

1. 筋収縮が起きる位置にパットを貼り付ける
2. 筋収縮が確実に起きる強さに出力を設定する
   (機器の周波数は35〜80pps、パルス幅は200〜350μsが基準)
3. 時間は1カ所10〜15分程度とする

【注意事項】
- パットの位置を変える場合は、必ず出力をいったん落とす
- 感覚鈍麻がある場合は、火傷に注意しながら行う

僧帽筋上部線維

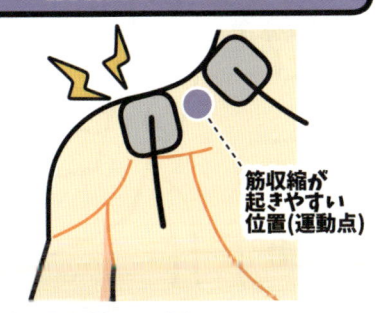

筋収縮が起きやすい位置(運動点)

電気刺激に合わせて肩関節屈曲運動(p222)や肩すくめ運動などを行う

棘上筋

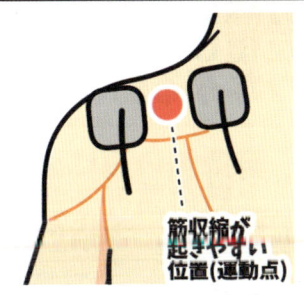

筋収縮が起きやすい位置(運動点)

電気刺激に合わせて肩関節外転運動(p222)を行う

> 脳卒中治療ガイドライン2021(改訂2023)でも**中等度から重度の上肢麻痺に電気刺激療法を行うことは妥当である**とされているよ！

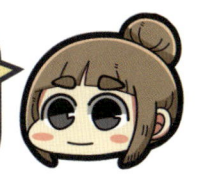

ステージⅣ

BRS Ⅲ〜Ⅳ(中等度麻痺)の上肢機能訓練

中等度麻痺では、痙縮を抑制しながら分離した動きを引き出す訓練を行う

> 中等度麻痺の訓練は以下の流れで行うよ！

① 痙縮への外的アプローチを行う

痙縮を抑制する外的アプローチを行い麻痺側上肢の動きを引き出しやすくしておく

> 例えば、振動刺激は30分程度効果が続く

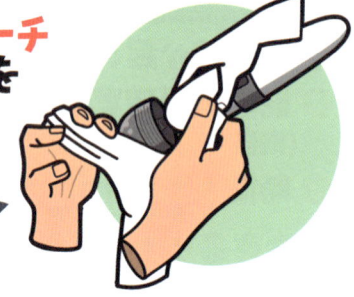

② 分離した動きを引き出す

痙縮が抑制された後に分離した動きを引き出す訓練を反復して行い、上肢の挙上につながる動きを強化する

> 麻痺側の肩に必要なのは上肢の重みを余裕をもって支えて、手指の動きを出すこと

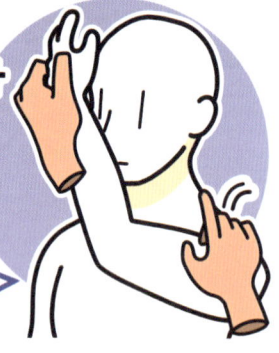

③ 痙縮を抑制する

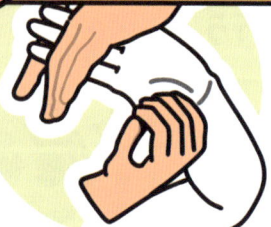

麻痺側上肢の動きに伴い痙縮が高まったらその都度、**痙縮を抑制する**

① 痙縮への外的アプローチを行う

痙縮の抑制は、振動刺激や寒冷刺激などで外的に
アプローチする

振動刺激

バイブレーダーを用いて振動刺激を与えることで
一時的に痙縮を抑制でき、効率的に運動が行える

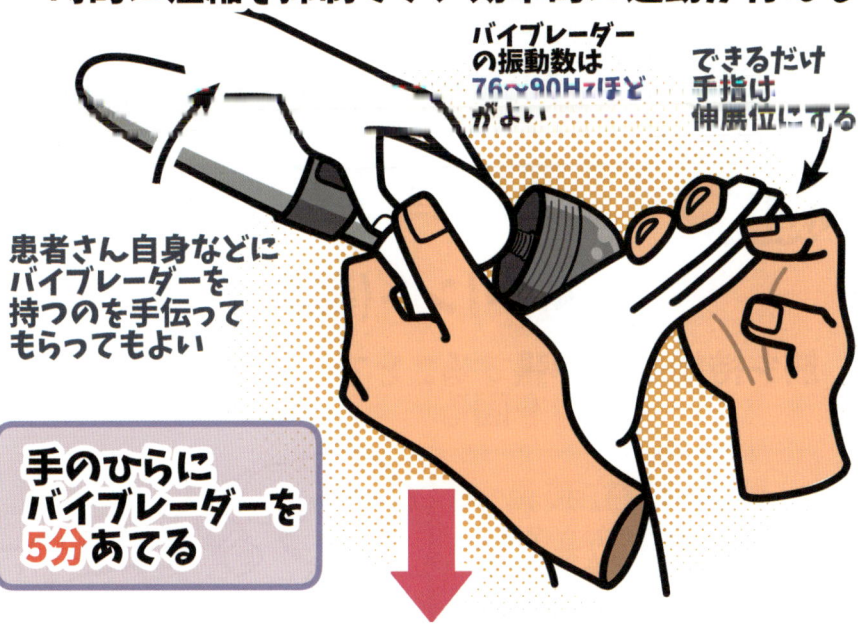

バイブレーダーの振動数は76〜90Hzほどがよい

できるだけ手指は伸展位にする

患者さん自身などにバイブレーダーを持つのを手伝ってもらってもよい

手のひらにバイブレーダーを5分あてる

痙縮した筋は一時的に強く収縮するが、その後は
痙縮の減少状態に入り、それが **30分間ほど持続** する

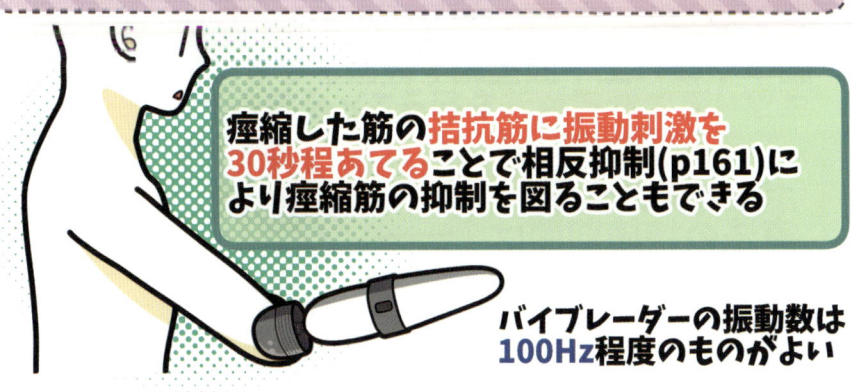

痙縮した筋の **拮抗筋に振動刺激を
30秒程あてる** ことで相反抑制(p161)に
より痙縮筋の抑制を図ることもできる

バイブレーダーの振動数は
100Hz 程度のものがよい

ステージⅣ

寒冷刺激

コールドパックの寒冷刺激は伸張反射(p161)を抑制する効果があり、刺激後30分ほどは効果が持続する

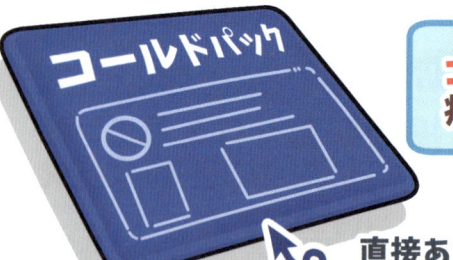

コールドパック(12℃)を痙縮筋に20分あてる

直接あてると凍傷になる可能性があるのでタオルを1〜2枚挟んで使う

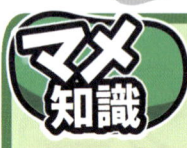

マメ知識：その他の痙縮を軽減する方法

スプリント(装具)

筋を持続的に伸張することで痙縮の抑制や筋の短縮予防・改善を図る

長母指対立装具
母指と示指の対立保持と手関節の固定を目的としつまみ動作や把持動作を可能にする装具である

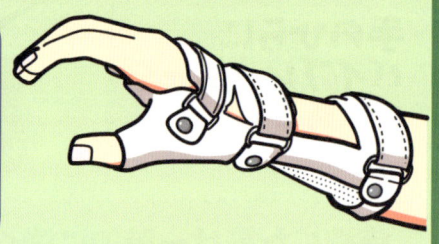

薬物療法

脳卒中後の上下肢痙縮を軽減させるためにボツリヌス毒素療法を行うことがある

ボツリヌス毒素療法の持続期間は通常3〜4カ月

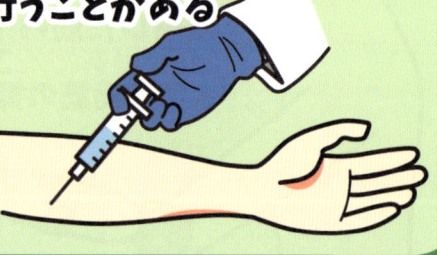

❷ 分離した動きを引き出す

分離した運動を引き出すために以下の方法を行う

> ここでは臨床でよく行う方法を紹介するね

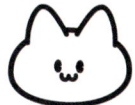

分離運動を引き出す方法 ※各50〜100回

肘関節・前腕の分離運動

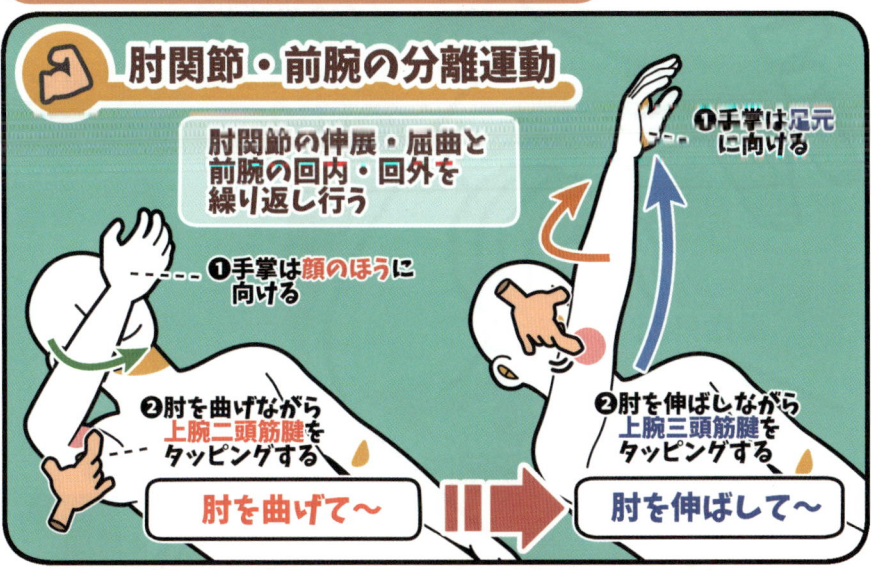

肘関節の伸展・屈曲と前腕の回内・回外を繰り返し行う

❶手掌は顔のほうに向ける
❷肘を曲げながら上腕二頭筋腱をタッピングする

肘を曲げて〜

❶手掌は足元に向ける
❷肘を伸ばしながら上腕三頭筋腱をタッピングする

肘を伸ばして〜

手関節・手指の分離運動

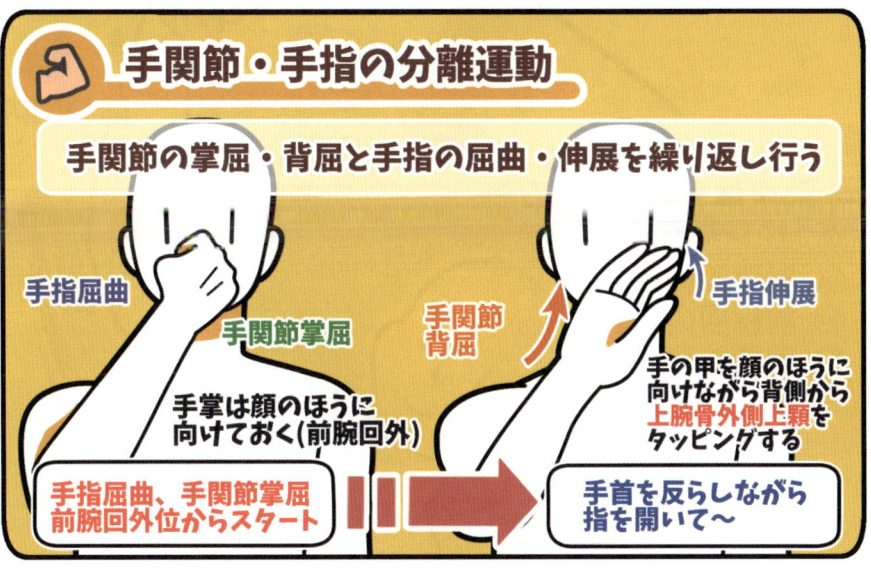

手関節の掌屈・背屈と手指の屈曲・伸展を繰り返し行う

手指屈曲
手関節掌屈
手掌は顔のほうに向けておく（前腕回外）

手指屈曲、手関節掌屈 前腕回外位からスタート

手関節背屈
手指伸展
手の甲を顔のほうに向けながら背側から上腕骨外側上顆をタッピングする

手首を反らしながら指を開いて〜

ステージⅣ

③ 痙縮を抑制する

屈筋の痙縮が高まったら、以下の方法を行って抑制を図る

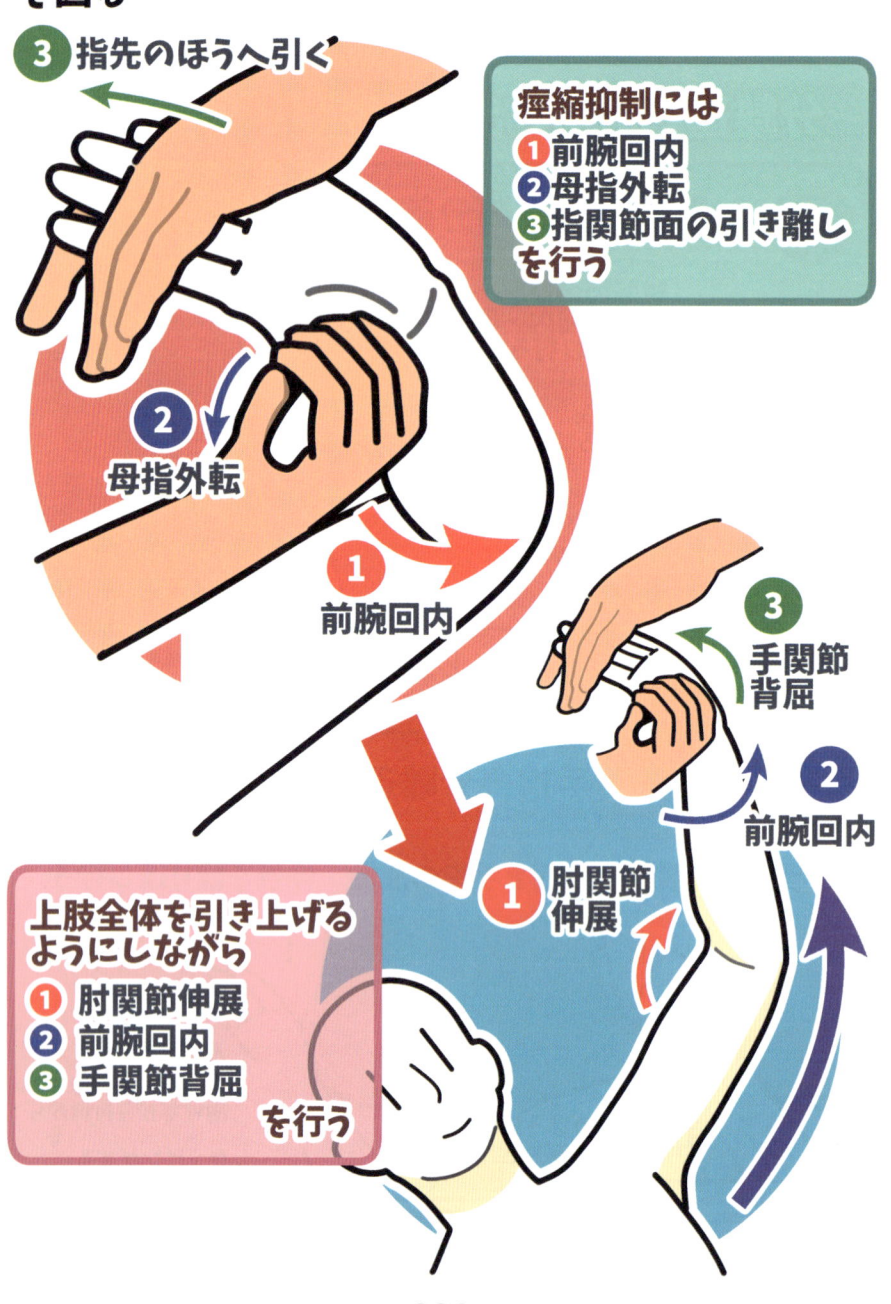

❸ 指先のほうへ引く

痙縮抑制には
❶ 前腕回内
❷ 母指外転
❸ 指関節面の引き離し
を行う

❷ 母指外転

❶ 前腕回内

上肢全体を引き上げるようにしながら
❶ 肘関節伸展
❷ 前腕回内
❸ 手関節背屈
を行う

❶ 肘関節伸展

❸ 手関節背屈

❷ 前腕回内

BRS Ⅳ～Ⅴ（軽度麻痺）の上肢機能訓練

軽度麻痺では、生活に必要な動作を反復して訓練することで上肢運動機能の改善を図る

> 軽度麻痺では、生活の動作の中で麻痺側上肢の使用を積極的に促す「課題指向型訓練」を行うよ

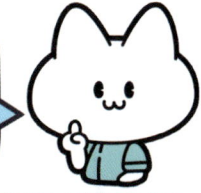

課題指向型訓練

困難な動作に対しては、生活に必要な課題を訓練したり、難しい場合は課題の一部を訓練する

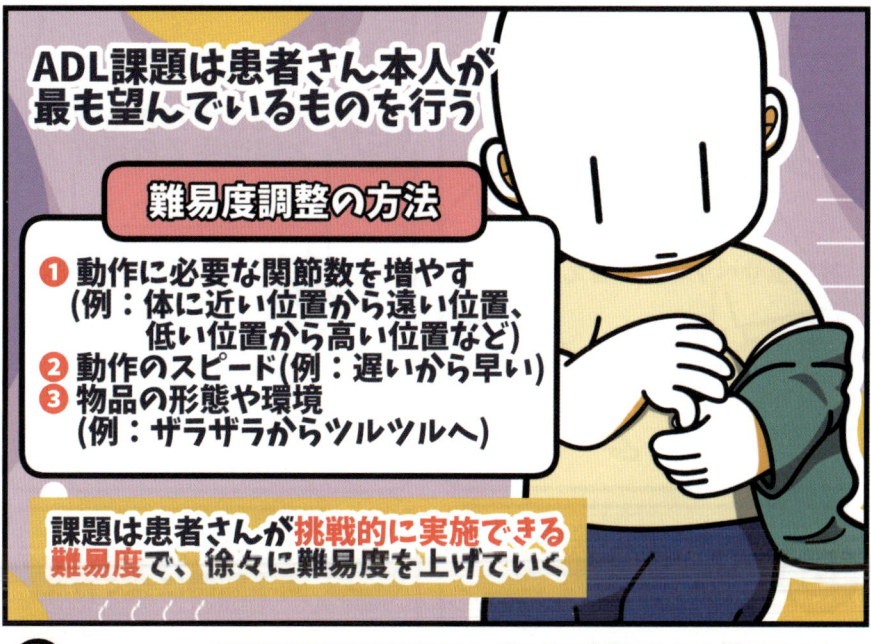

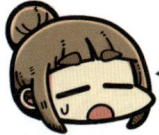

ADL課題は患者さん本人が最も望んでいるものを行う

難易度調整の方法
1. 動作に必要な関節数を増やす
   （例：体に近い位置から遠い位置、低い位置から高い位置など）
2. 動作のスピード（例：遅いから早い）
3. 物品の形態や環境
   （例：ザラザラからツルツルへ）

課題は患者さんが挑戦的に実施できる難易度で、徐々に難易度を上げていく

ステージⅣ

> どんな課題をやればいいかなかなか思いつかないなぁ

> じゃあ、両側運動とCI療法の訓練例を一緒にみてみよう！きっと参考になるよ！

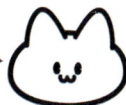

両側運動の課題例

両手を使った動作を段階的に訓練することで、両手の協調性を高める方法である

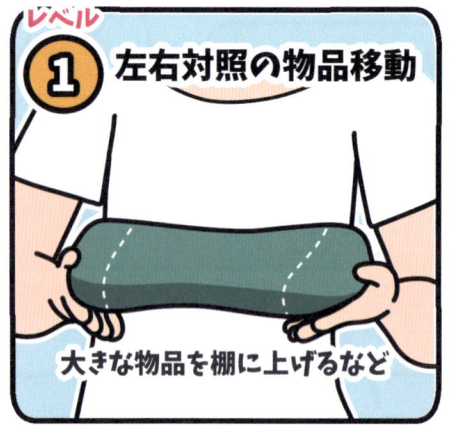

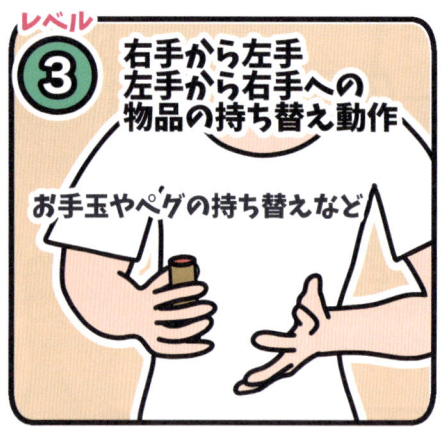

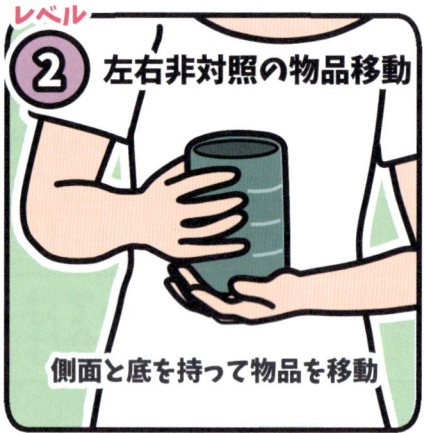

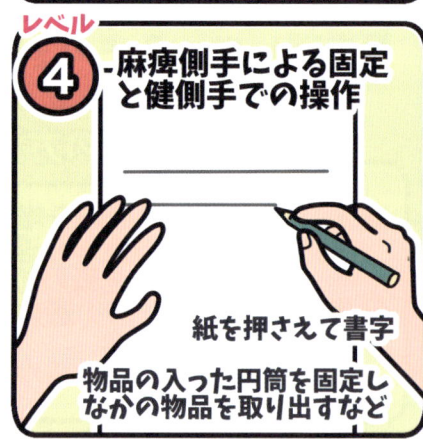

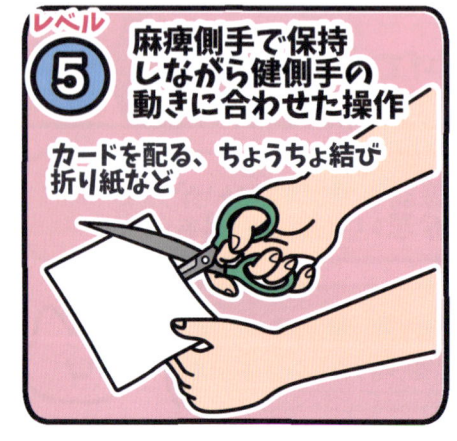

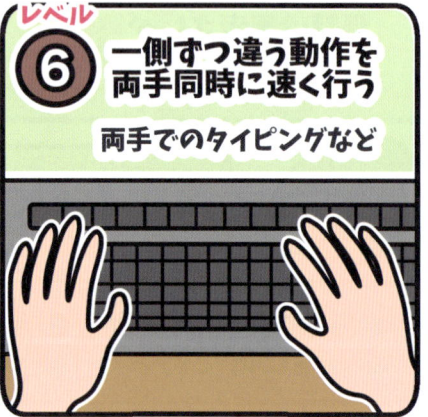

レベル① 左右対照の物品移動
大きな物品を棚に上げるなど

レベル② 左右非対照の物品移動
側面と底を持って物品を移動

レベル③ 右手から左手 左手から右手への物品の持ち替え動作
お手玉やペグの持ち替えなど

レベル④ 麻痺側手による固定と健側手での操作
紙を押さえて書字
物品の入った円筒を固定しなかの物品を取り出すなど

レベル⑤ 麻痺側手で保持しながら健側手の動きに合わせた操作
カードを配る、ちょうちょ結び 折り紙など

レベル⑥ 一側ずつ違う動作を両手同時に速く行う
両手でのタイピングなど

CI療法の訓練課題

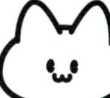

CI療法とは**非麻痺側上肢を拘束して**麻痺側上肢を段階的に反復訓練する方法だよ！

CI療法のシェイピング項目では、**粗大動作・巧緻動作・両手動作**に分けて訓練を行う

訓練課題の設定は**患者さんの身体状況**や**患者さんのニーズ**に応じて選択していく

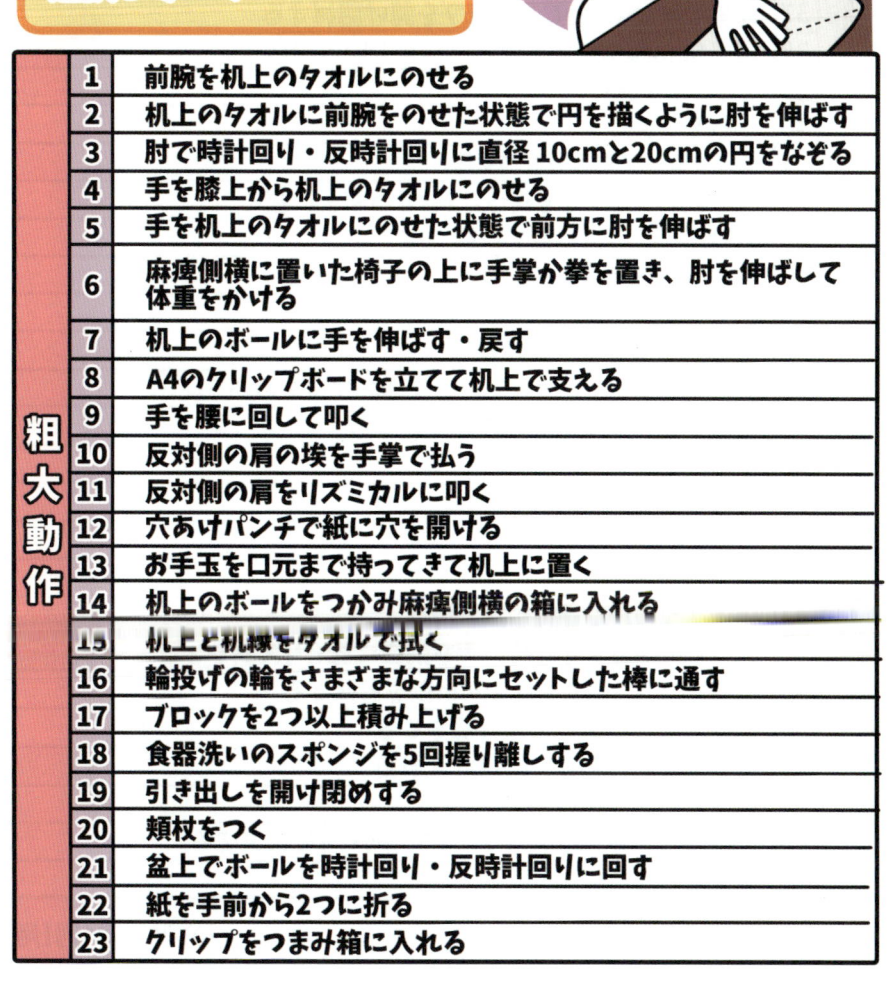

ステージⅣ

		粗大動作
粗大動作	1	前腕を机上のタオルにのせる
	2	机上のタオルに前腕をのせた状態で円を描くように肘を伸ばす
	3	肘で時計回り・反時計回りに直径10cmと20cmの円をなぞる
	4	手を膝上から机上のタオルにのせる
	5	手を机上のタオルにのせた状態で前方に肘を伸ばす
	6	麻痺側横に置いた椅子の上に手掌か拳を置き、肘を伸ばして体重をかける
	7	机上のボールに手を伸ばす・戻す
	8	A4のクリップボードを立てて机上で支える
	9	手を腰に回して叩く
	10	反対側の肩の埃を手掌で払う
	11	反対側の肩をリズミカルに叩く
	12	穴あけパンチで紙に穴を開ける
	13	お手玉を口元まで持ってきて机上に置く
	14	机上のボールをつかみ麻痺側横の箱に入れる
	15	机上と机縁をタオルで拭く
	16	輪投げの輪をさまざまな方向にセットした棒に通す
	17	ブロックを2つ以上積み上げる
	18	食器洗いのスポンジを5回握り離しする
	19	引き出しを開け閉めする
	20	頬杖をつく
	21	盆上でボールを時計回り・反時計回りに回す
	22	紙を手前から2つに折る
	23	クリップをつまみ箱に入れる

巧緻動作	24	人差し指で時計回り・反時計回りに直径10cmと20cmの円をなぞる
	25	計算機のキーを人差し指で順に押す
	26	机縁と並行に置いた定規の目盛りを5cm刻みで指腹で弾く
	27	ペンをつまんでペン立てに立てる
	28	軽い木片を弾く
	29	頭をかく
	30	うちわで手前や前方に向かって扇ぐ
	31	食べ物に塩をふる
	32	洗濯バサミをさまざまな角度で板に挟む
	33	紙を握りつぶす
	34	握りつぶした紙のしわを伸ばす
	35	クリップをつまみ紙を挟む
	36	雑誌のページを1枚ずつめくる
	37	スティック糊のねじキャップを開け閉めする
	38	直径5cm程度のボトルのねじ蓋を開け閉めする
	39	そろばんを弾く
	40	小銭をつまむ
	41	ティッシュでこよりをつくる
	42	複数枚のトランプを持って1枚ずつ机上に置く
	43	野球ボールの縫い目を親指でなぞる
	44	机に貼ったセロテープを爪を立ててはがす
	45	字を書く
	46	お手玉を投げる・受ける
両手動作	47	男性はネクタイを締める、女性はエプロンの紐を結ぶ
	48	袖口や襟のボタンをかけはずしする
	49	タオルを絞る
	50	蝶結びをする
	51	ハサミで紙を切る
	52	紙で箱を包む
	53	両手でタオルを握りピンと張る
	54	立って足踏みをする時、手を前後に振りリズムをとる
	55	両手でバランスをとり10cm差を昇降する
	56	両手を対称に広げて深呼吸をする
	57	お手玉を前方のかごに投げ入れる
	58	輪なげの輪を投げる
	59	上手投げでボールを持ったままゆっくり壁にあてる
	60	傘を差して歩く

(文献5)より引用)

てんちゃんのワンポイント講座
亜脱臼の評価とアプローチ

脳卒中後の肩関節亜脱臼は、発症後の筋緊張が**低い**時期や**筋が弛緩している**時期に発生しやすい

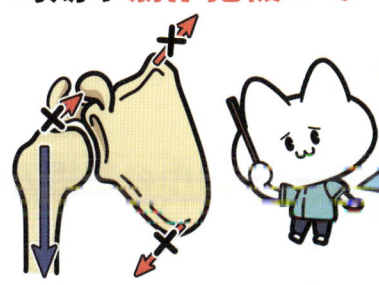

> 肩周りの筋が弛緩すると腕が重力により垂れた状態になって肩関節亜脱臼が起きるんだ

肩関節亜脱臼の人、全員に疼痛が生じるわけではない

肩関節亜脱臼の状態のまま動かすことで、肩の筋肉や靭帯などに過度な伸張や衝突、挟み込みによるストレスが生じることで損傷を引き起こしてしまうことが痛みの原因となる

肩関節亜脱臼の評価

座位で評価する

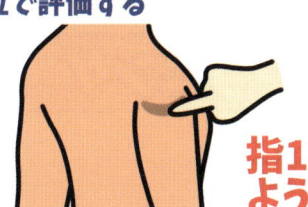

麻痺側の肩関節肩峰と上腕骨頭の間にOTの示指をあてる

指1本(一横指)以上の隙間があるようなら肩関節亜脱臼と判断する

ステージⅣ

肩関節亜脱臼へのアプローチ

肩関節亜脱臼へのアプローチは、❶三角巾などでの保護、❷ポジショニング、❸電気刺激療法がよく行われる

ほかにも
> 立位・歩行訓練、非麻痺側上肢の使用が有効な場合もあるよ

❶ 三角巾の着用

早期からの三角巾の着用者は、非着用者に比べて亜脱臼障害の発生率は少なくなる

> だいたい発病後3カ月を過ぎると三角巾の意義は少なくなるよ

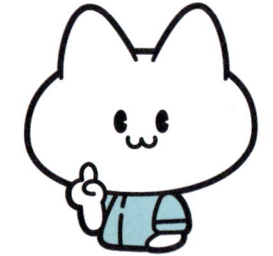

片麻痺の肩関節亜脱臼への三角巾の着用方法

❶ 角★を健側の腋窩から通す
結び目は麻痺側の肘に合わせる

❷ 角●を引き上げ麻痺側肩を包む

❸ 後ろに回して結んだら完成

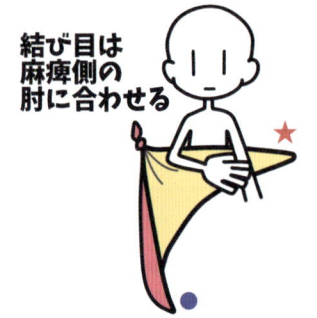

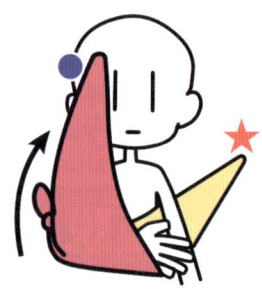

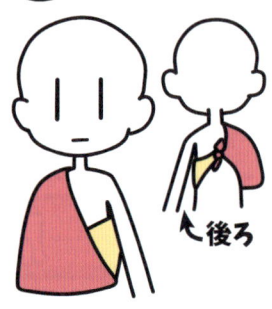

❷ 車いすのポジショニング

脳卒中片麻痺の肩関節亜脱臼に対する車いすのポジショニングはアームレストの使用などの配慮が必要である

> 腕は**前方**に伸ばして麻痺側の**肘**はクッションの上に置くようにするよ

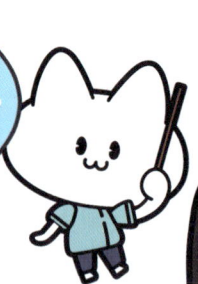

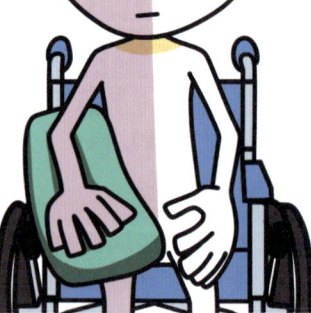

❸ 電気刺激療法

麻痺側の肩関節可動域と亜脱臼の改善を目的として電気刺激療法が勧められるが効果は一時的である

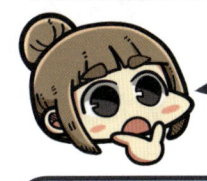

> そうなんだ～。ちなみに、電気刺激はどこにあてればいいんだろう？

> 三角筋後部と棘上筋への電気刺激で肩関節亜脱臼を軽減できるよ！

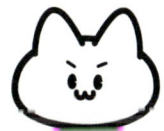

ほかにも、棘下筋、小円筋、上腕二頭筋長頭への刺激も勧められる

亜脱臼改善を目的とした電気刺激部位

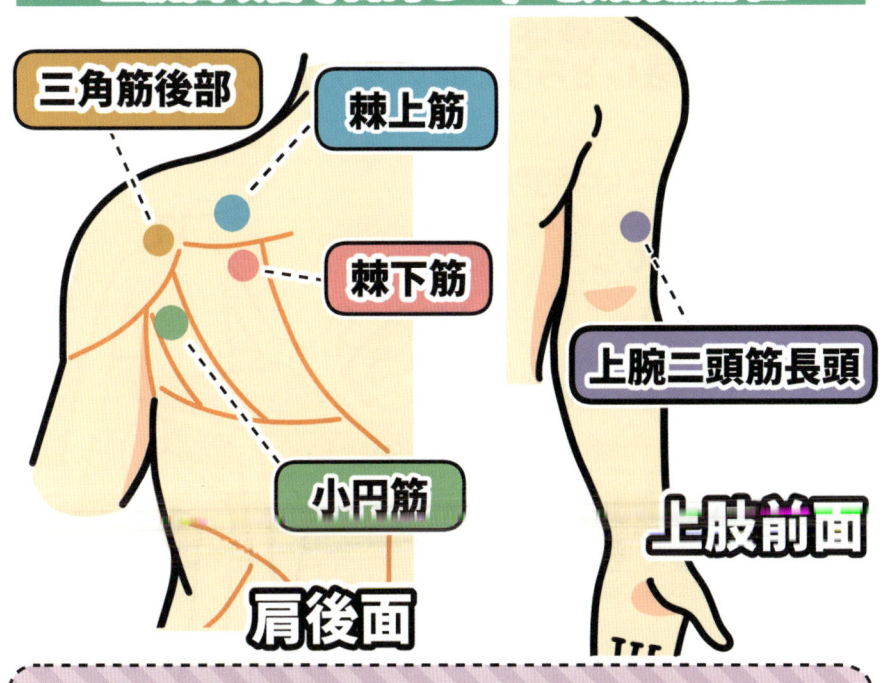

- 三角筋後部
- 棘上筋
- 棘下筋
- 小円筋
- 上腕二頭筋長頭

肩後面 ／ 上肢前面

❶ 筋収縮が起きる強さに出力を設定する
（機器の周波数は35～80pps、パルス幅は200～350μsが基準）
❷ 時間は1カ所10～15分程度とする

※刺激の量や、頻度、強さなどに関しては、まだ明確な指標が出ていない

ステージⅣ

感覚障害に対する訓練

脳卒中患者の約60%は、感覚障害が存在しているが、その訓練は**効果のエビデンスが不十分**である

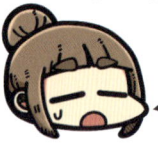

> でも、感覚って生活や運動にも絶対必要だよね

> そうなんだ！だから、ここでは臨床でよく行う感覚訓練を紹介していくよ！

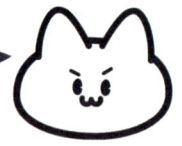

受動的な感覚訓練

受動的な感覚訓練は、身体に外部から刺激を与えその刺激を感じとろうと試みる方法である

① 患者さんには視覚的に確認してもらいながら刺激を与える

↓

② その視覚を遮断して触覚や運動覚のみで知覚してもらう

むむむ…

刺激をまったく知覚できない場合

強めの刺激を与えて様子をみる。その方法はブラッシング・軽打などがある

さまざまな刺激方法

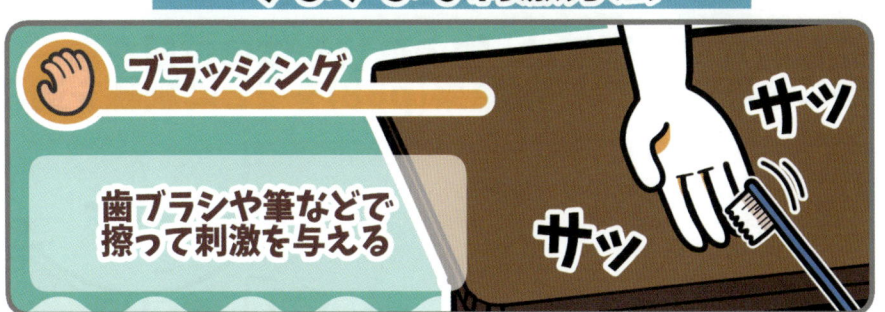

ブラッシング
歯ブラシや筆などで擦って刺激を与える

温度刺激
ホットパック、冷感パックを交互に繰り返しあてる。おしぼりなどを使用してもよい
※火傷や凍傷には注意！

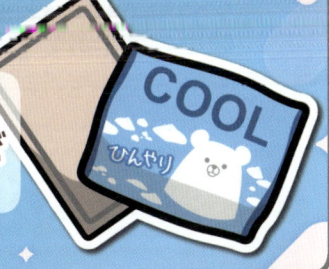

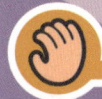

振動刺激
バイブレーダーを弱い振動で身体の各部位にあてる

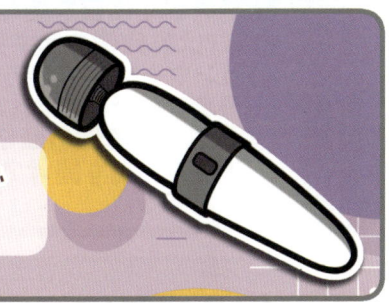

電気刺激療法
患者さんに目を閉じてもらい感じとれる程度の電気刺激を与える。次に電気刺激量を下げて感じとれるかを試みる
※火傷には注意！

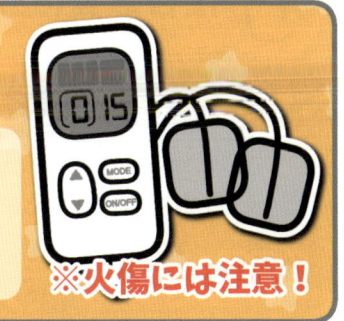

ステージⅣ

ミラーセラピー(p224)は感覚障害に対しても効果があるといわれている

能動的な感覚訓練

能動的な感覚訓練は、物の形状や体の位置を自ら感じとる方法で、評価結果(p68)をもとに訓練を選ぶ

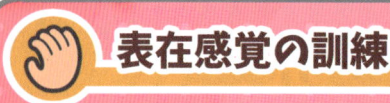

表在感覚の訓練

1. 患者さんに目を閉じてもらう
2. OTは麻痺側の手や足を触る
3. どこに触れたかを患者さんに健側の指であててもらう

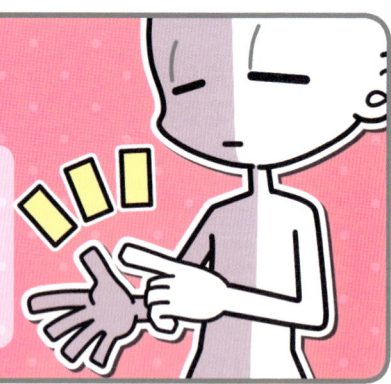

深部感覚の訓練

1. 患者さんに目を閉じてもらう
2. OTは麻痺側の手を持ってランダムにいろいろな位置に置く
3. 患者さんは目を閉じたまま健側で麻痺側の肢位を真似する
4. その後、目を開けて位置のズレを確認する

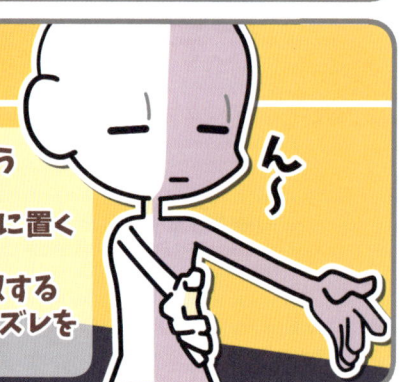

複合感覚(立体認知感覚)の訓練

1. 患者さんに目を閉じてもらう
2. OTは一般的に周知された物を患者さんの手の上にのせる
3. それが何なのかをあててもらう

物品例：ビー玉、スプーン、ボタン、コイン、鍵など

皮膚書字感覚(p72)の評価方法もそのまま訓練に活用できるよ

運動失調に対する訓練

運動失調の訓練は、代償機能を活かしながら生活を安全で円滑に行えることを目指し以下の訓練を行う

重錘負荷を用いた訓練

重錘負荷は**運動時の安定性向上**と**感覚刺激の入力**を図り、運動失調の改善を目的とする

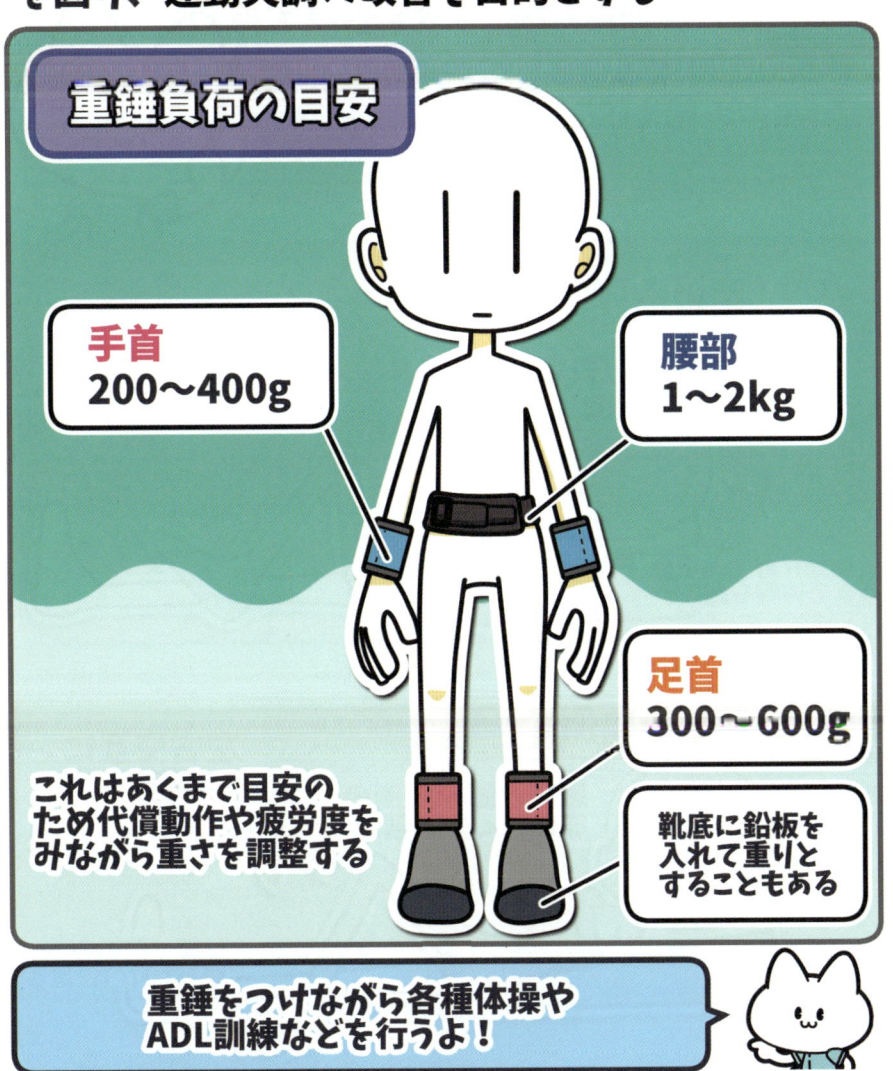

重錘負荷の目安

- 手首 200〜400g
- 腰部 1〜2kg
- 足首 300〜600g

これはあくまで目安のため代償動作や疲労度をみながら重さを調整する

靴底に鉛板を入れて重りとすることもある

ステージⅣ

> 重錘をつけながら各種体操やADL訓練などを行うよ！

フレンケル体操

運動失調に対して、臨床でよく用いられるフレンケル体操を紹介する

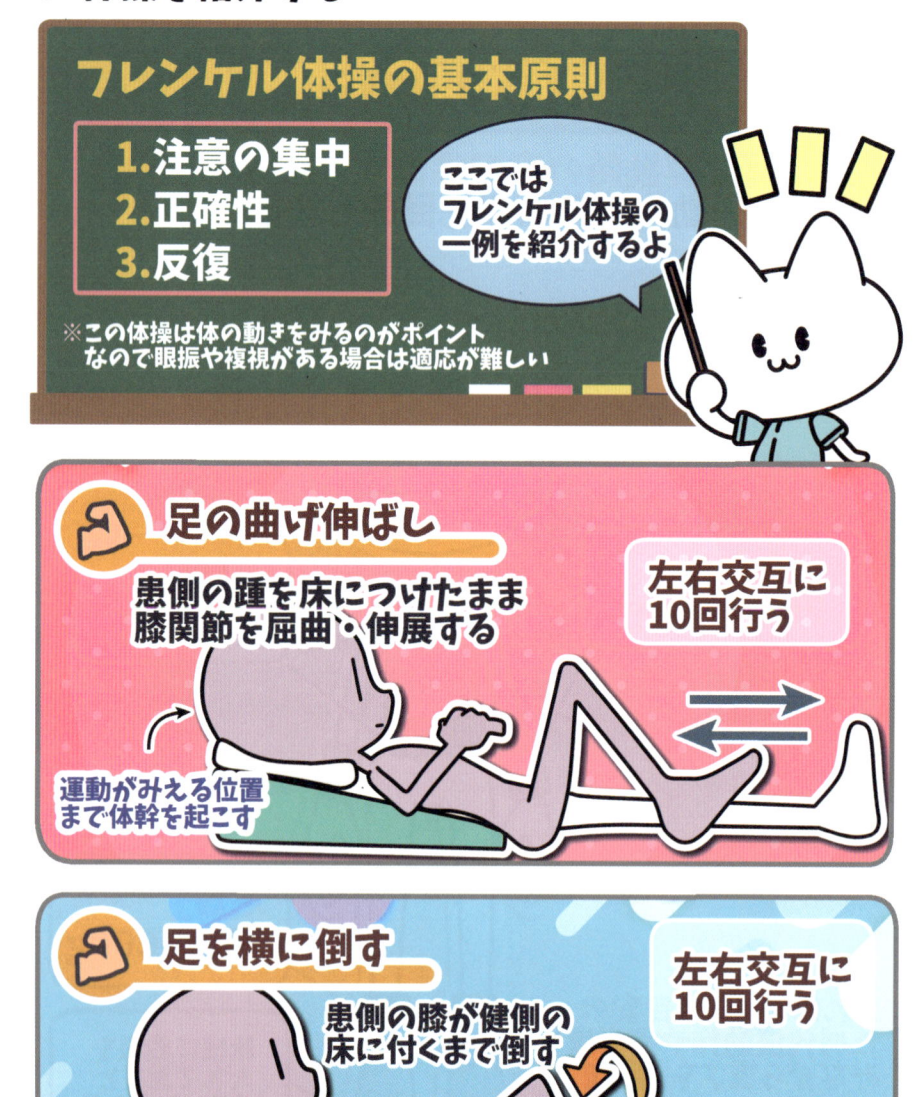

フレンケル体操の基本原則

1. 注意の集中
2. 正確性
3. 反復

ここではフレンケル体操の一例を紹介するよ

※この体操は体の動きをみるのがポイントなので眼振や複視がある場合は適応が難しい

足の曲げ伸ばし

患側の踵を床につけたまま膝関節を屈曲・伸展する

運動がみえる位置まで体幹を起こす

左右交互に10回行う

足を横に倒す

患側の膝が健側の床に付くまで倒す

足部は健側の膝あたりの位置におく

左右交互に10回行う

足の空間保持

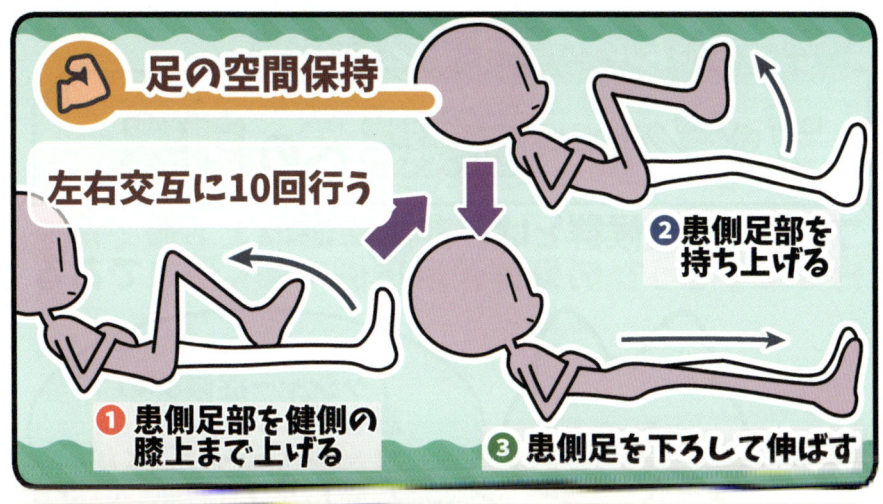

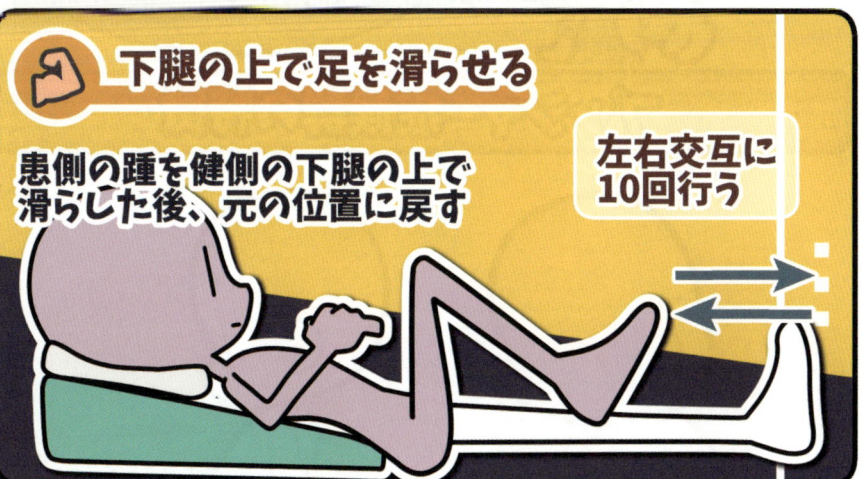

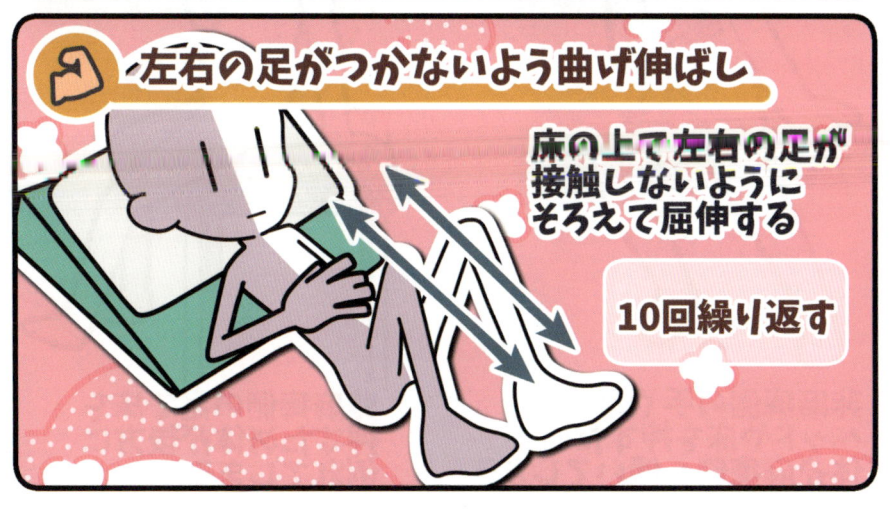

左右交互に10回行う

❶ 患側足部を健側の膝上まで上げる
❷ 患側足部を持ち上げる
❸ 患側足を下ろして伸ばす

下腿の上で足を滑らせる

患側の踵を健側の下腿の上で滑らした後、元の位置に戻す

左右交互に10回行う

左右の足がつかないよう曲げ伸ばし

床の上で左右の足が接触しないようにそろえて屈伸する

10回繰り返す

ステージⅣ

てんちゃんのワンポイント講座
プッシャー症候群への訓練

プッシャー症候群とは、非麻痺側の上下肢で床を押してしまうため身体が麻痺側に傾く現象である

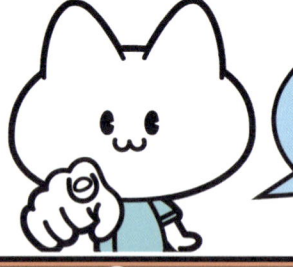

> プッシャー症候群の患者さんには、傾きを自覚してもらうことが大事だよ！

プッシャー症候群の特徴

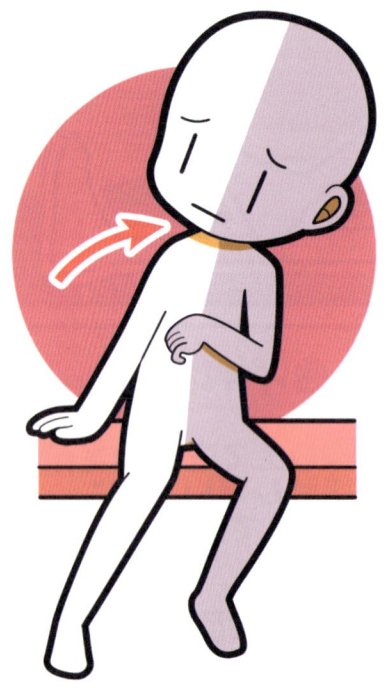

非麻痺側の手や足でベッドや床を押すため体が麻痺側へ傾いてしまう

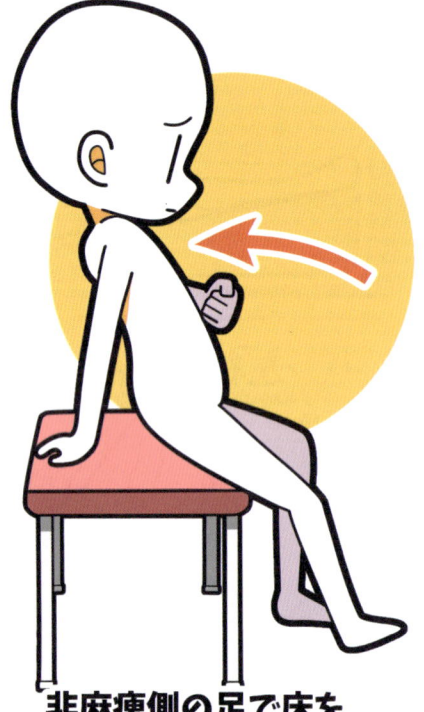

非麻痺側の足で床を押すため体が後方に倒れてしまう

座位姿勢の改善方法

プッシャー症候群の座位訓練は、以下のものがある

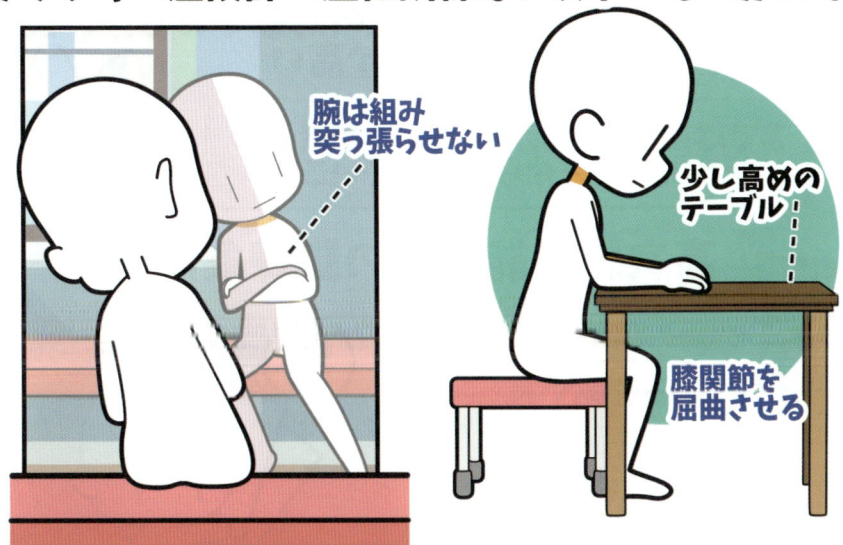

腕は組み突っ張らせない

少し高めのテーブル

膝関節を屈曲させる

鏡で患者に自身の姿をみせながらまっすぐに座位姿勢を保持させる

テーブルに前腕をおき、体が後ろに倒れないように保持させる

立位姿勢の改善方法

プッシャー症候群の立位訓練は、以下の手順で行う

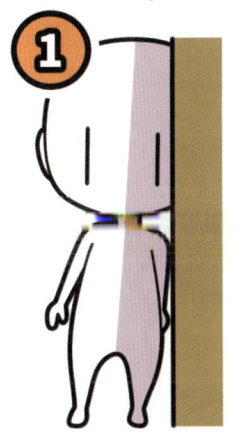

① 麻痺側で壁に寄りかかりながら立位保持の訓練を行う

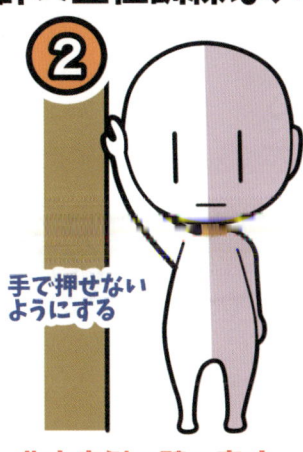

② 手で押せないようにする

非麻痺側で壁に寄りかかりながら上肢を挙上させて立位保持の訓練を行う

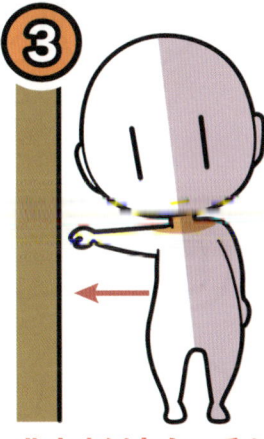

③ 非麻痺側方向に手を伸ばして体の重心を移動する訓練を行う

ステージⅣ

高次脳機能障害に対する訓練

高次脳機能障害は作業療法の対象であるが、症状がさまざまあるため難易度が高い

> まずは高次脳機能障害をもつ患者さんに行う訓練条件から確認していこう！

高次脳機能障害の訓練条件

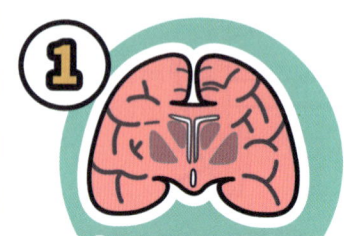

1. 障害されている行動の向上や問題の改善につながる訓練

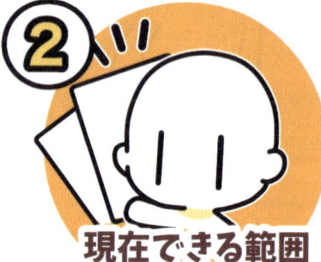

2. 現在できる範囲から始める訓練

3. すぐに患者さんにフィードバックを与えられる訓練

4. 大きな間違いを引き起こさない訓練

5. 変化を与えやすい訓練

6. 進歩がわかりやすく数値で測れる訓練

注意障害に対する訓練

注意障害に対する訓練は、他の認知機能改善の基盤となる重要な部分である

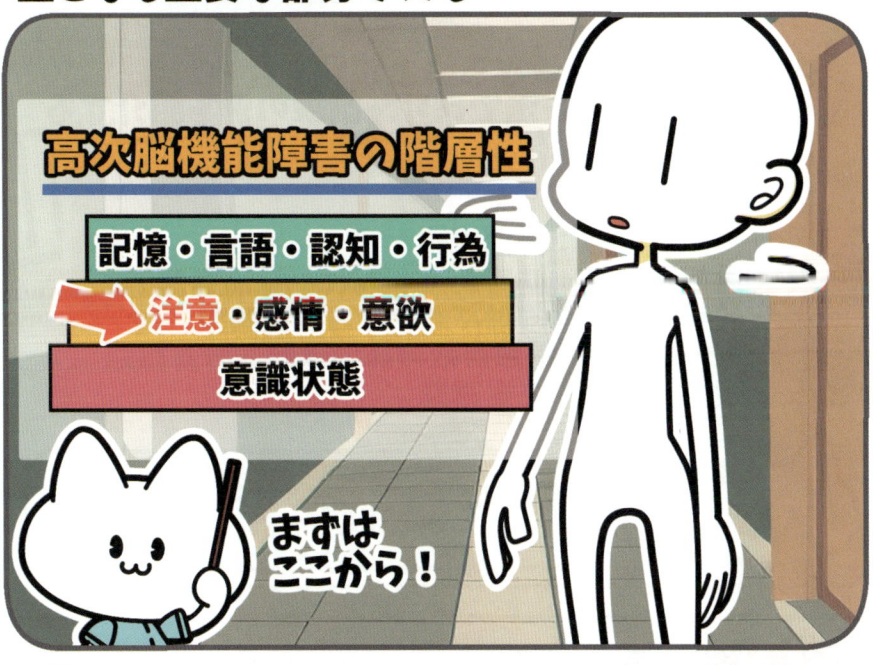

高次脳機能障害の階層性

- 記憶・言語・認知・行為
- 注意・感情・意欲
- 意識状態

まずはここから！

① 訓練に際しての注意事項

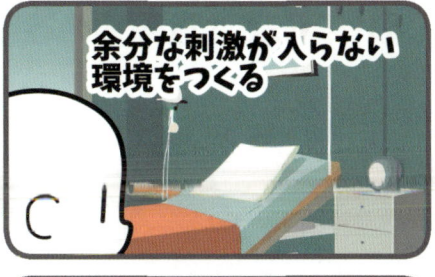

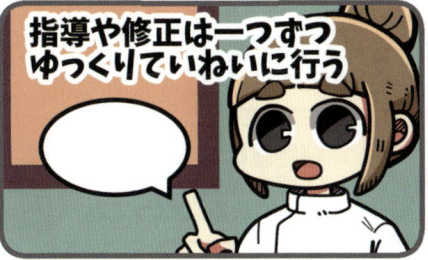

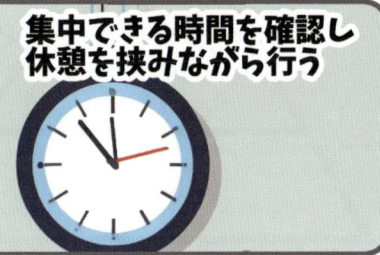

- 本人に注意障害があることに気づいてもらう工夫をする
- 余分な刺激が入らない環境をつくる
- 指導や修正は一つずつゆっくりていねいに行う
- 集中できる時間を確認し休憩を挟みながら行う

ステージⅣ

② 具体的な訓練内容

認知機能訓練

内容や難易度の異なる机上課題を行い、**注意力を強化**していく方法であり、訓練の例を紹介する

訓練の例
- 🔵 持続性注意：抹消課題
- 🟠 選択性注意：妨害刺激を入れた抹消課題
- 🟢 転導性注意：目標が変化する抹消課題、偶数奇数の抹消課題、計算課題
- 🔴 注意の分配：二重課題

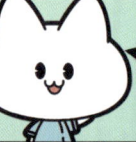

最近は作業療法でも使える課題を公開しているサイトもたくさんあるからぜひ調べてみてね！

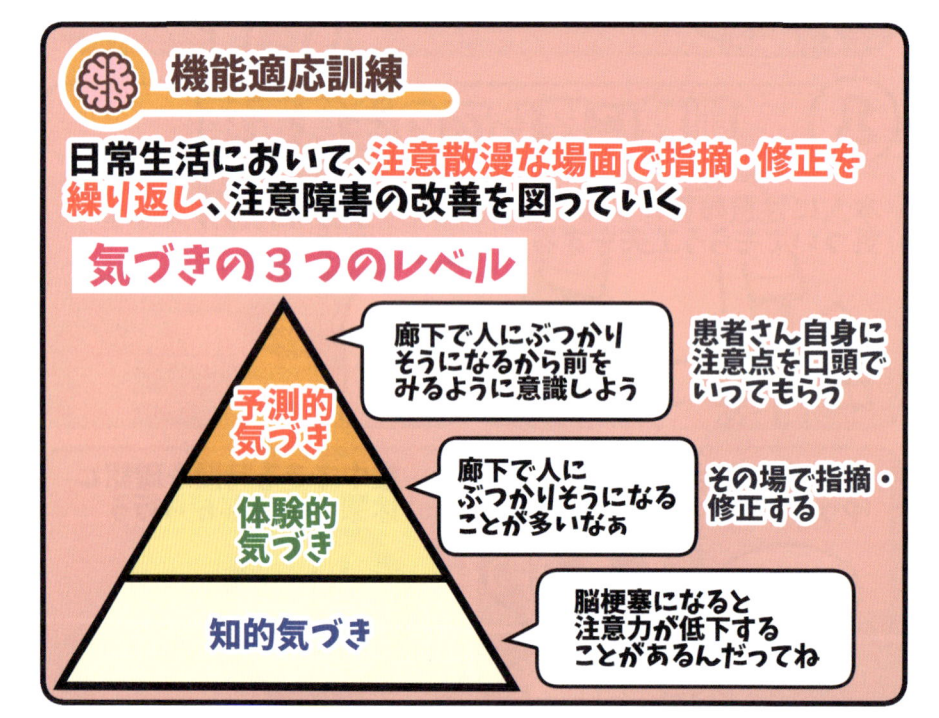

機能適応訓練

日常生活において、**注意散漫な場面で指摘・修正を繰り返し**、注意障害の改善を図っていく

気づきの3つのレベル

- **予測的気づき**：廊下で人にぶつかりそうになるから前をみるように意識しよう → 患者さん自身に注意点を口頭でいってもらう
- **体験的気づき**：廊下で人にぶつかりそうになることが多いなぁ → その場で指摘・修正する
- **知的気づき**：脳梗塞になると注意力が低下することがあるんだってね

半側空間無視に対する訓練

半側空間無視は発現頻度が高く、臨床でも出会うことの多い障害である

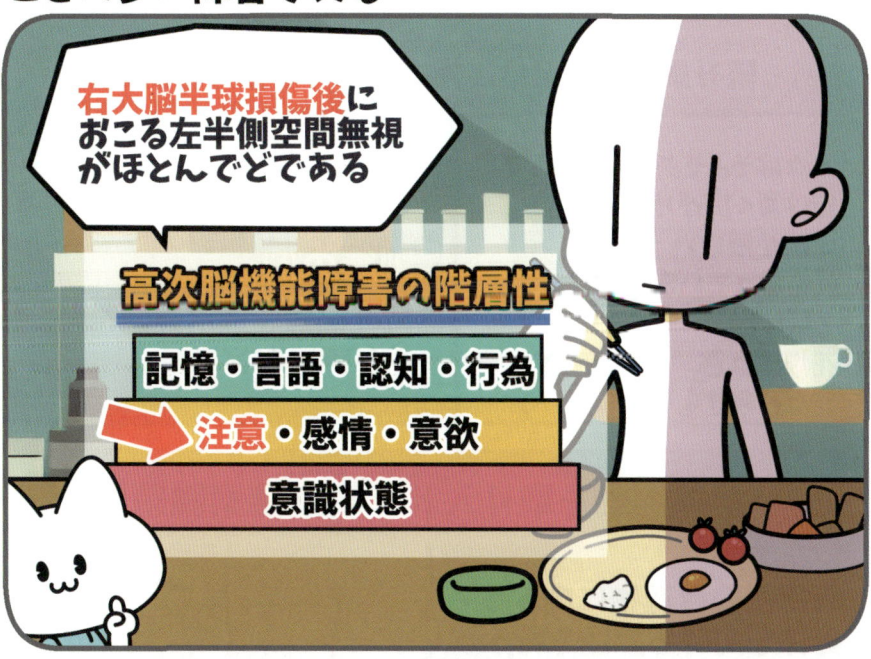

右大脳半球損傷後におこる左半側空間無視がほとんどである

高次脳機能障害の階層性
- 記憶・言語・認知・行為
- ➡ 注意・感情・意欲
- 意識状態

① 訓練と一緒に行うアプローチ

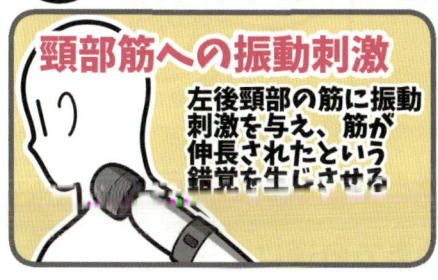

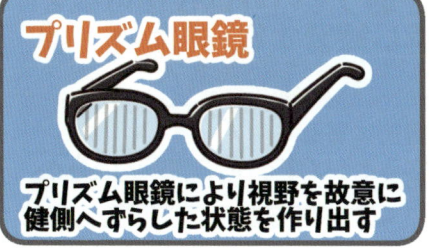

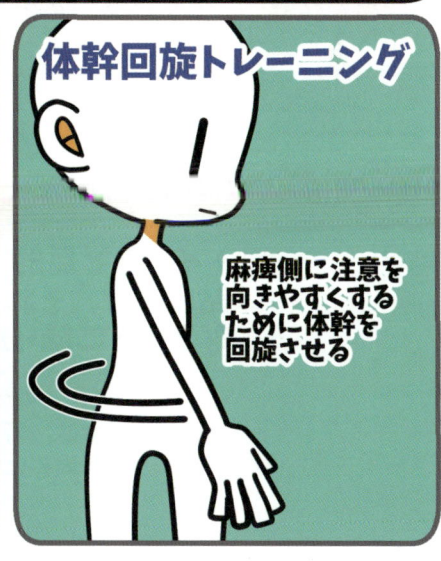

頸部筋への振動刺激
左後頸部の筋に振動刺激を与え、筋が伸長されたという錯覚を生じさせる

体幹回旋トレーニング
麻痺側に注意を向きやすくするために体幹を回旋させる

プリズム眼鏡
プリズム眼鏡により視野を故意に健側へずらした状態を作り出す

ステージⅣ

② 具体的な訓練内容

机上の視覚探索課題

読み訓練の場合は、指でなぞりながら音読していく

木々はそよそよと葉を揺らす
空は青く広がり
太陽が優しい
光を放っている
そんな穏やかな日
花畑には色
花々が咲き

最初は左の文頭に注意を向けるために目印をつけるなどの工夫をする

訓練の例
読み訓練、抹消課題、ペグ課題など

身体運動を取り入れた視覚探索課題

麻痺側の目標物に向かって身体を向ける課題を行う

座位よりも立位で実施するほうが注意覚醒レベルを刺激する意味からも有効である

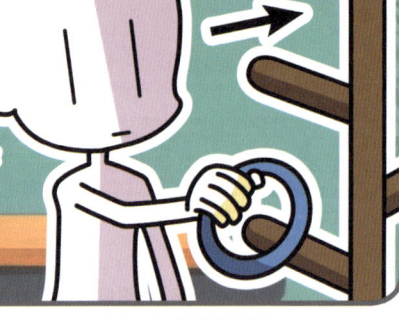

環境調整

トイレなど目的地までの道にテープを貼り付け、それを辿っていけば往復可能となるように繰り返し練習する

食事の場合は、麻痺側に寄せて徐々に左右均等になるようにする

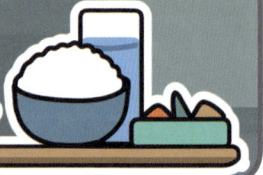

社会的行動障害に対する訓練

社会的行動障害とは感情や行動に障害があるため対人関係や社会適応がうまくいかない状態である

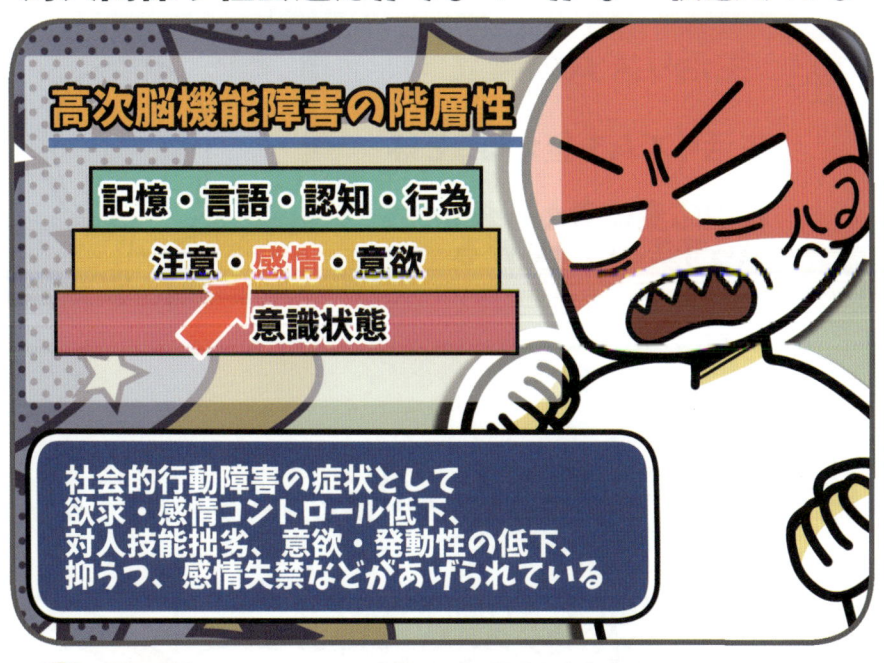

高次脳機能障害の階層性

- 記憶・言語・認知・行為
- 注意・**感情**・意欲
- 意識状態

社会的行動障害の症状として欲求・感情コントロール低下、対人技能拙劣、意欲・発動性の低下、抑うつ、感情失禁などがあげられている

① 訓練に際しての注意事項

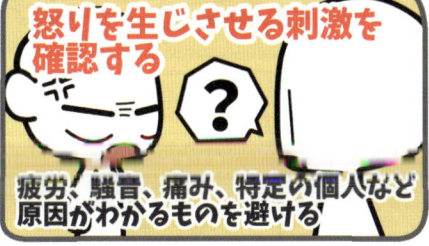

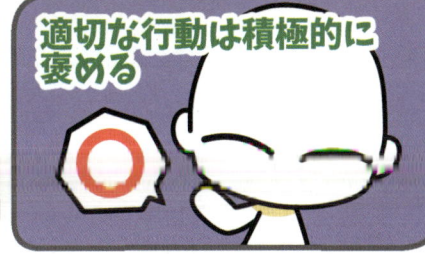

怒りを生じさせる刺激を確認する
疲労、騒音、痛み、特定の個人など原因がわかるものを避ける

適切な行動は積極的に褒める

いったん刺激から離れる
興奮した時に無理やりそれを鎮めようとしたり、説得すると逆効果になることがある
→ 席を外したり、一人になれる部屋へ移動したり、話題を変えたりするとよい

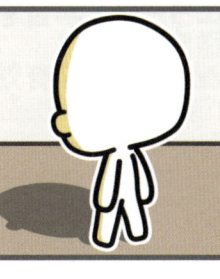

ステージⅣ

② 具体的な訓練内容

集団活動をとおして、自己認識や社会生活スキルの向上を促していく

生活リズムの確立

生活リズムを整えることは**記憶や遂行機能への負担**を減らし臨機応変に考える必要性を減らすことにつながる

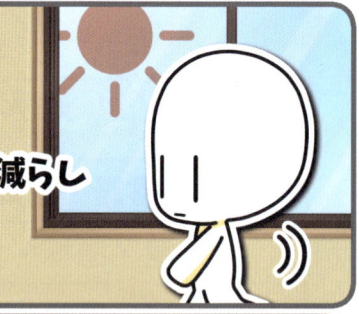

認知行動療法

日記の中に**約束・違反したこと**や**実際に達成した課題**を記録することで自分の行動を振り換えられるようにする

- ノートに不適切な社会行動(攻撃など)、日付、きっかけ、自分の行動、結果について記入することで自己認識を高めていく
- 対処法を教えて適切な行動を獲得していく

エラーレス学習

失敗から学ぶことを求めるのではなくエラーレス学習を介助者が徹底して、**失敗する状況を**減らすことが有効である

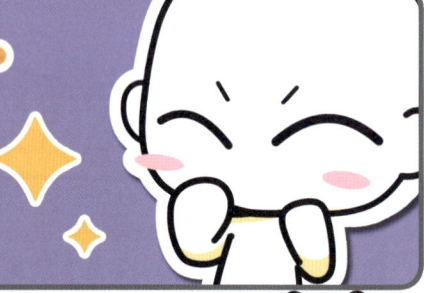

> 感情のコントロールが難しい時は薬物療法が効果的なことがあるよ

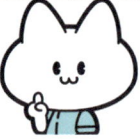

記憶障害に対する訓練

記憶障害は、高次脳機能障害の中では失語症に次ぐ頻度があり、作業療法の機会も多い症状である

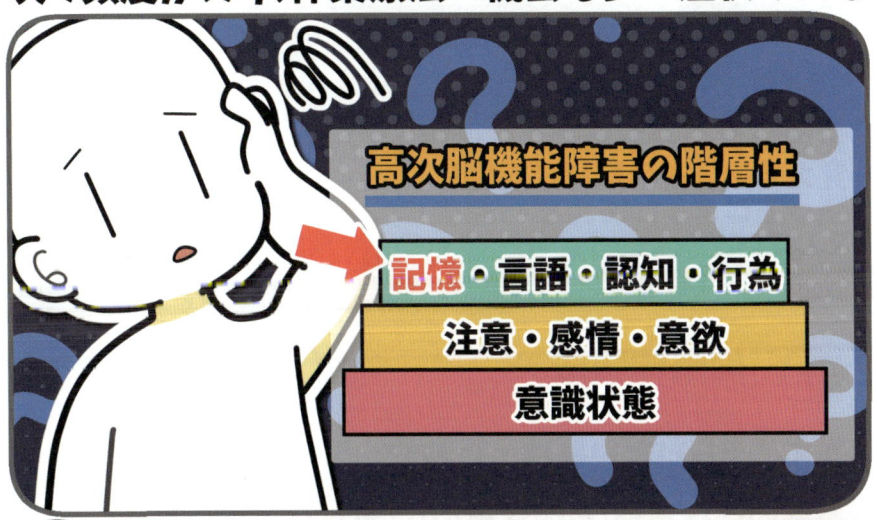

高次脳機能障害の階層性

- 記憶・言語・認知・行為
- 注意・感情・意欲
- 意識状態

① 訓練と一緒に行うアプローチ

記憶を助ける環境づくりのため、いろいろな代償手段を活用していく

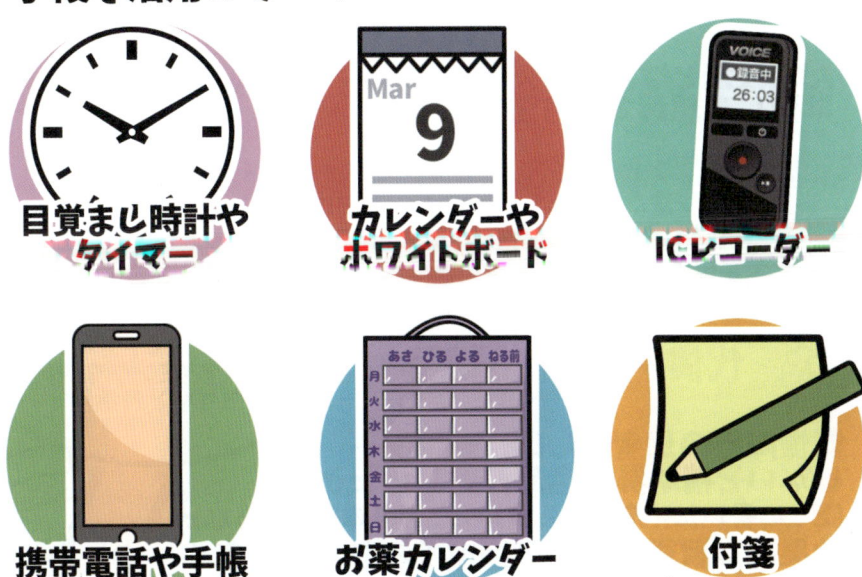

- 目覚まし時計やタイマー
- カレンダーやホワイトボード
- ICレコーダー
- 携帯電話や手帳
- お薬カレンダー
- 付箋

ステージⅣ

② 具体的な訓練内容

患者さん自身が自己の記憶に対する認識と代償方法に気づくようにすることが重要である

エラーレス学習

記憶障害のある患者さんは誤って覚えると、その誤りが記憶に残ってしまうため、試行錯誤ではなく、**はじめから正しいことを覚える**ようにしていく

間隔伸張法

覚えてもらいたい事項・行動や**約束事などを徐々に時間間隔を伸ばしながら**最終的には長期(月・年単位)にわたり情報を保持して想起できるようにする記憶の訓練方法である

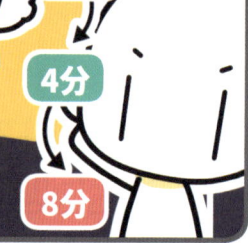

2分
4分
8分

記憶技法の活用

記憶技法とは情報を効率的に学習して想起する方法である

10時に風呂
とう　ふ

頭文字記憶術

記憶技法の例
- 視覚イメージ法：記憶したい物・人・名前について自分の視覚イメージと関連づけて覚える訓練
- 頭文字記憶術：覚えたい言葉の頭文字を並べて記憶する訓練

代償手段を使う練習

・興味が湧くデザイン
・使うタイミングを決める
・しおりなどの活用

記憶障害の患者さんは、練習をしないと補助具の活用が難しいため(どこに書いたか忘れる、書いたこと自体を忘れるなど)効果的な習得に向けて配慮する必要がある

遂行機能障害に対する訓練

遂行機能障害は、目標設定や効果的に計画を実行することが難しく、生活に支障をきたす障害である

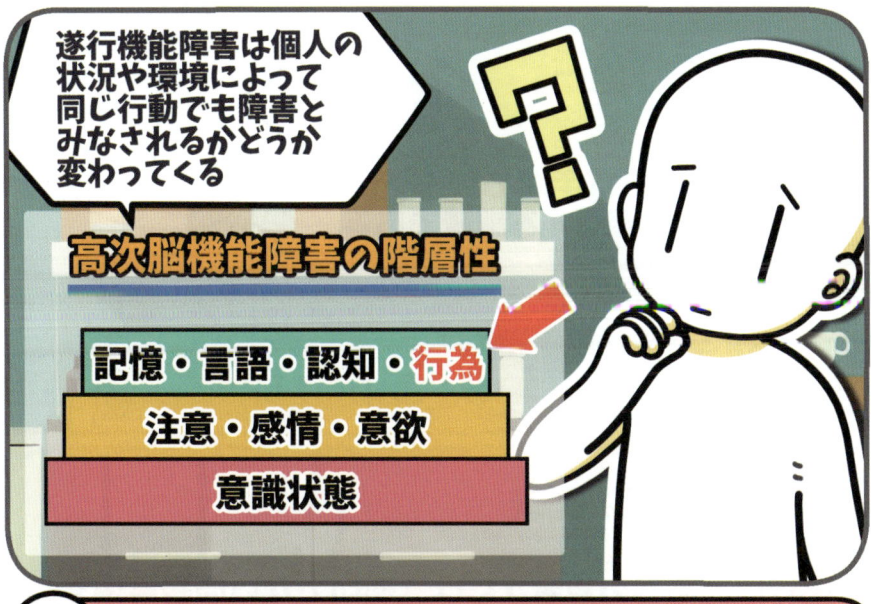

> 遂行機能障害は個人の状況や環境によって同じ行動でも障害とみなされるかどうか変わってくる

高次脳機能障害の階層性

- 記憶・言語・認知・**行為**
- 注意・感情・意欲
- 意識状態

① 訓練に際しての注意事項

❶ 具体的な目標設定をする
GOAL
何をどれだけ獲得する必要があるかを明確にし訓練の手段や方法に結びついた目標を設定する

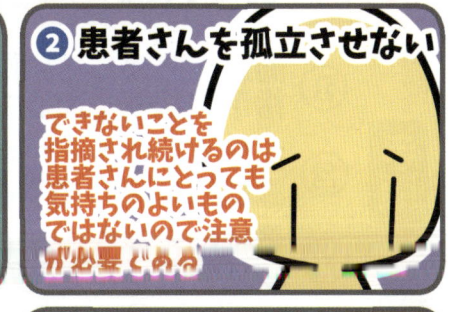

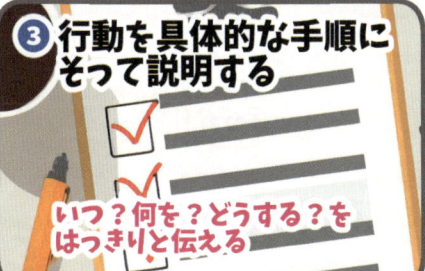

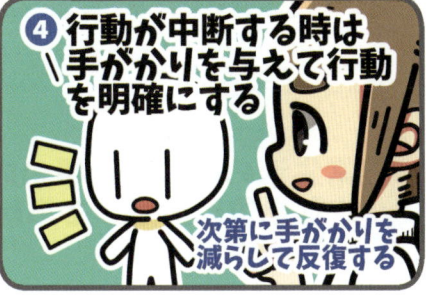

❷ 患者さんを孤立させない
できないことを指摘され続けるのは患者さんにとっても気持ちのよいものではないので注意が必要である

❸ 行動を具体的な手順にそって説明する
いつ？何を？どうする？をはっきりと伝える

❹ 行動が中断する時は手がかりを与えて行動を明確にする
次第に手がかりを減らして反復する

ステージⅣ

② 具体的な訓練内容

多くの患者さんは、訓練で遂行機能の土台である**注意障害や記憶障害を改善**する必要がある

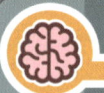

🧠 自己教示法

行動する前に「何をどのような手順で行うか」を言葉にして確認する訓練である

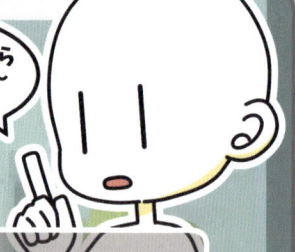

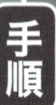

＞ 食事が終わったらトイレに行って〜次は〜

手順
1. 声に出す
2. ささやき声
3. 声に出さずに自分へ語りかける

🧠 問題解決訓練

遂行機能障害の患者さんは、適切でない問題解決を選ぶ傾向があるため、複雑な課題を分解して解決方法を教える訓練である

手順
1. 問題を熟読して設問をつくり指示の理解を確認する
2. 問題をより細かく対処しやすい課題に分割して実行する
3. 最後に結果を評価し誤りを見つけて、訂正する

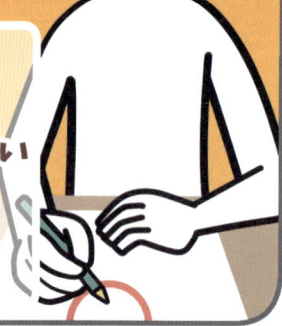

🧠 環境調整

日常生活の動作や仕事の内容を小さな単位に分解して単純化する

＞ 何をしたらよいか手がかりを与えることで行動しやすくなる

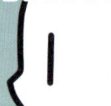

在宅復帰や就労に向けた訓練

障害が軽度の場合は、早期から在宅復帰や就労に向けた訓練を実施する

在宅復帰に向けた訓練

在宅復帰には患者さんの意思や役割に合わせた目標設定が重要である

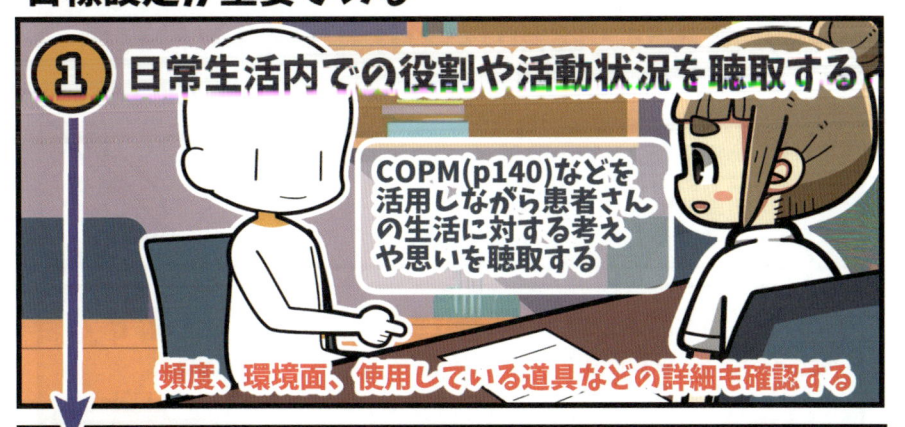

① 日常生活内での役割や活動状況を聴取する

COPM(p140)などを活用しながら患者さんの生活に対する考えや思いを聴取する

頻度、環境面、使用している道具などの詳細も確認する

② 日常生活における模擬動作の訓練を行う

炊事動作の例
- 準備動作(食材や道具の出し入れなど)
- 炊事に必要な立位耐久性の向上
- 上肢機能訓練(押さえ動作や包丁操作など)
- 実動作訓練(簡単なメニューから複雑なメニューへ)など

掃除動作の例
- 道具を持っての移動訓練
- 掃除機やモップの操作訓練
- 床上での拭き掃除訓練
- 棚の上を拭く訓練など

買い物動作の例
- 屋外の歩行訓練
- 荷物の運搬訓練
- カートやカゴを持っての移動
- 買う商品の選択
- レジでの支払い(金銭管理)など

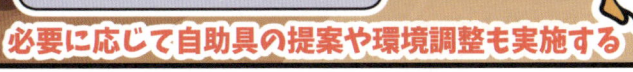

必要に応じて自助具の提案や環境調整も実施する

ステージⅣ

就労に向けた訓練

就労は患者さんにとって大きな目標の一つであり適切なリハビリと、粘り強い援助が求められる

就労までの主な流れ

就労までの一般的な流れと次のページで具体的な作業療法を紹介するよ！

① 医学的・認知リハビリテーションの実施

的確な障害像の評価と、それに基づく効果的な作業療法を行う

- 神経心理スコアの改善
- 就労の可能性に対する医学的判断の実施
- 社会的自立度の改善

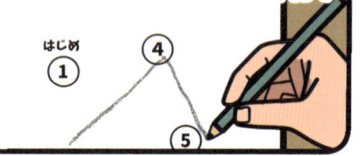

② 患者さんや雇用側に対して就労に関する意思の確認

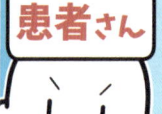

患者さん
- 患者さん本人が就労へ強い意志があるかを確認
- 家族の支援の確認

雇用側
- 就労の受け入れ意思の確認
- 雇用形態や職域の具体的提案を引き出す

※新規雇用の場合はハローワークに相談

③ 職業リハビリテーション

職業準備訓練
- 各都道府県の障害者職業センターなどを利用

雇用現場での支援
- 雇用現場でのジョブコーチ支援
- 雇用現場との調整作業

④ 就労の達成・継続！

具体的な就労に向けた作業療法

職場までの移動や仕事内容に必要な条件を聴取しそれぞれに合わせた訓練や環境調整を行う

① 職種や業務内容から身体的・認知的要素を聴取する

身体的要素
- 姿勢の持続時間
- 作業に必要な関節可動域・筋力
- 移動手段、距離、頻度
- 手指の細かな動きの要求度など

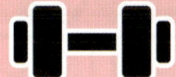

認知的要素
- 注意の持続時間
- 記憶の要求度
- マルチタスクやコミュニケーションの必要性など

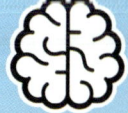

ほかにも環境面、道具の使用、業務の流れなどを確認する

② 業務内容に合わせた訓練を実施する

デスクワークの場合
- パソコン操作訓練
- 座位耐久性の向上
- 注意や記憶面の向上
- 書字訓練など

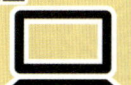

体を動かす仕事の場合
- 作業耐久性の向上
- 立位や歩行訓練
- 物品の移動訓練
- 手指の細かな動きの訓練など

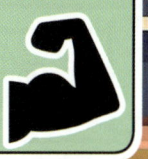

環境調整の提案や職場との連携も併せて行う

③ 職場までの移動を想定した訓練を実施する

職場までの移動方法やルート・環境を聴取し、それに合わせた訓練を行う

- カバンや荷物を持っての移動
- 混雑した環境での移動
- 不整地や坂道の歩行
- 急ぎ足での歩行
- 傘差し歩行
- 信号や横断歩道の移動など

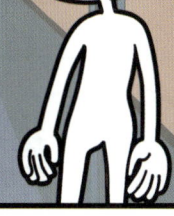

ステージⅣ

ステージ Ⅳ-2　よく使うレベル ★★★★☆

神経難病の代表格!! パーキンソン病の作業療法

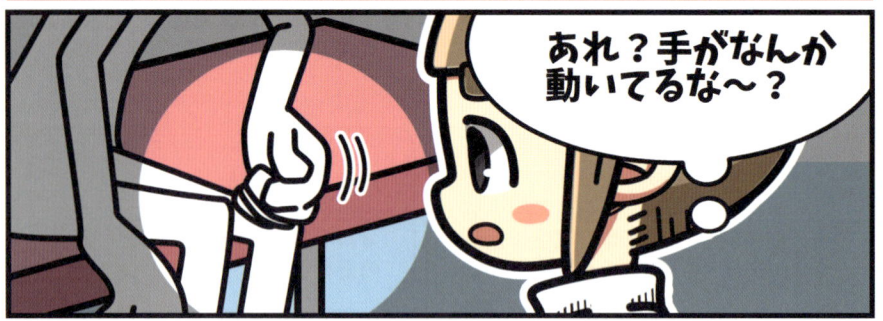

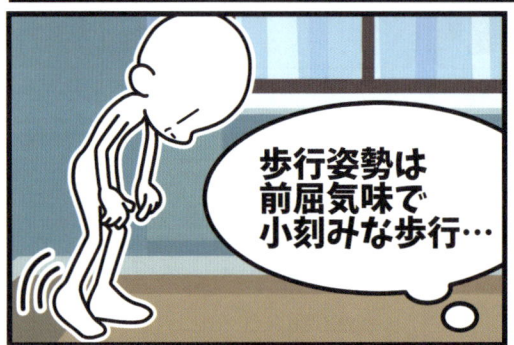

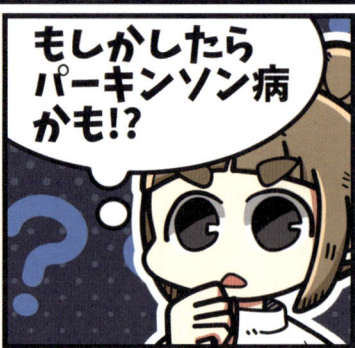

> あれ？手がなんか動いてるな〜？

> 歩行姿勢は前屈気味で小刻みな歩行…

> もしかしたらパーキンソン病かも!?

パーキンソン病とは？

パーキンソン病は中脳の黒質のドーパミン産生細胞が減少することによって発症する

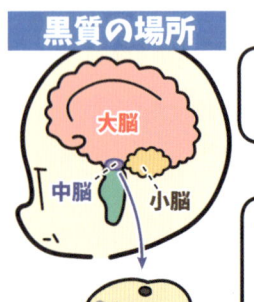

黒質の場所
大脳 / 中脳 / 小脳 / 黒質

4大症状

❶ 安静時振戦
・手足が振える

❷ 姿勢反射障害
・前かがみになりやすい
・転びやすい

❸ 動作緩慢・無動
・動けない
・動作が遅い
・すくみ足など

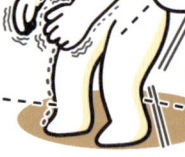

❹ 筋強剛(固縮)
・筋肉がこわばる

パーキンソン病の分類

パーキンソン病の重症度分類は、下記の**ホーン・ヤールの分類(HYの分類)** で状態を把握する

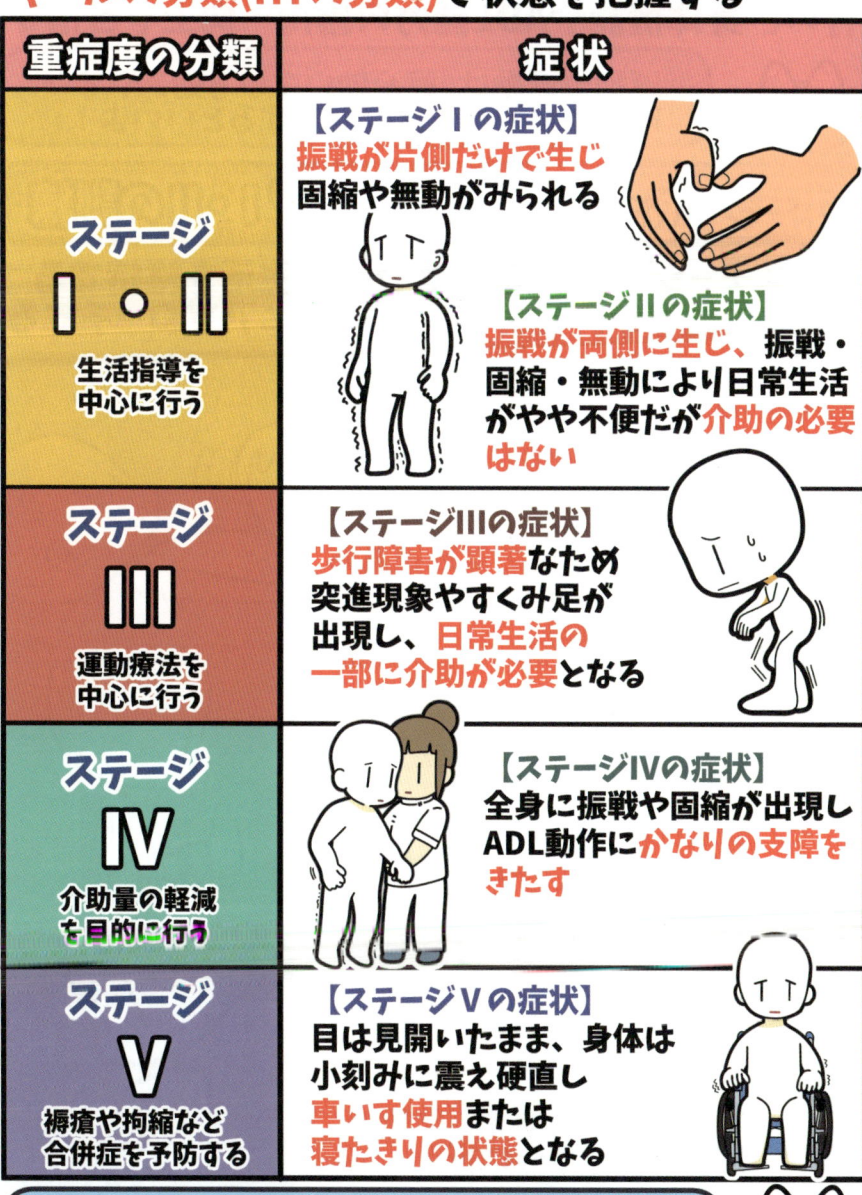

重症度の分類	症状
ステージ **Ⅰ・Ⅱ** 生活指導を中心に行う	**【ステージⅠの症状】** **振戦が片側だけで生じ**固縮や無動がみられる **【ステージⅡの症状】** **振戦が両側に生じ**、振戦・固縮・無動により日常生活がやや不便だが**介助の必要はない**
ステージ **Ⅲ** 運動療法を中心に行う	**【ステージⅢの症状】** **歩行障害が顕著**なため突進現象やすくみ足が出現し、日常生活の**一部に介助が必要となる**
ステージ **Ⅳ** 介助量の軽減を目的に行う	**【ステージⅣの症状】** 全身に振戦や固縮が出現しADL動作に**かなりの支障をきたす**
ステージ **Ⅴ** 褥瘡や拘縮など合併症を予防する	**【ステージⅤの症状】** 目は見開いたまま、身体は小刻みに震え硬直し**車いす使用**または**寝たきりの状態**となる

各ステージ別の訓練を次ページから教えるね！

ステージ別!! パーキンソン病の訓練

ホーン・ヤール分類のステージに合わせた介入を行い、身体機能やADL能力の維持・向上を目指す

> 運動や活動は、薬が効いている動きやすい時間帯にできるだけ実施するといいよ!

ホーン・ヤール分類のステージⅠ・Ⅱの訓練

このステージは、日常生活や社会生活を維持することを目的とし、全身運動を中心にアプローチする

関節可動域訓練 (p154)
- 各関節の拘縮予防を目的に行う
- 固縮や無動の影響で痛みがある場合は、ゆっくり愛護的に行う

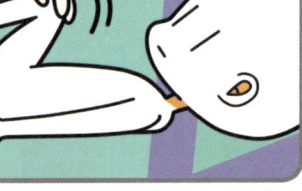

筋力訓練 (p162)
- 廃用性の筋力低下の予防やバランス能力を向上させ活動性の維持につなげる

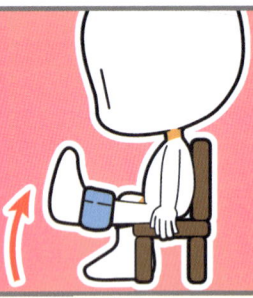

立位バランス訓練 (p177)
- 特に障害されやすい体幹の回旋運動を中心に行う

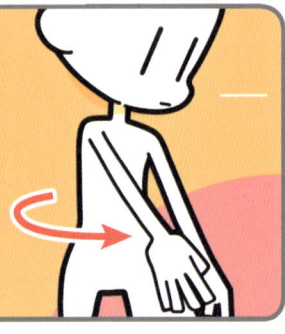

棒体操

各5〜10回ずつ行う

- 全身の柔軟性を保ち廃用性の筋力低下の予防やバランス能力の向上につなげる
- 棒を持って以下の運動を行う

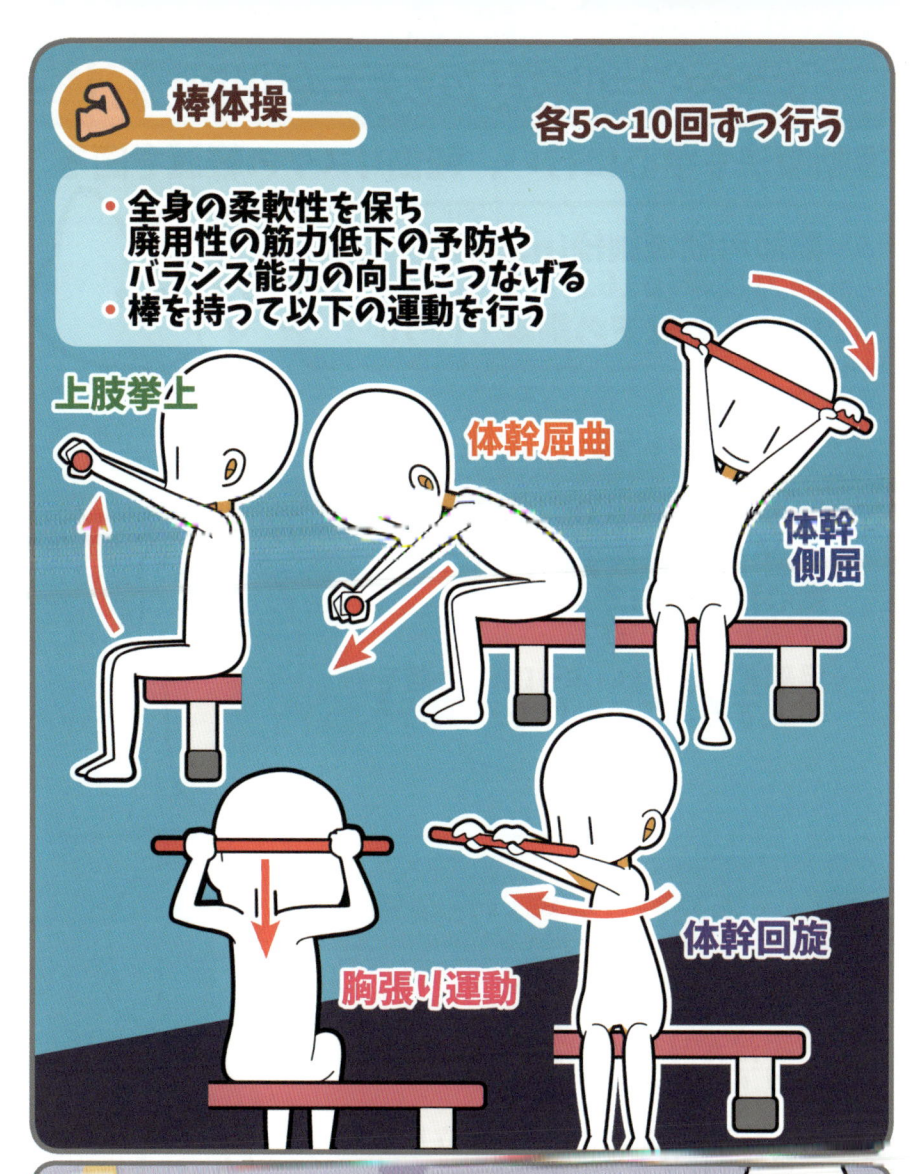

上肢挙上

体幹屈曲

体幹側屈

胸張り運動

体幹回旋

持久力訓練 (p184)

- 心肺機能の向上や体力低下を予防し、活動性の維持を図る
- 運動強度はボルグ・スケール(p125)で ややきつい〜きつい(13〜15) 程度を目安に設定する

ステージⅣ

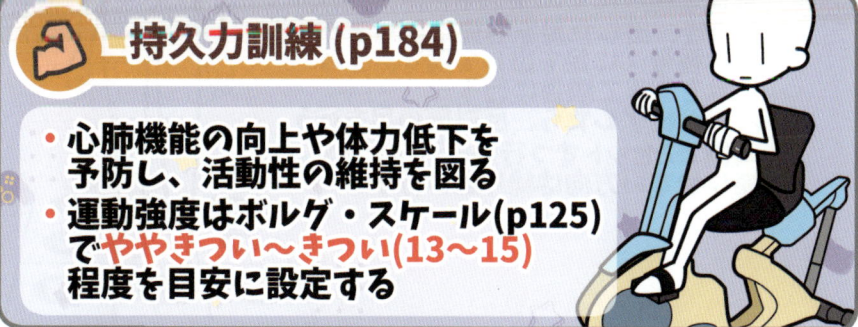

ホーン・ヤール分類のステージⅢの訓練

運動療法を中心に行い、転倒リスクの軽減を図る

- 関節可動域訓練(p154)
- 筋力訓練(p162)

に加えて以下の訓練も行うよ！

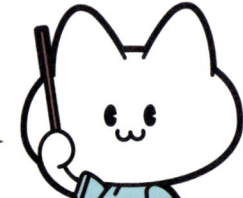

立位バランス訓練

- 転倒リスクの改善のために重心移動に対するバランス保持を学習する
- 足部が浮かないように両上肢を挙上する。この動作を10回行う

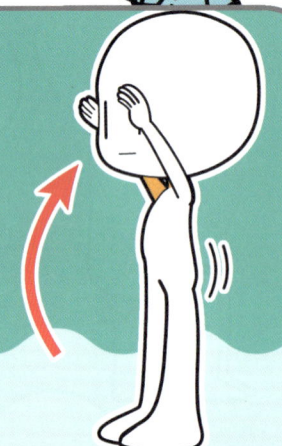

手がかりを用いた訓練

- 手がかりを用いた訓練は以下の手順で行う

❶ 下肢を肩幅に開いて中央に立ち番号①に片足を出す
❷ その後、出した足を中央に戻して次は番号②に足を出して戻す。この流れを⑧まで順番に行う
❸ 片側が終了したら、反対側の足も行う
❹ 両側で2セットずつ行い、バランスを崩しやすい方向は繰り返し行う

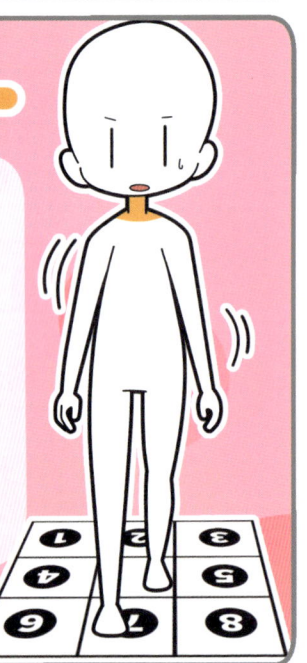

てんちゃんのワンポイント講座
パーキンソン病のすくみ足について

パーキンソン病の特徴である**すくみ足**は以下のような状況で出現しやすい

- 歩行開始時
- 方向転換時
- 狭いスペースを歩く時
- 椅子などの目標物に近づく時
- 複数の課題を同時に行い歩く時

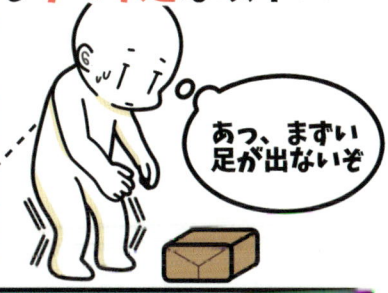

「あっ、まずい 足が出ないぞ」

すくみ足の解除法

すくみ足の解除法は、以下の2種類がある

① 視覚誘導法

例1：OTの足を患者さんの足元に出して踏み越える

「私の足をまたいでください」

例2：床にハシゴ状に貼り付けたテープを踏み越える

「よいしょ よいしょ」

例3：床に目印になるものを探し出し、それを踏み越える

「カーペットの模様を越えよう！」

> すくみ足を誘発する障害物は、撤去しておくのも大事！

ステージⅣ

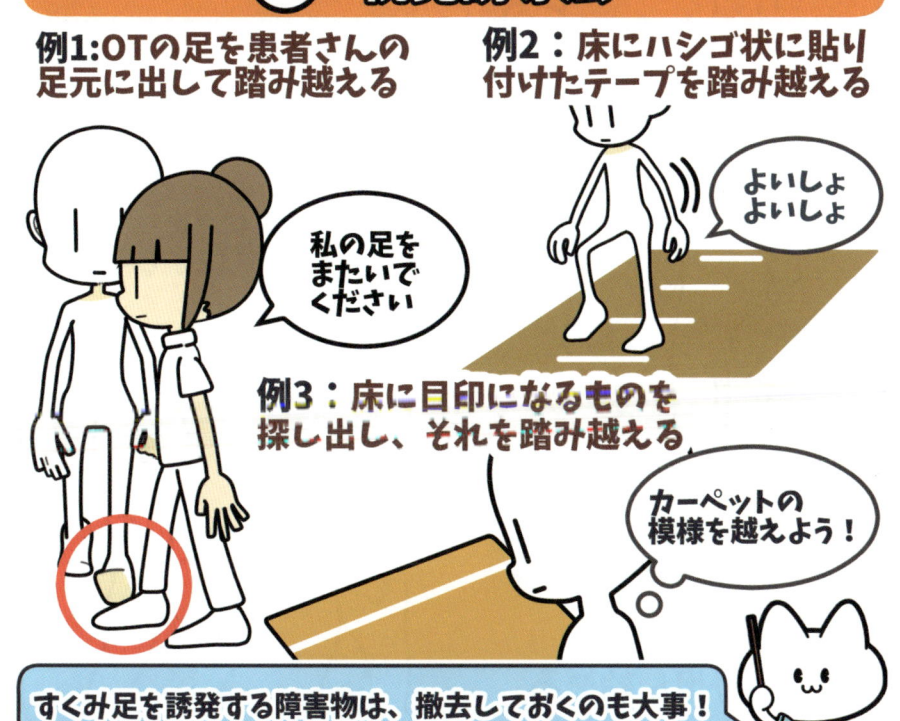

❷ リズム開始法

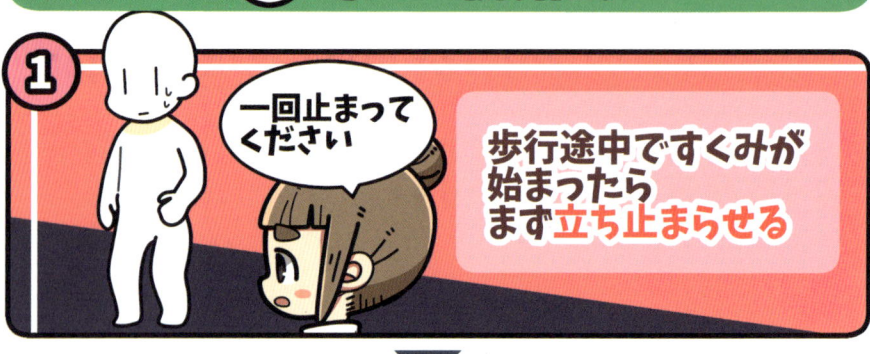

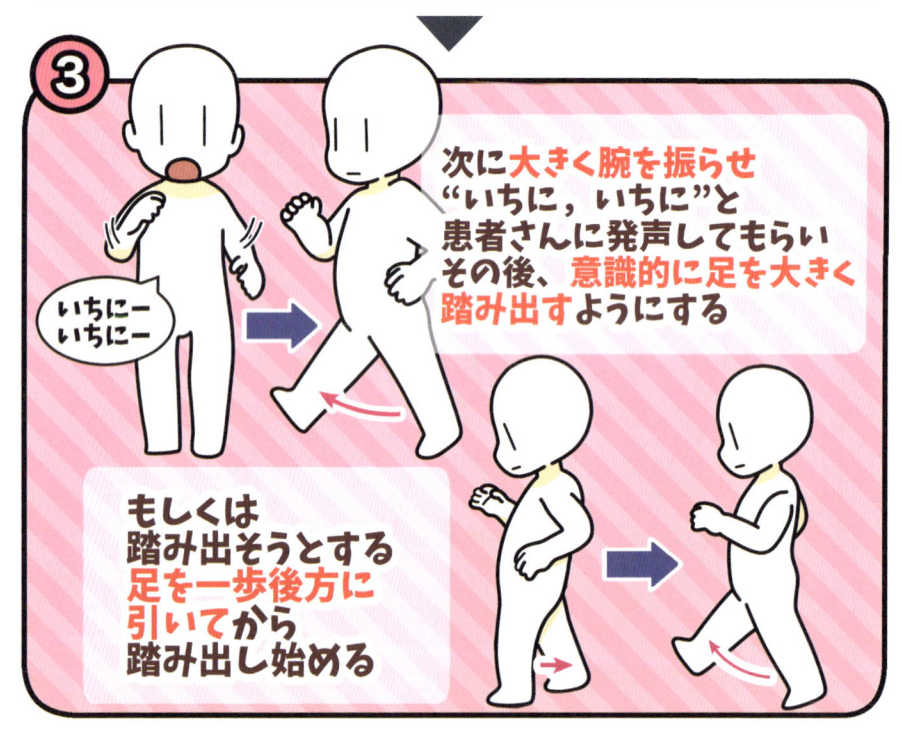

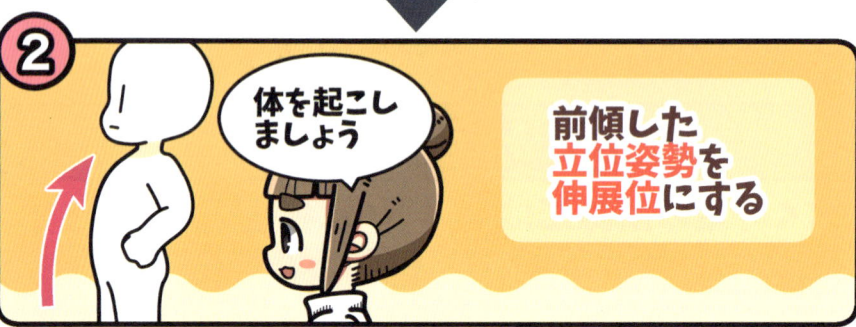

① 「一回止まってください」

歩行途中ですくみが始まったら まず**立ち止まらせる**

② 「体を起こしましょう」

前傾した**立位姿勢**を**伸展位**にする

③ 「いちにー いちにー」

次に**大きく腕を振らせ** "いちに，いちに"と患者さんに発声してもらい その後、意識的に足を大きく**踏み出す**ようにする

もしくは踏み出そうとする**足を一歩後方に引いて**から踏み出し始める

ホーン・ヤール分類のステージIVの訓練

四肢や体幹に関節の可動域制限を強く認めるためベッド周囲の基本動作を中心に訓練する

- 関節可動域訓練(p154)
- 筋力訓練(p162)
- 立位バランス訓練(p264)

に加えて以下の訓練も行うよ!

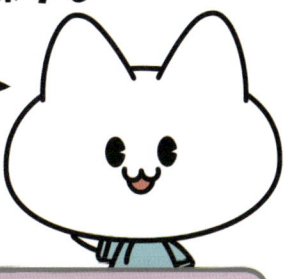

寝返り訓練

- はじめにp169の寝返り動作の訓練を行い体幹の回旋を引き出す
- 次に寝返りする方向にボールなどの目印を用意し、それに手を伸ばす動作を行う

頭頸部・肩・体幹・骨盤・下肢の順番に回旋させることを意識する

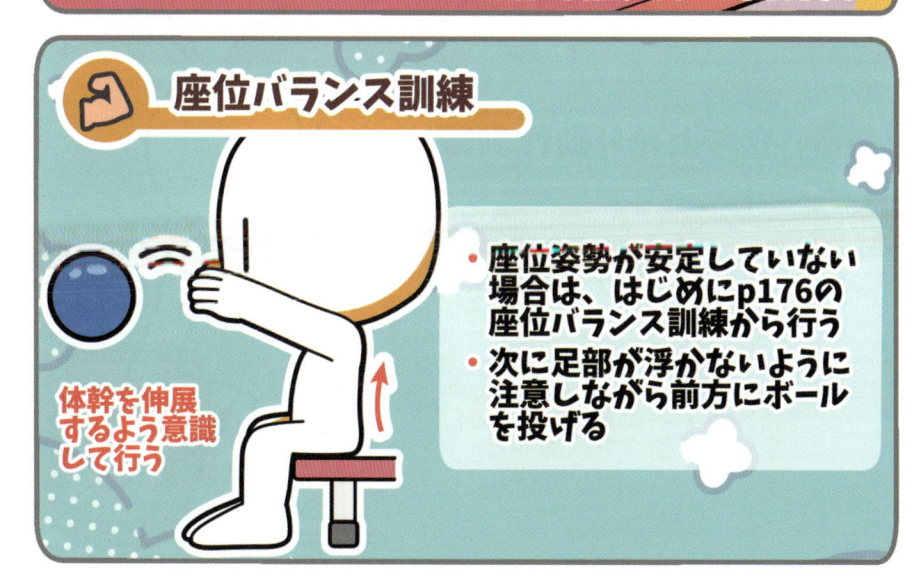

座位バランス訓練

- 座位姿勢が安定していない場合は、はじめにp176の座位バランス訓練から行う
- 次に足部が浮かないように注意しながら前方にボールを投げる

体幹を伸展するよう意識して行う

ステージIV

ホーン・ヤール分類のステージⅤの訓練

運動機能が著しく障害される時期のため、拘縮や褥瘡を予防し、基本動作の能力維持を図る

- 関節可動域訓練(p154)
- 筋力訓練(p162)
- 寝返り訓練(p267)

に加えて以下の訓練も行うよ！

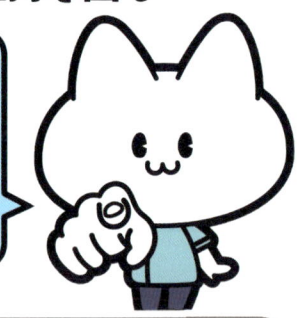

起き上がり動作訓練(p170)

- 起居動作における自立度の維持・向上のために行う

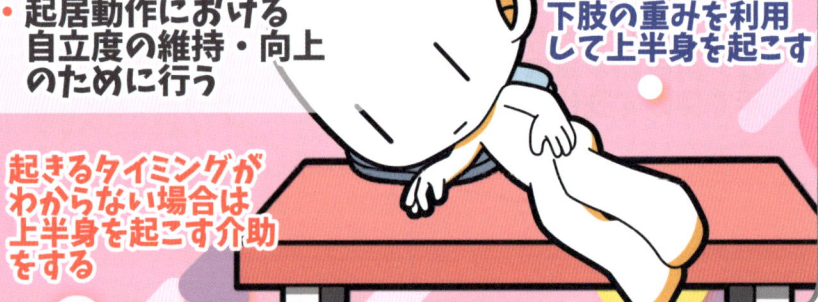

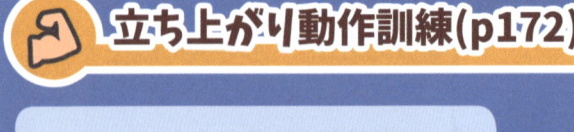

ベッドから下ろした下肢の重みを利用して上半身を起こす

起きるタイミングがわからない場合は上半身を起こす介助をする

立ち上がり動作訓練(p172)

- 起立動作における自立度の維持・向上のために行う

目印などの視覚的手がかりを用いて動作を誘導する

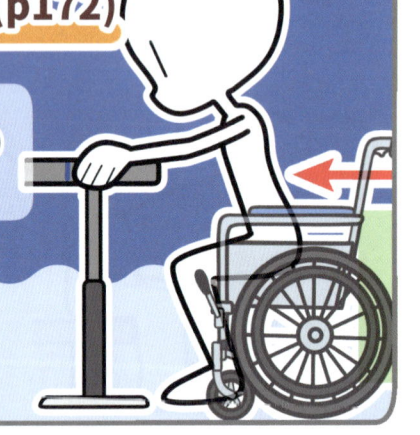

てんちゃんのワンポイント講座

便秘に対するアプローチ

加齢や活動量の低下により、便秘に悩む患者さんは多く作業療法でも対応が必要となることが多い

> ということで、ここでは便秘に対してのアプローチ方法を紹介するね！

腹部マッサージ

マッサージを行うことで大腸の動きをよくする

❶ 腹部の緊張を解くために膝を少し曲げておく

❷ おへその下から「の」の字の方向へ円を描くように10回押す

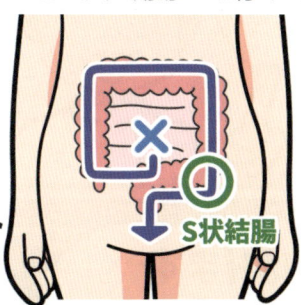

❸ S状結腸を手のひらでゆっくり10回押す

2セット行う

S状結腸

排便体操

腹筋群を中心とした体操を行うことで腸に刺激を与え、大腸の動きを活発にする

体幹回旋 — 10往復程度行う

腹式呼吸（p294）

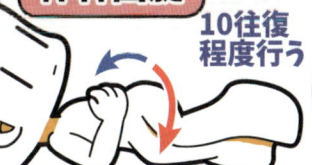

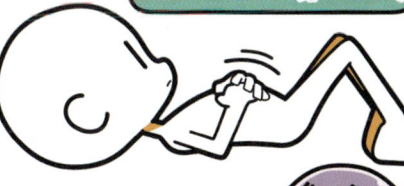

ステージⅣ

> パーキンソン病は便秘になりやすいから注意が必要よ！

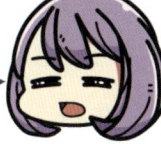

ステージ IV-3　よく使うレベル ★★★★☆

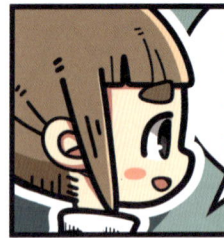

安心感が大事！ 認知症の作業療法

「明日入院の新患さんを一緒に担当することになりました！よろしくお願いします」

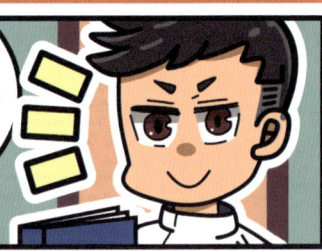

「認知症の患者さんで徘徊や介護拒否がある人みたいだね」

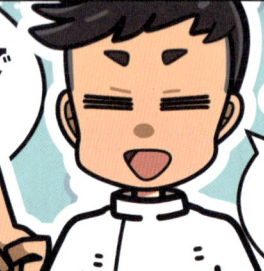

「まぁそのへんはOTさんだから大丈夫か！」

「が、がんばります…」

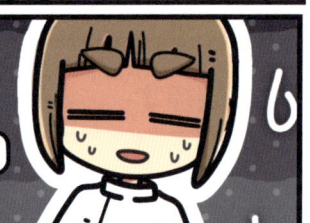

プレッシャー

認知症ってなに？

認知症はさまざまな原因で認知機能（記憶・思考力など）が低下し、生活に支障をきたした状態をいう

認知症の主な症状

- 記憶障害
- 失語
- 失行
- 失認
- 時間や日付がわからなくなる（見当識障害）
- 物事を計画どおり進めることが難しい（遂行機能障害）

など

認知症の分類

主な認知症の原因には、以下の4種類がある

アルツハイマー型認知症

発症時期は、不明瞭で**物忘れなどのちょっとした変化**から始まる

> 記銘力や近時記憶の障害から始まり行為の障害、失行・失認、健忘性作話などが特徴である

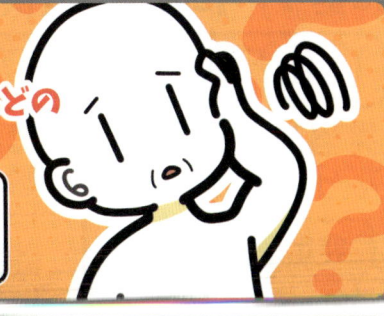

脳血管型認知症

脳血管障害が原因の認知症であり**段階的に悪化**していく

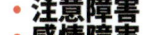

- 注意障害
- 感情障害
- 意欲低下など

> エピソード記憶は比較的に保たれているが、知能低下はまだらであることが特徴である

レビー小体型認知症

パーキンソン症状、視覚認知障害(幻視)、抑うつ状態などがみられる

> 日や時間帯によってはっきりしている時とぼーっとしている時の変動がある

> 認知機能障害が先行するタイプとパーキンソン症状が先行するタイプがある

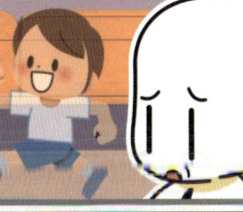

前頭側頭葉変性症

脳の障害領域に応じて特徴的な症状を示す

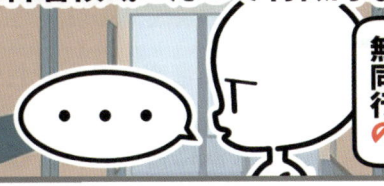

> 無関心、抑制が効かない、同じ行動を繰り返す、反社会的行動など**人格変化による行動上の障害**が特徴である

ステージⅣ

認知症に対する訓練

認知症への訓練は、患者さんの習慣・価値感・興味に基づいた内容を提供することが重要である

① リアリティ・オリエンテーション（RO）

見当識が障害され、周辺環境との関係が希薄になりがちな人に安心感をもたらすことを目的に行う

非定型RO
時間・場所・人などをさまざまな場面で繰り返し伝える方法

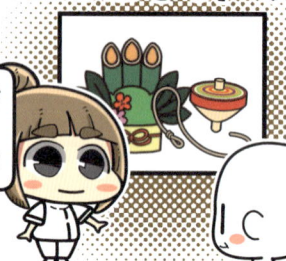

クラスルームRO
決まった時間・場所で季節に関連した話など見当識に関連する情報を繰り返し伝える方法

② 園芸療法

植物に関連する活動（農園芸・ガーデニングなど）をとおして、身体・心・精神の向上を促す

【目的】
- 満足感や達成感を得る
- 気分転換やストレスを発散する
- 自尊心を高める
- 記憶力を改善する など

③ 音楽療法

集中力、記憶想起、参加意欲の改善などを目的として以下の内容を実施する

- 歌詞をみなくても全員が歌えるなじみの童謡
- 遠い日の情景を思いだす童謡
- なじみの歌謡曲やすぐ思いだせる懐メロ曲
- 音楽に合わせた体操
- リズムに合わせた楽器演奏

④ レクリエーション療法

レクリエーションは、娯楽として行われる自発的・創造的な余暇活動のことである

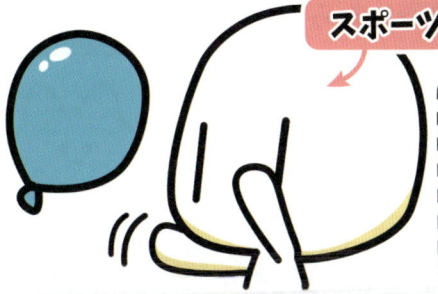

スポーツ、社会的行事、自然探求など

【効果】
気分転換、ストレス発散、不安を和らげる、生活リズムの改善、自信をつける など

⑤ 回想法

回想法は思い出を振り返り、分かち合うことで喜びや満足感を感じ、孤独感を和らげる方法である

患者さんのさまざまな側面を理解するのに役立つ

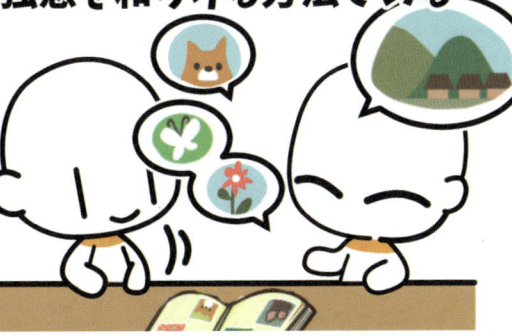

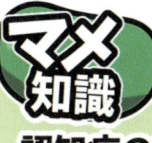

ステージⅣ

マメ知識　訓練時のポイント

認知症の訓練では、言語的・非言語的なフィードバックをとおして、安心感を与えることが重要である

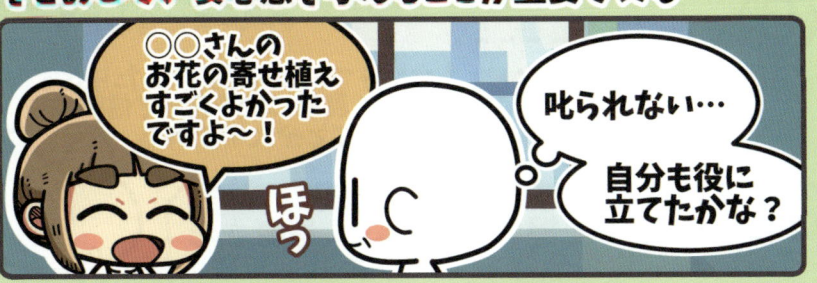

○○さんのお花の寄せ植えすごくよかったですよ〜！

ほっ

叱られない…

自分も役に立てたかな？

認知症患者さんとのコミュニケーション

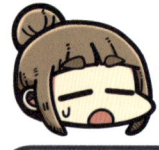

認知症患者さんとのコミュニケーションってどんなことを意識したらいいんだろう？

認知症の人とのコミュニケーション技法で有名な **バリデーション療法** を紹介するね

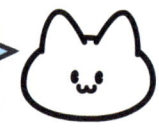

バリデーション療法とは？

バリデーション療法は現実と異なる言動を否定せず **傾聴** と **共感** で症状の改善を目指す方法である

5つの基本的態度

① 傾聴
相手の訴えを聞き流したりせずに質問も交えながら会話をしていく

② 共感
相手の表情や姿勢など感情が表れている部分を観察して同調する

③ 受容する
相手の言動を否定したり無理に感情を抑え込もうとせずに、ありのままを受け入れる

④ 誘導しない
行動を催促したり矯正はせずに、患者さんのペースに合わせる

⑤ ウソをつかない ごまかさない
ウソをついたりごまかしたりせず相手に真摯に向き合って信頼性を高めることが大切である

これらポイントを押さえておくと、患者さんの **心理的な負担を軽減** できるよ

てんちゃんのワンポイント講座
どうやる!? オムツ交換 の 介助

OTもオムツ交換をする場合があるよね！いざという時に備えて、オムツ交換の手順を確認していこう!!

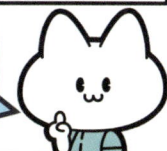

1. 患者さんには手を組んでもらう
2. 古いオムツのテープを外す
3. 股とお尻を拭く

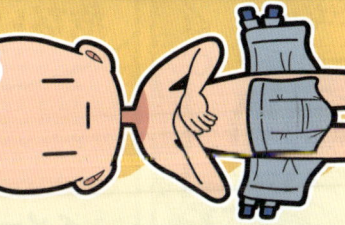

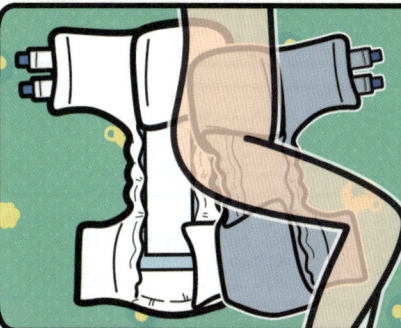

4. 患者さんに側臥位をとらせる
5. 新しいオムツをお尻の下に半分ほど差し込む
6. 古いオムツを取り外す

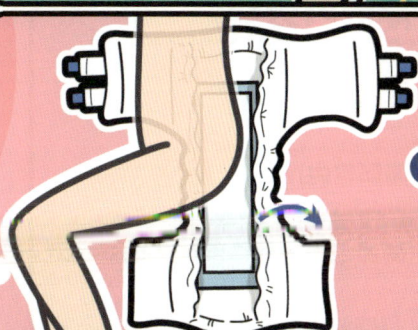

7. 患者さんを反対側に向かせて、差し込んだ新しいオムツを広げる

8. 仰向けに戻り、足を少し開いてオムツを前に引き上げ、パッドがずれないようにテープで止める

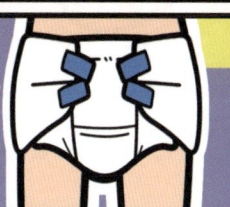

ステージⅣ

ステージ IV-4 意外と担当する！大腿骨近位部骨折の作業療法

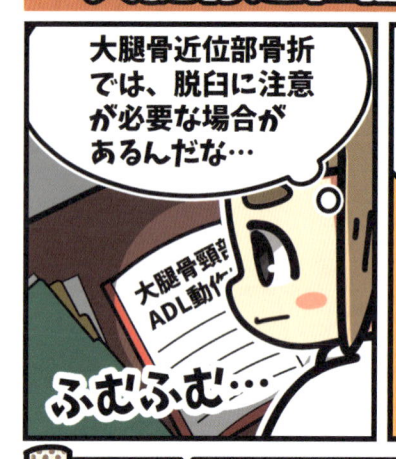

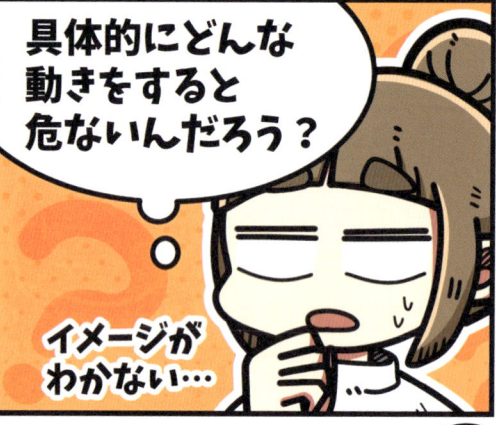

よく使うレベル ★★★★☆

> 大腿骨近位部骨折では、脱臼に注意が必要な場合があるんだな…
> ふむふむ…

> 具体的にどんな動きをすると危ないんだろう？
> イメージがわかない…

大腿骨近位部骨折の基礎知識

大腿骨近位部骨折は、骨粗鬆症を背景にした高齢者に多い骨折の一つであり、その分類を以下に示す

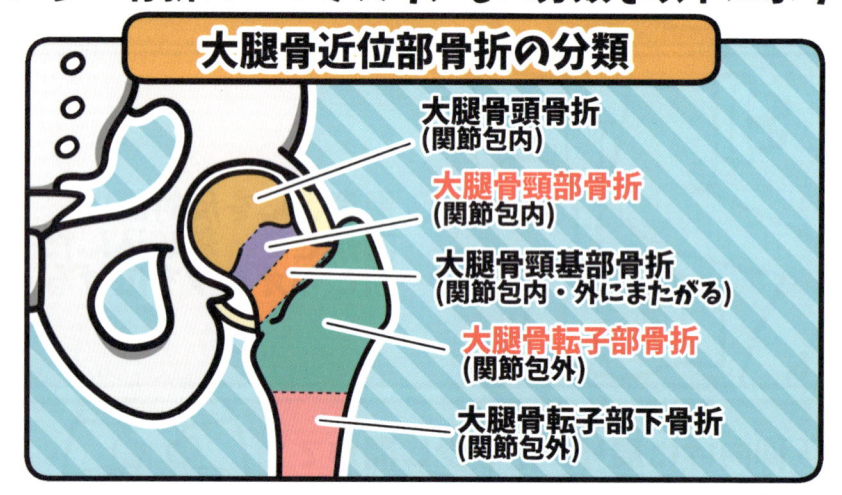

大腿骨近位部骨折の分類

- 大腿骨頭骨折（関節包内）
- 大腿骨頸部骨折（関節包内）
- 大腿骨頸基部骨折（関節包内・外にまたがる）
- 大腿骨転子部骨折（関節包外）
- 大腿骨転子部下骨折（関節包外）

この中でも「大腿骨頸部骨折」と「大腿骨転子部骨折」の割合が多いよ！

大腿骨近位部骨折の治療

大腿骨近位部骨折の治療方法は、大きく**手術療法**と**保存療法**に分けられる

手術療法
約9割は手術が選択される

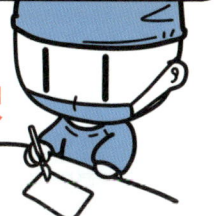

保存療法
全身状態が悪いため手術ができない場合に選択される

> 大腿骨転子部骨折と大腿骨頸部骨折の手術療法は知っておくといいから解説するね！

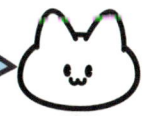

大腿骨転子部骨折の手術療法

大腿骨転子部骨折の手術はSFNやSHSなどがある

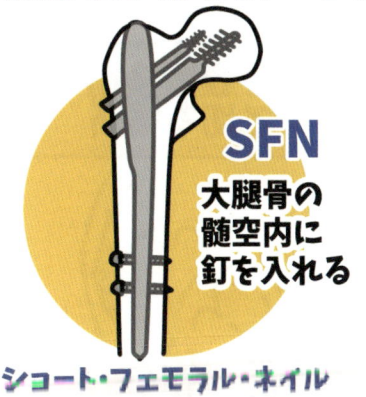

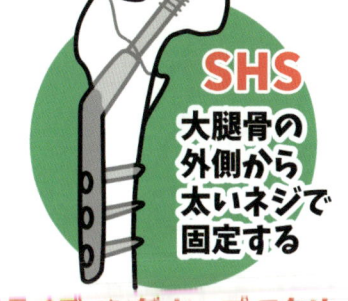

SFN
大腿骨の髄空内に釘を入れる
シュート・フェモラル・ネイル

手術で切る筋・靱帯
- 外側広筋
- 大腿筋膜張筋
- 腸脛靱帯
- 中殿筋

SHS
大腿骨の外側から太いネジで固定する
スライディング・ヒップ・スクリュー

手術で切る筋・靱帯
- 外側広筋
- 腸脛靱帯

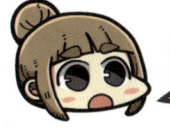

> 手術で切った筋は、筋力が低下しやすいんだね

ステージⅣ

大腿骨頸部骨折の手術療法

大腿骨頸部骨折の手術療法は以下の2種類がある

骨接合術

骨折した**骨がズレていない場合**に選択される

ハンソンピン　**CCS**

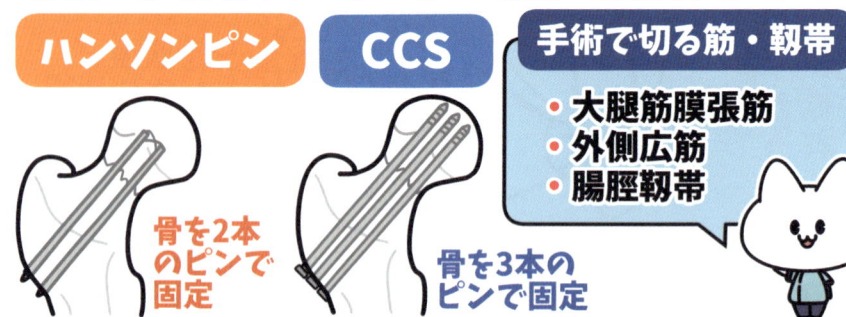

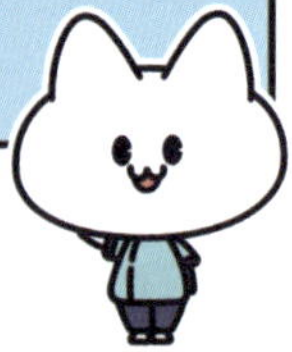

骨を2本のピンで固定

骨を3本のピンで固定

手術で切る筋・靱帯
- 大腿筋膜張筋
- 外側広筋
- 腸脛靱帯

人工骨頭置換術

人工骨頭置換術は**骨がズレている場合**に選択され**脱臼肢位に注意**する必要がある

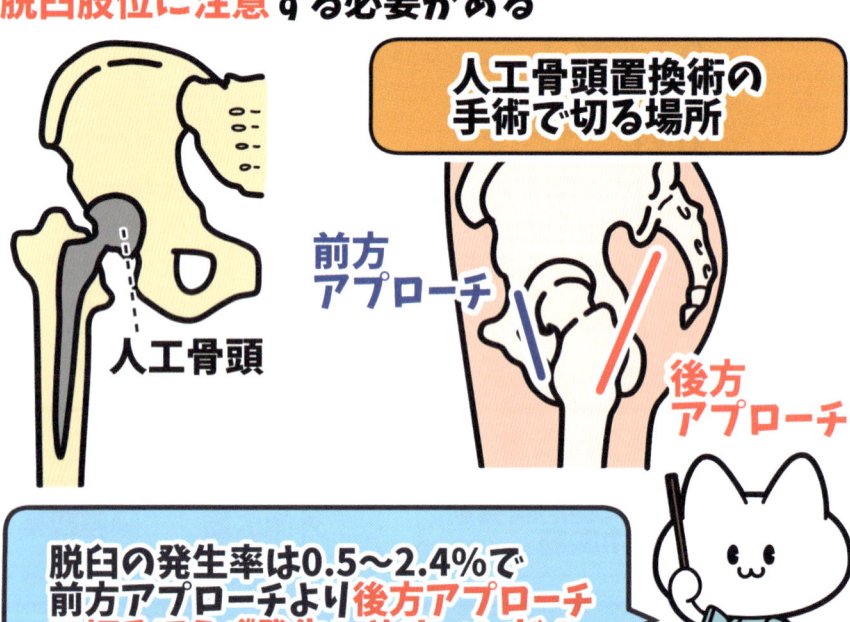

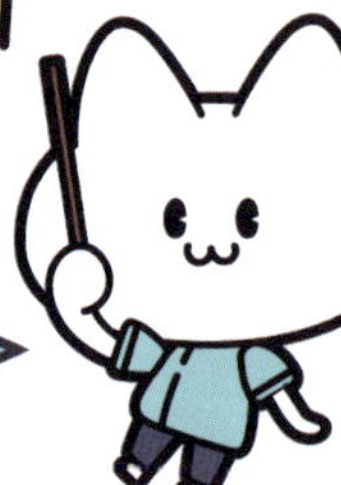

人工骨頭

人工骨頭置換術の手術で切る場所

前方アプローチ

後方アプローチ

脱臼の発生率は0.5～2.4%で前方アプローチより**後方アプローチ**で切るほうが発生しやすいんだ！

てんちゃんのワンポイント講座
人工骨頭置換術後の脱臼肢位について

人工骨頭置換術後では、後方・前方アプローチにおける脱臼肢位に気をつけて生活指導を行う

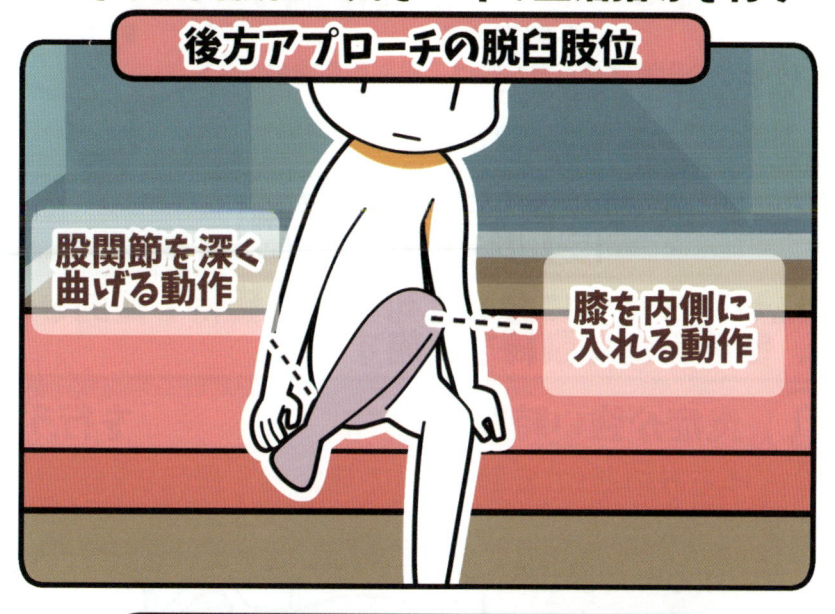

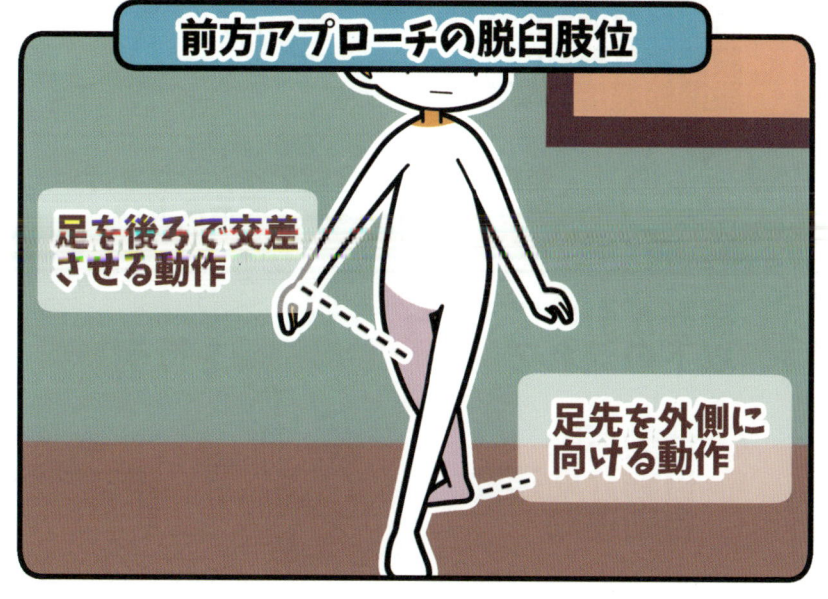

後方アプローチの脱臼肢位

- 股関節を深く曲げる動作
- 膝を内側に入れる動作

前方アプローチの脱臼肢位

- 足を後ろで交差させる動作
- 足先を外側に向ける動作

ステージⅣ

大腿骨近位部骨折の訓練

医師に以下の内容を確認してから訓練を実施する

【作業療法前に医師に確認する内容】
- 患側下肢への**荷重制限**の有無を確認する
- **骨折部の固定性**を確認する
  (小転子の固定性が不良な時は、股関節屈曲の筋力訓練で小転子がズレる可能性がある)
- **運動制限**の有無を確認する

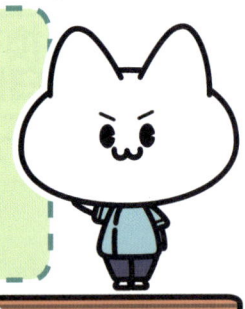

関節可動域訓練

ADLや基本動作に必要な可動域の獲得を目的として、関節可動域訓練を実施する

① 炎症が強い時期は**やさしく他動運動**を行う

ゆるみの肢位(安静肢位)で筋緊張を緩和し痛みの出ない範囲で無理のない他動運動を行う

ゆるみの肢位
- 股関節屈曲30°
- 股関節外転30°
- 股関節軽度外旋位

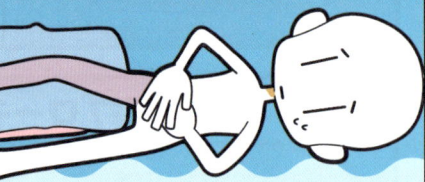

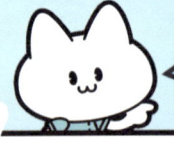

炎症が強い場合はアイシングを行い痛みや腫脹の軽減を図るよ!

② 痛みが引いてきたら以下の流れで**関節可動域訓練**を行う

❶ 他動運動
❷ 自動介助運動
❸ 自動運動

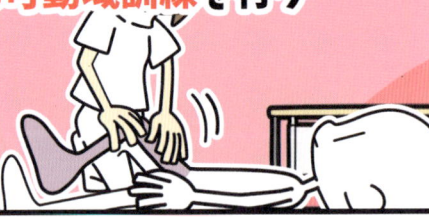

筋力訓練

疼痛に注意しながら**股関節の外転筋・伸展筋・屈曲筋および膝関節の伸展筋**の筋力訓練を行う

股関節外転筋

背臥位で足を外側にしっかり開き、元に戻す

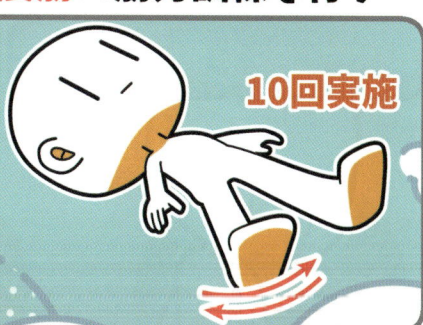

10回実施

股関節伸展筋

① 踵をクッションの上にのせる
② 踵でクッションを押して少しお尻をあげる

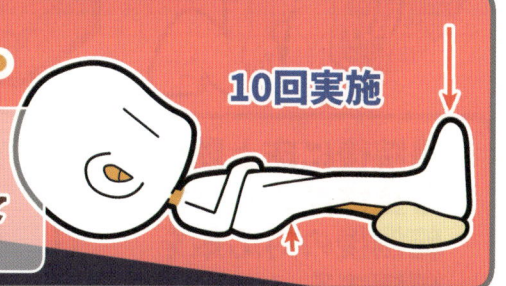

10回実施

股関節屈曲筋

① 両膝を立てた背臥位になる
② 片膝をお腹につけるよう動かす

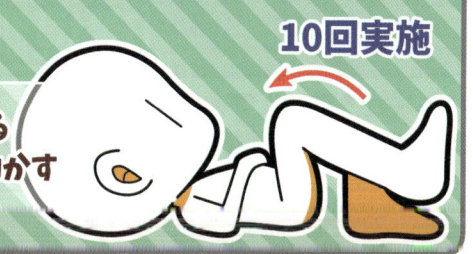

10回実施

膝関節伸展筋

① 膝の下にクッションを入れて背臥位になる
② 膝を伸ばして踵を持ち上げる

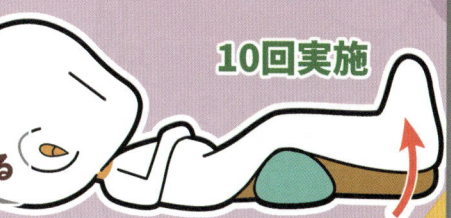

10回実施

ステージⅣ

ADL訓練

生活動作の再獲得を目標として、患者さんから生活状況を聞き取り、それに合わせて訓練を行う

床上動作

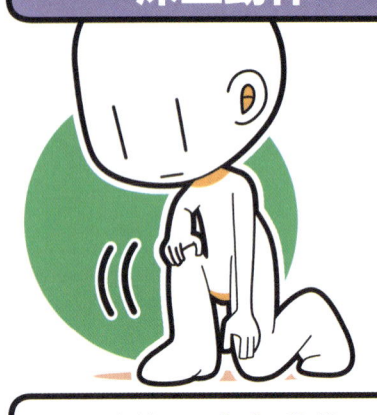

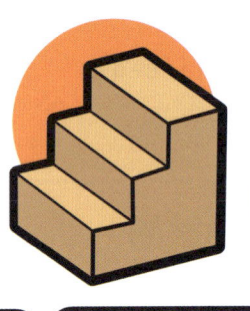

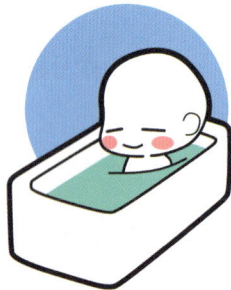

退院後に床上動作の必要性がある場合や転倒後の対応策を訓練する

階段昇降・入浴動作

最も難易度が高いADL動作であるため安全に行えるよう繰り返し訓練を行う

環境調整

必要に応じて試験外泊や家屋調査を行い、自宅内での動作確認や福祉用具の設置を行う

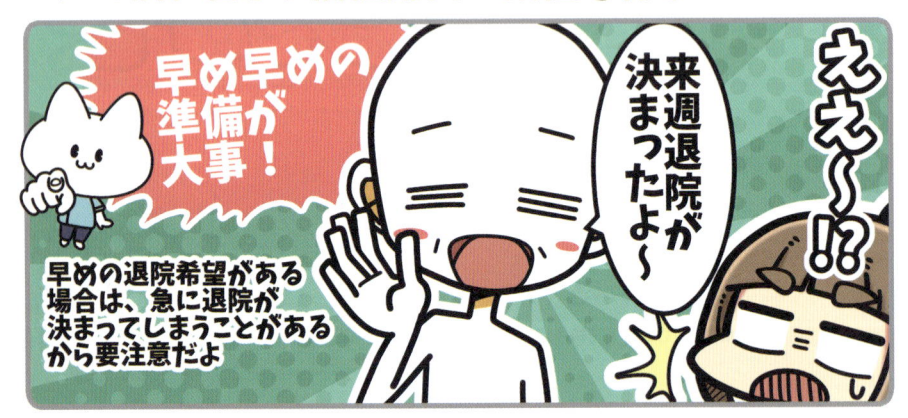

早め早めの準備が大事！

早めの退院希望がある場合は、急に退院が決まってしまうことがあるから要注意だよ

来週退院が決まったよ～

ええ～!?

てんちゃんのワンポイント講座
人工骨頭置換術後のADL訓練

術式が後方アプローチの場合では、禁忌肢位をとらないよう意識したADL訓練を行う

更衣

下衣更衣は、❶股を開いた姿勢で行う、❷患側から履いて健側から脱ぐことがポイントである

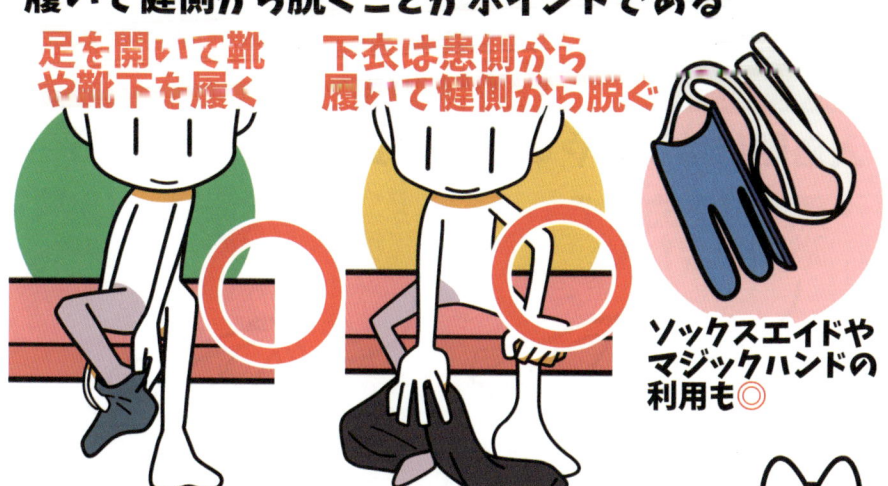

足を開いて靴や靴下を履く

下衣は患側から履いて健側から脱ぐ

ソックスエイドやマジックハンドの利用も◎

以下の動作は禁止だよ！

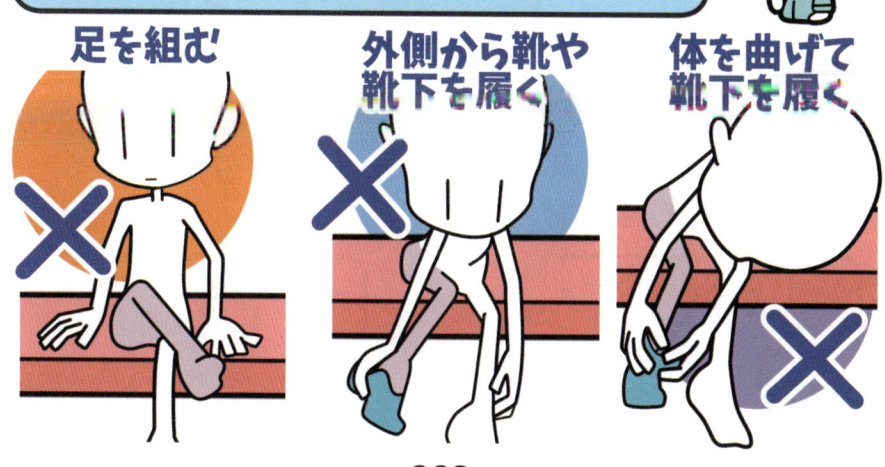

足を組む

外側から靴や靴下を履く

体を曲げて靴下を履く

起き上がり

患側の膝が内側に入らないような動作を習得する

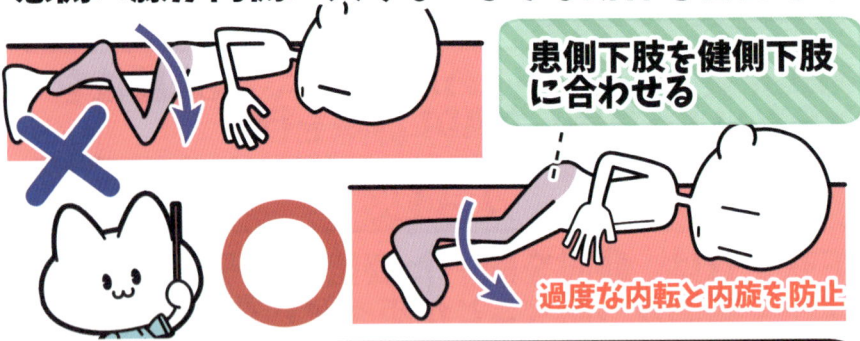

患側下肢を健側下肢に合わせる

過度な内転と内旋を防止

入浴動作

入浴動作は滑りやすいため転倒に注意して行う

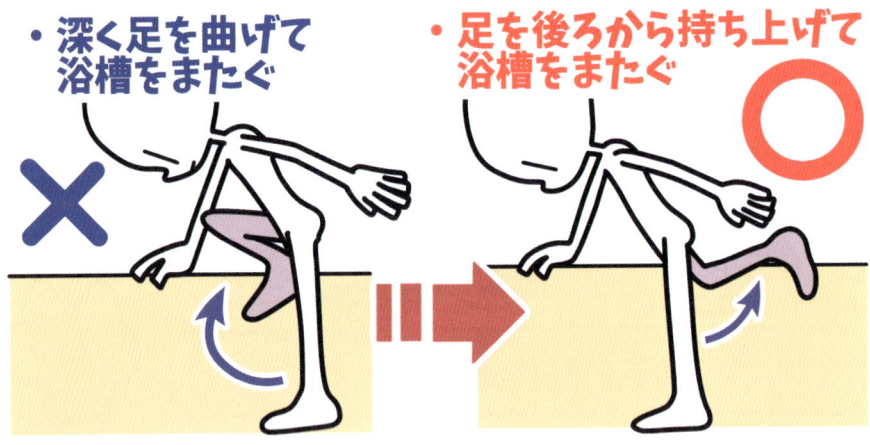

・深く足を曲げて浴槽をまたぐ

・足を後ろから持ち上げて浴槽をまたぐ

浴槽内で
・低い位置に座る
・体育座り

・浴槽台などを使用する

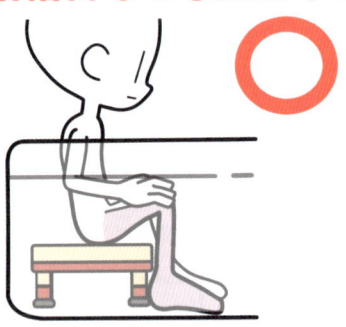

床上動作（床へ座る）

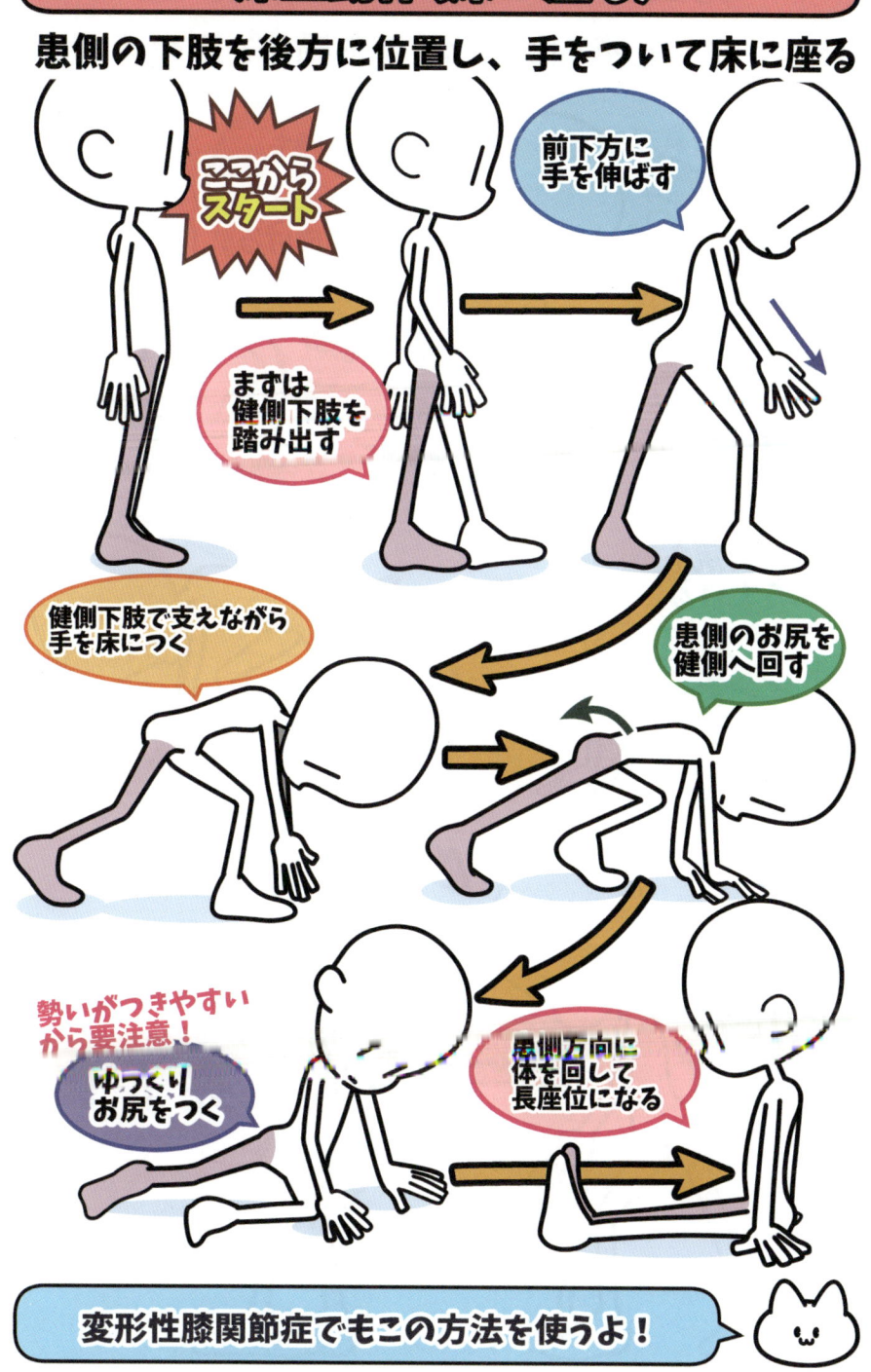

患側の下肢を後方に位置し、手をついて床に座る

ここからスタート

まずは健側下肢を踏み出す

前下方に手を伸ばす

健側下肢で支えながら手を床につく

患側のお尻を健側へ回す

勢いがつきやすいから要注意！

ゆっくりお尻をつく

患側方向に体を回して長座位になる

ステージⅣ

変形性膝関節症でもこの方法を使うよ！

床上動作（床から立ち上がる）

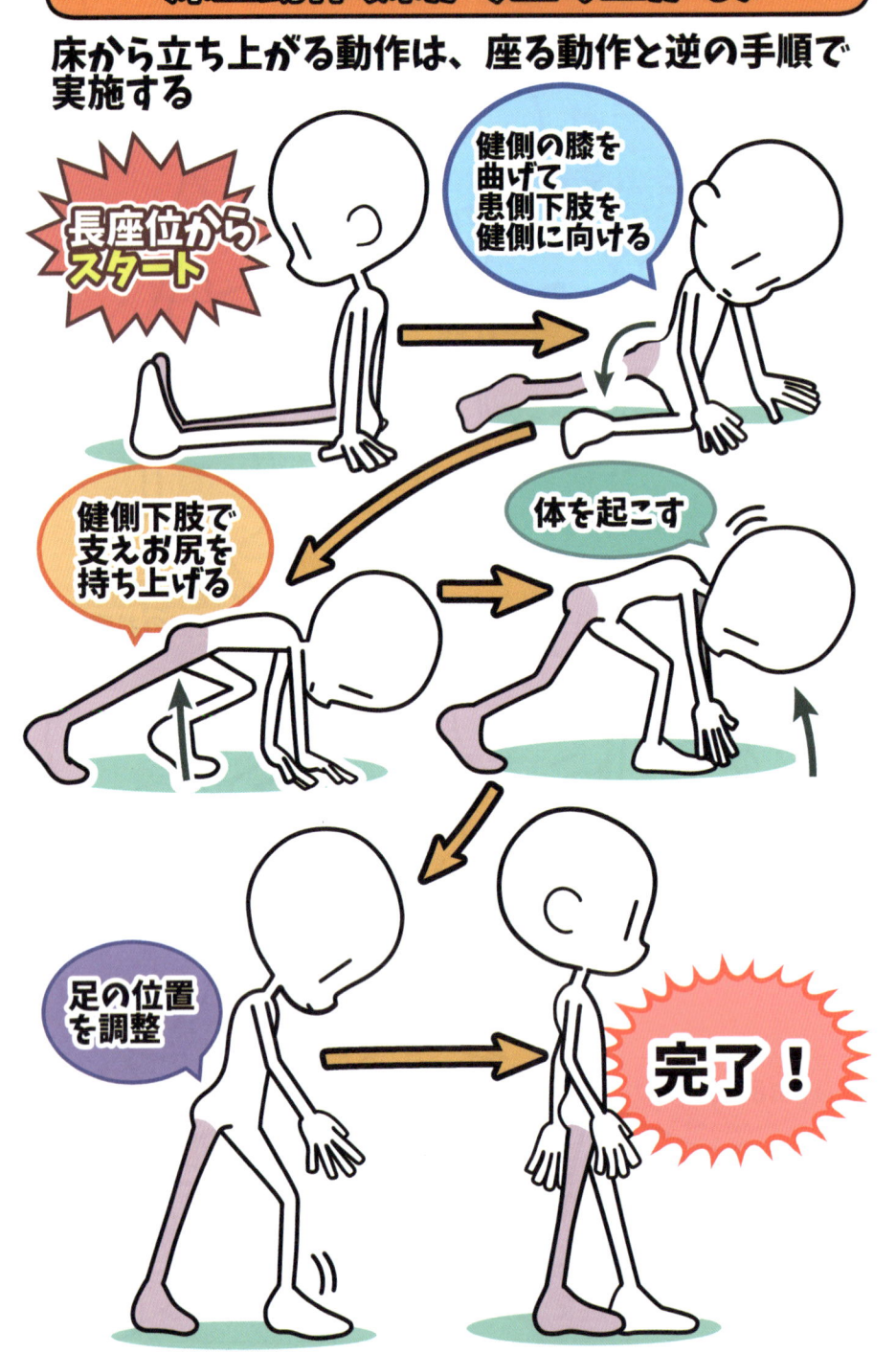

床から立ち上がる動作は、座る動作と逆の手順で実施する

長座位からスタート

健側の膝を曲げて患側下肢を健側に向ける

健側下肢で支えお尻を持ち上げる

体を起こす

足の位置を調整

完了！

てんちゃんのワンポイント講座

合併症に多い！ 変形性膝関節症 を知ろう

変形性膝関節症は、加齢などにより膝の軟骨がすり減ることにより痛みが生じる疾患である

変形性膝関節症 の基礎知識

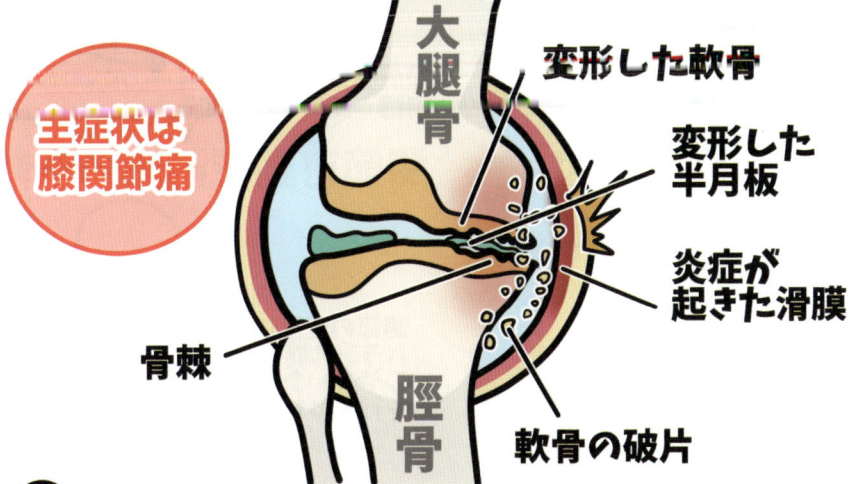

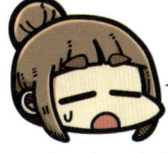

主症状は膝関節痛

- 大腿骨
- 変形した軟骨
- 変形した半月板
- 炎症が起きた滑膜
- 骨棘
- 脛骨
- 軟骨の破片

ステージⅣ

変形性膝関節症の痛みって、骨どうしがぶつかることが原因なのかな？

ほかにもいろいろな原因があるんだ！

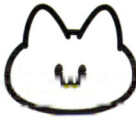

疼痛発生の主な原因

① 軟骨の下にある骨(軟骨下骨)の損傷
② 関節軟骨周囲での摩擦による 滑膜炎
③ 変形や拘縮に伴う関節周囲の 筋腱付着部炎

変形性膝関節症 の介入と注意点

変形性膝関節症の介入は、変形の進行や疼痛を予防するために筋力訓練や生活指導を中心に行う

炎症に伴う疼痛は回復を遅らせる原因になるためアイシングなどで抑制することが重要である

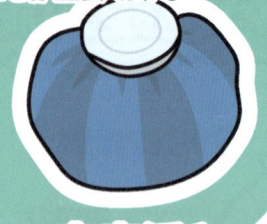

疼痛緩和

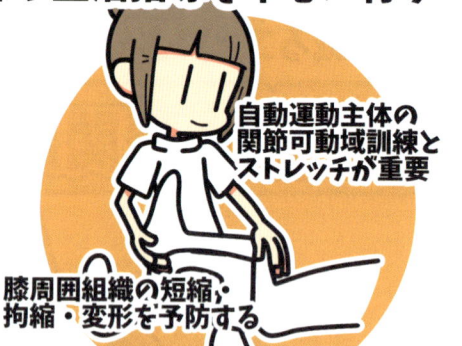

自動運動主体の関節可動域訓練とストレッチが重要

膝周囲組織の短縮・拘縮・変形を予防する

関節可動域制限の予防

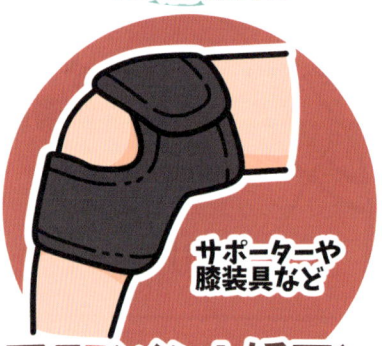

サポーターや膝装具など

アライメント矯正と関節不安定性の改善

関節の変形によってバランス能力が低下しやすいため訓練を行う(p177)

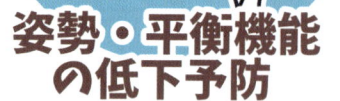

姿勢・平衡機能の低下予防

体重増加は関節にストレスを与え痛みによる活動性低下を起こすため食事管理などを行う

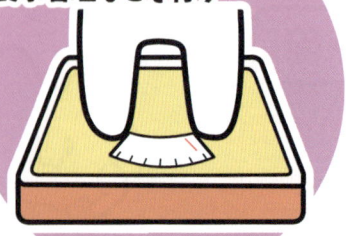

体重コントロール

正座や和式便所の禁止
長距離・坂道歩行や急な階段昇降の制限などを行う

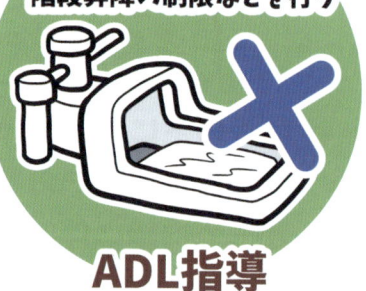

ADL指導

変形性膝関節症の訓練

変形性膝関節症の筋力低下予防は最重点課題であり
その中でも最も重要な筋は**大腿四頭筋**である

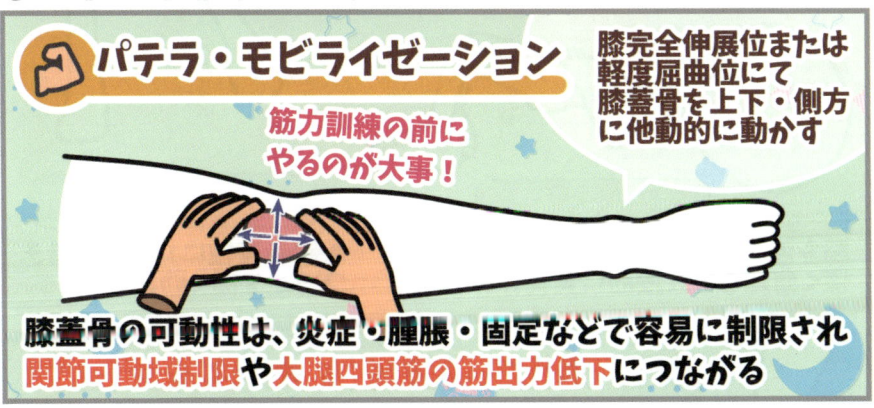

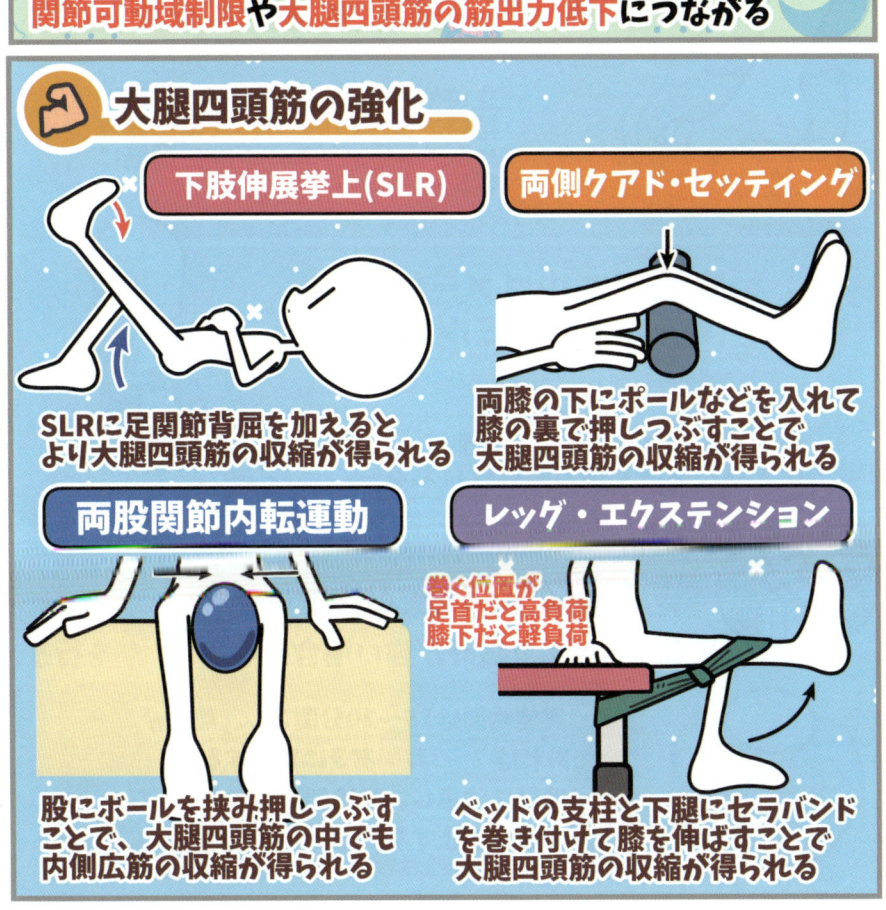

パテラ・モビライゼーション

膝完全伸展位または軽度屈曲位にて膝蓋骨を上下・側方に他動的に動かす

筋力訓練の前にやるのが大事！

膝蓋骨の可動性は、炎症・腫脹・固定などで容易に制限され**関節可動域制限**や**大腿四頭筋の筋出力低下**につながる

大腿四頭筋の強化

下肢伸展挙上(SLR)

SLRに足関節背屈を加えるとより大腿四頭筋の収縮が得られる

両側クアド・セッティング

両膝の下にボールなどを入れて膝の裏で押しつぶすことで大腿四頭筋の収縮が得られる

両股関節内転運動

股にボールを挟み押しつぶすことで、大腿四頭筋の中でも内側広筋の収縮が得られる

レッグ・エクステンション

巻く位置が
足首だと高負荷
膝下だと軽負荷

ベッドの支柱と下腿にセラバンドを巻き付けて膝を伸ばすことで大腿四頭筋の収縮が得られる

ステージⅣ

股関節周囲筋の強化

股関節周囲筋は、**膝関節を強化する役割**があるため、筋力訓練を実施する

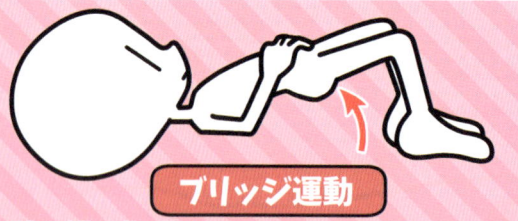

ブリッジ運動
膝を浅く曲げるとハムストリングスに、深く曲げると大殿筋に負荷がかかる

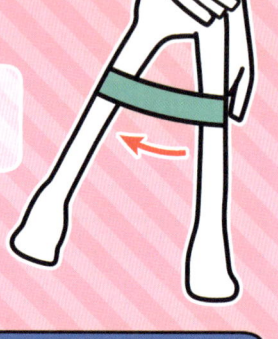

股関節外転運動
大腿骨遠位にバンドを巻きつけ足を開く動きをする

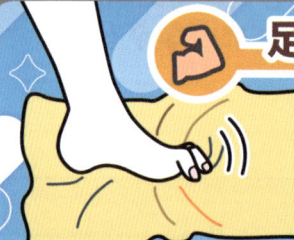

足指把持訓練(タオルギャザー)

立位や座位にてタオルを足指で把持することにより、大腿四頭筋、ハムストリングス、下腿三頭筋に収縮が生じる

自転車エルゴメータ (電動トレッドミル)

自転車エルゴメータは、膝関節へのストレスが少ない状態で筋力訓練が行える

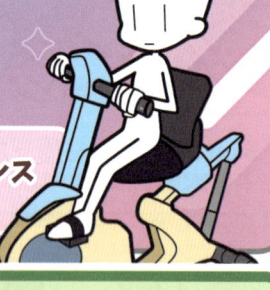

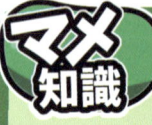

マメ知識 アイシングについて

炎症所見があり痛みが強い場合は**アイシング**を行う

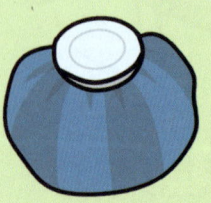

- 実施時間は15〜20分間とし、熱感があれば**2〜3時間**おきに実施する
- 凍傷に注意し、寒冷刺激に耐えられない場合は中止する

ステージ IV-5　どう進める!?　腰椎圧迫骨折の作業療法

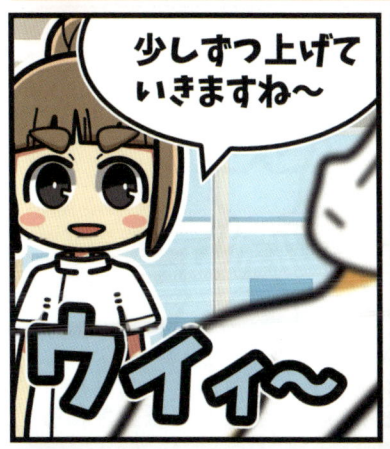

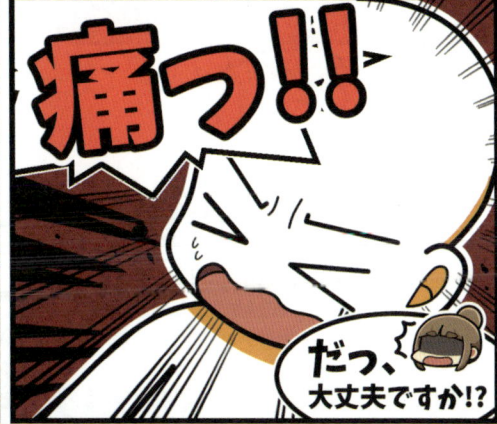

よく使うレベル ★★★★☆

少しずつ上げていきますね〜

ウィィ〜

痛っ!!

だっ、大丈夫ですか!?

こんなに痛がってる状態から離床促すの怖いなぁ〜

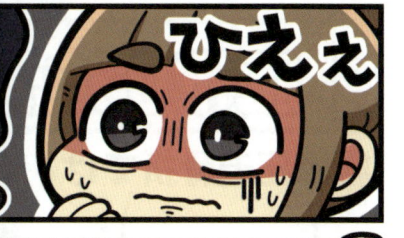

ひええ

腰椎圧迫骨折の基礎知識

腰椎圧迫骨折は、中高年で特に骨粗鬆症患者に起こりやすく、受傷機転がはっきりしないことも多い

主な臨床症状は**腰背部痛**

受傷後は早ければ2〜3日、遅くても2〜3週間で骨変形が固定する

腰椎圧迫骨折の治療方法

治療は**保存療法**と**手術療法**があり、第一選択は装具固定や薬物療法による保存療法である

保存療法

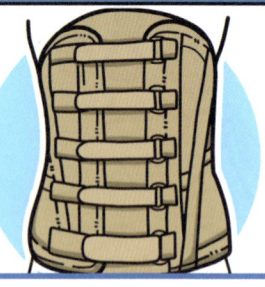

コルセットの完成までは発症から**約2週間**ほどかかる。大半はコルセット完成後に離床開始となる

手術療法

椎体が不安定、神経症状がみられる、保存療法で痛みがとれない場合などに選択される

腰椎圧迫骨折の禁忌肢位

腰椎圧迫骨折では、**前屈みの姿勢**は極力避ける

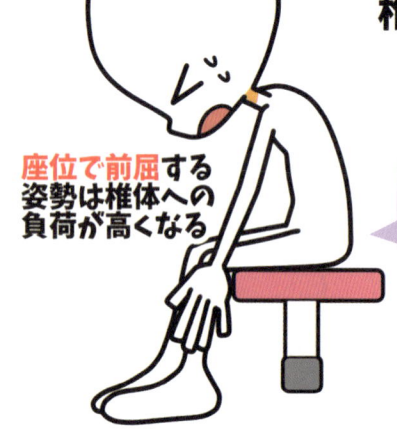

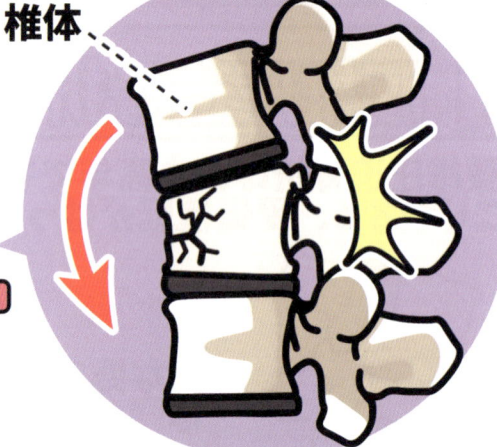

座位で前屈する姿勢は椎体への負荷が高くなる

椎体

体をひねる、重いものを持つ、低いor高い場所から物を取る動作も腰に負担がかかりやすいよ！

腰椎圧迫骨折の訓練

コルセットができるまでは安静を保ち、コルセットを付けた後は疼痛の程度に合わせ離床を進める

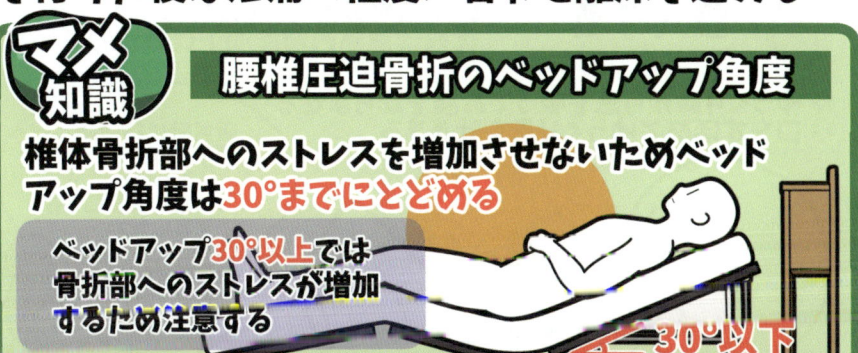

マメ知識　腰椎圧迫骨折のベッドアップ角度

椎体骨折部へのストレスを増加させないためベッドアップ角度は30°までにとどめる

ベッドアップ30°以上では骨折部へのストレスが増加するため注意する

30°以下

安静期間中の訓練

安静期間や痛みの強い時期は、積極的な運動は避けて四肢の関節可動域や筋力の維持を図る

ダイナミックな運動は避けて背臥位の運動を行うよ！

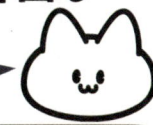

❶ 関節可動域・筋力訓練

腰痛の程度に応じて実施し、骨折部にストレスがかからないよう注意しながら行う

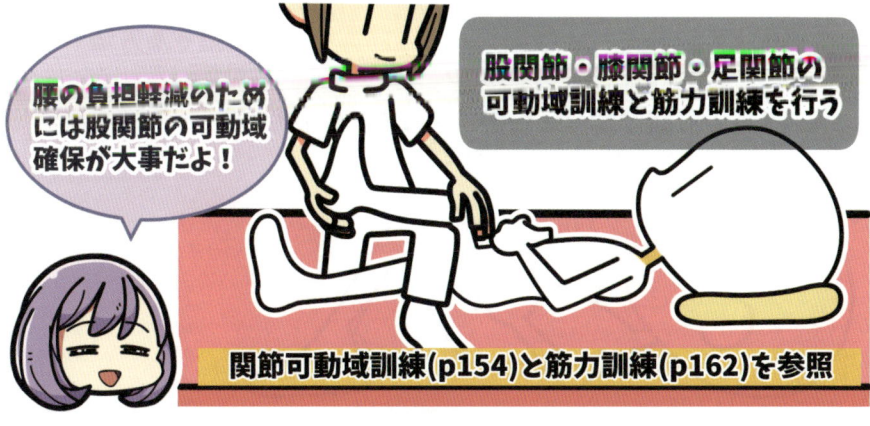

腰の負担軽減のためには股関節の可動域確保が大事だよ！

股関節・膝関節・足関節の可動域訓練と筋力訓練を行う

関節可動域訓練(p154)と筋力訓練(p162)を参照

ステージⅣ

②体幹深層筋の訓練

腰椎の強化のためには、体幹深層筋を鍛えることが重要であり、安静時期から訓練を行う

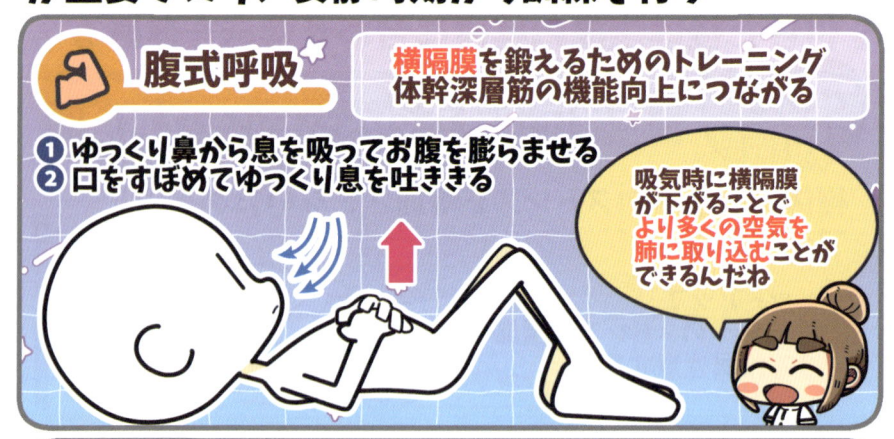

腹式呼吸

横隔膜を鍛えるためのトレーニング
体幹深層筋の機能向上につながる

① ゆっくり鼻から息を吸ってお腹を膨らませる
② 口をすぼめてゆっくり息を吐ききる

吸気時に横隔膜が下がることでより多くの空気を肺に取り込むことができるんだね

ドローイン

腹横筋を収縮する方法

① 深く息を吸い込んだ後、口をすぼめてゆっくり息を吐く
② 息を吐きながらお腹をへこませていく
その際、「おへそを引き込むように」「尿を止めるように」などの声かけをして、腹横筋の収縮を促す

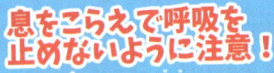

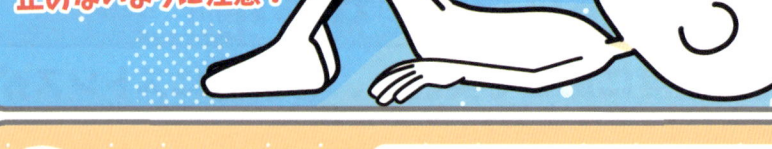

息をこらえで呼吸を止めないように注意！

ブレーシング

腹筋群全体を収縮する方法

① 呼吸でお腹が膨らんだ後、そのままキープする
② お腹を膨らませたまま呼吸を行う

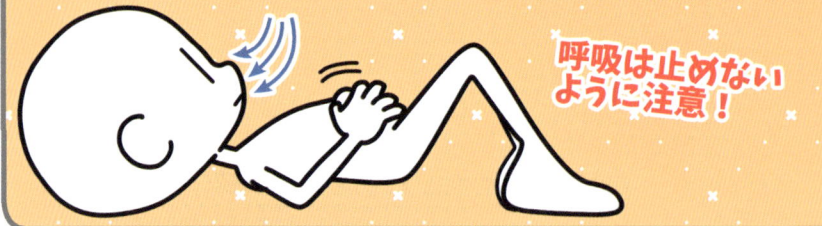

呼吸は止めないように注意！

てんちゃんのワンポイント講座

腰椎の安定化に欠かせない！体幹の筋肉について

体幹筋は機能別に深層筋と表層筋に分類される

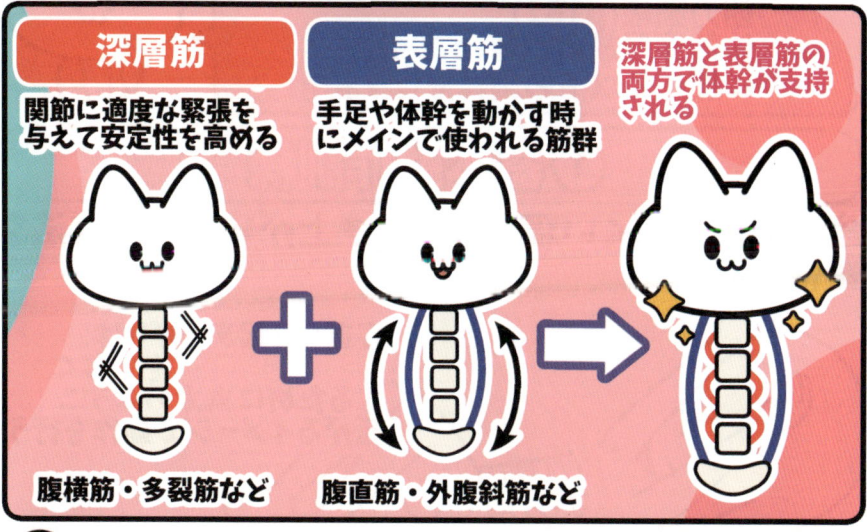

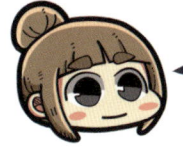

深層筋
関節に適度な緊張を与えて安定性を高める

腹横筋・多裂筋など

＋

表層筋
手足や体幹を動かす時にメインで使われる筋群

腹直筋・外腹斜筋など

→

深層筋と表層筋の両方で体幹が支持される

> 深層筋の中でもお腹周りを囲む4つの筋群をインナーユニットというんだね！

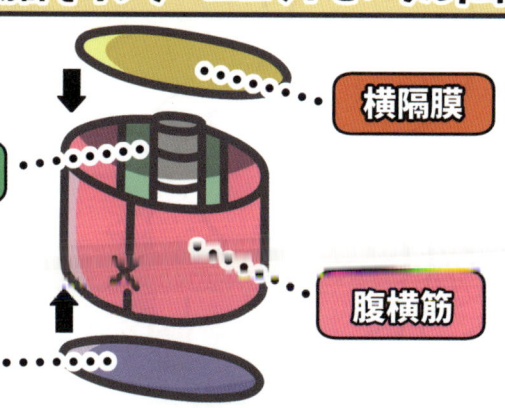

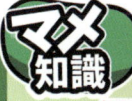

- 横隔膜
- 多裂筋
- 腹横筋
- 骨盤底筋群

ステージⅣ

マメ知識　体幹筋のいろいろな呼び名について

深層筋はインナーマッスルやローカル筋ともいわれ
表層筋はアウターマッスルやグローバル筋ともいわれる

離床開始後の訓練

主治医から離床開始の許可が下りたら、腰痛の程度に応じて以下の訓練を実施する

- 関節可動域訓練(154)
- 筋力訓練(p162)
- 体幹深層筋の訓練(p294)

に加えて以下の訓練も行うよ！

① 基本動作訓練

疼痛が生じにくい寝返りや起き上がりの動作方法を習得する

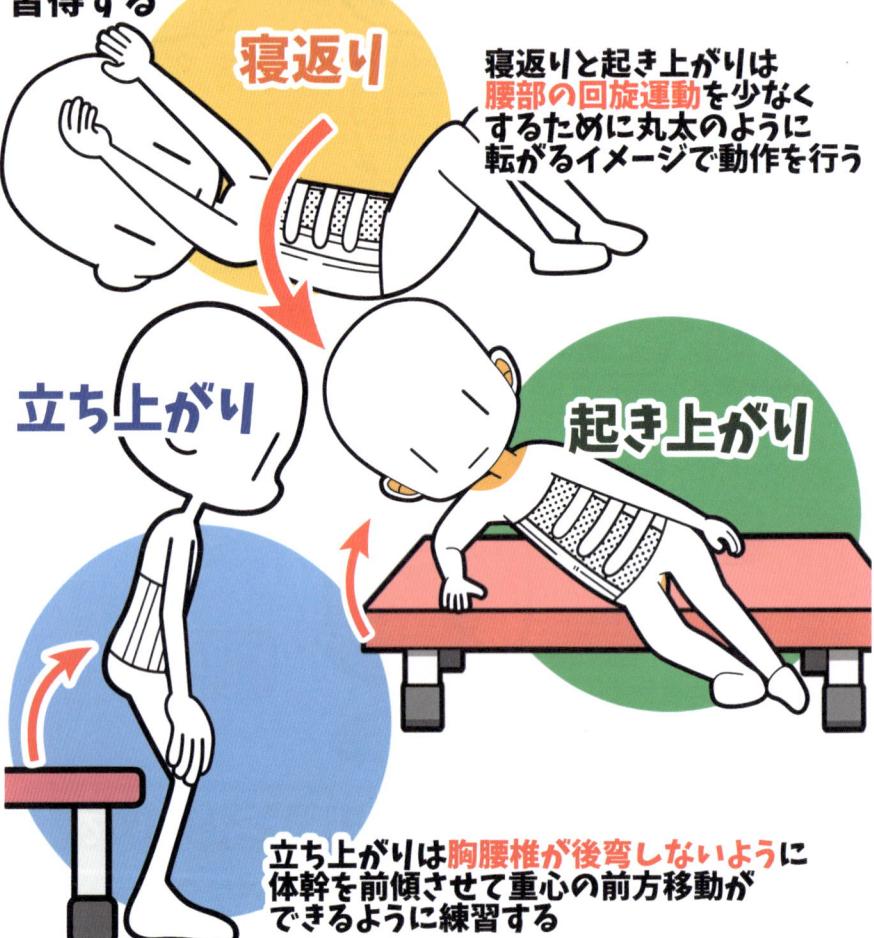

寝返り

寝返りと起き上がりは**腰部の回旋運動を少なく**するために丸太のように転がるイメージで動作を行う

起き上がり

立ち上がり

立ち上がりは**胸腰椎が後弯しないように**体幹を前傾させて重心の前方移動ができるように練習する

❷ 体幹伸展筋の筋力訓練

体幹伸展筋の筋力強化を図り、骨折部の負担を軽減するために実施する

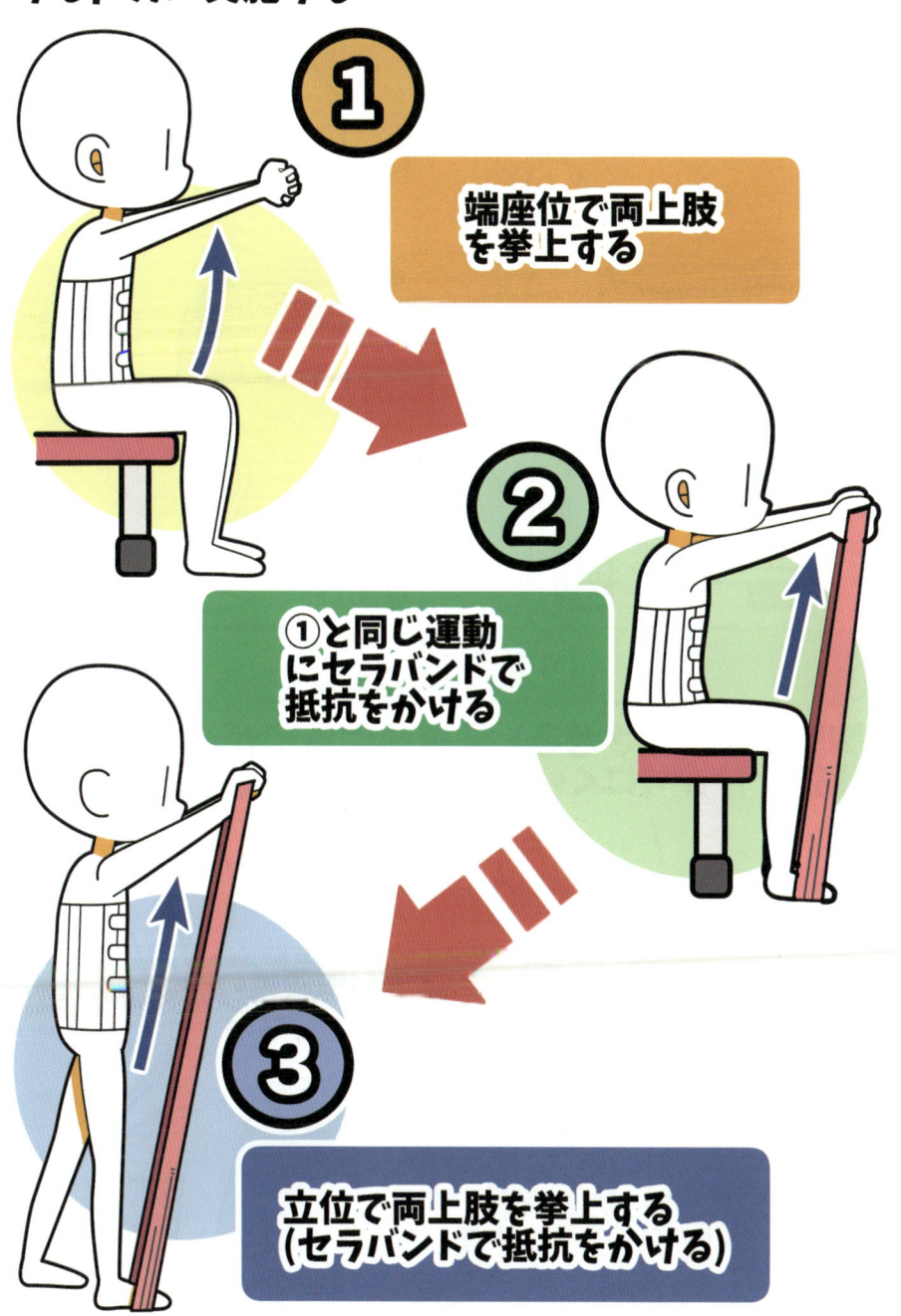

① 端座位で両上肢を挙上する

② ①と同じ運動にセラバンドで抵抗をかける

ステージⅣ

③ 立位で両上肢を挙上する（セラバンドで抵抗をかける）

③ 歩行訓練

サークル歩行器で胸腰椎が後弯しないように行う

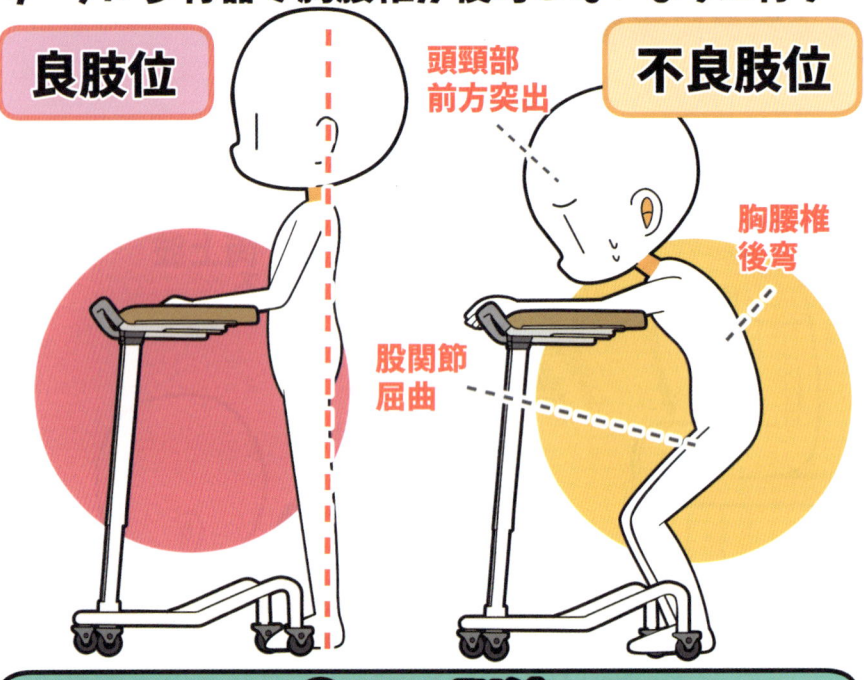

良肢位 / **不良肢位**

- 頭頸部前方突出
- 胸腰椎後弯
- 股関節屈曲

④ ADL訓練

胸腰椎を屈曲させると骨折部に負担がかかるため負担がかかりにくい動作でADL訓練を行う

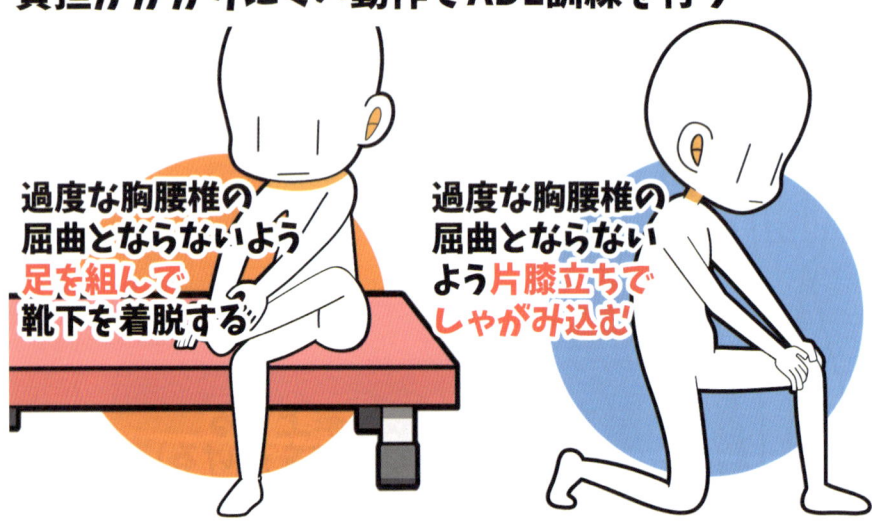

過度な胸腰椎の屈曲とならないよう**足を組んで**靴下を着脱する

過度な胸腰椎の屈曲とならないよう**片膝立ちでしゃがみ込む**

てんちゃんのワンポイント講座
その他の**腰椎変性疾患**について

腰椎変性疾患では**腰椎の骨や椎間板、靭帯などの変性**によって主に以下の疾患が生じる

腰部脊柱管狭窄症

腰椎部の脊柱管が狭くなり、馬尾神経や神経根が圧迫される疾患である。主に中高年に発症する

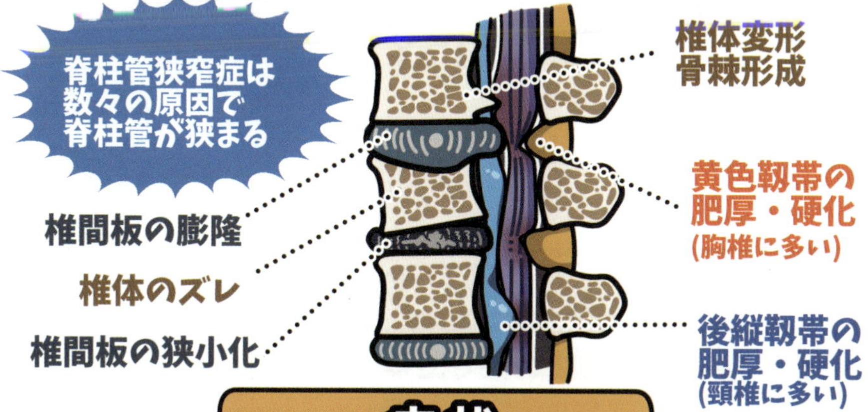

脊柱管狭窄症は数々の原因で脊柱管が狭まる

- 椎間板の膨隆
- 椎体のズレ
- 椎間板の狭小化
- 椎体変形 骨棘形成
- 黄色靭帯の肥厚・硬化（胸椎に多い）
- 後縦靭帯の肥厚・硬化（頸椎に多い）

症状

代表的な症状
神経性間欠性跛行

- 一定の距離を歩くと足が痛くなったり痺れて歩けなくなる
- 前かがみになると症状が改善するのが特徴で、少し休むとまた歩けるようになる

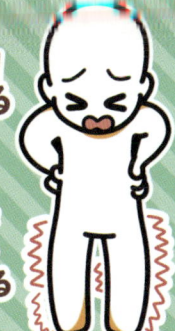

重症な場合に起こる症状
膀胱直腸障害

- 尿意の切迫感や残尿、便失禁などがみられる

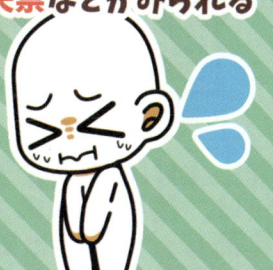

ステージⅣ

腰椎変性すべり症

加齢に伴い、椎間板や椎間関節が不安定となり椎骨が前方へ移動する疾患である

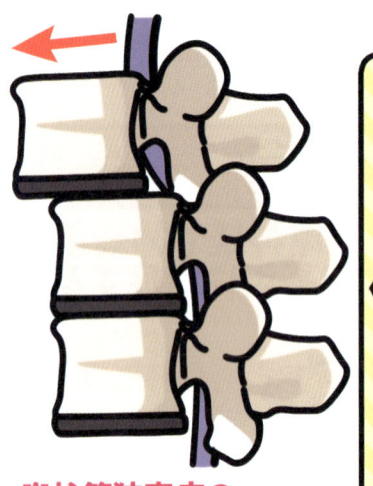

脊柱管狭窄症の原因の一つに含まれる

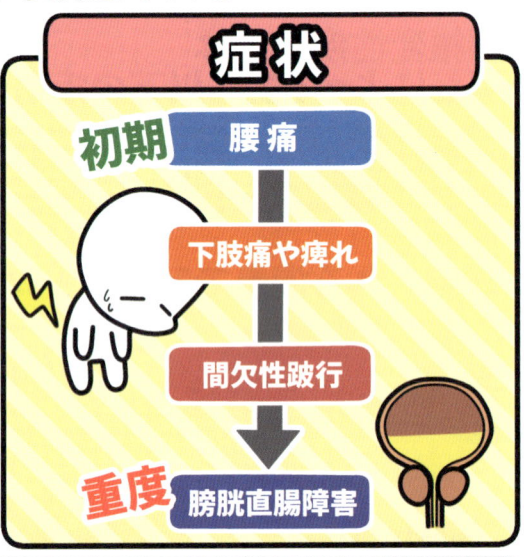

症状

初期：腰痛 → 下肢痛や痺れ → 間欠性跛行 → 重度：膀胱直腸障害

腰椎椎間板ヘルニア

腰椎の椎間板の髄核が突出し、神経を圧迫する疾患である

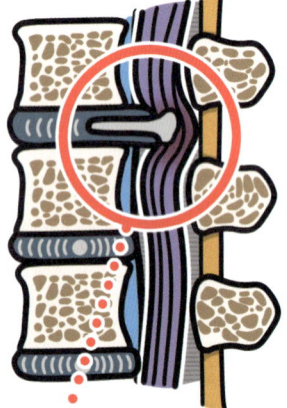

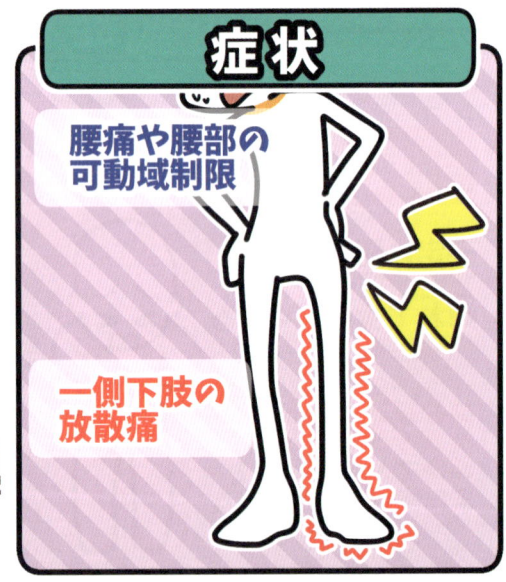

加齢により椎間板が変性したり、椎間板への力学的負荷がかかることで**髄核が突出する**

症状

- 腰痛や腰部の可動域制限
- 一側下肢の放散痛

てんちゃんのワンポイント講座
この腰痛って圧迫骨折？

よくあるこの場面

「腰が痛いのがなかなか治らないんだよねぇ」

「これって様子をみるだけで大丈夫な状態なのかな？」

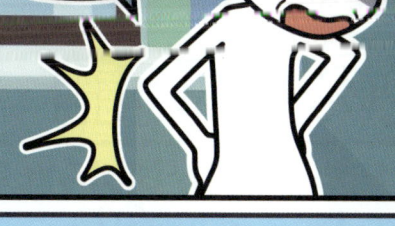

「かといって何をみたらいいかもわからない…」

OTは診断できないけど、緊急性の判断をしないといけない時があるよね!!

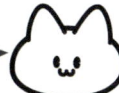

圧迫骨折が疑われる時のチェックポイント

- **腰背部痛**があり、寝返り、起き上がり、または前かがみ動作や歩いたりすると痛みが増強する
- 通常とは異なる痛みが腰背部に**3日以上継続している**
- 安静により痛みが軽減する
- 腰背部に**叩打痛**がある

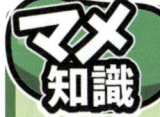

これらの項目が当てはまる場合、CT撮影などの検査をしたほうがよい

マメ知識：叩打痛とは？

片手を痛い部位に当てて、その手を介して**軽く叩くと痛みが誘発される症状**をいう

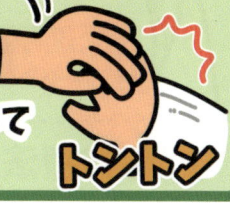

トントン

てんちゃんのワンポイント講座

発生頻度が高い！**鎖骨骨折**を知ろう

鎖骨骨折は**全骨折の約15％**の発症頻度で起こる

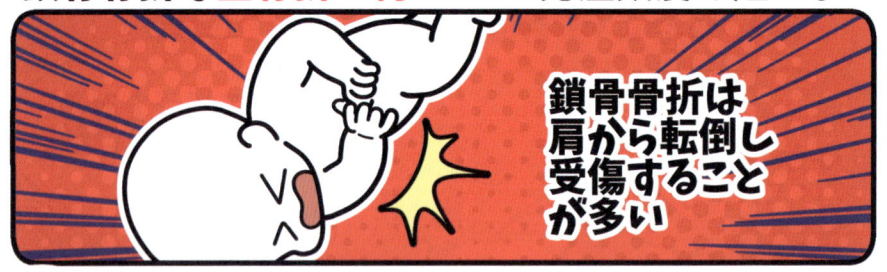

鎖骨骨折は肩から転倒し受傷することが多い

鎖骨骨折の基礎知識

骨折した部位の**腫脹・変形・圧痛**が認められる

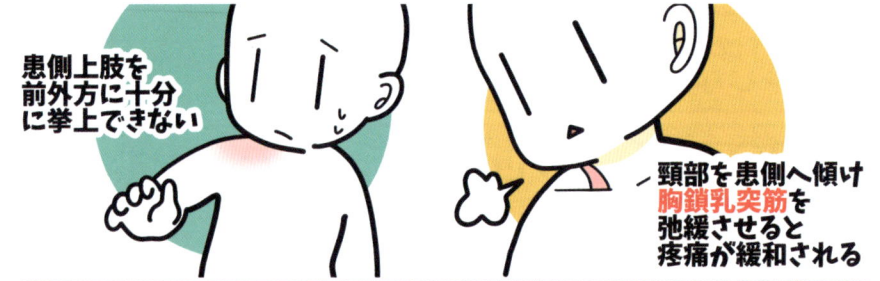

患側上肢を前外方に十分に挙上できない

頸部を患側へ傾け**胸鎖乳突筋**を弛緩させると疼痛が緩和される

鎖骨骨折の治療

鎖骨骨折は**保存療法が原則**であり、以下の方法で鎖骨を固定することが多い

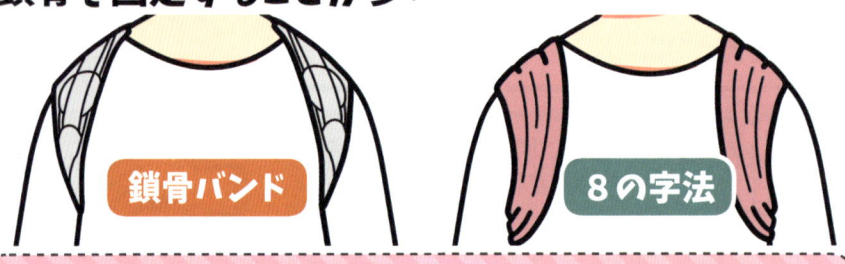

鎖骨バンド

8の字法

保存療法の日数は**約4〜6週間**で実施する

鎖骨骨折の訓練

鎖骨骨折に対して、以下の流れで訓練を行う

① 固定期間早期

固定装具を装着した状態で患側の手指・手関節・肘関節の運動を行う

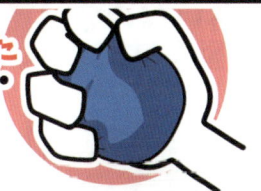

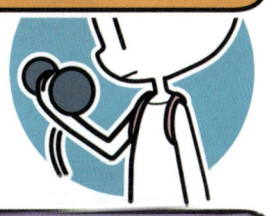

② 疼痛軽減後

肩甲骨を固定しながら振り子運動(p307)を行う

【肩甲骨の固定方法】
一方の手で肩峰から肩甲棘を持ち
もう片方の手で内側縁から外側縁
を挟むように下角を持つ

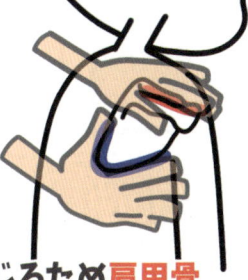

鎖骨の運動は肩甲骨の運動に伴い生じるため肩甲骨を固定することで、その運動を制限することができる

③ 安静固定解除後

棘上筋の訓練

セラバンドなどで筋力訓練を行う

棘下筋の訓練

肩甲下筋の訓練

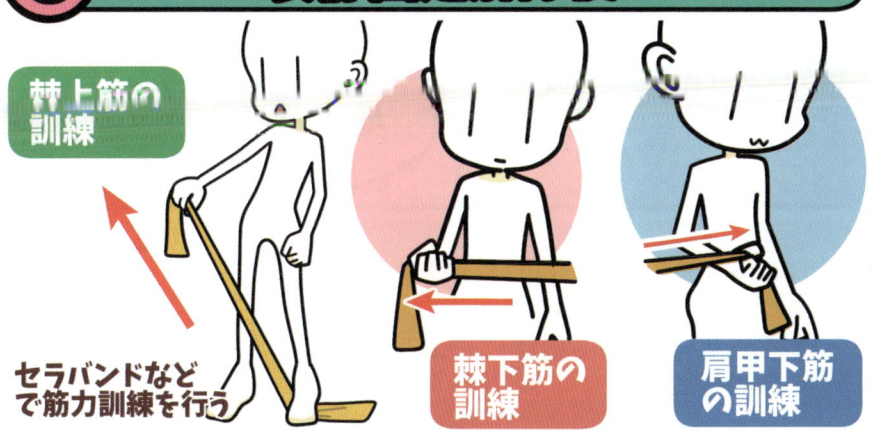

ステージⅣ

ステージ IV-6 何をすればいい!?
上腕骨近位端骨折の作業療法

よく使うレベル ★★☆☆☆

医師:「安静は解除してもよいころあいなので徐々に運動を進めてください」

良子ちゃん心の声:「徐々に運動を進めるってどうしたらいいんだろう!?」

良子:「はーい」

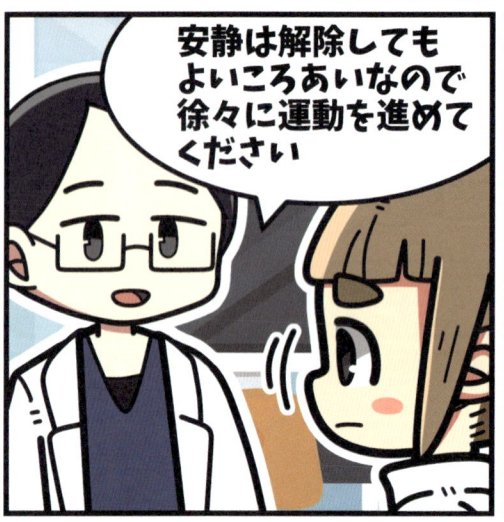

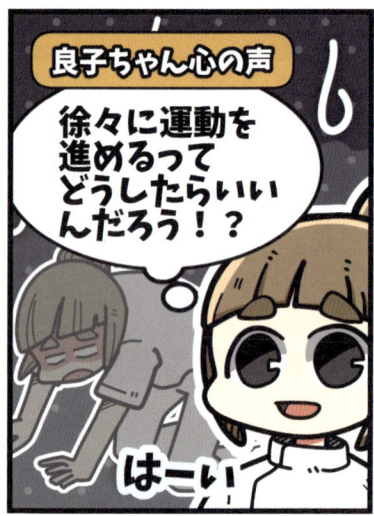

上腕骨近位端骨折の基礎知識

全骨折の4〜5％を占める頻度の高い骨折で、**骨粗鬆症を有する高齢者に多い**

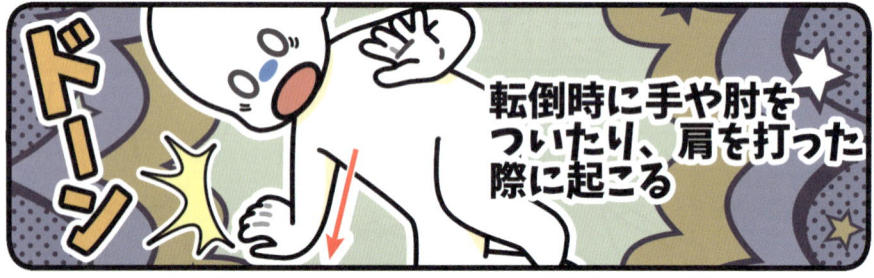

ドーン！

転倒時に手や肘をついたり、肩を打った際に起こる

- **肩や腕の疼痛**により自動運動はほとんど不能となる
- 骨折してから2〜3日後に、肩・胸部・上腕部などに**内出血**が現れることがある

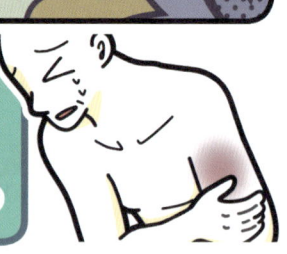

上腕骨近位端骨折 の治療

骨片のズレがない場合は保存療法が適用され、**骨片のズレがある場合は手術療法**が多い

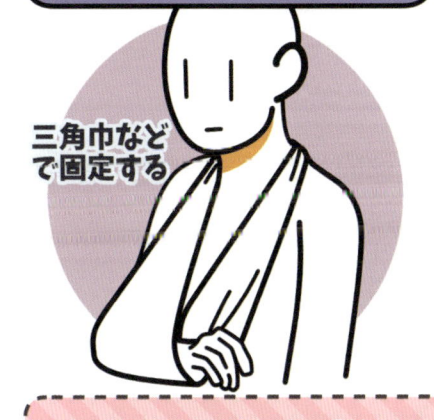

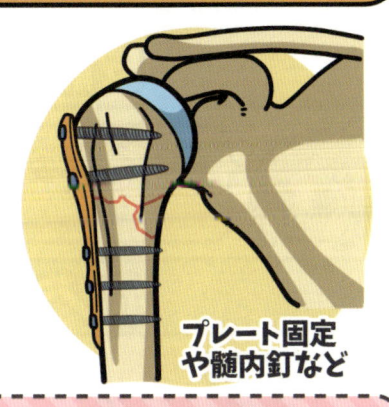

保存療法
三角巾などで固定する

手術療法
プレート固定や髄内釘など

上腕骨近位端骨折の骨治癒に要する期間
仮骨形成：2〜4週間、骨癒合：6週間、機能回復：8〜12週

※仮骨：骨折した部位に新たにできた不完全な骨組織

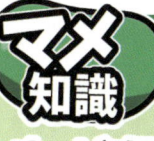

マメ知識　三角巾の装着方法

リハビリ時にも三角巾の着脱をすることがあるため三角巾の付け方も把握しておくとよい

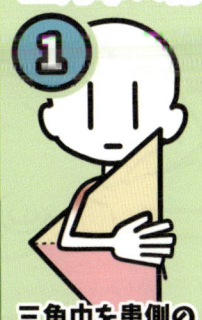

1. 三角巾を患側の腋窩から通す
2. 患側前腕を包み折り曲げる
3. 紐を肩の後ろで結ぶ
4. 肘の部分は結んで内側に入れる

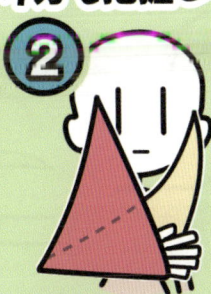

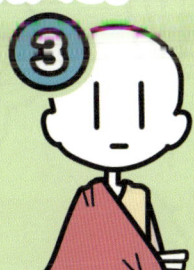

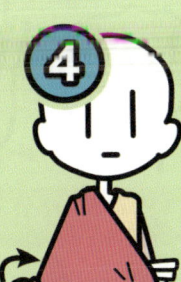

ステージⅣ

上腕骨近位端骨折の訓練

上腕骨近位端骨折の作業療法は以下の訓練を行う

主治医に、骨折の**ズレの状態**や**骨癒合状態**、**リハビリの方針**などを確認してから訓練しよう

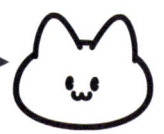

安静期間の訓練

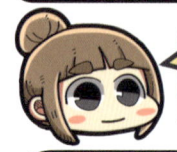

骨折部が不安定な時期は回旋ストレスに弱いから回旋の動きが出ないように注意しないとだね！

ポジショニング

安静期間は**患部の浮腫軽減**を図る肢位をとる

上肢は**心臓より高い位置に**ポジショニングしよう

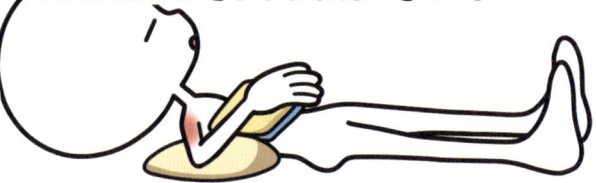

手・前腕・肘関節の訓練

患部から1番遠い手指の運動から始め、訓練への不安感の軽減を図るとよい

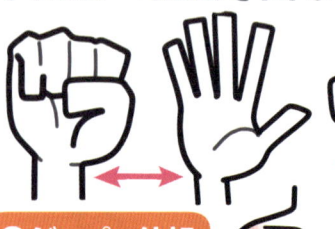

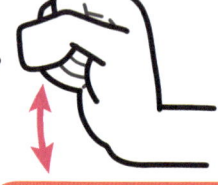

❶グーパー体操
❷手関節の掌背屈
❸前腕の回内外
❹肘関節の屈伸

各30回ずつ

安静解除後の訓練

2〜4週間の安静期間を経て、主治医に運動制限を確認した後に、患部へ以下の運動を徐々に行う

> 痛みや異常な動きが出たら無理せず中止で！

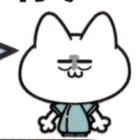

振り子運動（コッドマン体操）

筋を強く収縮することがなく、関節組織を伸長することができるやさしい運動である

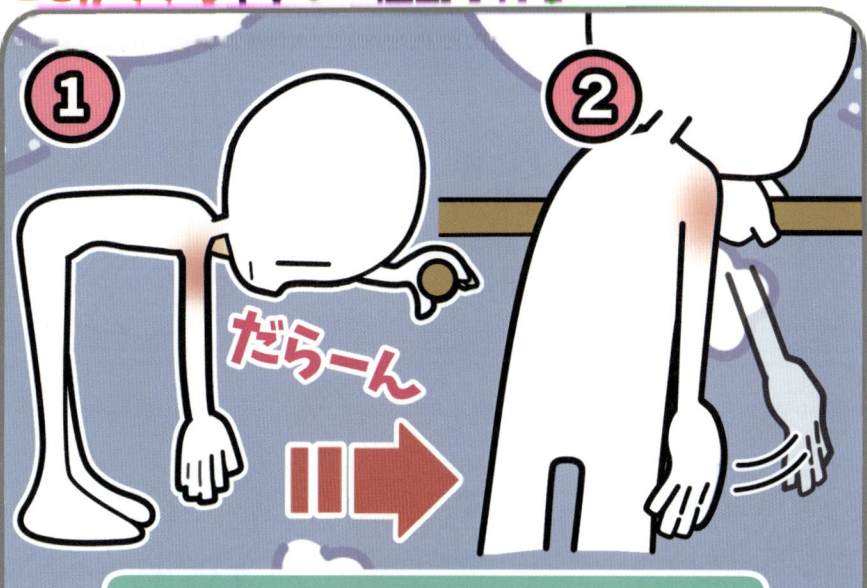

① ②

だらーん ⇒

最初は**10往復1セット**から開始し
慣れてきたら回数を増やす

① 体を倒して、腕を下ろし重みを感じる
② 上肢を前後に振り子状の運動を行う（自重運動）

> 積極的な運動ができるようになったら左右や時計・反時計回りに動かしたり、ダンベルなどの重りを持って振り子状の運動を行うといいよ！

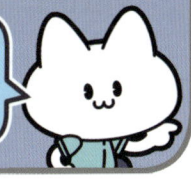

ステージⅣ

プレーシング運動

以下の運動を行い、**腱板機能の再建**を図る

保持
- 背臥位にて手を上に伸ばし**揺れが起こらないように保持する**
- 手は**他動的に誘導**する

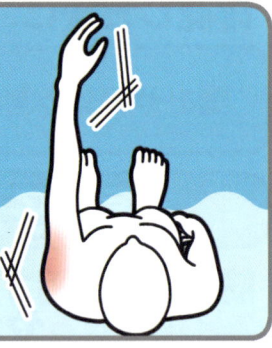

前方突出
- 背臥位にて手を上に伸ばし**前鋸筋の収縮**を促す
- 上腕骨から胸郭の筋群に対してストレッチ効果が期待できる

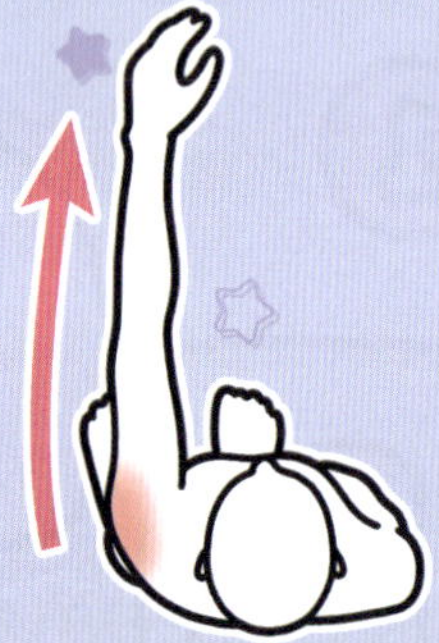

水平面での運動
- 背臥位にて左右に少しずつ動かし、**肩関節のコントロール機能**を促す

肩甲骨が動かないよう注意！

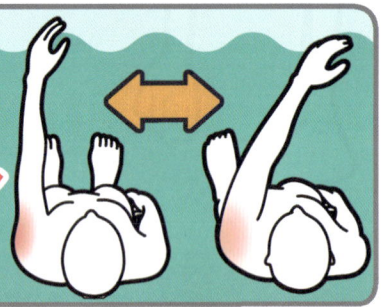

矢状面での運動
- 背臥位にて上下に少しずつ動かし、**肩関節のコントロール機能**を促す

肩甲骨が動かないよう注意！

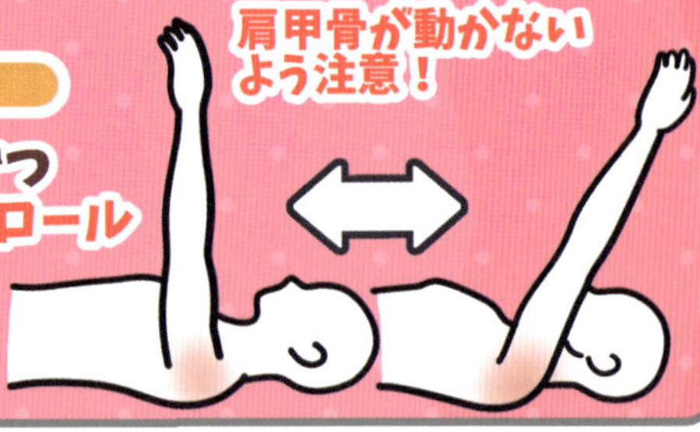

積極的に運動が可能な時期の訓練

安静解除後の訓練で1週間ほど、疼痛や異常可動性がなければ主治医に確認し、以下の訓練に進む

関節可動域訓練

肩関節の疼痛や可動域の改善を図るため、肩関節を他動的に全方向へ動かす(p154)

腱板機能の訓練

肩関節の安定に必要な腱板機能の改善を図る。負荷をかけた運動は骨癒合が十分得られてから行う

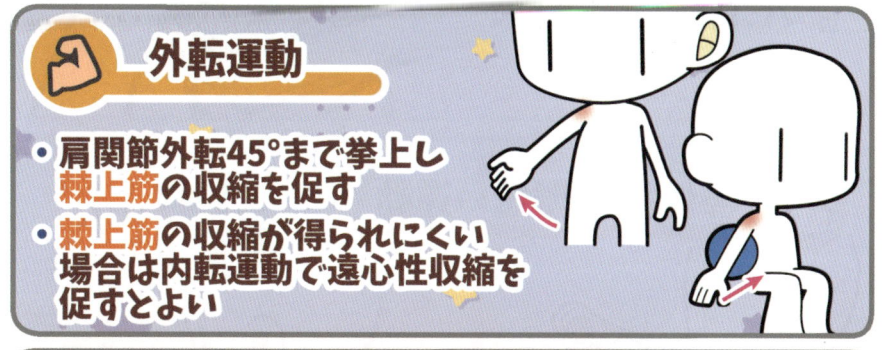

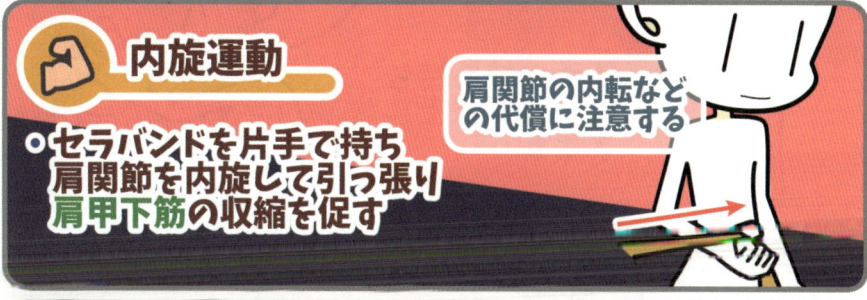

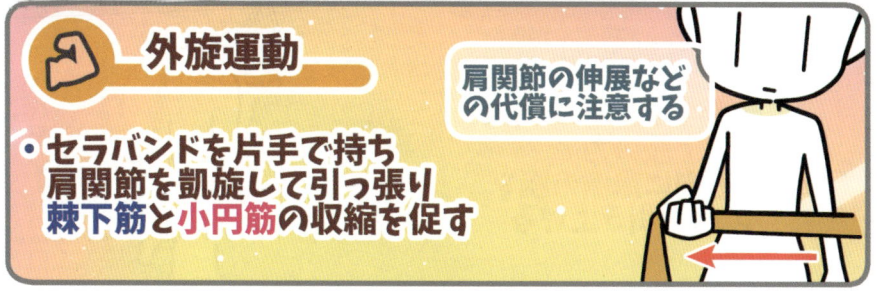

外転運動

- 肩関節外転45°まで挙上し棘上筋の収縮を促す
- 棘上筋の収縮が得られにくい場合は内転運動で遠心性収縮を促すとよい

内旋運動

- セラバンドを片手で持ち肩関節を内旋して引っ張り肩甲下筋の収縮を促す

肩関節の内転などの代償に注意する

外旋運動

- セラバンドを片手で持ち肩関節を外旋して引っ張り棘下筋と小円筋の収縮を促す

肩関節の伸展などの代償に注意する

肩関節の挙上運動

肩関節の挙上運動は、痛みを確認して負荷量を調整しながら行う

ここでは道具を使った訓練を紹介するよ！

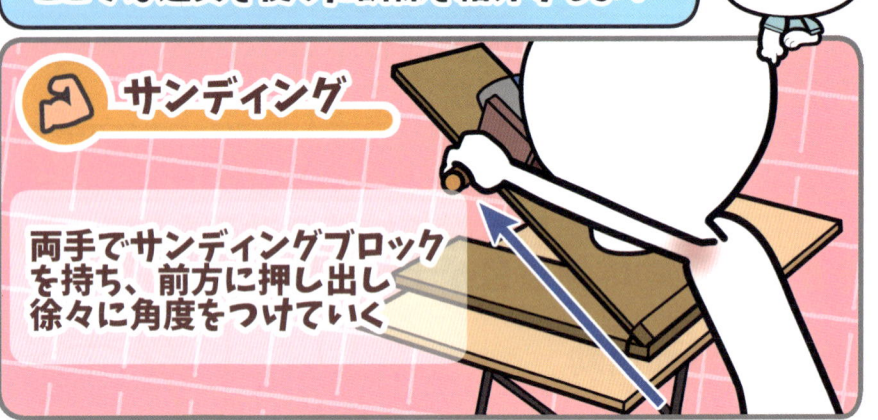

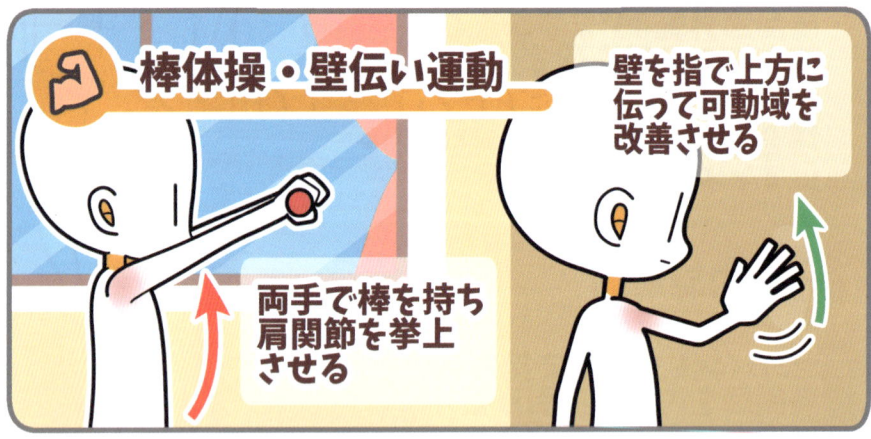

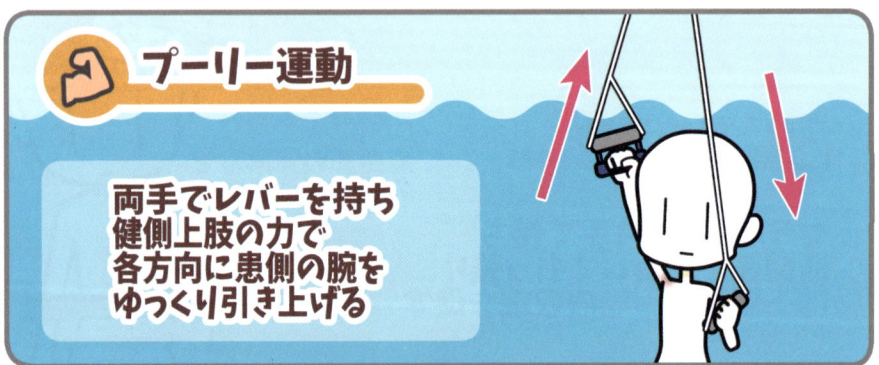

サンディング

両手でサンディングブロックを持ち、前方に押し出し徐々に角度をつけていく

棒体操・壁伝い運動

両手で棒を持ち肩関節を挙上させる

壁を指で上方に伝って可動域を改善させる

プーリー運動

両手でレバーを持ち健側上肢の力で各方向に患側の腕をゆっくり引き上げる

ステージ IV-7 橈骨遠位端骨折の作業療法

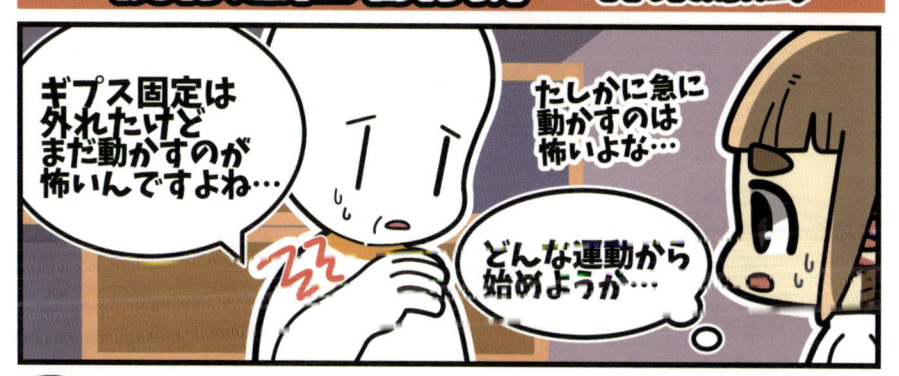

負荷調整が悩ましい！

よく使うレベル ★★☆☆☆

「ギプス固定は外れたけどまだ動かすのが怖いんですよね…」

「たしかに急に動かすのは怖いよな…」

「どんな運動から始めようか…」

橈骨遠位端骨折の基礎知識

橈骨の遠位端は骨皮質がもともと薄く、骨粗鬆症の高齢者はより骨が脆いため骨折のリスクが高くなる

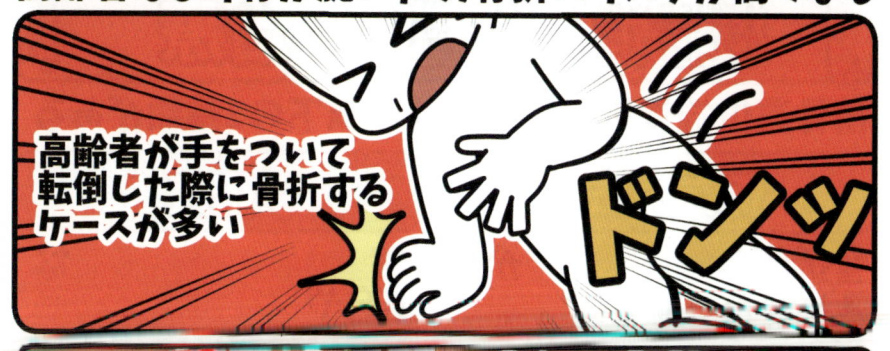

高齢者が手をついて転倒した際に骨折するケースが多い

ドンッ

橈骨遠位端骨折の症状

橈骨遠位端骨折では、以下の症状がみられる

- 安静時や運動時の痛み
- 熱感
- 骨折部周囲の腫脹
- 皮下出血

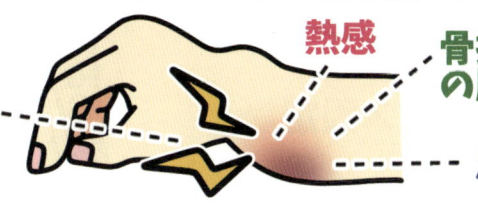

橈骨遠位端骨折の分類

橈骨遠位端骨折の中でもっとも多いのは**コーレス骨折**で、次に**スミス骨折**である

コーレス骨折
手関節背屈位で手をついた時に発生する

スミス骨折
手背または手掌をついた状態で回外方向に力が加わった時に発生する

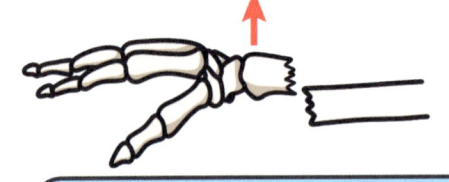

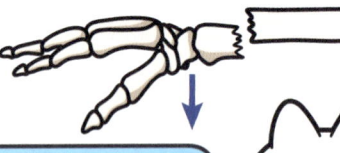

> スミス骨折は、ズレた骨を元の位置（整復位）に戻すのが難しい場合が多いんだ！

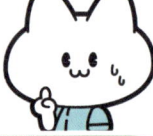

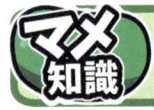

マメ知識 ほかには**バートン骨折（手関節の関節内骨折）**や**ショウファー骨折（橈骨茎状突起の骨折）**などがある

橈骨遠位端骨折の治療

橈骨遠位端骨折の治療法は、以下の2種類がある

保存療法
骨折部の**ズレがない**か**ズレがあっても徒手整復が可能で安定している**場合に選択される

ギプス固定

手術療法
整復位の保持が困難な場合や**保存療法で経過が悪い**場合に選択される

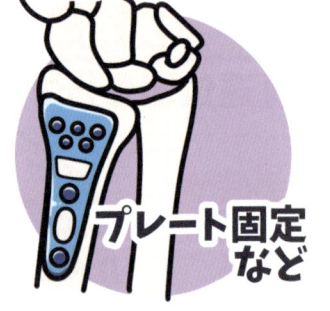

プレート固定など

橈骨遠位端骨折の訓練

骨折部の疼痛管理を行うとともに、上肢全体の使用頻度が低下するため手関節以外の拘縮予防も図る

❶ 固定期（目安：1〜3週）

固定期は**患部の安静を保ち**、手指自動運動や肩関節・肘関節・手指のROM訓練などを行う

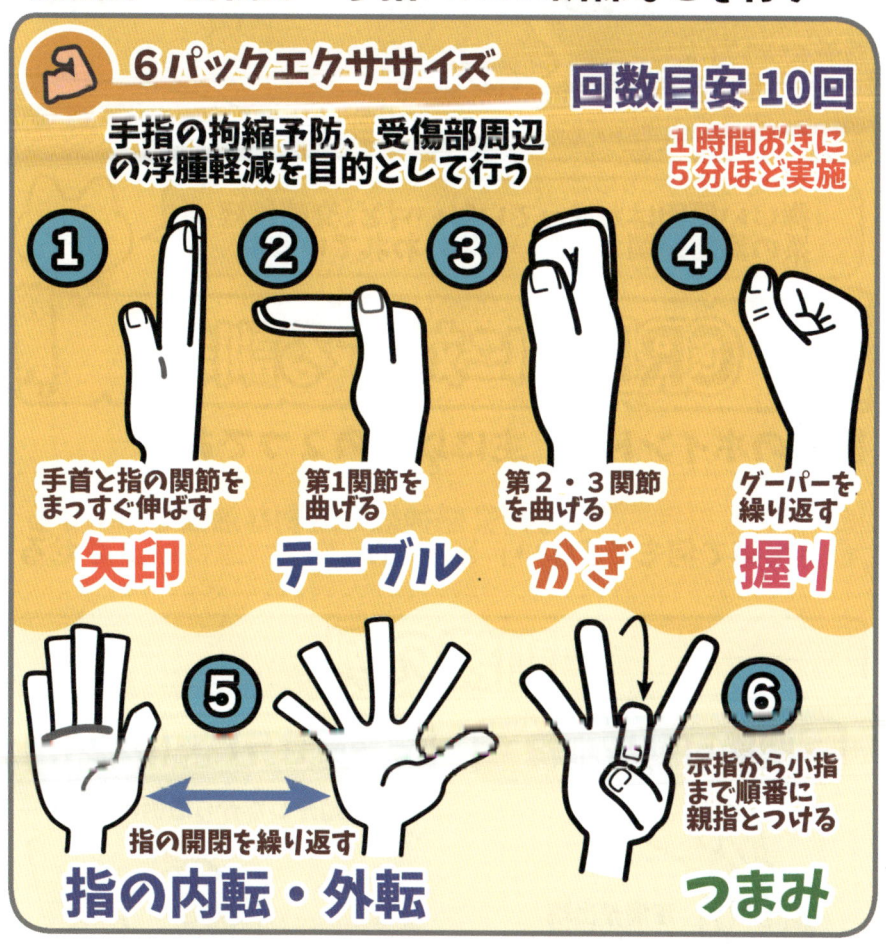

6パックエクササイズ

手指の拘縮予防、受傷部周辺の浮腫軽減を目的として行う

回数目安 10回
1時間おきに5分ほど実施

① 手首と指の関節をまっすぐ伸ばす　**矢印**

② 第1関節を曲げる　**テーブル**

③ 第2・3関節を曲げる　**かぎ**

④ グーパーを繰り返す　**握り**

⑤ 指の開閉を繰り返す　**指の内転・外転**

⑥ 示指から小指まで順番に親指とつける　**つまみ**

ステージⅣ

複合性局所疼痛症候群の合併にも注意が必要だよ！詳しくは次のページを読んでね

てんちゃんのワンポイント講座

複合性局所疼痛症候群ってなに？

複合性局所疼痛症候群(CRPS)は外傷に続いて生じる難治性の慢性疼痛であり、以下の症状がみられる

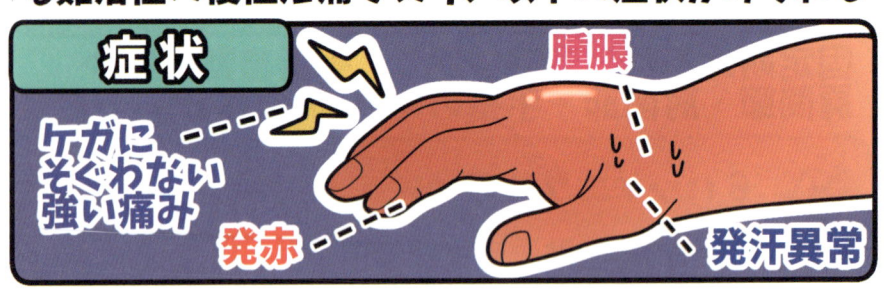

症状

- ケガにそぐわない強い痛み
- 腫脹
- 発赤
- 発汗異常

詳しい原因はわかっていないけど、交感神経系の異常が関わっているといわれているよ

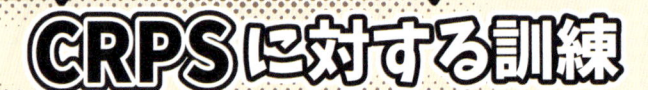

CRPSに対する訓練

訓練のポイントは、主に以下の2つである

① **適切な感覚入力**により**交感神経の過剰な活動を抑制**する
② 「疼痛で何もできない」といった**認知や行動を変化**させる

訓練の例

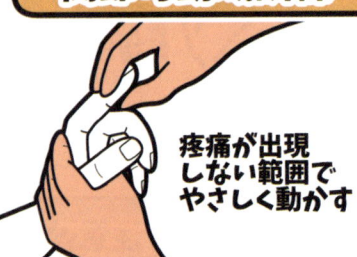

関節可動域訓練
疼痛が出現しない範囲でやさしく動かす

ミラーセラピー(p224)
健側を動かしながら患側の動きをイメージしてもらう
患部の痛みがなく動けているように錯覚させる

ほかにも、経皮的電気刺激(TENS)などの方法がある

❷ 固定除去期（目安：固定除去後～8週）

骨折部位が安定し固定が外れたら、主治医に運動制限を確認し**手関節の掌屈・背屈**の運動を開始する

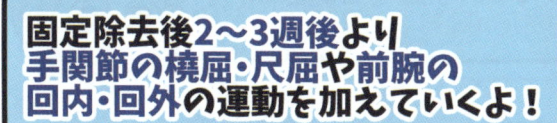

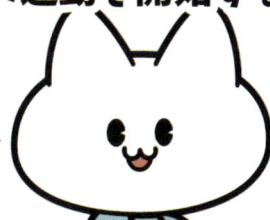

> 固定除去後2～3週後より手関節の橈屈・尺屈や前腕の回内・回外の運動を加えていくよ！

手首の関節可動域訓練

自動運動から実施し他動運動は主治医の許可を得てから行う

強い痛みを伴う他動運動は絶対に禁止！

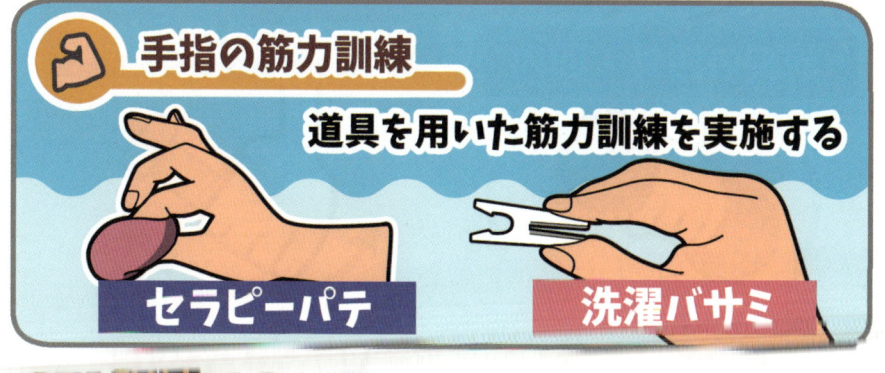

手指の筋力訓練

道具を用いた筋力訓練を実施する

- セラピーパテ
- 洗濯バサミ

ADL訓練について

以下の動作は行わないようADL指導を実施する

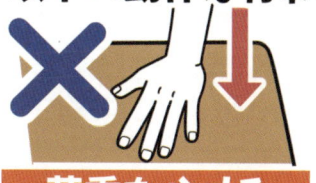

- ✕ 荷重をかける
- ✕ 重いものを持つ … 約500g以下の重さにとどめる

ステージⅣ

❸ 抵抗運動期 (目安：固定除去後8週以降)

骨癒合が完成して**主治医の許可が下りれば**、手首の**抵抗運動**を実施する

> ダンベルを使って負荷量を調整するんだね！

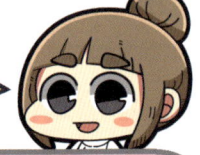

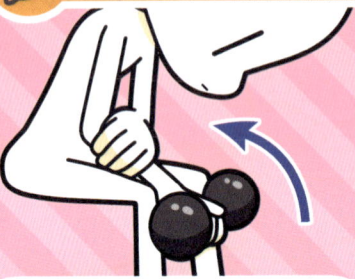

手首の抵抗運動

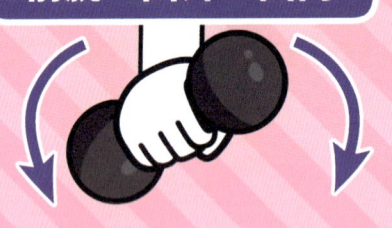

回数は10回程度から徐々に増やしていく

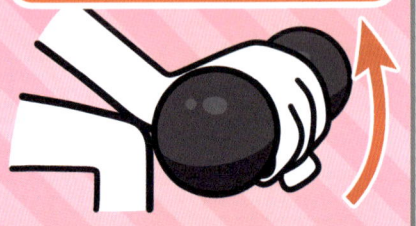

- **手関節の背屈**
- **手関節の掌屈**
- **手関節の尺屈・橈屈**
- **前腕の回外・回内**

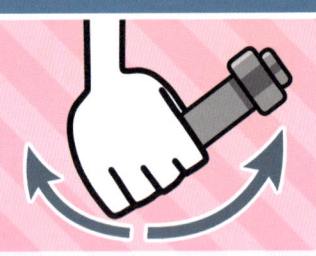

痛みが生じない程度の軽い重りから始めて段階的に重くする

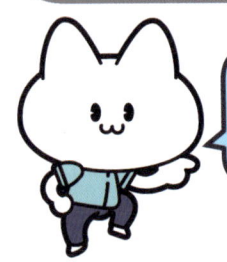

ADL訓練について

抵抗運動が許可される時期にはほとんどのADL動作が可能になる！

ただし、負担が大きそうな動作は主治医の指示を聞いてから実施しよう！

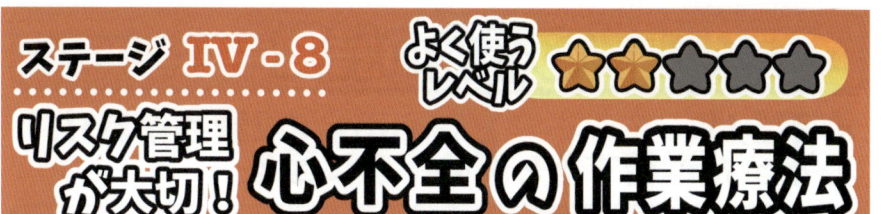

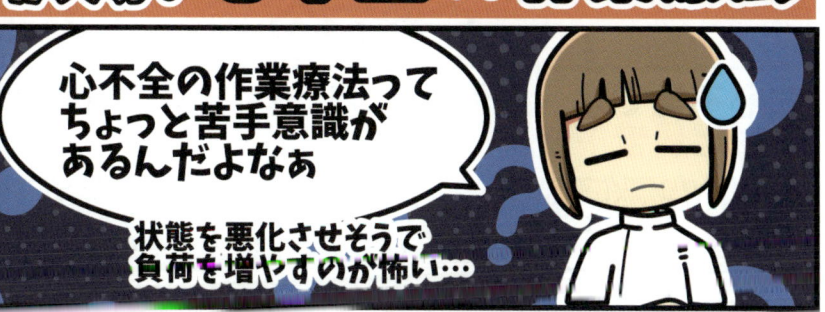

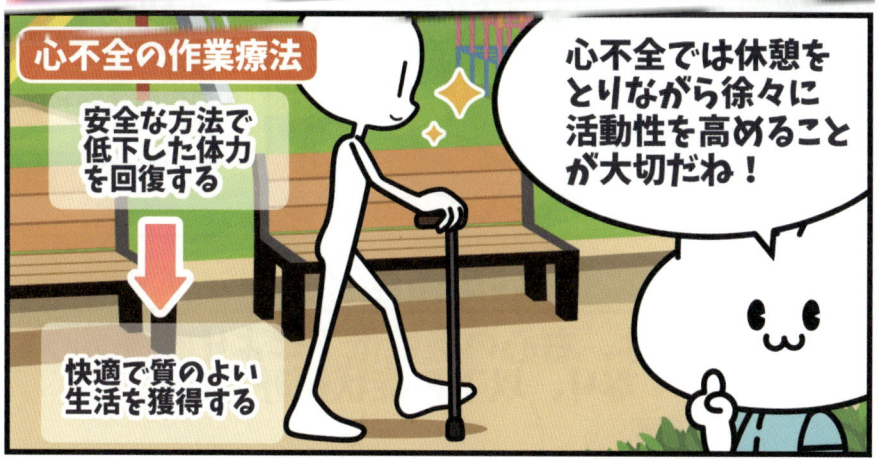

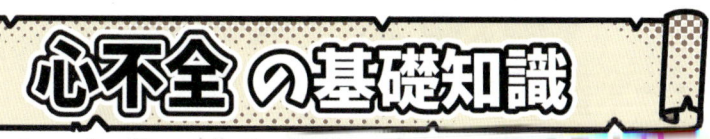

ステージ IV-8 リスク管理が大切！心不全の作業療法

よく使うレベル ★★☆☆☆

> 心不全の作業療法ってちょっと苦手意識があるんだよなぁ
> 状態を悪化させそうで負荷を増やすのが怖い…

心不全の作業療法
- 安全な方法で低下した体力を回復する
- ↓
- 快適で質のよい生活を獲得する

> 心不全では休憩をとりながら徐々に活動性を高めることが大切だね！

心不全の基礎知識

心不全とは、心臓の働きが悪くなり心臓から血液を十分に送り出せなくなった病態のことである

心不全の原因
虚血性心疾患・高血圧・弁膜症・心筋症・風邪・ストレス・過労・飲酒など

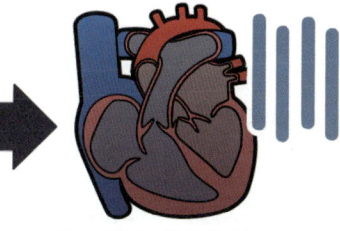

⇒ 心臓の働きが不十分になる

心不全の特徴

心不全は、**左心不全**と**右心不全**の2種類があり、心不全が進行すると**両心不全**に至る

左心不全

左心不全では、血液を全身に送り出す力が弱くなる**心拍出量低下**と**肺うっ血**が生じる

心拍出量低下による症状
- 動悸
- 易疲労感
- 低血圧
- 冷感
- 四肢チアノーゼ
- 意識障害(脳虚血)
- 乏尿(腎虚血)

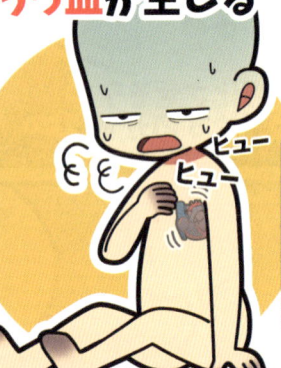

肺うっ血による症状
- 呼吸困難感
- 喘鳴や咳
- 起座呼吸
- 湿性ラ音
- 血中酸素飽和度の低下

右心不全

右心不全では、右心の機能低下により**血液が心臓に戻りにくく**なり、以下の症状がみられる

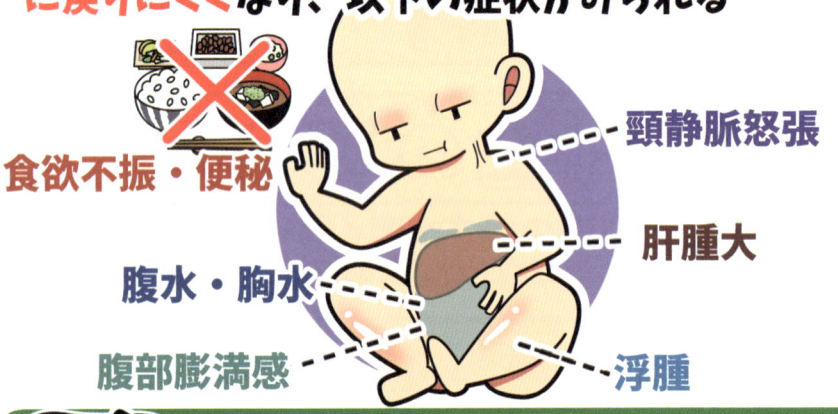

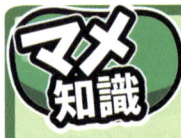

- 食欲不振・便秘
- 腹水・胸水
- 腹部膨満感
- 頸静脈怒張
- 肝腫大
- 浮腫

マメ知識　うっ血ってなに？

うっ血とは**血液の流れが滞る**ことである

心不全で確認するポイント

訓練前には以下の項目について確認・評価を行う

視診・触診・聴診で確認していくんだね！

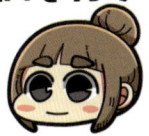

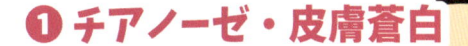

❶ チアノーゼ・皮膚蒼白
唇や皮膚が青紫または青白くなっているかを確認する

❷ 喘鳴
呼気時に「ヒューヒュー」という音が聞こえるかを確認する

❸ 頸静脈怒張
ベッドアップ45°以上で頸部を回旋し、静脈が浮き上がっているかを確認する

時間経過とともに増悪している場合は心不全の状態悪化が考えられる

❹ 四肢の冷感
指先や足先に触れて冷感を確認する

❺ 下腿浮腫
下腿や足背を指で5秒間圧迫して圧痕が残るかを確認する

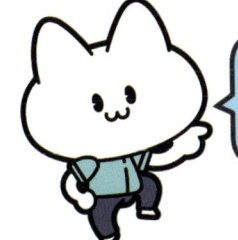

ステージⅣ

これらのポイントを確認して、作業療法の実施可否や強度を検討するよ

状態の変化が著しいようであれば看護師や医師にすぐ報告しよう！

作業療法の中止基準

心疾患の作業療法は、急変のリスクもあるため**訓練の中止基準**を事前に把握しておくことが重要である

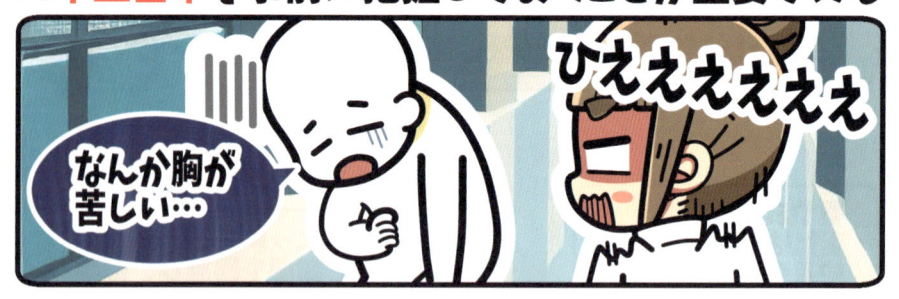

> なんか胸が苦しい…
>
> ひえええええ

絶対的中止基準

- 患者が**運動の中止**を希望する場合
- 運動中の**危険な症状を察知できない**と判断される場合または**意識状態の悪化**がみられる場合
- **心停止、高度徐脈、致死的不整脈(心室頻拍、心室細動)**の出現またはそれらを否定できない場合
- **バイタルサインの急激な悪化**や**自覚症状**の出現(強い胸痛、腹痛、背部痛、てんかん発作、意識消失、血圧低下、強い関節痛、筋肉痛など)を認める場合
- 心電図上、Q波のない誘導に**1mm以上のST上昇**を認める場合(aV_R、aV_L、V_1誘導以外)
- **事故**(転倒、転落、打撲、外傷、機器の故障など)が発生した場合

相対的中止基準
2項目以上が同時に出現したら絶対的中止基準と同等と判断

- 同一運動強度または運動強度を弱めても**胸部自覚症状**や**その他の症状**(低血糖発作、不整脈、めまい、頭痛、下肢痛、強い疲労感、気分不良、関節痛や筋肉痛など)が悪化した場合
- **血中酸素飽和度(SpO_2)が90%未満**へ低下、または安静時から**5%以上の低下**がみられた場合
- 心電図上、**新たな不整脈の出現**や**1mm以上のST下降**がみられた場合
- **血圧の低下**(収縮期血圧80mmHg未満)や**上昇**(収縮期血圧250mmHg以上、拡張期血圧115mmHg以上)がみられた場合
- **徐脈**の出現がみられた場合(心拍数40回/分以下)
- 運動中の指示を守れない、転倒の危険性が生じるなど**運動療法継続が困難**と判断される場合

(文献11)より改変引用)

てんちゃんのワンポイント講座
絶対的と相対的はどう違う？

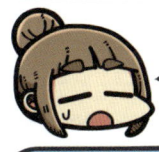

絶対的中止基準と相対的中止基準っていったいどう違うんだろう？

馴染みのない言葉だから難しく感じるよね
一緒に確認していこう！

絶対的中止基準

訓練の有益性よりも危険性のほうが高いと確実に判断できる状態のため、訓練を行わないようにする

その医療行為によって患者さんが死、もしくは重篤な障害を生じさせる可能性がある

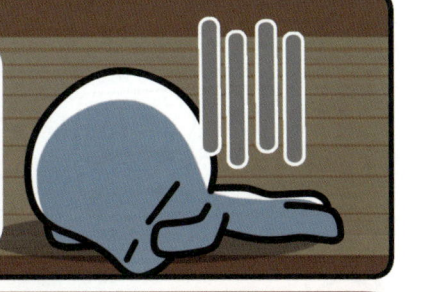

相対的中止基準

訓練の危険性より有益性が高い時は、訓練を行う

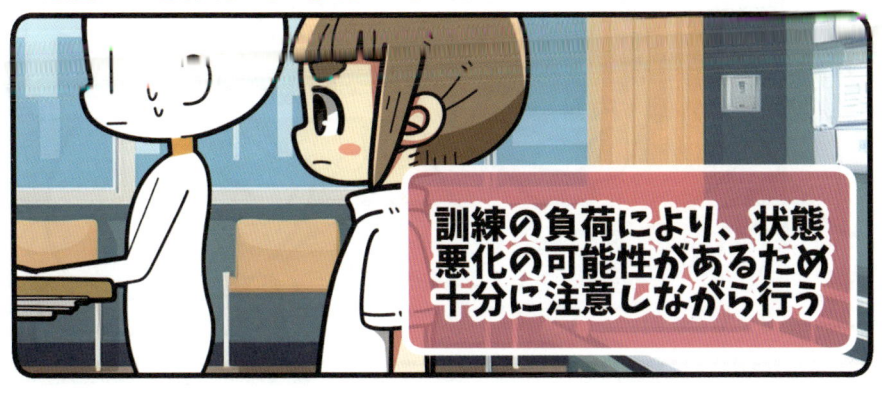

訓練の負荷により、状態悪化の可能性があるため十分に注意しながら行う

ステージⅣ

心不全の訓練

心不全の訓練では、バイタルサインなどの変化に十分注意し、段階的に負荷を高めていく

ベッドサイドでの訓練

下記の流れに沿って**背臥位での訓練**から行う

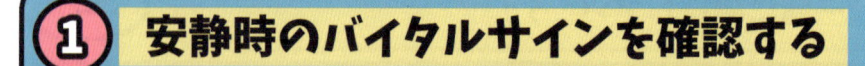

① 安静時のバイタルサインを確認する

1. 医師から指示を受けている**バイタルサインの上下限から逸脱していないか**を確認する
2. 指示範囲外であった場合は**深呼吸**を行い**2〜3分ほど安静**にして再測定する
3. 再測定後も指示範囲外であれば、その日の離床は控えて**医師や看護師に報告・相談**する

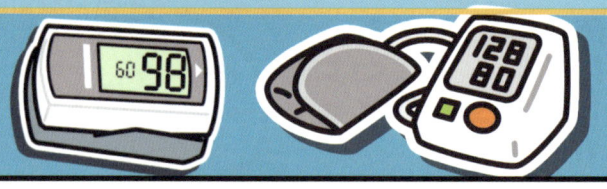

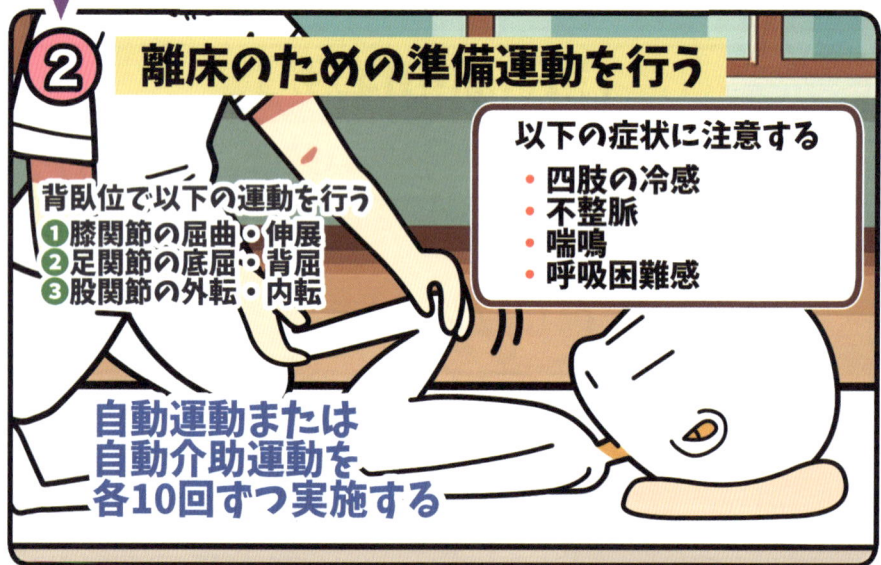

② 離床のための準備運動を行う

背臥位で以下の運動を行う
1. 膝関節の屈曲・伸展
2. 足関節の底屈・背屈
3. 股関節の外転・内転

以下の症状に注意する
- 四肢の冷感
- 不整脈
- 喘鳴
- 呼吸困難感

自動運動または自動介助運動を各10回ずつ実施する

離床開始時の訓練

はじめて離床する場合は、以下の流れで実施する

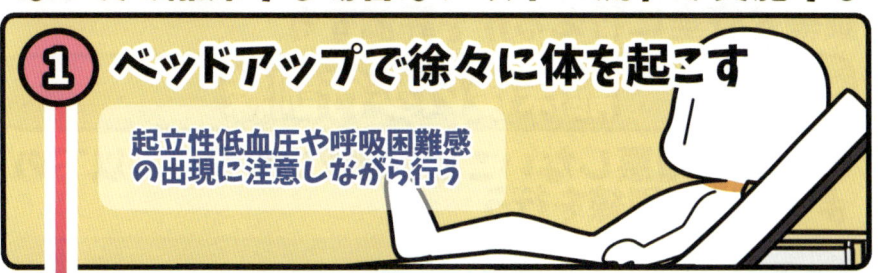

① ベッドアップで徐々に体を起こす

起立性低血圧や呼吸困難感の出現に注意しながら行う

② ゆっくりと端座位をとる

以下の内容を測定する
1. 血圧(p19)
2. 脈拍(p16)
3. 血中酸素飽和度(SpO_2)
4. 心電図(p329)

意識レベル、チアノーゼ、皮膚蒼白、四肢の冷感、喘鳴を評価する

③ 車いす移乗後に座位を3分間保持する

3分経過したら以下の内容を測定する
1. 血圧(p19)
2. 脈拍(p16)
3. 血中酸素飽和度(SpO_2)
4. 心電図(p329)

意識レベル、チアノーゼ、皮膚蒼白、四肢の冷感、喘鳴を評価する

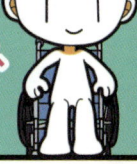

④ 車いす座位で訓練を行う

車いす座位で下記の訓練を行う
1. 足上げ
2. 膝伸ばし
3. 踵上げ
4. つま先上げ

各10回程度から開始する

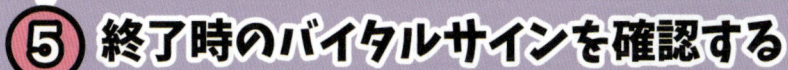

⑤ 終了時のバイタルサインを確認する

以下の内容を測定する
1. 血圧(p19)
2. 脈拍(p16)
3. 血中酸素飽和度(SpO_2)
4. 心電図(p329)

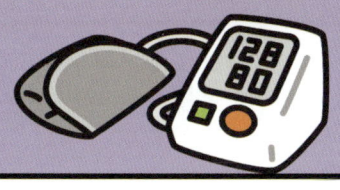

ステージⅣ

離床が安定したあとの訓練

離床が安定して行えるようになったあとは、歩行の訓練が安全に行えるかを評価する

離床後の歩行訓練

心不全が増悪しないことを確認しながら、以下のように歩行訓練を行う

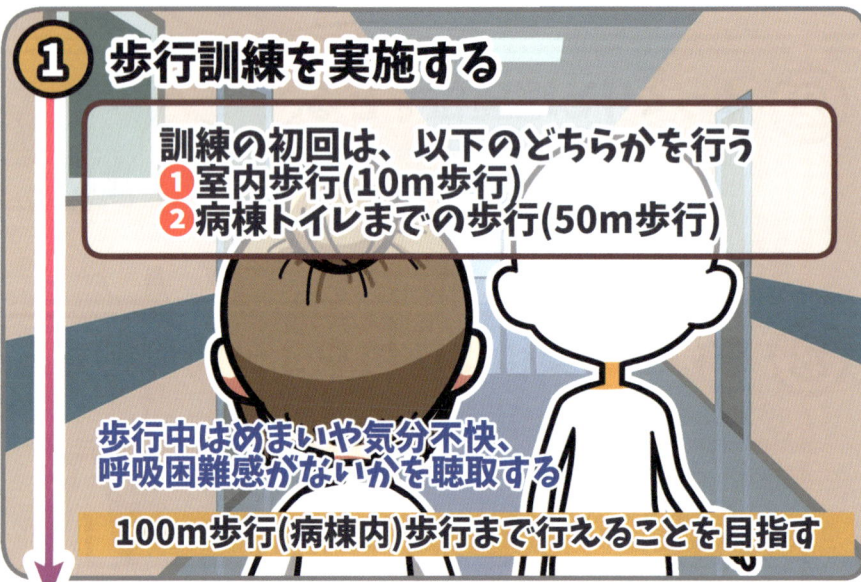

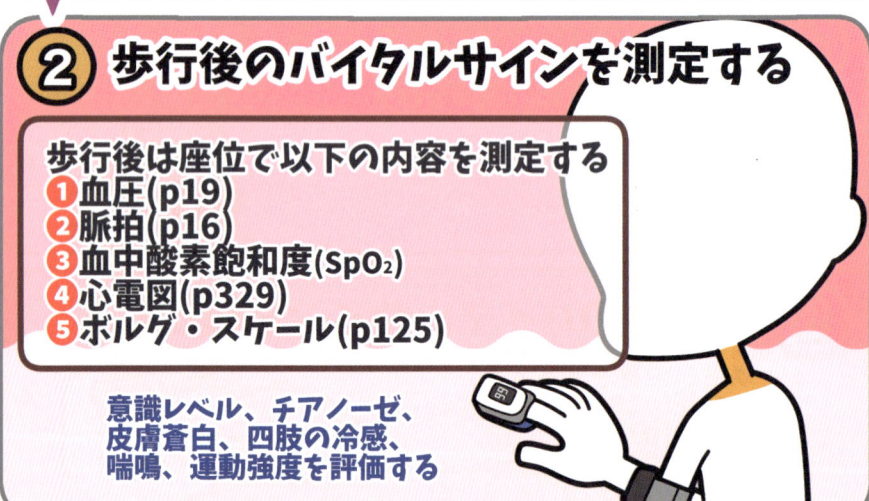

① 歩行訓練を実施する

訓練の初回は、以下のどちらかを行う
① 室内歩行(10m歩行)
② 病棟トイレまでの歩行(50m歩行)

歩行中はめまいや気分不快、呼吸困難感がないかを聴取する

100m歩行(病棟内)歩行まで行えることを目指す

② 歩行後のバイタルサインを測定する

歩行後は座位で以下の内容を測定する
① 血圧(p19)
② 脈拍(p16)
③ 血中酸素飽和度(SpO_2)
④ 心電図(p329)
⑤ ボルグ・スケール(p125)

意識レベル、チアノーゼ、皮膚蒼白、四肢の冷感、喘鳴、運動強度を評価する

リハビリ室での訓練

100m歩行後も**バイタルサインが安定**していて**心不全症状の増悪がなければ**、以下の訓練を行う

ストレッチ

姿勢が崩れないように注意し、呼吸を意識しながらストレッチを行う

> 以下の姿勢を左右10秒ずつキープするよ！

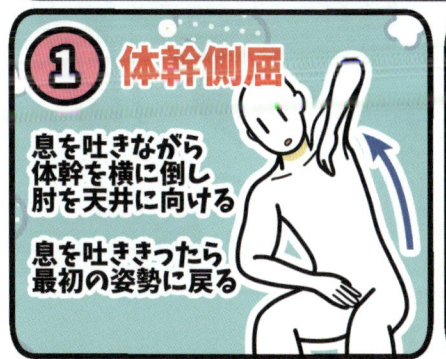

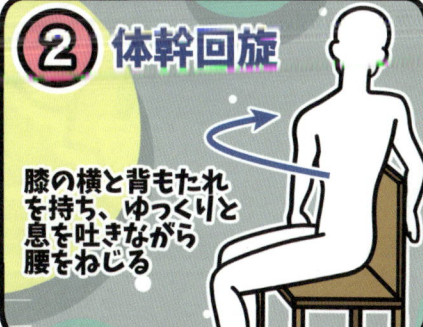

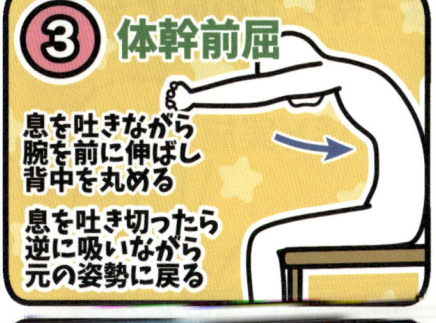

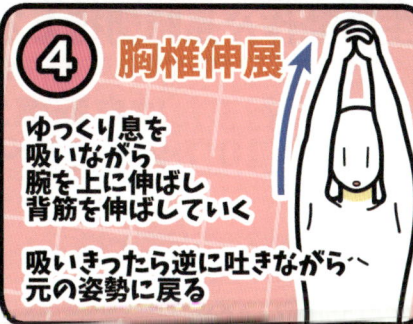

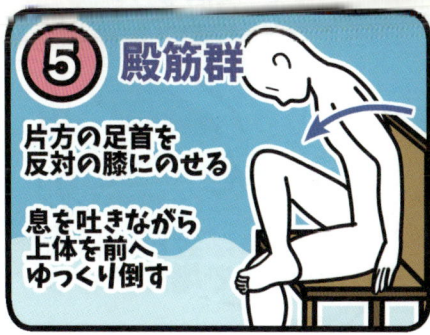

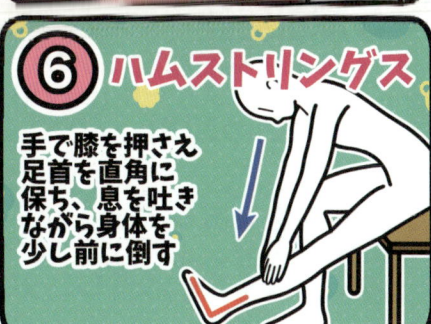

① 体幹側屈

息を吐きながら体幹を横に倒し肘を天井に向ける

息を吐ききったら最初の姿勢に戻る

② 体幹回旋

膝の横と背もたれを持ち、ゆっくりと息を吐きながら腰をねじる

③ 体幹前屈

息を吐きながら腕を前に伸ばし背中を丸める

息を吐き切ったら逆に吸いながら元の姿勢に戻る

④ 胸椎伸展

ゆっくり息を吸いながら腕を上に伸ばし背筋を伸ばしていく

吸いきったら逆に吐きながら元の姿勢に戻る

⑤ 殿筋群

片方の足首を反対の膝にのせる

息を吐きながら上体を前へゆっくり倒す

⑥ ハムストリングス

手で膝を押さえ足首を直角に保ち、息を吐きながら身体を少し前に倒す

ステージⅣ

筋力訓練

四肢の筋力維持・改善のために実施し、その際息こらえに注意しながら筋力訓練を行う(p162)

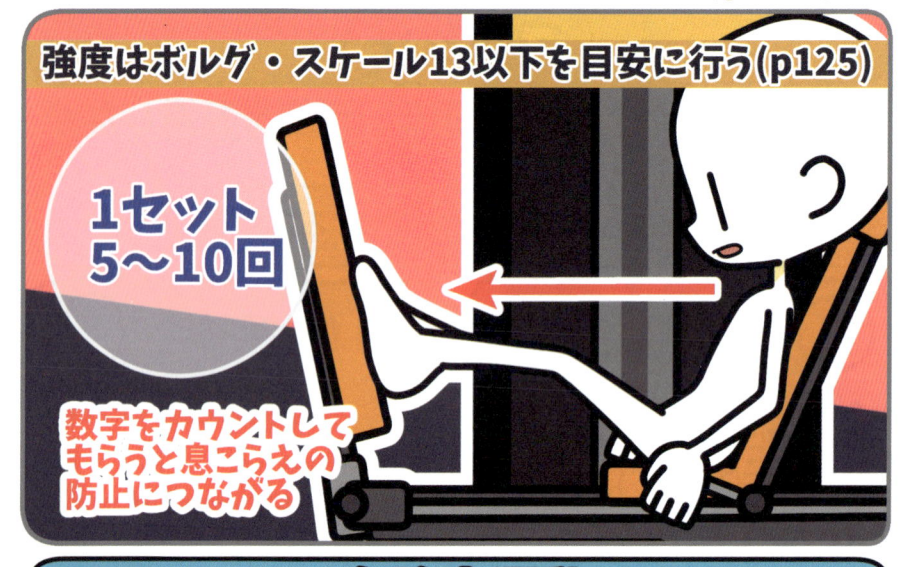

強度はボルグ・スケール13以下を目安に行う(p125)

1セット5〜10回

数字をカウントしてもらうと息こらえの防止につながる

有酸素運動

生活動作が長時間行えるよう持久力の向上を図る

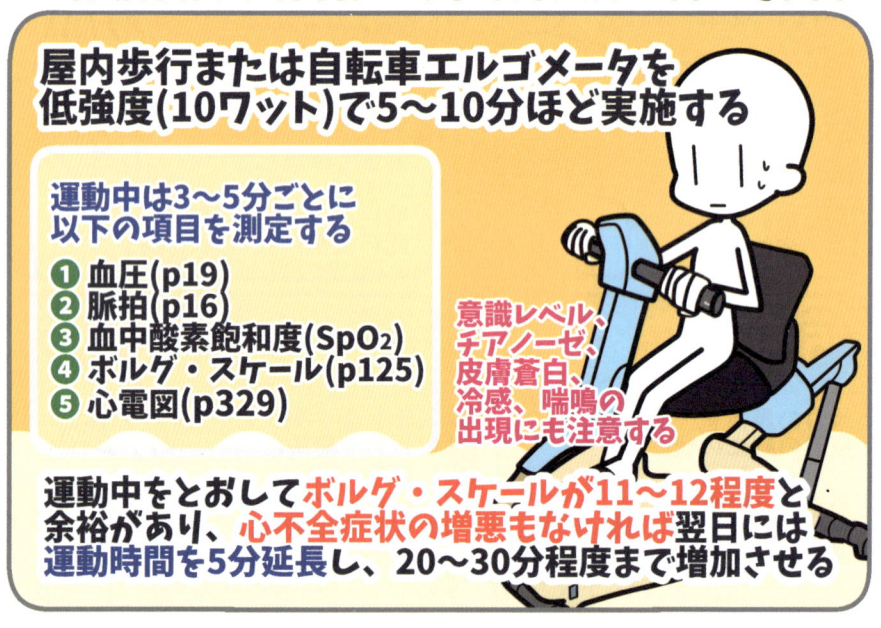

屋内歩行または自転車エルゴメータを低強度(10ワット)で5〜10分ほど実施する

運動中は3〜5分ごとに以下の項目を測定する
1. 血圧(p19)
2. 脈拍(p16)
3. 血中酸素飽和度(SpO_2)
4. ボルグ・スケール(p125)
5. 心電図(p329)

意識レベル、チアノーゼ、皮膚蒼白、冷感、喘鳴の出現にも注意する

運動中をとおしてボルグ・スケールが11〜12程度と余裕があり、心不全症状の増悪もなければ翌日には運動時間を5分延長し、20〜30分程度まで増加させる

ADL指導

心不全のADL指導では、心臓への負荷を考慮した環境調整や動作指導を実施する

> ボルグ・スケールで13（ややきつい）までの範囲に収まるよう訓練を行うよ！

活動全般の注意事項

1. 動作時の「息こらえ」を避ける
2. 同じ姿勢の維持は負荷が高いため避ける
3. 暑い・寒い環境での活動を避ける
4. ゆとりをもって行動し、ゆっくり自分のペースで行う
5. 自覚症状に注意し、休憩を挟みながら動作を行う

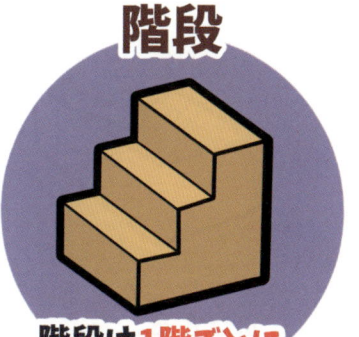

階段
階段は**1階ごとに15秒**ほど休憩する

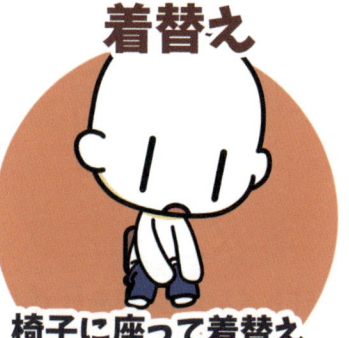

着替え
椅子に座って着替え下衣更衣時は**かがみ続けない**ように注意する

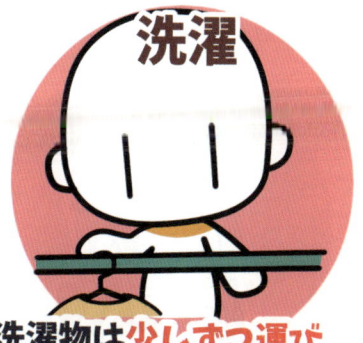

洗濯
洗濯物は**少しずつ運び**干し竿を低くしたり休憩できる場所を用意する

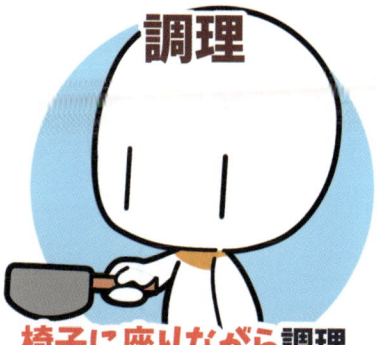

調理
椅子に座りながら調理したり、鍋に水を入れる場合は小分けにする

ステージⅣ

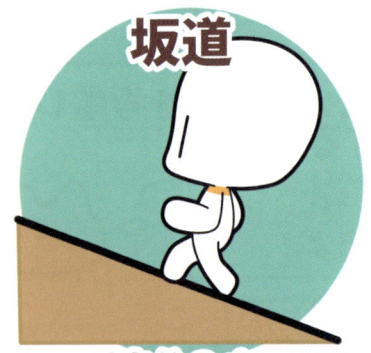

坂道
ゆっくり自分のペースで歩くや**坂道はS字状に**歩くことを意識する

洗面
冷たい水の使用は避け**腰をかがめるような姿勢**を続けないようにする

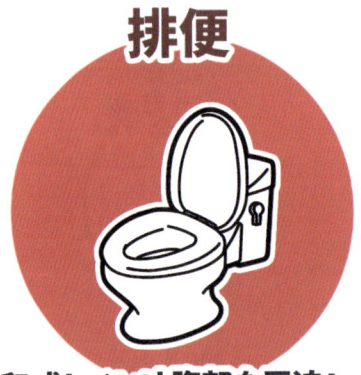

排便
和式トイレは腹部を圧迫し心臓に負担をかけるため**洋式トイレを使用**する。排便時の「息こらえ」も負担になるため気をつける

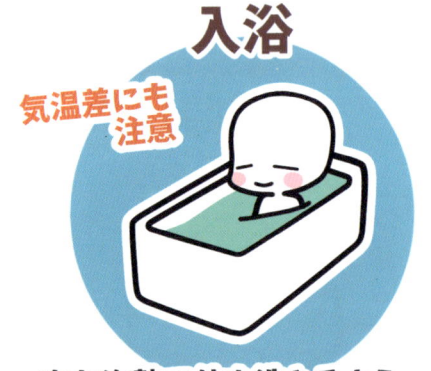

入浴
気温差にも注意

楽な姿勢で体を洗えるよう環境を調整する。**洗髪時や洗顔時の息こらえ**や**持続的な上肢挙上**は避ける

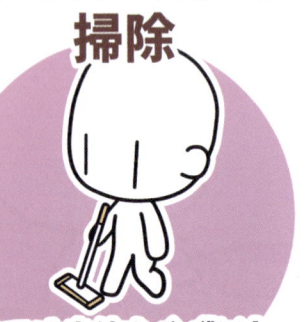

掃除
掃除では身体をかがめた姿勢をとらないよう**ロング柄付の雑巾などを使用**する

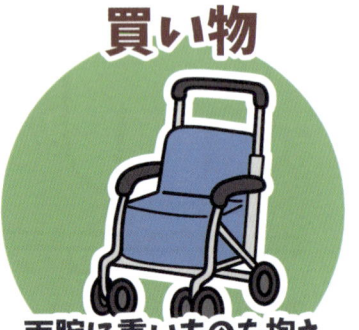

買い物
両腕に重いものを抱えなくてもすむように**カートなどを活用**する

てんちゃんのワンポイント講座
一見難しそう!? 心電図の基礎知識

心電図は心臓を流れる電気を記録したものである

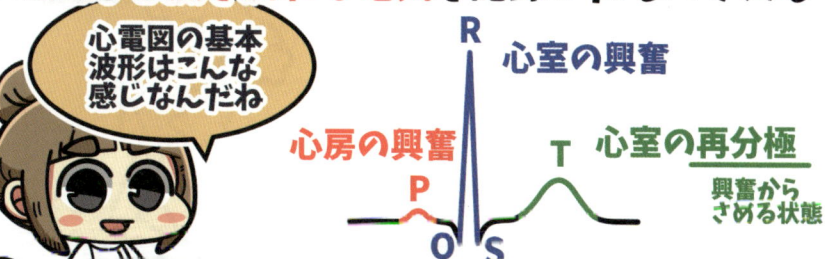

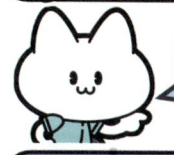

心電図の基本波形はこんな感じなんだね

- P：心房の興奮
- R（QRS）：心室の興奮
- T：心室の再分極（興奮からさめる状態）

押さえておきたい不整脈

中止基準(p320)で出てきた不整脈は特に重要だから、一緒に確認してみよう！

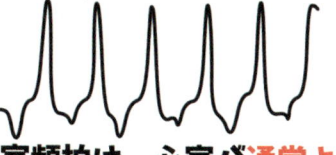

心室頻拍
心室頻拍は、心室が通常より早いペースで規則的な興奮を生じる不整脈である

心室細動
心室細動は、心室が不規則に痙攣する不整脈である

心筋梗塞・狭心症

心筋梗塞とは心臓の栄養血管である冠動脈が閉塞し、心筋が壊死する疾患であり、冠動脈の閉塞が一過性で元に戻る場合は狭心症という

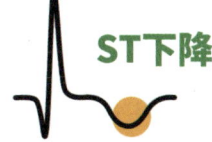

ST下降
狭心症の原因となる心筋虚血などで現れる

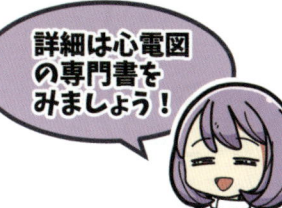

ST上昇
心筋梗塞や心筋炎、心膜炎などで現れる

詳細は心電図の専門書をみましょう！

ステージⅣ

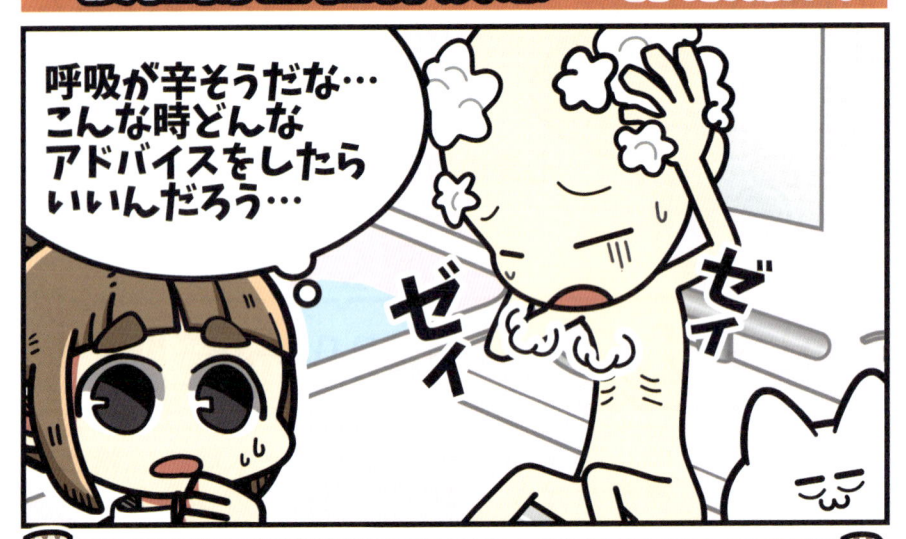

ステージ IV-9
知っておきたい！
慢性閉塞性肺疾患 の作業療法

よく使うレベル ★★☆☆☆

> 呼吸が辛そうだな…こんな時どんなアドバイスをしたらいいんだろう…

ゼイ ゼイ

慢性閉塞性肺疾患 の基礎知識

慢性閉塞性肺疾患(COPD)は、長期間の喫煙などが原因で**肺に持続的な炎症が生じる疾患**である

COPDの身体所見

COPDでみられる主な症状を以下に示す

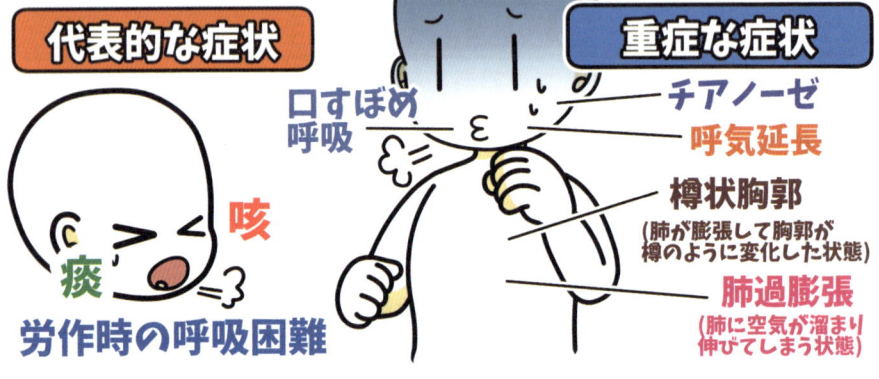

代表的な症状
- 咳
- 痰
- 口すぼめ呼吸
- 労作時の呼吸困難

重症な症状
- チアノーゼ
- 呼気延長
- 樽状胸郭（肺が膨張して胸郭が樽のように変化した状態）
- 肺過膨張（肺に空気が溜まり伸びてしまう状態）

慢性閉塞性肺疾患の訓練

呼吸機能が低下した患者さんが、安楽に快適な生活が送れることを目的に訓練を実施する

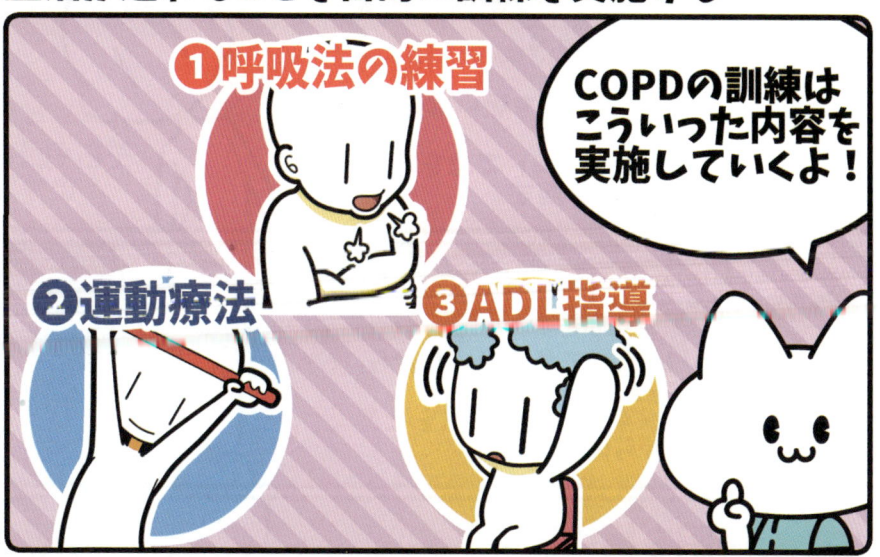

❶ 呼吸法の練習

❷ 運動療法

❸ ADL指導

> COPDの訓練はこういった内容を実施していくよ！

❶ 呼吸法の練習

口すぼめ呼吸や**腹式呼吸(p294)**を習得することで運動時の呼吸困難の軽減効果が期待できる

口すぼめ呼吸

口をすぼめて呼吸することで気道が広がりやすくなる

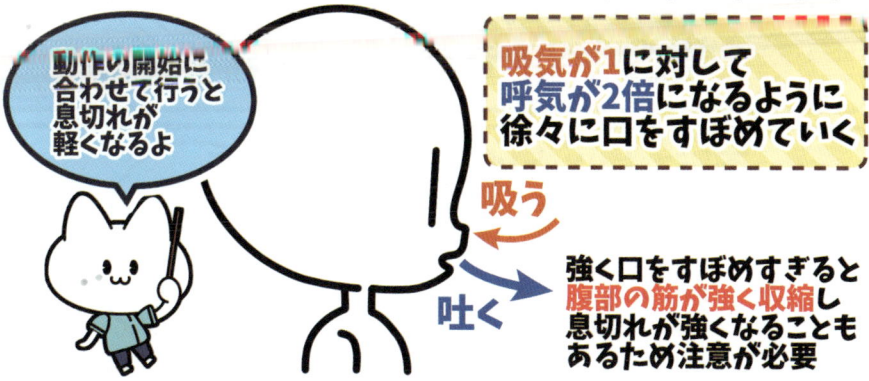

> 動作の開始に合わせて行うと息切れが軽くなるよ

吸気が1に対して呼気が2倍になるように徐々に口をすぼめていく

吸う → 吐く

強く口をすぼめすぎると腹部の筋が強く収縮し息切れが強くなることもあるため注意が必要

ステージⅣ

② 運動療法

胸部の可動性や呼吸筋の柔軟性の改善、呼吸困難の軽減を目的とし、呼吸体操などの運動療法を行う

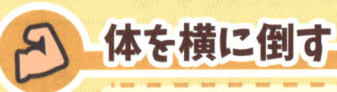

体を横に倒す
① 「1・2」で息を吸いながら体を横に倒す
② 「3・4・5・6」で息を吐きながら体を戻す

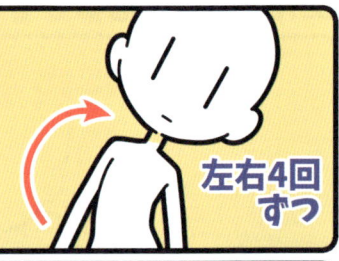

左右4回ずつ

体を左右にひねる
① 「1・2」で息を吸いながら体を左右にひねる
② 「3・4・5・6」で息を吐きながら体を戻す

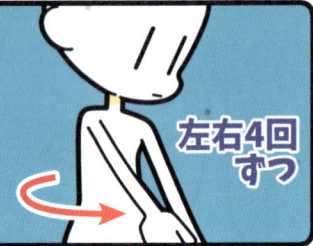

左右4回ずつ

両腕を横に開く
① 「1・2」で息を吸いながら両腕を横に広げて胸を張る
② 「3・4・5・6」で息を吐きながら両腕を正面に戻す

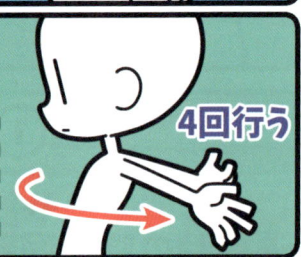

4回行う

両腕を真上に上げる
① 「1・2」で息を吸いながら両腕を正面から上に上げる
② 「3・4・5・6」で息を吐きながら両腕を元の位置に戻す

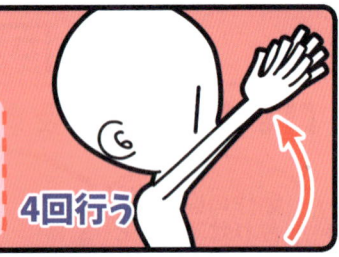

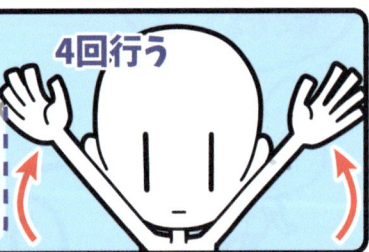

4回行う

両腕を横に上げる
① 「1・2」で息を吸いながら両腕を横に上げる
② 「3・4・5・6」で息を吐きながら両腕を元の位置に戻す

4回行う

③ ADL指導

日常生活の息切れには、自己管理能力を高める ADL指導を行う

> 呼吸を同調させるために**ゆっくりと動作**を行い**息こらえや前傾姿勢は控える**よう指導するよ！

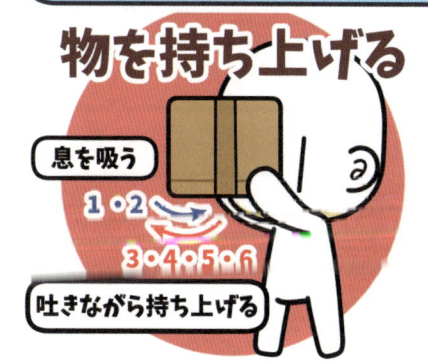

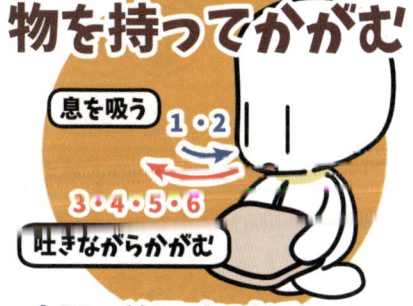

物を持ち上げる
- 息を吸う 1・2
- 吐きながら持ち上げる 3・4・5・6

物を持ってかがむ
- 息を吸う 1・2
- 吐きながらかがむ 3・4・5・6

中腰で前屈みになるのは×

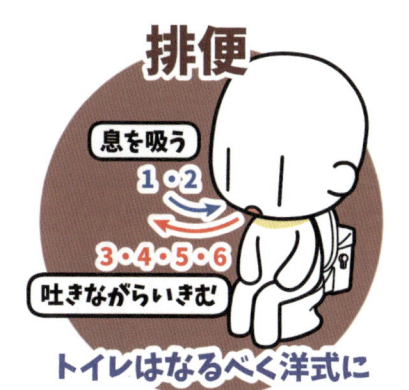

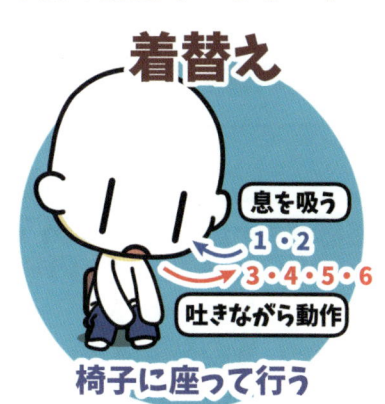

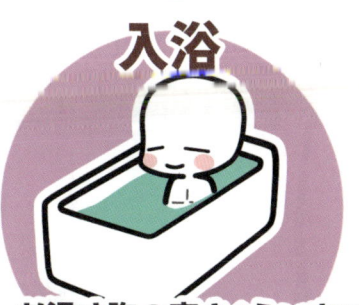

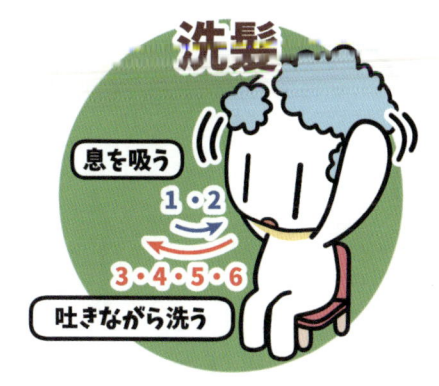

排便
- 息を吸う 1・2
- 吐きながらいきむ 3・4・5・6

トイレはなるべく洋式に

着替え
- 息を吸う 1・2
- 吐きながら動作 3・4・5・6

椅子に座って行う

入浴
- お湯は胸の高さくらいまで
- ぬるめのお風呂
- 長風呂は避ける

洗髪
- 息を吸う 1・2
- 吐きながら洗う 3・4・5・6

ステージⅣ

てんちゃんのワンポイント講座

排痰療法について

自力で痰がうまく出せない場合は、排痰療法を行うとよい。以下にその方法と手順を示す

❶ 痰を評価する

はじめに**触診**と**聴診**で痰の位置と性状を調べる

触診の方法

手のひら全体で左右の胸郭に触れ、**ラトリング**が生じた場所から痰の位置を推測する

ラトリングとは、痰などの分泌物が呼吸に伴い振動する現象のことである

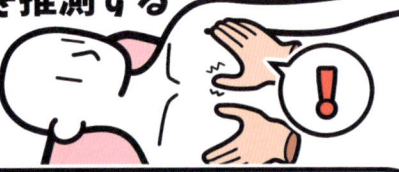

聴診の方法

聴診器を直接肌にあてて、上から下に向かい**音が聞こえる場所、音の強さ、音の性状**を確認する

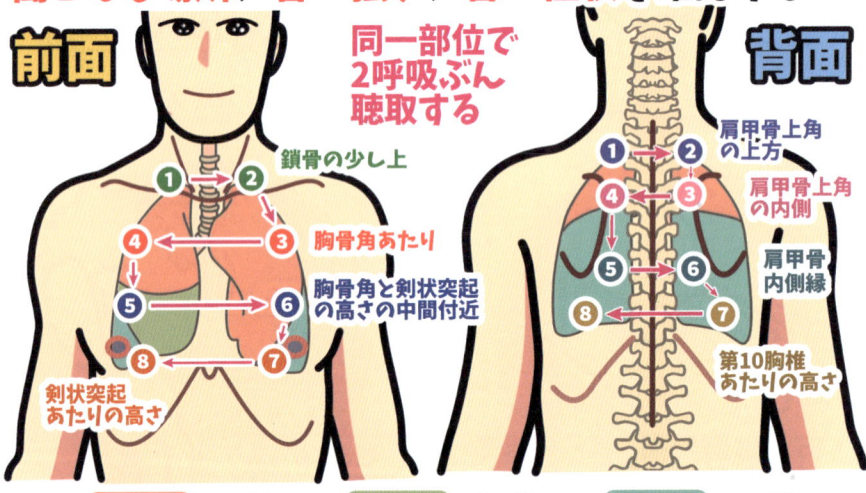

同一部位で2呼吸ぶん聴取する

前面
- ❶❷ 鎖骨の少し上
- ❸❹ 胸骨角あたり
- ❺❻ 胸骨角と剣状突起の高さの中間付近
- ❼❽ 剣状突起あたりの高さ

背面
- ❶❷ 肩甲骨上角の上方
- ❸❹ 肩甲骨上角の内側
- ❺❻ 肩甲骨内側縁
- ❼❽ 第10胸椎あたりの高さ

■ 上葉　■ 中葉　■ 下葉

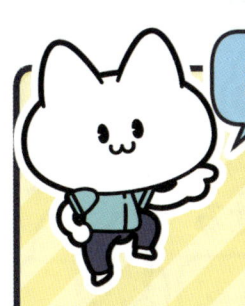

聴診ではこういう音が聞こえるよ！

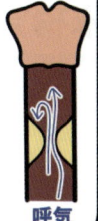

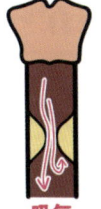

引っ張るような音（連続音）

いびき音（ロンカイ）
吸気と呼気をとおして「グーグー」といったいびきのような連続した音が聞こえる

【主な疾患】
COPDや気管支拡張症など

聴診部位の前面❶❷で聴取

笛音（ウィーズ）
呼気終末に「ヒュー、ヒュー」といった高めの連続した音が聞こえる。気道が狭く空気の通り道が狭いことが原因である

【主な疾患】
気管支喘息や肺気腫など

聴診部位の前面❶❷以外で聴取

気道が広がるため起きにくい／気道が狭くなるため生じる

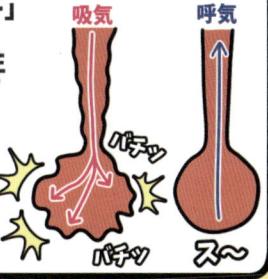

途切れ途切れの音（断続音）

捻髪音（ファイン・クラックル）
吸気の終末に「パチパチ」という細かい破裂音が聞こえる。肺胞の弾力性がなくなった状態を表す

【主な疾患】
間質性肺炎やじん肺など

聴診部位の前面❼❽や後面❺❻❼❽で聴取

水泡音（コース・クラックル）
主に吸気の初期に「ブクブク」という低く長めな音が聞こえる

【主な疾患】
慢性気管支炎や肺炎など

聴診部位の前面❶❷以外で聴取

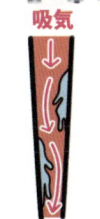

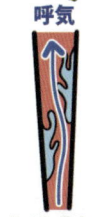

気道が細くなるため起きやすい／気道が太くなるため生じにくい

ステージⅣ

❷ 痰を移動する

❶で評価した痰の位置をもとに、**体位ドレナージ**で末梢気道から中枢気道へ痰を移動させる

> **体位ドレナージ**とは**痰の貯留部位が上になる姿勢**をとることで、痰を重力で末梢から中枢へ移動させて排出しやすくする方法だよ！

肺上葉に貯留している場合

聴診部位前面の❸〜❹、背面の❶〜❹に痰が貯留している場合は**ベッドアップ80°**の姿勢をとる

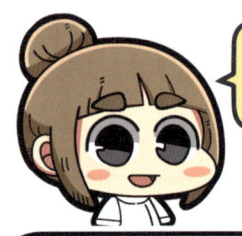

体位ドレナージは10分程度やるんだね！

80°

肺中葉または下葉に貯留している場合

聴診部位前面の❺〜❽、背面の❺〜❽に痰が貯留している場合は**前傾側臥位**の姿勢をとる

側臥位から前方へ45°身体を傾ける

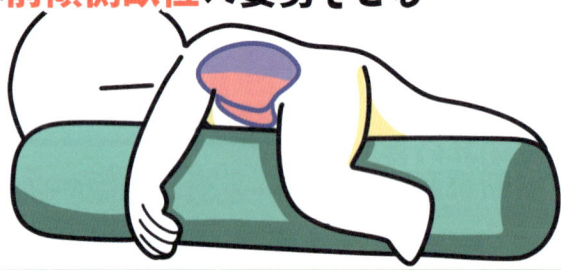

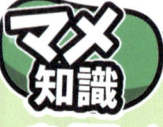

マメ知識　排痰には痰の柔らかさも大事！

痰が硬いと体位ドレナージなどを行っても、うまく排出することができない。痰の固さは体内の水分状態に左右されるため、**脱水や加湿にも注意**する必要がある

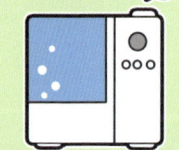

③ 痰を体外に移動する

咳嗽やハフィングを用いて、中枢気道にたまった痰を排出する

咳嗽介助

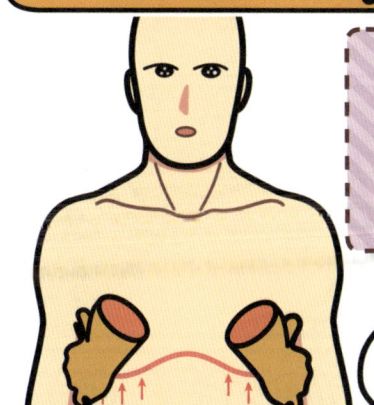

呼気筋力の低下などによって早い呼気ができない場合は**呼気に合わせて下部胸郭を他動的に介助**する

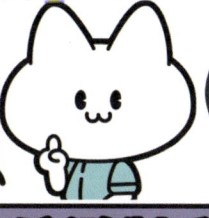

下部胸郭を軽く圧縮するよ！

ハフィング（強制呼出手技）

強く早く息を吐き出し、痰を吐き出す方法である

① 深呼吸
- 鼻から吸って口からゆっくりと最後まで吐き出し、3〜5回繰り返す

② ハフィング
- 脇腹に手のひらをあてて腕を組む
- 口を開いて声を出さずに「ハッ！ハッ！ハッ！」と3〜5回強く速く息を吐き出す
- 息を吐き出すタイミングで脇を締めて、前腕と手のひらで胸を圧迫する

③ 咳
- ハフィングのあと、咳をして痰を出す
- 咳は3回程度にとどめる

ステージⅣ

てんちゃんのワンポイント講座
痰の吸引について

痰を自力で出すことが難しい患者さんには吸引が必要となるため、以下に吸引の手順を示す

> OTでも吸引をすることがあるから、いざという時に備えて覚えておくといいよ！

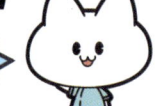

① 道具を準備する

手袋をはめる前に
- チューブをほどく
- アルコール綿の蓋を取る

などの準備をしておく

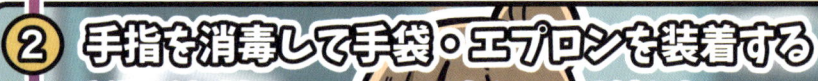

② 手指を消毒して手袋・エプロンを装着する

手袋を付けたら、いろいろなところは触らない!!

利き手
吸引カテーテルの先など超清潔な物だけを触る

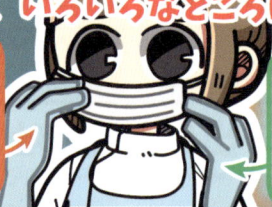

非利き手
吸引器のボタンやホースを操作する

③ 吸引圧を15〜20kPaくらいに設定する

20kPa(150mmHg)以下にしないと、気道の粘膜を損傷する可能性がある

④ 吸引カテーテルとコネクティングチューブを接続する

吸引カテーテルがブラブラして先端が周囲に触れないよう注意!

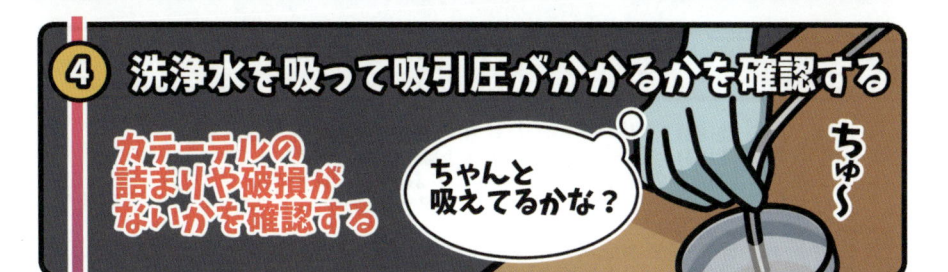

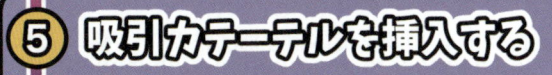

④ **洗浄水を吸って吸引圧がかかるかを確認する**

カテーテルの詰まりや破損がないかを確認する

ちゃんと吸えてるかな？

ちゅ〜

⑤ **吸引カテーテルを挿入する**

- 嘔吐反射が強い人は誤嚥リスクが高いためギャッジアップ15〜30°にする
- 吸引カテーテルを挿入する時は吸引圧をかけない
- 口からの吸引は口腔から咽頭へ10〜13cm 鼻からの吸引は鼻から15〜20cmを目安に挿入する

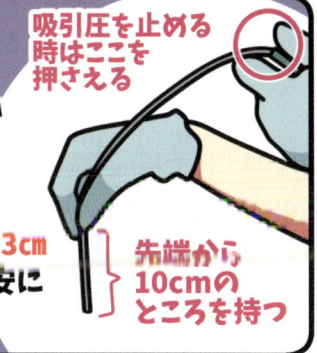

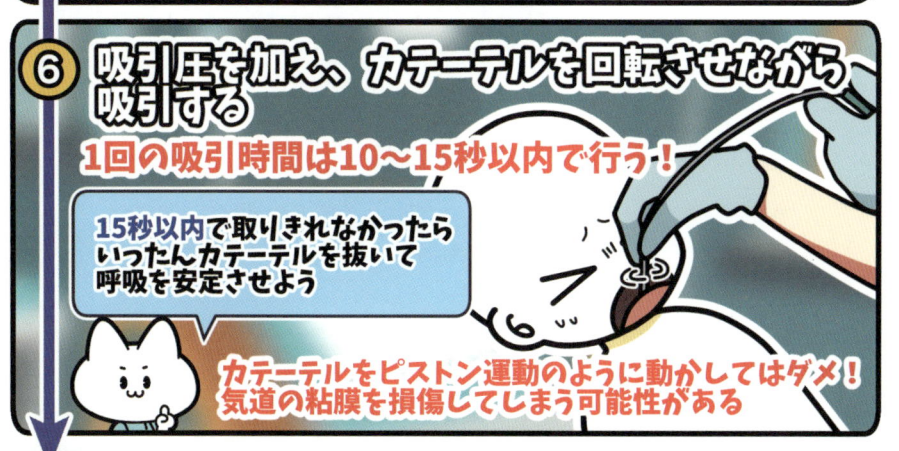

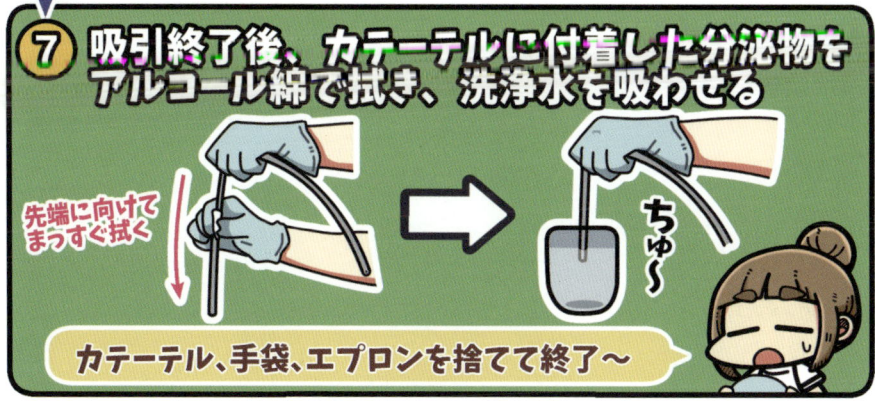

吸引圧を止める時はここを押さえる

先端から10cmのところを持つ

⑥ **吸引圧を加え、カテーテルを回転させながら吸引する**

1回の吸引時間は10〜15秒以内で行う！

15秒以内で取りきれなかったらいったんカテーテルを抜いて呼吸を安定させよう

カテーテルをピストン運動のように動かしてはダメ！気道の粘膜を損傷してしまう可能性がある

ステージⅣ

⑦ **吸引終了後、カテーテルに付着した分泌物をアルコール綿で拭き、洗浄水を吸わせる**

先端に向けてまっすぐ拭く

ちゅ〜

カテーテル、手袋、エプロンを捨てて終了〜

文献

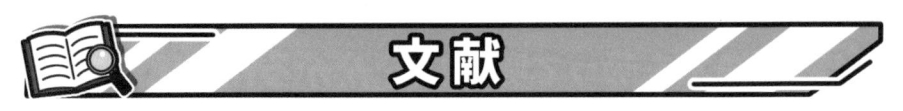

1）森岡　周，他(編)：神経理学療法学 第3版．医学書院，2022
2）田中友也，他(編)：ＰＴ臨床ポケット手帳．ヒューマン・プレス，2024
3）金子唯史：脳卒中の機能回復―動画で学ぶ自主トレーニング．医学書院，2023
4）長崎重信(編)：作業療法学ゴールドマスター・テキスト 身体障害作業療法学 第3版．メジカルビュー社，2022
5）佐野恭子，他：脳卒中患者麻痺側上肢に対する集中訓練プログラム(CI療法)の実際．理学療法　24：1541-1547，2017
6）武田淳史(監)，浅沼辰志(編)：作業処方―症例の分析と思考プロセス．メジカルビュー社，2013
7）岡山県高次脳機能障害支援普及事業 相談支援体制連携調整委員会(編)：高次脳機能障害 第3版(https://h.kawasaki-m.ac.jp/koujinou/document/10-2_pamphlet.pdf)2024年12月5日閲覧
8）大沢愛子，他：認知症に対する非薬物的療法とそのエビデンス．日本老年医学会雑誌 57：40-44，2020
9）稲川利光(編)：整形外科ビジュアルリハビリテーション．学研メディカル秀潤社，2021
10）山村　恵，他(監)，三木貴弘(編)：こんなときどうする!? 整形外科術後リハビリテーションのすすめかた．医学書院，2021
11）日本循環器学会，他：2021年改訂版心血管疾患におけるリハビリテーションに関するガイドライン(https://www.j-circ.or.jp/cms/wp-content/uploads/2021/03/JCS2021_Makita.pdf)2024年12月5日閲覧-487,2006

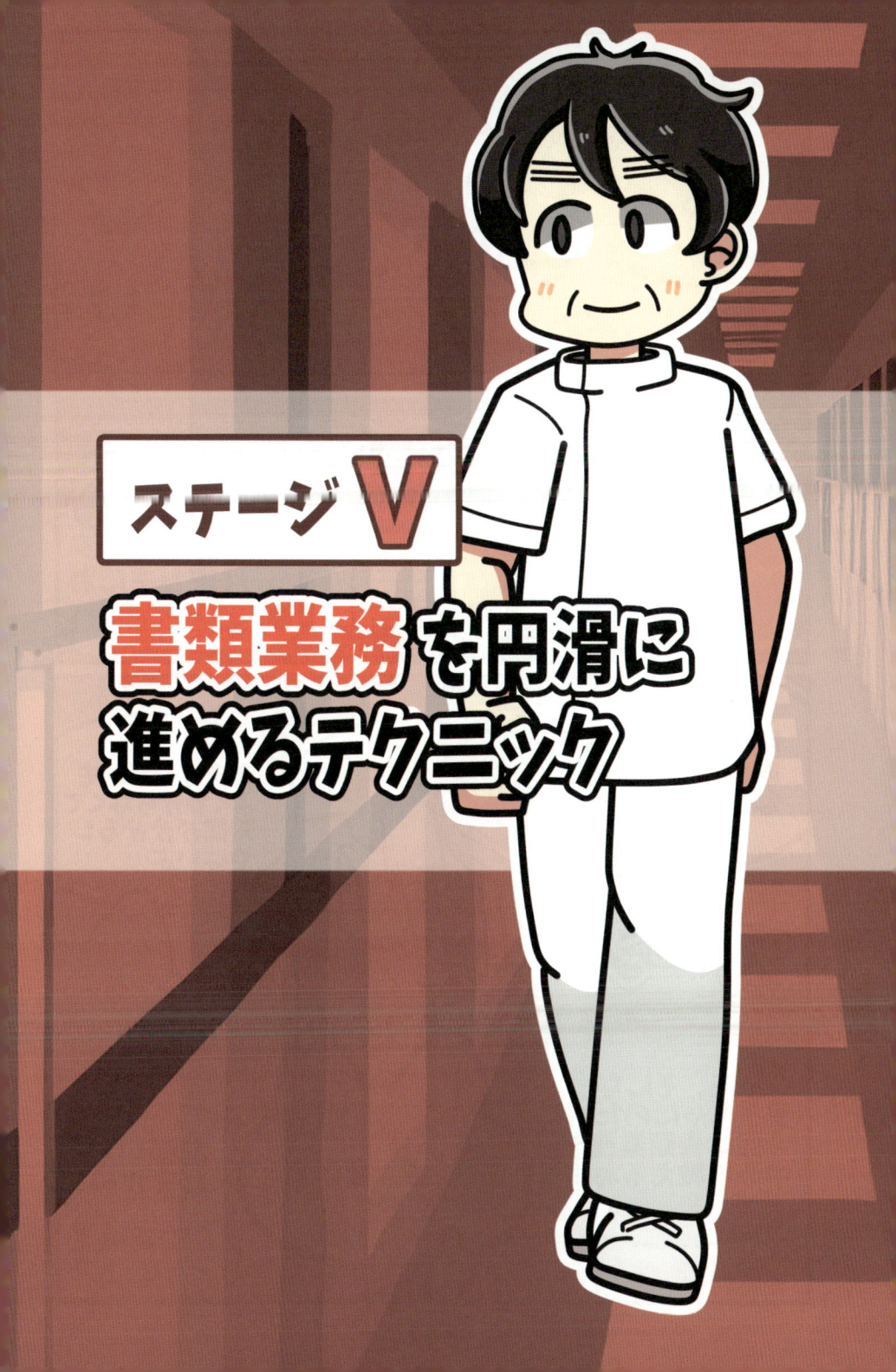

ステージ V
書類業務を円滑に進めるテクニック

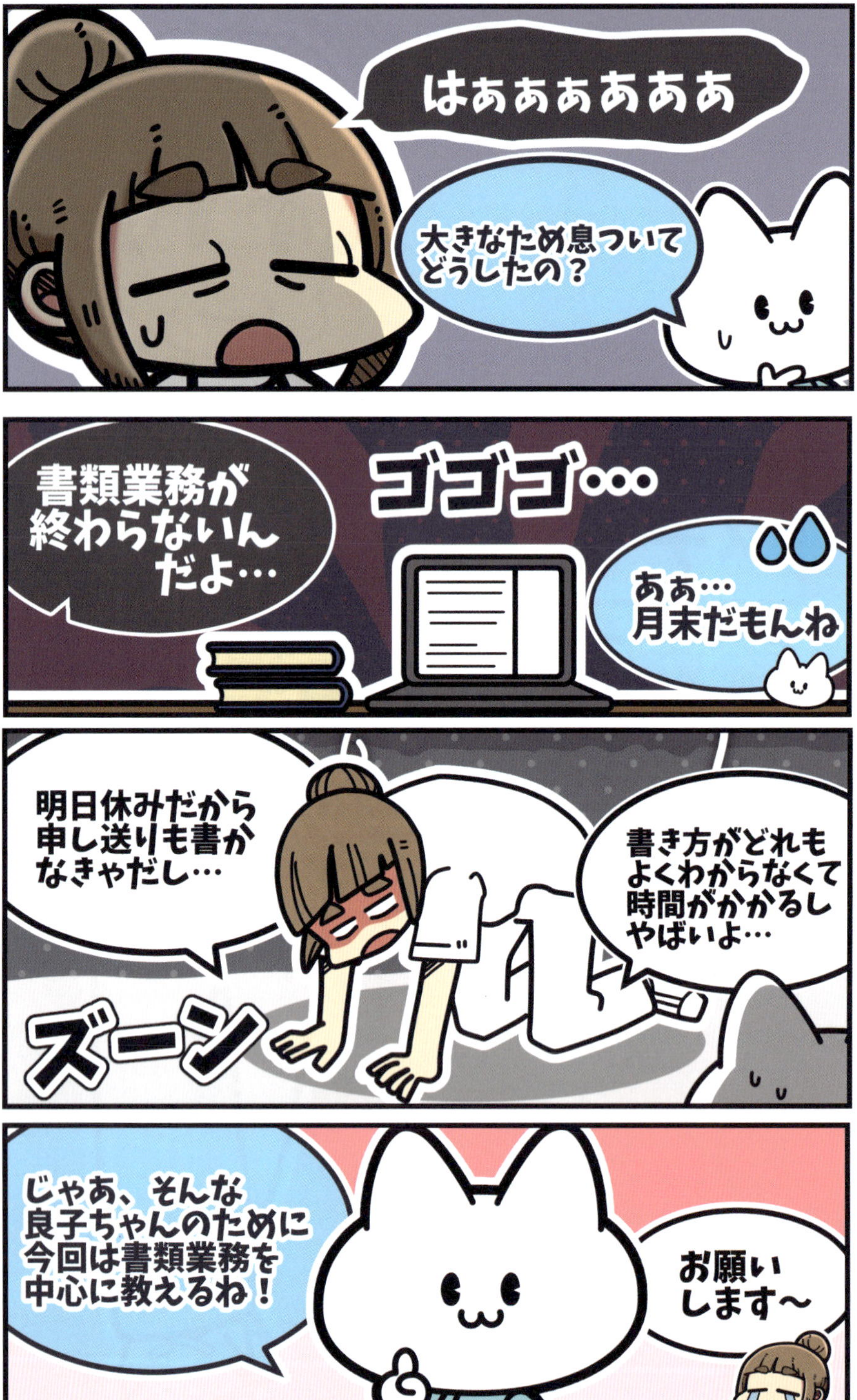
はぁぁぁあああ
大きなため息ついて
どうしたの？
書類業務が
終わらないいん
だよ…
ゴゴゴ…
あぁ…
月末だもんね
明日休みだから
申し送りも書か
なきゃだし…
書き方がどれも
よくわからなくて
時間がかかるし
やばいよ…
ズーン
じゃあ、そんな
良子ちゃんのために
今回は書類業務を
中心に教えるね！
お願い
します～

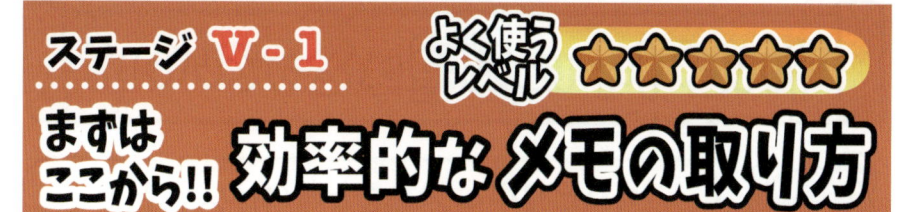

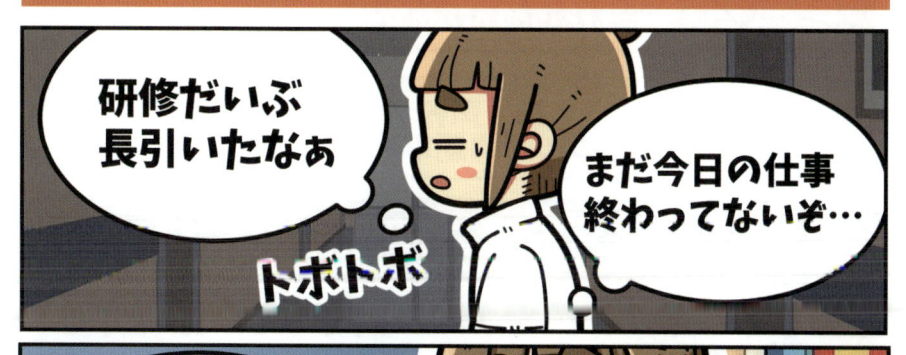

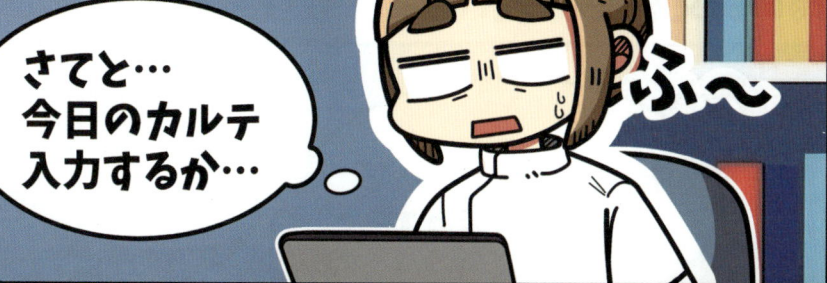

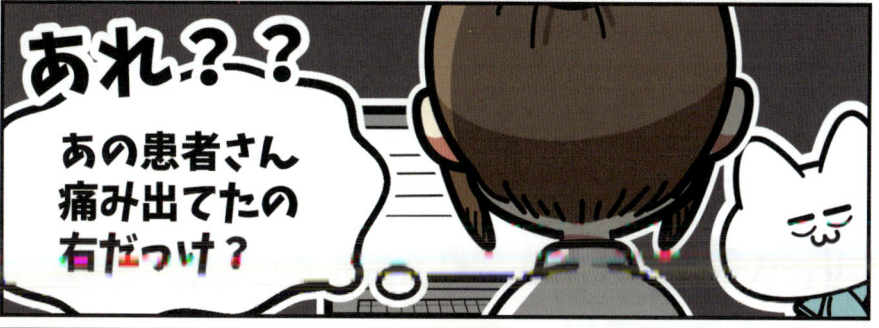

ステージ V-1
まずはここから!! 効率的な メモの取り方

よく使うレベル ★★★★★

研修だいぶ長引いたなぁ

まだ今日の仕事終わってないぞ…

トボトボ

さてと…今日のカルテ入力するか…

ふ〜

あれ??

あの患者さん痛み出てたの右だっけ?

あとで思い出そうとすると忘れちゃうから**メモをとっておく**ことが大事だよね!

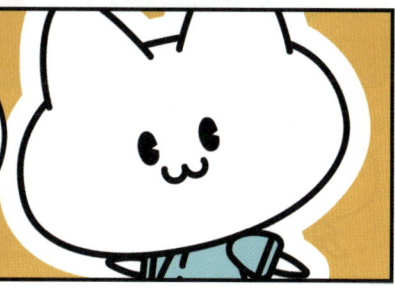

リハビリ中にメモはとっていい?

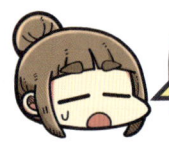

- リハビリ中にメモをとるのは失礼だと思われないかな??
- 患者さんにきちんと声かけして承諾が得られれば問題ないよ!

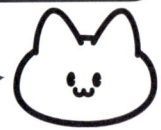

メモをとる時の確認フレーズ

記録をする際に、患者さんに前もって声かけする時の例文を以下に示す

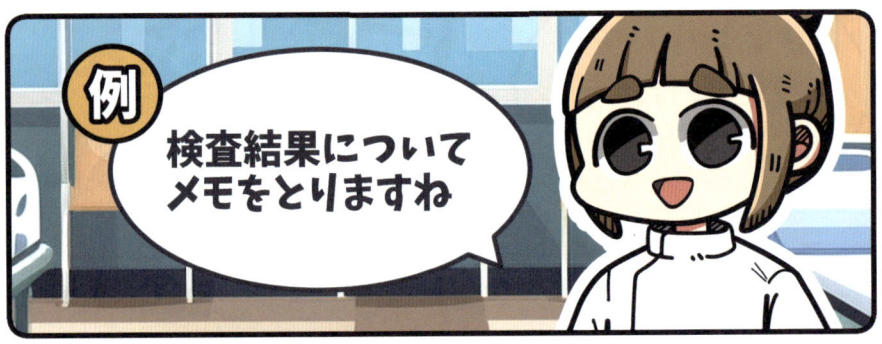

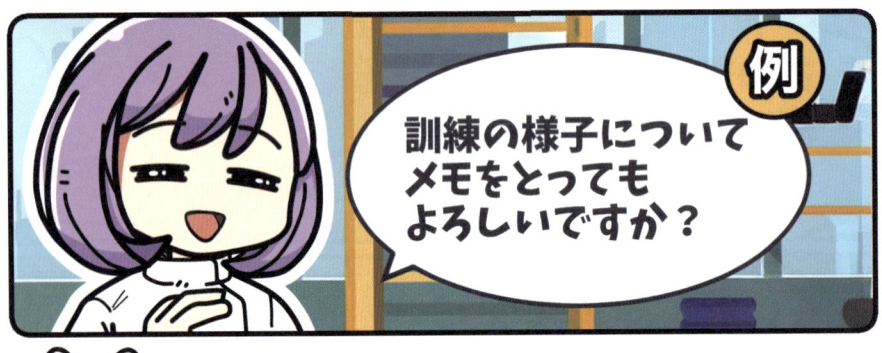

例 検査結果についてメモをとりますね

例 訓練の様子についてメモをとってもよろしいですか?

大丈夫かどうか心配な時はとりあえず声かけしておこう!

メモはどうやってとる？

ここでは最小の労力でメモをとるためのポイントを紹介するね！

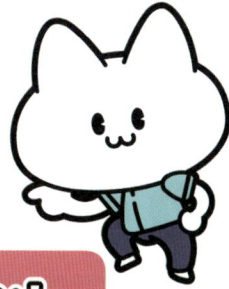

効率的にメモをとる7ポイント

1. **タイトルと日付を書く**
2. メモは1冊だけ
3. いつ・どこで・だれが・どのように を書くように意識する
4. **ひらがなやカタカナで書く**
5. 重要な部分だけ書く
6. 早く書けて自分で読める程度の字で書く
7. 絶対に覚えておける自信があるもの以外はメモをする意識をもつ

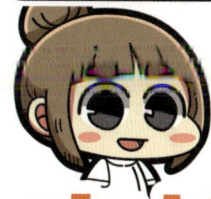

カタカナを駆使しよう！

難しい漢字を書くよりはカタカナで書くほうが楽だね

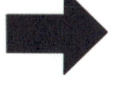

高橋 26画 → タカハシ 10画

ステージ V-2 よく使うレベル ★★★★★

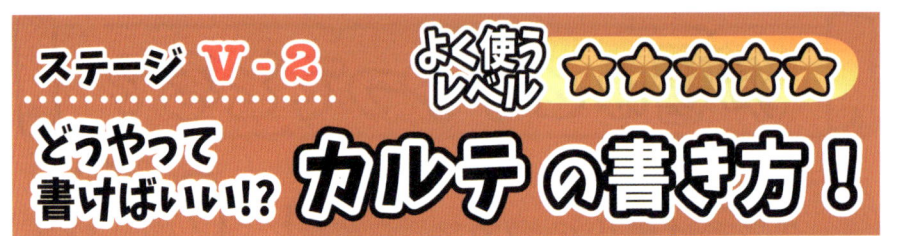

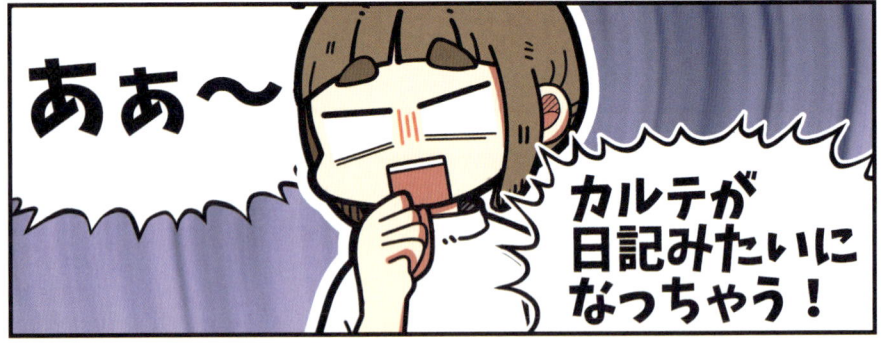

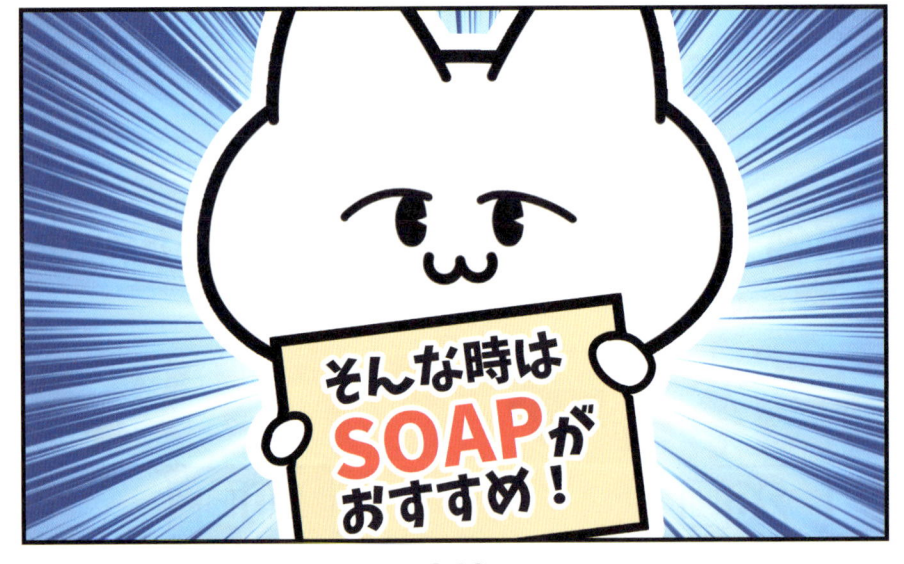

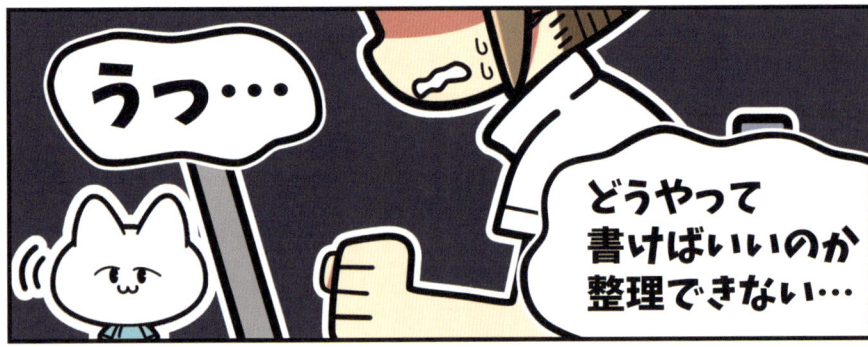

どうやって書けばいい!? カルテの書き方！

あぁ〜

カルテが日記みたいになっちゃう！

うっ…

どうやって書けばいいのか整理できない…

そんな時は **SOAP** がおすすめ！

カルテは実際どう書く？

SOAPとは、医療現場で広く使用される記録方法の1つである。**1つの問題ごと**に形式に沿ってまとめる

SOAPの流れ

主観的情報 (Subject)	客観的情報 (Object)	評価 (Assesment)	計画 (Plan)
S	**O**	**A**	**P**
患者さんの訴え	検査や観察から得られる情報	SとOから考察されて出る答	今後の治療やリハビリ計画

SOAPの詳細

SOAPの記載内容について、詳細を以下に示す

S 主観的情報

1. 患者さん自身の語り
2. 患者さんが体験している症状
3. 生活に支障をきたしていること など

患者さんのことを知りたい！理解したい！という気持ちで話を聞くことが大切！

O 客観的情報

1. バイタルサイン
2. 評価結果
   （例：ROM、MMTなど）
3. 観察した内容 など

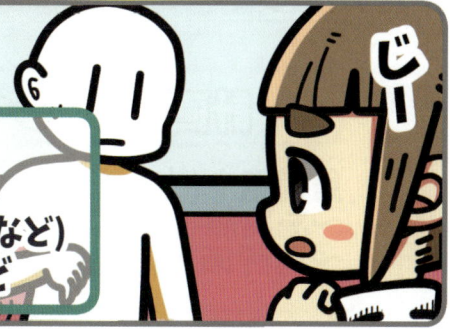

ステージⅤ

A 評価

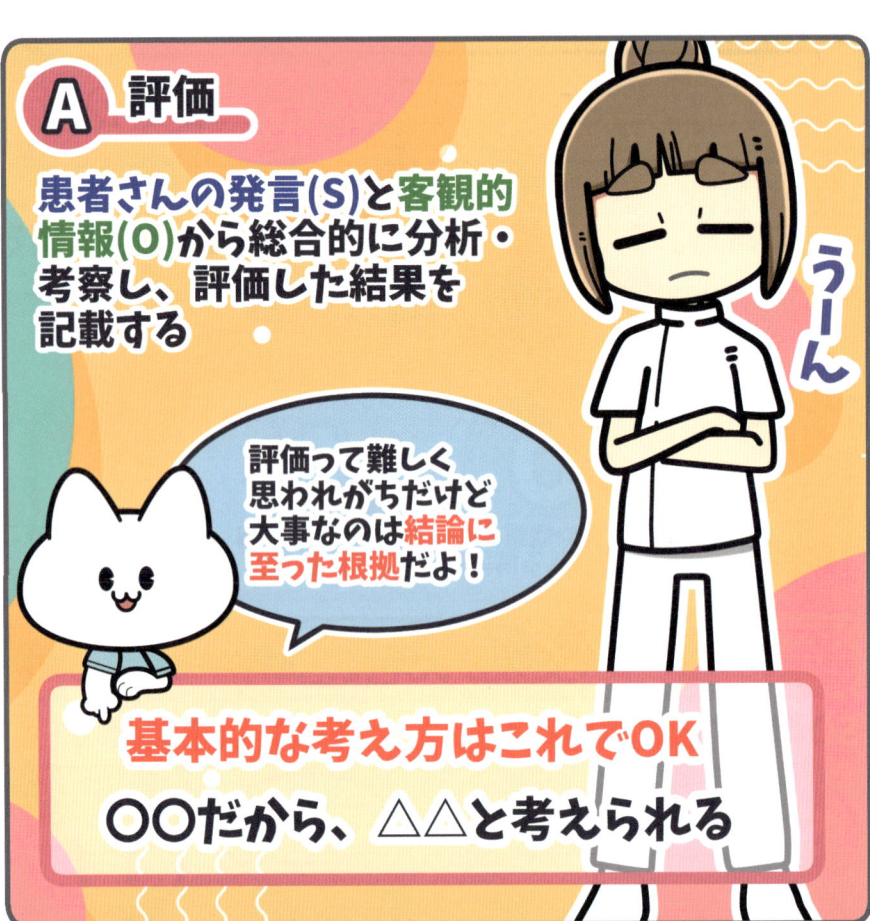

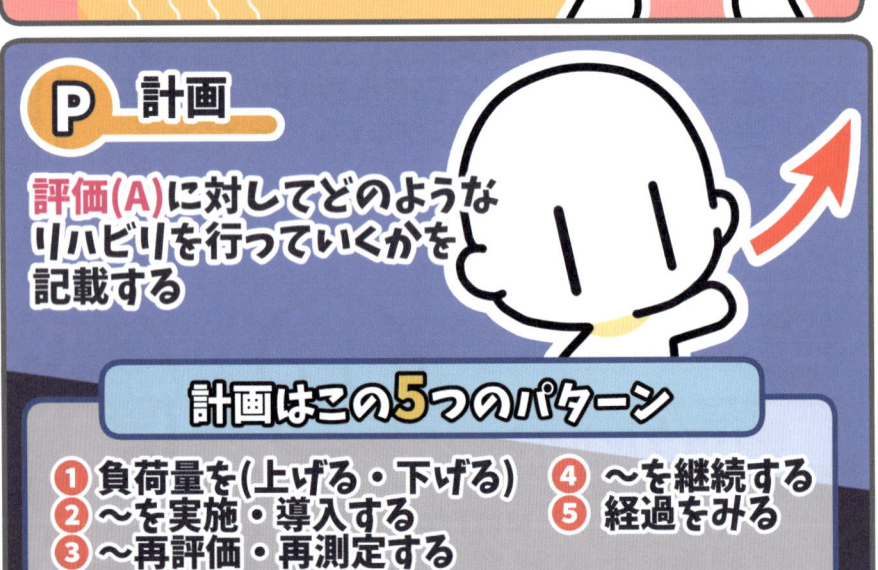

患者さんの発言(S)と客観的情報(O)から総合的に分析・考察し、評価した結果を記載する

> 評価って難しく思われがちだけど大事なのは**結論に至った根拠**だよ！

基本的な考え方はこれでOK

〇〇だから、△△と考えられる

P 計画

評価(A)に対してどのようなリハビリを行っていくかを記載する

計画はこの5つのパターン

① 負荷量を(上げる・下げる)
② 〜を実施・導入する
③ 〜再評価・再測定する
④ 〜を継続する
⑤ 経過をみる

SOAPの実用例

SOAPを活用したカルテの記載例を以下に示す

S)「歩くのが少し楽になってきた」
「早く家に帰りたい」
― 患者さんの発言

O) 右下肢のMMTは、股関節の屈曲、膝関節の伸展ともに3レベルで、歩行はピックアップ歩行器を使用して約50mを見守りで歩行可能。荷重量にも注意できている。疼痛は安静時NRS1、運動時NRS3と改善傾向

NRS：ヌーメリック・レイティング・スケール
― 客観的情報

A) 下肢筋力は徐々に改善傾向であるが自宅退院に向けて、さらに歩行距離の延長、杖や独歩など歩行手段の獲得を図る必要がある
― 評価

P) 筋力強化訓練とバランス訓練、歩行訓練を継続する
― 計画

ステージⅤ

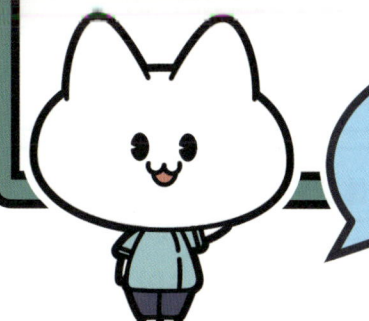

はじめは大変かも知れないけれど書いていくうちにだんだんコツがつかめてくるよ！

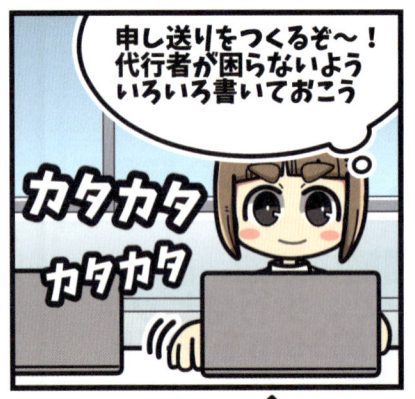

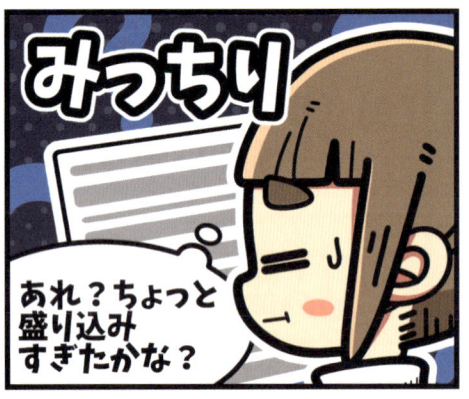

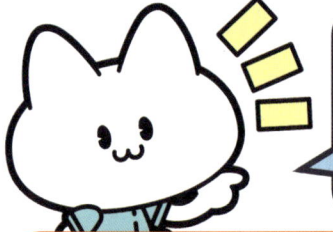

ステージ V-3 よく使うレベル ★★★★★
リハビリ代行!! 申し送りのポイント

> 申し送りをつくるぞ〜！代行者が困らないよういろいろ書いておこう

カタカタ カタカタ

みっちり

> あれ？ちょっと盛り込みすぎたかな？

> 申し送りは必要な情報を押さえつつ、読みやすく**コンパクトにまとめる**のが大事だね！

標準的な申し送りの項目

① 患者さんの氏名、部屋番号など

② 疾患名（主疾患・合併症）

③ 注意点（リスク・禁止事項・制限・精神状態・注意する言動など）

④ 最近の状況・状態（身体状態・ADL・目標など）

⑤ リハビリの内容（ROM訓練、筋力訓練、ADL訓練など）

申し送りの例文

申し送りの流れに基づいた記載例を以下に示す

1. 患者名・部屋番号など
- 氏名：山田 春子（75歳）、女性
- 部屋：西4階 412号室

2. 疾患名
- 主疾患：右大腿骨頸部骨折
  （観血的整復固定術後；γネイル）
- 合併症：心不全
- 既往歴：高血圧

※特に重要な部分はわかりやすいように工夫するとよい

3. 注意点
- 禁止事項：荷重制限あり（1/2荷重）、急な動作
- 認知機能：短期記憶の軽度低下あり
- 性格：几帳面だが、自信過剰な面あり
- コミュニケーション：若干聞こえにくさあり

4. 最近の状況・状態
- ADL：歩行器歩行、トイレは見守り
- 現在の目標：安全な歩行獲得、自宅退院

5. リハビリの内容
- 基本動作訓練、筋力強化（股関節・膝関節を中心に）、バランス訓練、歩行訓練（歩行器使用、荷重量に注意）

【追記事項】
- トイレ誘導時は転倒や術側下肢の荷重に注意する
- リハビリ中、疲労感や痛みを確認する

ステージV

A4用紙半分ほどの文章量がちょうどいいよ！

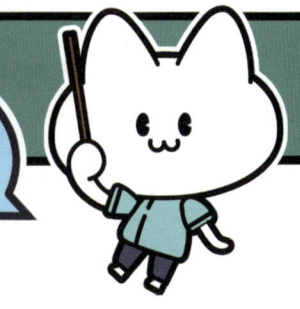

ステージ V-4　よく使うレベル ★★★★★

流れが大切!! 報告書・計画書を書こう

担当患者さんが明日急に転院することになったよ！急いで報告書つくらなきゃ

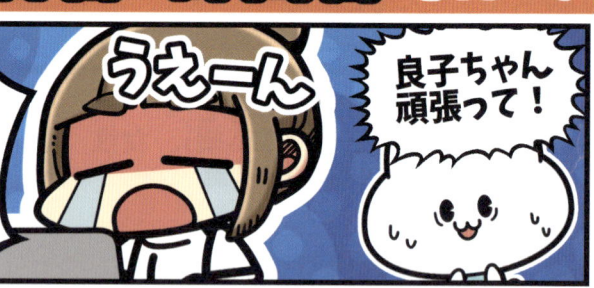

うえーん

良子ちゃん頑張って！

リハビリ報告書の書き方

リハビリ報告書は、月末や退院時、リハビリ終了時などに作成する書類である

患者さんの経過や状態を簡潔に書くのね

リハビリ報告書の流れ

① リハビリを始めた時の状態

② 何を目標としてどんなリハビリをしたか

③ どのような経過をたどったか

④ 報告書の作成時点でどのような状態か

読み手が医療従事者じゃない場合が多いので、一般の人でもわかる表現を使うといいよ！

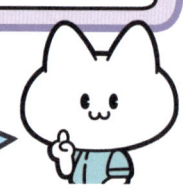

リハビリ報告書の例

リハビリ報告書の記入例を以下に示す

○月上旬は、右下肢の荷重制限(25kg)があり、ピックアップ歩行器を使用して約20m程度の移動が限界でした。筋力は右下肢のMMTは2～3と低下しており、股関節周囲に痛みを伴いベッド上の動作も一部介助が必要な状態でした

——リハビリを始めた時の状態

リハビリでは、安全な歩行器歩行の獲得、下肢筋力の向上、基本動作の自立を目標に筋力訓練や歩行訓練、ADL訓練を中心に実施しました

——目標とリハビリの内容

経過としては、歩行距離は徐々に延長し荷重量に注意しながら50mまでピックアップ歩行器での移動が可能となりました。また、下肢筋力はMMT3に改善し、起居移動もほぼ自立レベルとなっています

——経過と報告書作成時の状態

ステージV

リハビリ計画書の書き方

リハビリ計画書とは「**今後どのようなリハビリをしていくか**」を示した書類である

> 患者さんの問題点やそれに対する解決策などを記載するよ！

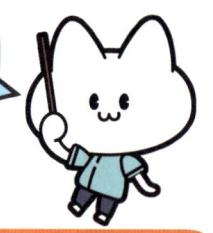

リハビリ計画書の流れ

① 現時点での問題点や課題

例
- ～が課題となっている状態です
- ～のリスクは残存しています
- ～が低下している状態です

② 何を目標としてどんなリハビリをするか

例

(期待される効果を得る)ために〇〇の訓練を実施していきます

③ リハビリをする際の注意点や備考など

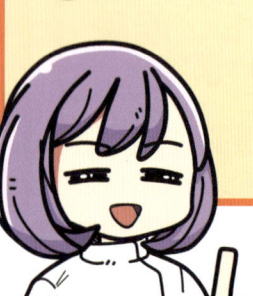

例

(理由)があるため〇〇に注意してリハビリを実施していきます

> 本人・家族・主治医などの希望や指示と相違がないか注意しながら書きましょう！

リハビリ計画書の例

リハビリ計画書の記入例を以下に示す

近所までの買い物を一人で行けるようになりたいとの希望でリハビリを継続しています。術部の痛みは改善されてきていますが、術側下肢の筋力はMMT3レベルと低下があり、荷重制限もある状態です

現時点での問題点や課題

自宅退院を目標に、筋力や歩行の耐久性向上を目指し、引き続き、筋力訓練・屋内歩行訓練などを実施していきます

何が目標でどんなリハビリをするか

心不全の既往があるため、体調の変動に注意して、リハビリを継続していきます

リハビリの際の注意点など

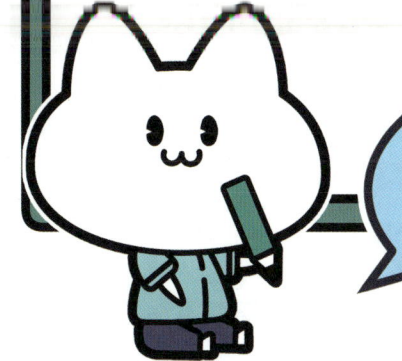

> 1カ月ほどで達成できる短期目標を考えよう！

ステージV

てんちゃんのワンポイント講座
読みやすい文章のポイント

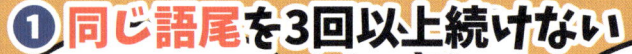

❶ 同じ語尾を3回以上続けない

- 語尾に同じ言い回しが続くと読みにくくなっちゃうよね
- 同一の語尾が続かないよう工夫してみよう

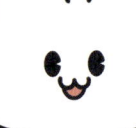

悪い例
ADL動作は更衣に時間を要しています。特にボタンの留めが難しいと話しています。訓練を行っていきます

❷ 同じ助詞を連続させない

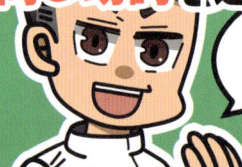

- 「の」「に」「は」といった助詞は続きやすいよな
- 言い回しや語順をかえて、調整するといいぞ！

❸ 同じ言葉は言い回しを変える

例えば「訓練」は練習やトレーニングといった言葉でも言い換えられる

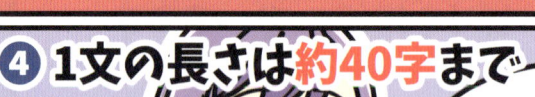

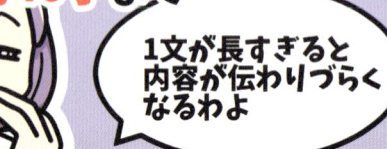

❹ 1文の長さは約40字まで

1文が長すぎると内容が伝わりづらくなるわよ

❺ 漢字、ひらがな、カタカナのバランスを意識する

難しい漢字ばかりの文章だとちょっと読みにくいかもしれませんね

ステージ V-5
よく使うレベル ★★★★☆

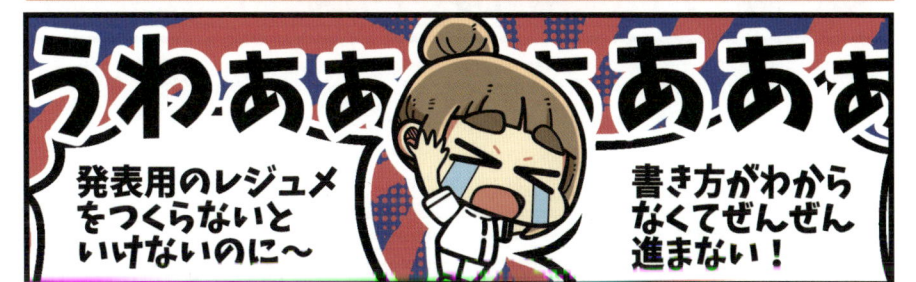

発表内容をまとめよう！レジュメの書き方

うわぁぁぁぁぁぁぁ

発表用のレジュメをつくらないといけないのに～

書き方がわからなくてぜんぜん進まない！

基本的な書き方

レジュメとは、論文や研究テーマを要約したもので、発表時の資料として用いられることが多い

標準的なレジュメの項目例

1. 所属・氏名
2. タイトル
3. はじめに
4. 症例紹介
5. 検査・測定
6. 問題点
7. 目標
8. 治療プログラム
9. 経過
10. 最終評価
11. 考察

レジュメは
① 発表の順序に整理されている
② 重要な事項に漏れがない
③ 視覚的に理解しやすい
ことが大切だよ！

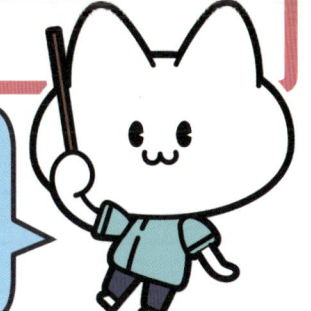

レジュメは実際どう書く？

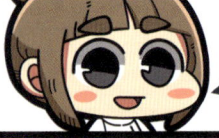

レジュメってこういう流れで書けばいいかな〜！

1. タイトル

- タイトルは35文字以内が目安
- 原因、特徴、経過などを記載する

2. 所属・氏名など

3. はじめに

- タイトルから想像される症状・経過・効果を補足する
- 発表内容の大まかな流れを記載する

4. 症例紹介

【基本情報】
- 対象者の氏名(イニシャルなど)、年齢、性別、身長、体重、BMI(体格指数)など

【医学的情報】
- 診断名、障害名、現病歴、既往歴、合併症、生化学データ、投薬状況、術式、禁忌事項、画像所見など

【社会的情報】
- 家族構成、家屋構造、住環境、職業、病前生活、趣味、1日の生活リズム、宗教など

5. 初回評価（　月　日〜　月　日）

- たくさんの情報をのせる必要があるため箇条書き・図・表・シェーマ図などを活用する

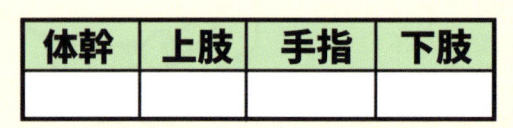

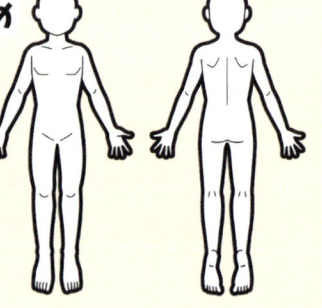

体幹	上肢	手指	下肢

> **余談**
> 話す際は **280～300文字/分** の速度が聞きやすいそうだよ！原稿をつくる時の参考にしてみてね！

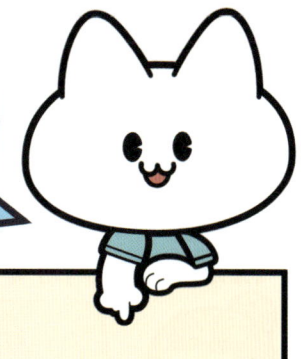

6. 問題点(課題)

- 階層ごとに主要な順序で＃番号をつけて列挙する
  #1.
  #2.
  #3.

7. 目標

- 短期目標(1週間～1カ月程度で達成できる内容)と長期目標(半年～1年程度で達成できる内容)記載する

8. 治療プログラム

- 問題点を軽減・または解決し、目標に到達するためのプログラムを立案する
- 目的や方法を記載する
- 方法は、姿勢・設定条件・強度・回数・頻度・注意事項・中止基準などの詳細を記載する

9. 経過

- プログラムの実施状況と、患者さんの身体機能・生活状況の変化を記載する

10. 最終評価

- スペースの関係もあるので、初回評価と同じ項目をすべてのせなくてもよい
- 変化があった点や主要な部分だけ抜粋する

11. 考察

- 症例を振り返って、自己の評価から介入に対する客観的な検証や文献との比較などを行う

てんちゃんのワンポイント講座
ケースレポートの書き方

ケースレポート（症例報告）とは疾患の症状や治療、経過などに関する詳細な報告である

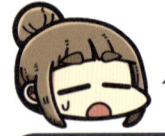

> ケースレポートって何からどう書けばいいのか全然わからないなぁ

> ケースレポートは、基本的に以下の流れで書けばまとまるよ！

- I. はじめに
- II. 症例プロフィール
  - ① 氏名、性別、生年月日
  - ② 診断名、発病時期、入院日
  - ③ 家族構成、家庭環境
  - ④ 生育歴、教育歴、職歴
  - ⑤ 現病歴
  - ⑥ 主訴、現在の症状
  - ⑦ その他個人因子
  - ⑧ 生活背景・環境
- III. 他部門の治療・援助情報
- IV. 作業療法評価
- V. 治療・援助計画
- VI. 経過
- VII. 考察
- VIII. まとめ
- IX. 参考文献
- X. （必要に応じて）添付資料

> 詳しい内容は先輩のレポートを参考にしながら書くのがいいわね！

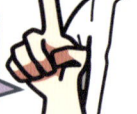

ステージ V-6
意外と多い！臨床以外の業務を効率化

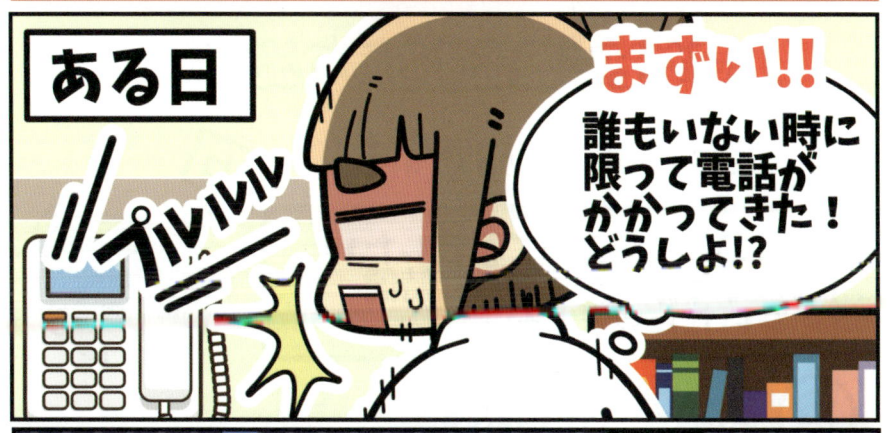

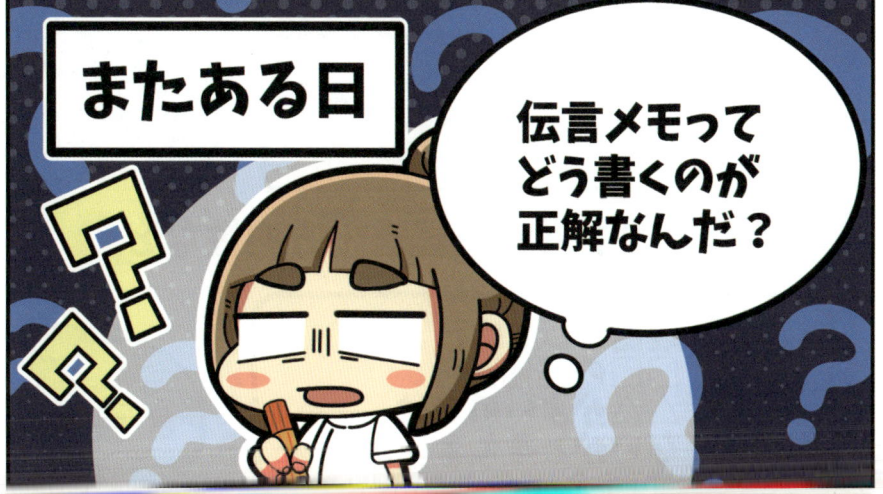

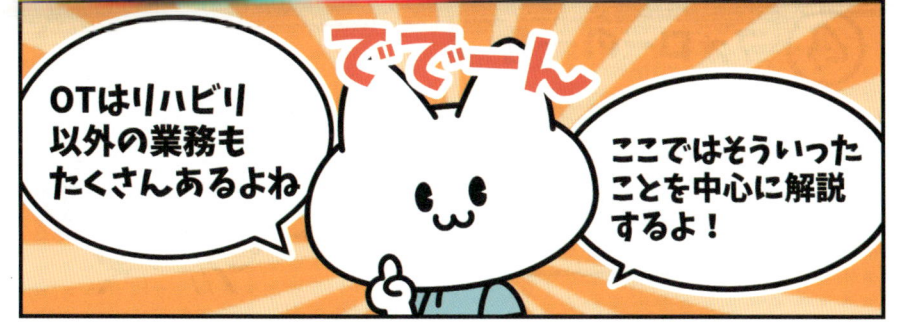

よく使うレベル ★★★★☆

ある日

プルルル

まずい!!
誰もいない時に限って電話がかかってきた！どうしよ!?

またある日

？？

伝言メモってどう書くのが正解なんだ？

ででーん

OTはリハビリ以外の業務もたくさんあるよね

ここではそういったことを中心に解説するよ！

報告・連絡・相談のポイント

報告・連絡・相談が不十分だと、事故などに発展する危険性もあるため、重要な仕事の一つである

上司などに報告する時の流れ

① 相手の都合を確認する

> ○○についてのご報告したいのですが、いまからお時間をいただけますか？

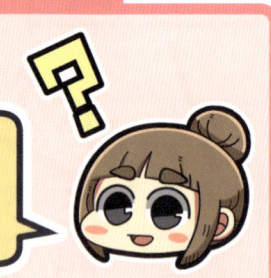

② 結論から先に話す

> ○○ですが、△△しようと考えています

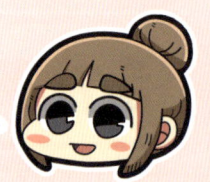

③ 具体的な理由・経過・方向性など

> 例）理由としては、□□の経過から△△がよいのではないかと考えました

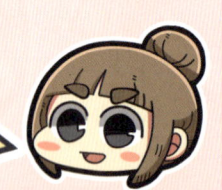

④ フォローの一言

> ありがとうございました　宜しくお願いします　など

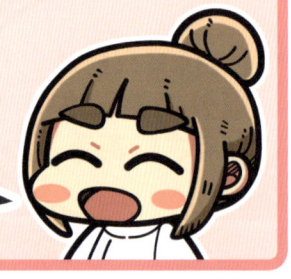

伝言メモはここを押さえよう!!

伝言メモは、メモをもらった人が、すぐ行動できるよう簡潔に書くことが重要である

伝言メモを書く際のポイント
1. 時系列ではなく結論が先
2. 要点は箇条書き
3. 記号などをうまく活用

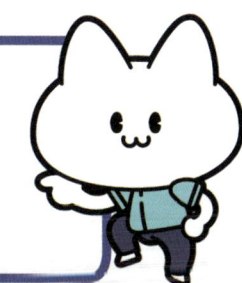

伝言メモの例

鈴木さん

結論から先に
5/30(金) 11:15
佐藤MSWより入電
折り返しご連絡をお願いします

- TEL ○○○-○○○○-○○○○
- 要件：田中さんの退院前カンファの日程調整の件

補足は箇条書きで簡潔に

※本日18:00退社予定とのこと
　宜しくお願いします

記号も使ってわかりやすく

左京

ステージⅤ

ドキドキ!! どうする!? 電話対応

電話は苦手意識がある人も多いが、基本の対応を把握しておくことで落ち着いて対応ができる

電話を受けた後の流れ

① 電話をとり、施設名と自分の名前をいう

お電話ありがとうございます
○○病院リハビリテーション科
□□でございます

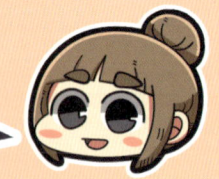

② 相手の所属・名前・要件を確認する

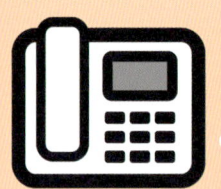

××福祉機器の田中と申しますが、理学療法士の△△先生いらっしゃいますか？

③ 要望に合わせて対応する

只今お取次ぎ致しますので少々お待ちください

只今△△は席を外しております。戻りしだい折り返しお電話させていただいてもよろしいでしょうか？
→電話番号を確認する

④ 挨拶をして電話を切る

□□が承りました。
お電話ありがとうございました

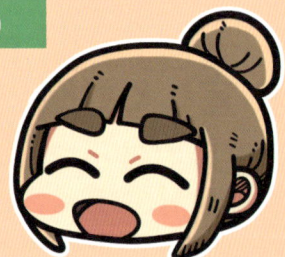

電話をかける時の流れ

① 電話がつながったら所属と氏名をいう

> いつもお世話になっております
> or
> お忙しいところ失礼致します

> 私、〇〇病院
> リハビリテーション科の
> □□と申します

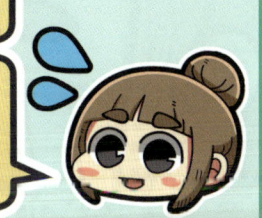

② 電話を取り次いでもらう

> △△科の××さんへお取次ぎ
> をお願いできますか？

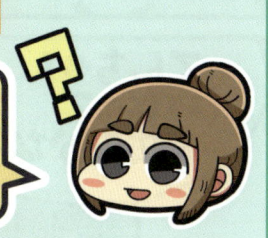

③ 要件に合わせて話し始める

> 電話を取り次いでもらったら
> 改めて❶の部分をいう

> (ご担当の)◇◇さんの件で
> (ご報告・ご相談)があり
> お電話させていただきました

> 事前に要件をメモなどに
> まとめておくと焦らずに
> 話しやすいよ！

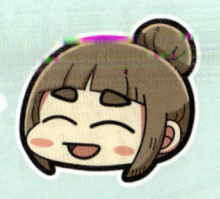

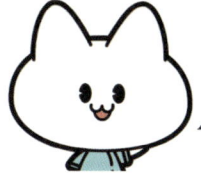

ステージⅤ

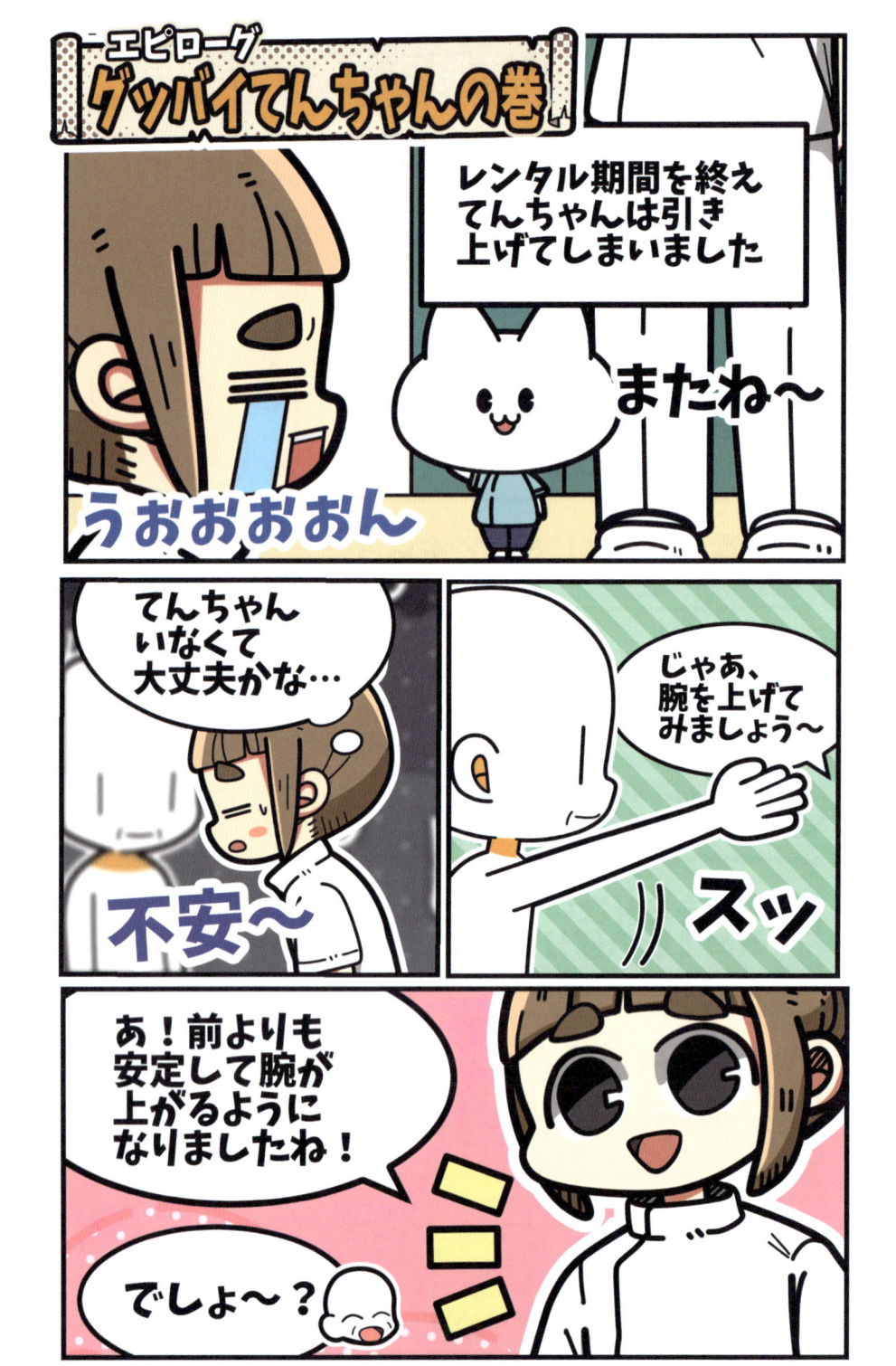

エピローグ グッバイてんちゃんの巻

レンタル期間を終えてんちゃんは引き上げてしまいました

またね〜

うおおおおん

てんちゃんいなくて大丈夫かな…

不安〜

じゃあ、腕を上げてみましょう〜

スッ

あ！前よりも安定して腕が上がるようになりましたね！

でしょ〜？

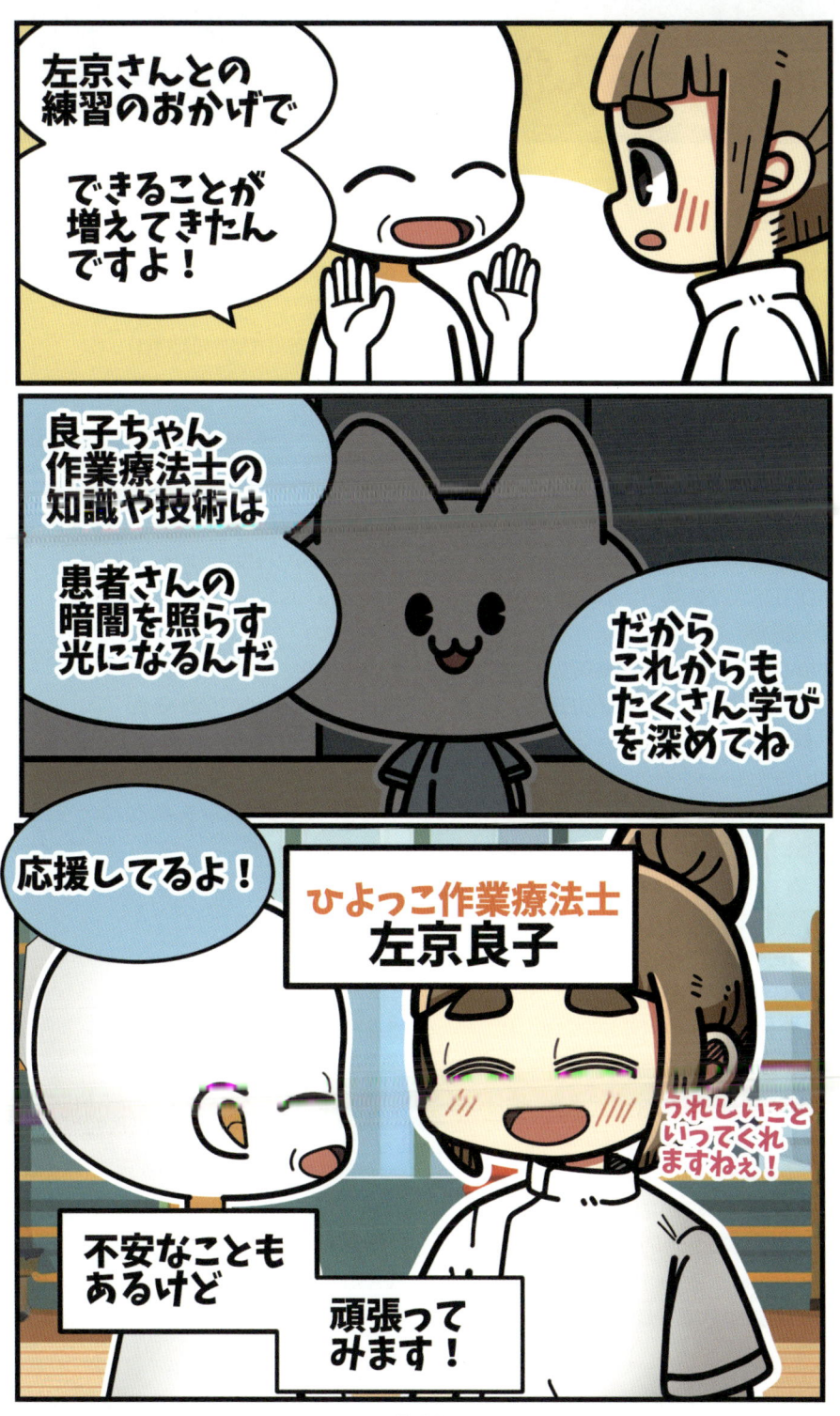

左京さんとの練習のおかげでできることが増えてきたんですよ！

良子ちゃん　作業療法士の知識や技術は

患者さんの暗闇を照らす光になるんだ

だからこれからもたくさん学びを深めてね

応援してるよ！

ひよっこ作業療法士　左京良子

不安なこともあるけど

頑張ってみます！

うれしいこといってくれますねぇ！

エピローグ

索引

【数　字】

10m 歩行テスト　103
2動作歩行　183
30 秒立ち上がりテスト　124
3動作歩行　183
6分間歩行　123

【欧　文】

A
ADL（日常生活動作）　118, 119, 160, 179

B
BAAD（注意障害の行動評価尺度）　128
BADS（遂行機能障害症候群の行動評価）　139
BI（バーセル・インデックス）　119, 120
BIT（行動性無視検査日本語版）　136
BRS（ブルンストローム・リカバリー・ステージ）　60, 221, 226, 231

C
CI 療法　233
COPD（慢性閉塞性肺疾患）　330, 331
COPM（カナダ作業遂行測定）　140, 141
CRPS（複合性局所疼痛症候群）　314

D
DVT（深部静脈血栓症）　187, 194

F
FAST（脳血管障害の兆候）　38
FBS（ファンクショナル・バランス・スケール）　106
FIM（機能的自立度評価表）　119, 121
FRT（ファンクショナル・リーチ・テスト）　105

G
GCS（グラスゴー・コーマ・スケール）　30, 33

H
HDS-R（長谷川式簡易知能検査）　132

I
Ib 抑制　161

J
JCS（ジャパン・コーマ・スケール）　30, 31

M
MAS（修正アシュワー・スケール）　80
MMSE-J（ミニ・メンタル・ステート検査）　133
MMT（徒手筋力検査）　92, 165
MNM-SF（簡易栄養状態評価表）　143

N
NPUAP 分類　43
NRS（ヌーメリック・レイティング・スケール）　89

Q
qSOFA スコア　39

S
SpO_2（血中酸素飽和度）　15, 23
STEF（簡易上肢機能検査）　114

T
TMT-J（トレイル・メイキング・テスト日本語版）　129
TUG（タイム・アップ・アンド・ゴー・テスト）　106

V
VAS（ビジュアル・アナログ・スケール）　89

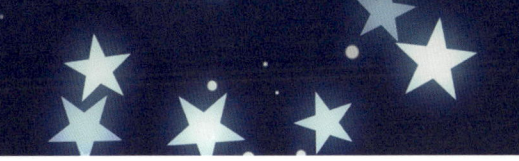

【和　文】

あ
圧迫骨折　301
圧迫療法　191
アヒル様歩行　101

い
意識障害　152, 153
意識レベル　30
移乗介助　211
異常歩行　100
一本杖　182
いびき音　335

う
ウィーズ　335
うっ熱　15
運動失調　82, 83, 84, 241
運動分解　83, 84
運動麻痺　59, 66, 67
運動療法　189

え
エラーレス学習　252, 254

お
起き上がり介助　210
起き上がり検査　85
起き上がり動作　170
温度刺激　239

か
咳嗽介助　337
階段昇降　213, 214
観念運動性失行　138
観念性失行　138

踵膝試験　84
拡張期血圧　19
下垂手　67
下垂足　67
カナダ作業遂行測定（COPM）　140, 141
壁伝い運動　310
簡易栄養状態評価表（MNM-SF）　143
簡易上肢機能検査（STEF）　114
感覚訓練　238, 240
感覚検査　70
感覚障害　238
感覚麻痺　68, 69, 73, 74, 75
間欠性跛行　100, 299
間欠的空気圧迫療法　191
関節可動域　160
関節可動域制限　56, 57, 154
関節可動域測定　54
関節モビライゼーション　158
感染症　39

き
記憶障害　126, 253
期外性収縮　17
祈禱師の手　67
企図振戦　83, 84
機能適応訓練　248
機能的自立度評価表（FIM）　119, 121
救命処置　28
狭心症　329
強直　56, 57
共同運動　64
筋緊張　57, 76, 77, 81, 161, 200
筋緊張検査　78

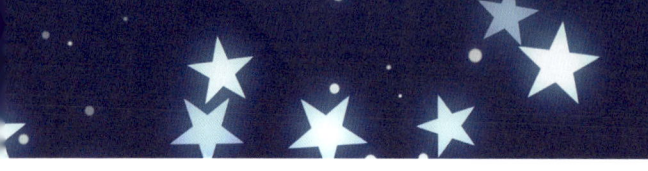

筋収縮の促通　222
筋電図バイオフィードバック　165
筋力訓練　163, 164, 166

く
口舌顔面失行　138
グラスゴー・コーマ・スケール（GCS）　30, 33
車いす　204, 205, 206, 207, 212, 236

け
傾斜反応　107
痙縮　79, 226, 227, 228, 230
頸動脈怒張　37
痙性麻痺　59
鶏歩　101
下血　40
血圧　15, 19, 20, 21
結滞　17
血中酸素飽和度（SpO$_2$）　15, 23

こ
高血糖　40
高次脳機能障害　126, 246
拘縮　56, 202
行動性無視検査日本語版（BIT）　136
コース・クラックル　335
コーレス骨折　312
股関節戦略　107
小刻み歩行　100
呼吸　15, 22
固縮　79
コッドマン体操　307

さ
鎖骨骨折　302
猿手　67
三角巾　236, 305
サンディング　310

し
シーティング　204
視覚探索課題　250
弛緩性麻痺　59
時間測定障害　83
持久力運動　185
四肢麻痺　65
姿勢評価　95, 198
失語　127
失行　127, 138
失調歩行　101
失認　127
自動運動　165
自動介助運動　165
社会的行動障害　126, 251
尺骨神経障害　67
ジャパン・コーマ・スケール（JCS）　30, 31
収縮期血圧　19
重錘　165
修正アシュワー・スケール（MAS）　80
修正ボルグ・スケール　125
腫脹　57
上肢機能訓練　221
上肢バレー兆候　38
上腕骨近位端骨折　304, 305, 306
褥瘡　42, 43, 44, 45
ショック症状　25, 26, 27
徐脈　17
シルバーカー　182
心筋梗塞　329

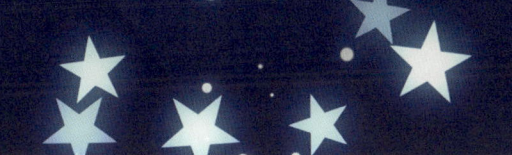

神経障害性疼痛　88
人工骨頭置換術　279, 283
心室細動　329
心室頻拍　329
心臓マッサージ　29
伸張反射　161
心電図　329
振動刺激　227, 239
心拍数　16
深部感覚　68, 71, 240
深部静脈血栓症（DVT）　187, 194
心不全　317, 318, 319, 322

す

遂行機能障害　127, 139, 255
遂行機能障害症候群の行動評価
　（BADS）　139
水泡音　335
ステッピング反応　107
ストレッチ　157, 325
スミス骨折　312

せ

正中神経障害　67
脊髄損傷　65, 66, 74
セラバンド　165
尖足　201
綿引き試験　96

そ

相反抑制　161
総腓骨神経障害　67
測定障害　83, 84
足関節戦略　107

た

体位ドレナージ　336
体温　15
体幹協調性検査　85
体性感覚　68
体性痛　88
大腿骨近位部骨折　276, 277, 278, 280
タイム・アップ・アンド・ゴー・テスト
　（TUG）　106
立ち上がり動作　172
多点杖　182
痰吸引　338
弾性ストッキング　191
弾性包帯　191, 192

ち

着衣失行　138
注意障害　126, 128, 247
注意障害の行動評価尺度（BAAD）　128
長胸神経障害　67
聴診　334, 335

つ

対麻痺　65

て

低血糖　40
抵抗運動　165
笛音　335
デルマトーム　74
電気刺激療法　165, 225, 237, 239
転倒　104

と

橈骨遠位端骨折　311, 312, 313
頭骨神経障害　67

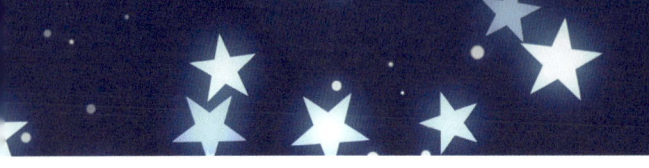

動揺性歩行　101
特殊感覚　68
吐血　40
徒手筋力検査（MMT）　92, 165
トレイル・メイキング・テスト日本語版（TMT-J）　129
トレンデレンブルグ歩行　100

な
内臓感覚　68
内臓痛　88
軟部組織モビライゼーション　154

に
日常記憶チェックリスト　134
日常生活動作（ADL）　118, 119, 160, 179
尿路感染　39
認知機能訓練　248
認知行動療法　252
認知症　270, 271, 272, 274

ぬ
ヌーメリック・レイティング・スケール（NRS）　89

ね
寝返り動作　169
捻髪音　335

の
脳卒中　220

は
パーキンソン病　260, 261, 262, 265
バーセル・インデックス（BI）　119, 120
バーセル・インデックス（BI）
肺炎　39
バイタルサイン　14, 15

排痰療法　334
はさみ足歩行　101
長谷川式簡易知能検査（HDS-R）　132
ハフィング　337
バランス訓練　175, 176, 177
バランス評価　105, 107, 110
バリデーション療法　274
反射　161
半側空間無視　126, 249

ひ
膝打ち試験　84
ビジュアル・アナログ・スケール（VAS）　89
皮膚分節　75
表在感覚　68, 70, 240
頻脈　17

ふ
ファイン・クラックル　335
ファンクショナル・バランス・スケール（FBS）　106
ファンクショナル・リーチ・テスト（FRT）　105
プーリー運動　310
フェイス・スケール　89
複合感覚　68, 72
複合性局所疼痛症候群（CRPS）　314
福祉用具　149, 215
浮腫　57, 186, 187, 188, 193
不整脈　17, 18, 329
プッシャー症候　244
物理療法　159
振り子運動　307
ブルンストローム・リカバリー・ステージ（BRS）　60, 221, 226, 231

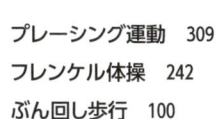

プレーシング運動　309
フレンケル体操　242
ぶん回し歩行　100

へ

ベッドアップ　152, 201, 203
変換運動障害　83
片脚立位　105
変形性膝関節症　287, 288, 289

ほ

蜂窩織炎　39, 187
棒体操　263, 310
ホーマンズ徴候　194
ホーン・ヤールの分類　261, 262, 264, 267, 268
歩行訓練　180, 181
歩行周期　102
歩行速度　103
歩行評価　98, 99
歩行補助具　182
歩行率　103
歩行器　182
保護伸展反応　107
ポジショニング　196, 197, 199, 200, 201, 202
ボルグ・スケール　125

ま

末梢神経障害　67, 75
松葉杖　182
慢性閉塞性肺疾患（COPD）　330, 331

み

ミニ・メンタル・ステート検査
　（MMSE-J）　133
脈拍　15, 16, 17
三宅式記銘力検査　135

ミラーセラピー　224
ミンガッツィーニ兆候　38

め

酩酊歩行　101

も

モビライゼーション　154, 158

ゆ

有酸素運動　184, 326
指鼻指試験　84

よ

腰椎圧迫骨折　291, 292, 293
腰椎椎間板ヘルニア　299
腰椎変性すべり症　299
腰部脊柱管狭窄症　299
翼状肩甲　67
四輪型歩行車　182

り

離床　152, 153
リハビリ中止基準　16
両手動作訓練　223
リンパドレナージ　190

れ

連合反応　64

ろ

ロフストランド杖　182
ロンカイ　335

わ

鷲手　67

【筆者紹介】

　日本医療科学大学を卒業後，作業療法士として回復期病棟に5年間勤務。結婚を機に地元を離れ，訪問看護ステーションに転職。その後は，作業療法士として働きながらイラストレーターとしての仕事や同人活動も並行して行う。2019年に出産。2021年から「てんちゃん」としての情報発信を開始。趣味は山登り，読書，工作。好きな言葉は「猪突猛進」。

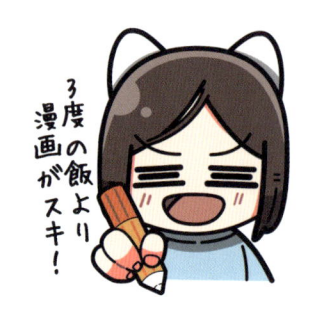

ミラクル明快
てんちゃんの作業療法技術〜解説アニメ＆評価シート付き

発　　　　行	2025年2月9日　第1版第1刷Ⓒ
著　　　　者	中田綾香（なかだあやか）
発　行　者	濱田亮宏
発　行　所	株式会社ヒューマン・プレス
	〒244-0805　横浜市戸塚区川上町167-1
	電話 045-410-8792　FAX 045-410-8793
	https://www.human-press.jp/
装　　　　丁	小川真兄
印　刷　所	株式会社アイワード

本書の無断複写・複製・転載は，著作権・出版権の侵害となることがありますのでご注意ください．

ISBN 978-4-908933-50-9　C 3047

JCOPY ＜(社)出版者著作権管理機構　委託出版物＞

本書の無断複製は著作権法上での例外を除き禁じられています．複製される場合は，そのつど事前に，(社)出版者著作権管理機構（電話 03-5244-5088，FAX 03-5244-5089，e-mail：info@jcopy.or.jp）の許諾を得てください．